再生医学
与美学治疗

理论与实践

Regenerative
Medicine and
Aesthetic Therapies
Theory and Practice

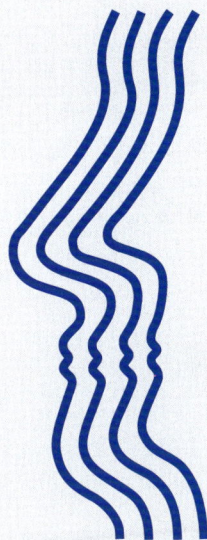

杨蓉娅　魏　欣　赖　维　陈敏亮　主编

清华大学出版社

北　京

内容简介

　　《再生医学与美学治疗：理论与实践》是国内首部系统性阐述再生医学与美学治疗融合应用的专业著作，立足皮肤科学、干细胞与外泌体技术前沿，全面呈现以 AIE 再生疗法为核心的理论基础、作用机制与临床实践路径。全书由来自全国 30 余家医院的百余位实验与临床研究专家共同撰写，构建了具有实践指导价值的再生医学美学体系。

　　本书内容覆盖再生医学发展现状、干细胞与外泌体科学基础、皮肤生理与再生机制、现代皮肤评估检测体系，以及 AIE 再生疗法在皮肤抗衰、皮肤病治疗、色素调控、组织修复和毛发疾病等多个领域的应用。全书共分 10 章，结构清晰，理论与实践并重，临床资料丰富，技术路径翔实。

　　作为再生医学与美学融合发展的代表性著作，本书不仅为临床实践提供了科学、系统、可复制的治疗新思路，也为产业提供了学术支撑和转化范式，具有重要的专业价值与推广意义。特别推荐皮肤科、美容医学、组织工程、干细胞外泌体研究等领域的临床医师、科研人员及产业开发者阅读参考。

图书在版编目（CIP）数据

再生医学与美学治疗：理论与实践 / 杨蓉娅等主编 . —— 北京：清华大学出版社，2025.8.
ISBN 978-7-302-70036-4

Ⅰ. R625

中国国家版本馆 CIP 数据核字第 2025CT0245 号

责任编辑：仇竹丽
封面设计：钟　达
责任校对：李建庄
责任印制：杨　艳

出版发行：清华大学出版社
　　　　网　　　址：https://www.tup.com.cn，https://www.wqxuetang.com
　　　　地　　　址：北京清华大学学研大厦 A 座　　　　邮　　编：100084
　　　　社 总 机：010-83470000　　　　　　　　　　邮　　购：010-62786544
　　　　投稿与读者服务：010-62776969，c-service@tup.tsinghua.edu.cn
　　　　质量反馈：010-62772015，zhiliang@tup.tsinghua.edu.cn
印　刷　者：涿州汇美亿浓印刷有限公司
经　　　销：全国新华书店
开　　　本：185mm×260mm　　　　印　　张：27.75　　　　字　　数：508 千字
版　　　次：2025 年 8 月第 1 版　　　　　　　　　　印　　次：2025 年 8 月第 1 次印刷
定　　　价：298.00 元

产品编号：096710-01

编委名单

主　审　廖万清

主　编　杨蓉娅　魏　欣　赖　维　陈敏亮

副主编　陈柳青　刘　玮　潘炜华　吴晓初　吴曙霞

编　委　（以姓氏笔画为序）

　　　　　王　玥　王　婷　王溪涛　卢　忠　刘　凯

　　　　　李　勤　李大铁　杨高云　杨慧兰　吴　严

　　　　　张　峻　张　歌　张菊芳　陈　瑾　陈小松

　　　　　苑凯华　范　静　金　曌　郑　跃　查锦东

　　　　　夏志宽　葛　格　程含晶　潘　搏

学术秘书　（以姓氏笔画为序）

　　　　　王　贝　卞世俊　白　玉　朱容慧　刘怿菲

　　　　　李秋实　陈亚红　邵佳青　屈子璐　赵　燕

　　　　　姜子琪　姚忠志　钱锡飞　郭紫薇　潘艳冰

　　　　　潘楚乔

杨蓉娅，主任医师、教授、博士生导师、博士学位、曾历任解放军总医院第七医学中心皮肤科主任、全军皮肤损伤修复研究所所长、副院长、国家临床重点专科（军队项目）、联勤医学重点专科和全军医学重点专科学科（学术）带头人。现任《实用皮肤病学杂志》总编辑，《中华医学美学美容杂志》副总编辑。

杨蓉娅

学术任职：现任中国整形美容协会副会长兼新技术与新材料分会会长，中华预防医学会皮肤病与性病预防与控制专委会主任委员，中华医学会医学美学与美容学分会候任主任委员，中华医学会皮肤性病学分会激光技术应用研究协作组首席，全军皮肤病专委会主任委员，全国皮肤病科学和中华医学美容科学首席科学传播专家，"科普中国"特聘专家等。

科研成果：先后承担国家及军队基金课题22项，发表学术论文500余篇，主编及参编专著35部，获得军队和地方医学科技奖及成果奖19项，获得国家发明专利及实用新型专利25项。

研究方向：真菌感染性皮肤病；皮肤外科与激光医学；再生医学材料与皮肤损伤修复；疑难皮肤病诊治与研究等。

所获殊荣：第八、第九、第十、第十一届全国人大代表；第五届"全国十佳优秀科技工作者"称号；全军首届"杰出专业技术人才奖"获得者；国之名医-卓越建树奖；中国女医师杰出贡献奖；中国首届"五洲女子科技奖-临床创新奖"；解放军总医院优秀教师奖/教学先进个人/优秀研究生导师；北京东城区卫生健康委"最佳先锋奖"；全国妇女创先争优先进个人；全国三八红旗手；享受国务院政府特殊津贴、享受军队优秀专业技术人才一类岗位津贴。获得中央军委授予的荣誉称号1次，荣立个人二等功2次，三等功1次。所带领的团队曾荣获全国妇联授予的"全国三八红旗集体"荣誉称号，解放军总医院"改革强院先进单位"，"四铁"先进科室，荣立集体三等功4次，先进党支部、先进基层单位和先进科室12次。

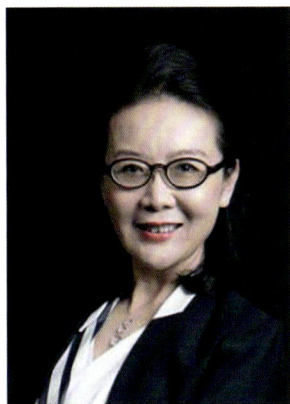

主编简介

　　魏欣女士，现任艾一生命科技（广东）有限公司董事长、中国医药生物技术协会皮肤软组织修复重建技术分会副主任委员、中国整形美容协会标准化工作委员会委员、中国整形美容协会新技术与新材料分会常务理事、中国医药生物技术协会再生医学分会委员。

　　魏欣女士具有十余年临床医学背景，长期专注于女性内分泌健康与皮肤再生领域，凭借其医学专业背景与产业战略眼光，长期致力于推动皮肤健康全生命周期管理，以及再生医学技术在皮肤、整形外科与医学美容临床的标准化应用。

魏　欣

　　作为中国医美行业发展的参与者与引领者，魏欣女士以多年临床诊疗经验为基础，率先洞察并推动医美向再生医学方向转型。从早期玻尿酸微整注射到人体脂肪组织冷存技术再到外泌体再生科技，她始终走在中国医美科技演进的前沿。

　　魏欣女士以前瞻性视角推动国内脂肪移植与储存的标准体系建设，引领中国自体脂肪再生技术迈入规范化发展阶段。她创办的艾一生命科技（广东）有限公司，依托粤港澳大湾区国家级健康科技产业平台，建立起国际先进的干细胞与外泌体研发体系，围绕干细胞外泌体药物、医疗器械与功能性护肤品，构建再生医学皮肤领域应用的"临床—科研—产品"一体化转化通路。

　　在再生医美产业构建方面，魏欣女士率先提出基于亚洲人群干细胞生物学特性为基础的精准再生策略，主导研发AIE智能囊泡专利技术，开创"全修冻活"再生科技护肤体系。其创立的乔洛施品牌，以科技探索未知，以创新寻"泌"未来，凭借临床数据支撑的再生疗效、透明可控的质量体系及卓越产品品质，已成为再生医美领域的引领品牌。

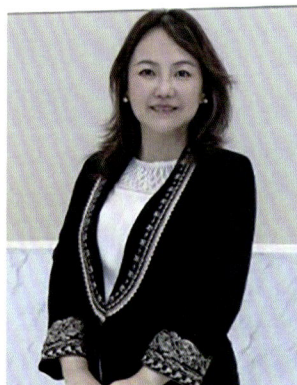

赖维，二级教授，一级主任医师，博士生导师。

中山大学附属第三医院皮肤科原主任，广东省医学会皮肤性病学分会名誉主任委员，中华医学会皮肤病学分会第十五届委员会常务委员兼皮肤美容学组组长，中国医师协会皮肤科医师分会第四、第五届委员会副会长兼青年委员会主任委员，国际皮肤科联盟（ILD）、美国皮肤科学会（AAD）及欧洲皮肤性病学会（EADV）会员。

曾长期担任国家药品监督管理局化妆品标准委员会委员、化妆品评审专家库专家。主持国家自然科学基金项目9项，以及卫健委、省科技厅及横向联合科研项目多项，完成国内外8000余个化妆品的安全性和功效评价工作，参与部分国家化妆品标准的制定。主编、主译、副主编教材与专著12部，参与编写教材和著作16部。在国内外专业期刊发表论文200余篇（其中SCI收录论文80余篇）。主要研究方向为皮肤光老化机制及化妆品相关皮肤病。

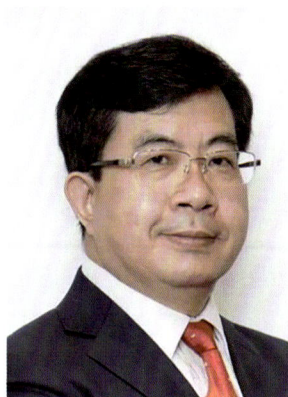

赖　维

主编简介

陈敏亮，教授，主任医师，医学博士后，博士研究生导师，美国加州大学洛杉矶分校（UCLA）访问学者。

中国人民解放军总医院第四医学中心烧伤整形医学部副主任、整形修复科主任。中国整形美容协会副会长，中华医学会整形外科学分会常务委员兼脂肪移植学组组长，中华医学会医学美学与美容学分会委员，中国医师协会美容与整形医师分会瘢痕学专业委员会主任委员，北京医学会整形外科学分会副主任委员，全军整形外科学专业委员会常务委员，北京医学会医学美学与美容学分会常务委员。

陈敏亮

擅长组织损伤或畸形的修复重建及美容外科；各类瘢痕、脉管畸形、体表肿瘤的相关治疗；脂肪移植年轻化；注射美容及其并发症处理。

主持多项国家自然科学基金及军队重点课题，获军队医疗成果奖二等奖1项、军队科技进步奖二等奖1项。享受军队优秀专业技术人才岗位津贴（二类）。

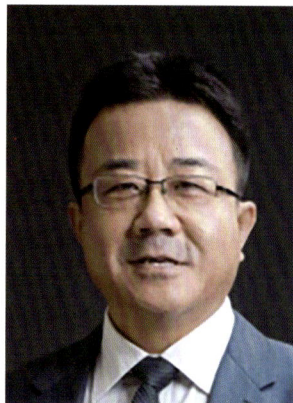

序言一

21 世纪以来，干细胞与外泌体等再生医学技术已成为引领生命科学革命的重要力量，深刻改变了我们对组织修复、功能重建和衰老调控的基本认知。

《再生医学与美学治疗：理论与实践》正是再生科学逐步走向大众健康与医学美容领域的重要里程碑。本书内容全面、逻辑严谨，不仅深入阐述了干细胞与外泌体的基础生物学机制，更将其应用场景成功拓展至皮肤衰老管理、色素性疾病调控、创面与瘢痕修复等关键临床领域，体现出卓越的跨界整合能力与产业转化思维。

更重要的是，本书源于扎实的一线临床协作和真实数据支持，由众多医院与专家共同完成，是推动再生技术产业化、标准化、适应证规范化的重要成果之一，对于探索具有中国特色的再生医学临床实践方面具有高度示范意义。

作为一名长期从事再生医学研究的学者，我非常欣喜地见证这一代科研工作者和临床专家的协作努力，在华夏土壤上孕育出如此高水平的学术成果。本书的出版，标志着再生医学正由"实验室"走进"治疗室"，走向"健康生活"的新时代。

中国科学院院士
2025 年 5 月

序言二

在皮肤科学快速发展的今天，我们不仅关注疾病的治疗效果，更重视治疗过程对患者生理与心理状态的双重影响。从单纯控制症状走向组织功能重建、从短期干预转向长期健康维护，再生医学的引入引领皮肤科治疗走向更深层次的生命调节。

《再生医学与美学治疗：理论与实践》以再生医学为核心桥梁，系统整合了皮肤疾病干预与美学治疗的最新路径。尤为可贵的是，它并非空泛地探讨理论，而是以大量一线临床数据、实证治疗路径和真实案例为支撑，构建起一整套有逻辑、有体系、有实效的治疗框架。在此过程中我感受到了中国再生医学临床应用的成长，也看到了乔洛施产品的发展。

AIE 再生疗法的临床融合体现了现代医学的一种新思维模式——精准、微创、系统性修复。这一理念符合皮肤医学的未来发展趋势，也呼应了患者对高质量生命管理的诉求。全书所呈现的内容，既是科学研究的结晶，更是众多临床专家多年经验的凝练，实属难得。

我深信这本著作的问世，将成为我国皮肤科临床实践融入再生医学的重要里程碑，也将在推动再生医学落地实践、提高我国再生医疗应用学术话语权方面产生深远影响。

中国工程院院士

2025 年 5 月

序言三

再生医学的核心价值，不仅仅在于其促进组织"再生"，更在于它开启了以"自我修复"为核心的健康与治疗调节之路。对我而言，这条路径的探索始于对临床效果的坚持与探求，从透明质酸微整形注射、脂肪移植，到干细胞与外泌体的研发与转化，我亲历了皮肤与整形外科修复技术从材料填充迈向全层修复的技术演进过程。而每一次技术迭代，不只是产品的更新，更是医学理念的重构。

本书的出版，堪称这场重构过程中的重要里程碑。作为国内首部聚焦"再生医学＋皮肤医学＋整形美学应用"的专著，它凝聚了来自全国 30 余家医院、百余位专家的集体智慧。

再生医学的力量，只有通过标准化、产品化与临床化的多维协同，才能真正走出实验室，走向大众健康。AIE 再生疗法是我们融合了临床治疗、专利技术与用户需求，构建的一个系统性解决方案。其不仅是产学研医深度融合的结晶，也是艾一生命科技在多年产业探索与临床合作中的阶段性总结。其核心理念是将生物活性物质与个体生理状态进行精准匹配，以实现组织的功能性恢复与年轻化重建。

本书的出版，将开启再生医美模式共建的新起点。未来，我们期待与来自皮肤科、整形外科、整形美容中心、再生医学研究机构及院校专家继续合作，共同推进课题研究和多中心探索，加速科研成果有效转化为产业能力，推动更多中国原创的再生科技成果在临床落地、在全球展现。

感谢所有参与本书撰写与研究的专家学者、临床医生、研发人员以及每一位在探索再生之路上不懈前行的同道者。愿本书成为您在临床应用、技术创新与再生理念构建中的重要参考，并成为我们共同构建再生医学美容领域发展的坚实基石。

2025 年 5 月

前　言

在生命科学不断跃迁与社会审美需求日益升级的时代背景下，再生医学与医学美容学正以前所未有的速度融合发展，催生出兼具临床价值与人文关怀的全新交叉领域。作为国内首部系统阐述再生医学与美学治疗融合路径的专业著作，《再生医学与美学治疗：理论与实践》应运而生。再生医学以干细胞及其衍生物为核心，致力于组织器官功能的重建、修复乃至再造；美学治疗则聚焦于个体皮肤与容貌状态的优化调控。当干细胞、外泌体等再生技术应用于皮肤抗衰、疾病干预及组织修复领域时，传统医美技术的边界得以重塑。AIE 再生疗法正是在此科学与临床探索中逐步成型，并发展成兼具中国特色、临床实效与产业推广潜力的治疗体系。

本书由国内皮肤医学与再生研究领域 30 余家医院的百余位临床专家共同撰写。在艾一生命科技的鼎力支持下，书中诸多内容取自真实临床观察、实践经验与长期随访数据，确保了理论与实践的深度融合，科学性与可操作性并重。全书共分 10 章，结构严谨，内容翔实。重点内容包括：聚焦再生医学的基本理论及其与美学治疗的融合基础；深入剖析皮肤的生理与再生机制及关键检测指标；系统梳理 AIE 再生疗法在皮肤抗衰、常见皮肤病、色素性疾病、组织修复及毛发疾病等领域的具体应用模式与疗效验证。本书构建了"理论—机制—方法—实效"的闭环式研究框架，不仅有助于推动再生医学学科体系的完善与临床转化进程，也为广大皮肤科医生、医学美容从业者及再生医学研究者提供了宝贵的理论指导与实践范式。更重要的是，其代表了中国医学美学与美容学界及相关产业在再生医学与美学治疗融合方向上的原创性探索与前沿成果，为国际相关领域贡献中国经验与中国智慧。

2025 年 5 月

目　录

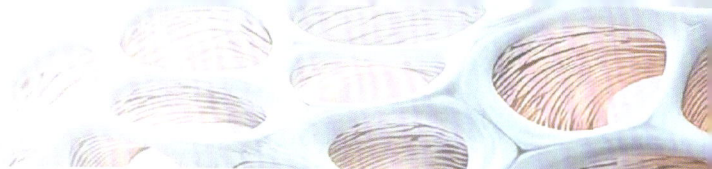

第一章

再生医学
美学概论

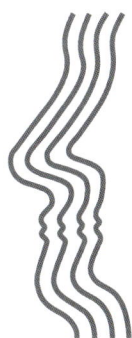

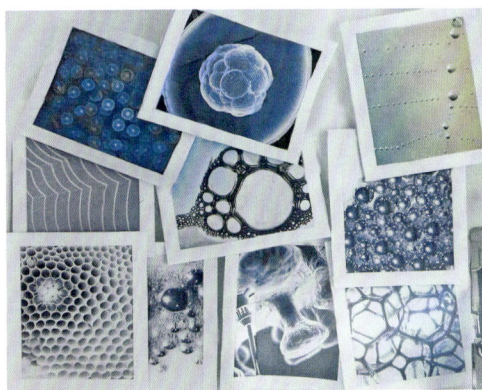

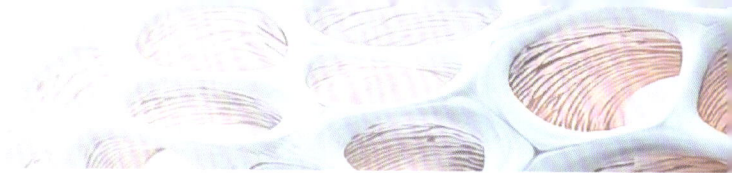

一、医学美学

（一）医学美学的概念

1. 美学 首次由德国哲学家 Alexander Gottlieb Baumgarten 于 1750 年提出，定义为研究人与世界审美关系的学科。中国古代道家曾言："天地有大美而不言"，而圣奥古斯丁则认为，美是上帝无上的荣耀与光辉的体现。

俗语说，"爱美之心，人皆有之"。这一直观感受在《美学原理》中得到了哲学的阐述：美只有在审美关系中才能被发现，它既依赖于主观的审美体验者（审美主体），也依赖于客观的审美对象（审美客体）。审美体验将人（主体）与美（客体）紧密联系在一起，形成了审美的活动。俄罗斯文学家车尔尼雪夫斯基曾言："美是精神、美是身体、美是生活、美就是人！"这一观点强调了美的全面性和日常性。

中国美学泰斗朱光潜先生，是著名的美学家、文艺理论家、教育家及翻译家。他进一步深化了美的理念，指出："美不在心，不在物，在于心物关系中，是意象的存在"。这意味着美的存在是一个动态的关系，而非静态的属性或独立的实体。

从这一理论出发，美学作为研究人与世界审美关系的学科，是哲学的一个分支。审美的意义包括美的对象、特性、本质和根源。美不仅限于审美意义上，也包括生理快感、社会欣悦等非审美意义的美。美学研究的范畴广泛，涵盖了社会美、自然美、艺术美、科技美等类别。由于不同文化和个人的审美观念不同，审美的多样性和审美标准的差异化也因此产生。

2. 美与健康 人体的美与健康之间存在着密不可分的关系，健康是美的基础。传统上，美的理念常与外表的和谐、对称和平衡联系在一起，而这些特征在很大程度上依赖于身体的健康状态。健康的体态不仅展现出良好的生理状态，也是美的重要表现。人们越来越意识到，不能以牺牲健康为代价去追求表象的美。这种观念将成为 21 世纪人体审美的主流趋势，强调健康与美的和谐统一。医学科学技术的发展为健康与美的共存提供了新的维度和可能性，使健康与美的和谐统一更可达成。

随着医学科学技术的发展，尤其是整形外科、美容医学以及皮肤科的进步，医学不仅能治疗疾病，还能改善人的外观，增强个体的自信和社会功能。例如，通过整形手术可以修复受损的皮肤或改变面部特征，通过激光治疗可减少皮肤瑕疵和老化的迹象，而通过药物和营养干预可改善皮肤的质感和弹性。因此，医学美学在医学技术与人们求美需求推动下快速发展。

3. 医学美学 现代医学模式强调，医学应适应现代社会的发展，不仅重视身体健康，更要注重心理健康，即"生物—心理—社会"医学模式。随着科技发展、生活水平的不断提高，人们对于自身美的需求和追求也在不断增加。近年来，为实现从医学角度对美学进行补充，医学美学应运而生，虽然医学美学不能作为医学领域的一门独立学科存在，但其集临床医学、美学、心理人文等方面为一体，加强医学美学教育，培养从医人员的审美意识和能力，提升各方面的审美素养，在医疗实践中达到健与美的和谐统一，是顺应现代医学模式转化、完善医疗体系的必由之路。

（1）医学美学的概念与内容：医学美学（medical aesthetics）是一门应用美学原理于医学领域，旨在研究和探索医学的美学现象和审美规律。它不仅是一门医学人文学科，也是一门技术学科，广泛应用于护理、药学、预防、康复及临床各科。通过维护和增进人体的健美，医学美学不仅提升了生命的美感，还助力实现人与自然、人与社会、人与人之间的和谐。其主要内容包括医学美学的基本原理、应用技能、艺术美学等，适用于临床医学、预防医学、康复医学和美容医学等领域。

医学美学作为一门新兴学科，运用美学原理研究医学领域的美及审美规律。其基本内容包括医学美学基本原理、应用技能、艺术美学等，可用于临床医学、预防医学、康复医学和美容医学等领域。医学美学的发展旨在维护、增进和提升人的生命活力之美，实现人与自然、人与社会、人与人和谐的审美目标。

医学美学的基本内容包括医学美学基本原理、医学美学应用技能、医学艺术美学、医学职业审美教育和修养、医学审美评价等，其美学理论可用于临床医学、预防医学、康复医学和医学美容学等。

在各个医学专科中整形外科与美学最息息相关，就诊者往往要求在恢复功能的同时尽力达到解剖形态、外形容貌的整体和谐统一的美，视觉审美是其治疗效果优劣的评价标准之一。整形外科医师只有具备足够的医学美学素养、掌握充足的美学知识，才能利用专业技能在医疗过程中实现理想的人体美学评定和塑造，满足患者就诊的医疗、心理需求。

（2）医学美学的原则：虽然医学美学的范围十分广泛，其核心和最重要的原则依然是健康与美的和谐统一。美学不应被视为治疗的终极目标，还必须始终优先考虑健康和功能性。如郎景和在其论文《医学与美学》中指出，我们不能仅为了追求表面的美丽而忽视了医学治疗的基本原则和目标。

此外，加强医疗人员的美学修养也显得尤为重要，不仅能提高医务工作者的专业形象和气质，而且对整形外科的诊疗活动极为有益。研究美学的历史，特别是文艺复兴时期的人体美学理论，有助于提高医务工作者的审美教育和理解。例如，通过学习感受人体的黄金比例与健康美，可加深对人体美学的理解。同时医务工作者通过练习

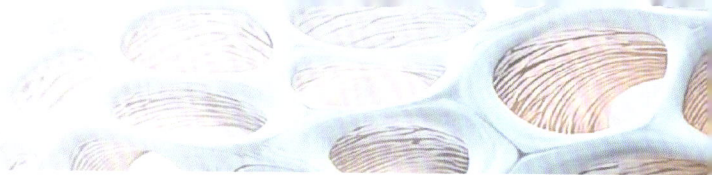

绘画、雕刻、摄影和书法等技艺，不仅能提高其美学素养，还能直接提高整形外科的诊疗质量。例如，提高绘画技巧，尤其是素描技术，可帮助医师更有效地与患者沟通手术计划，并在手术记录和设计中进行详细描绘。此外，掌握医学摄影技术对于记录病例、展示手术成果以及支持学术交流和教育都是不可或缺的。考虑到医患双方在美学理解上可能存在差异，这种差异有时会导致医疗纠纷，因此在诊疗过程中，医师应当学会进行基本的美学教育，与患者充分沟通，例如通过绘图、3D 模型和照片预测手术效果，以尽可能减少由于审美差异引发的不满和争议。

4. 医学美容学　随着生物医学向"生物—心理—社会"医学模式的转变，整体医学的价值正在被重新认识，医学不仅关注疾病的生物治疗，更注重心理和社会因素的综合影响。医学美容学作为整体医学的应用分支，强调在美容实践中应用医学原理，以促进外观和身体健康的和谐统一。这一领域的发展催生了医学美学的概念，将传统美学原理与医学研究结合，探索如何通过医疗干预提升个体的整体美感。

（1）医学美容学的概念与内容：医学美容学是一门直接采用医学手段来维护、修复和塑造人体的形式美，以增强其生命美感为目的的医学学科。它是由临床各科相互交织而成并以应用为特征的学科，是医学美学的应用学科之一。全国科学技术名词审定委员会审定的医学名词第七分册《医学美学与美容医学》认为医学美容学是以人体审美为核心，以医学美学理论为指导，采用各种医学手段来直接维护、修饰和重塑人体美，进而提高人的生活质量，增强人体各系统的生命活力和美感，以追求人的身心年轻化为目标的新兴应用医学学科。它以研究人的健康美为基础，以医学和美学原理为指导，对医学领域中的美与审美进行研究与实施，以达到提高人的生存质量和生命活力美感的一门现代学科。

据《医疗美容服务管理办法（2018）》，医疗美容是指运用药物、手术、医疗器械以及其他具有创伤性或者不可逆性的医学技术方法对人的容貌和人体各部位形态进行的修复与再塑的美容方式。最早起源于古埃及时期，是使容貌美丽的一门艺术。医学美容学的学科对象是以追求美为目的的就医人群，规范术语称为"美容就医者"。其任务是帮助"美容就医者"维护、修饰和塑造容貌美和形体美。医学美容学的基本分支包括美容外科学、美容皮肤科学、美容牙科学、美容中医学、美容医疗技术、美容保健技术、美容临床心理学及医学审美技能等。

整体美容医学的实践强调了三个层面的融合，一是手段的融合，结合美容外科的物理干预与美容内科的生理调整，提供全面的美容治疗方案；二是通过外形矫正与心理疏导相结合的途径，提升个体的自我认知与外在表现，实现形式的融合；三是目的的统一，确保美容措施在改善外观的同时，也促进健康，遵循"健康即美"的原则。

医学美容学不仅涵盖了外科和内科技术的联合应用，而且包括人体形态的矫正与心理疏导的结合，体现了一个全方位的治疗和改善方案。在整体医学美容学中，美容与健康并非相互独立的目标，而是必须相辅相成，体现了现代医学关注个体整体福祉的核心理念。

（2）医学美容学与医学美学："医学美容学"与"医学美学"两者的学科对象具有一种天然同一性，都是以维护、修复和塑造人体美为对象，以增进人的生命美感为目的的医学学科。医学美学是从生理、心理和社会适应状态三方面全方位来研究和增进人体美及其生命美感问题的；而医学美容学则主要针对形式美的原则和要求来直接增进人体美及其生命美感，进而导致其心理的和社会适应等方面的问题的解决。医学美学具有医学人文学科和医学技术学科双重特征，即理论和实用双重特征；而医学美容学则主要以应用性为特征。

也许人们更关心医学美容，因是以人体审美理论为指导，用各种医学手段来直接维护、修饰和重塑人体美，进而提高人的生命质量，增强人体各系统的活力美感，以追求人的身心年轻化或"理想化"为目标的"时髦"应用技术。

（二）医学美学的发展现状

随着医学科学的发展、材料科学的技术进步和美容就医者的需求，颜值经济充分带动了求美需求的精细化发展，改善皱纹、美化皮肤质地、改善先天性不完美轮廓等要求，微美容的需求日渐增多，不同的需求也促进了治疗手段的多样化。近年来医学美学仪器设备、生物制剂或材料及相应的治疗技术发展迅速。

1. 光电技术　激光技术在皮肤美容中得到了广泛应用，随着选择性光热理论的提出，激光在美容外科领域的应用得到了迅速发展。近年来，强脉冲光、射频（radio frequency）、等离子（plasma）等技术在美容外科，尤其是面部年轻化方面应用广泛，如激光祛斑、激光祛痘、激光除皱等。随着激光设备的不断更新和技术的不断改进，激光治疗在效果和安全性上都有了显著提升。

（1）激光：激光在面部整形中的应用越来越广泛，包括除皱、祛斑、紧肤等。激光技术的发展使治疗效果更加精细，不良反应更小。点阵激光主要分为剥脱式和非剥脱式两种：剥脱式激光在换肤效果方面优于非剥脱式激光，但恢复时间较长，容易出现持续性色素沉着或色素脱失等改变，有可能出现小瘢痕等，代表性激光主要是CO_2激光和铒激光；非剥脱式激光在面部年轻化方面的作用不及前者，换肤效果不理想，但优点是不损伤表皮、恢复时间短、几乎无瘢痕和色素沉着等并发症。

激光溶脂技术（lipolysis laser）：目前最常用的激光溶脂技术是内置式。光纤溶

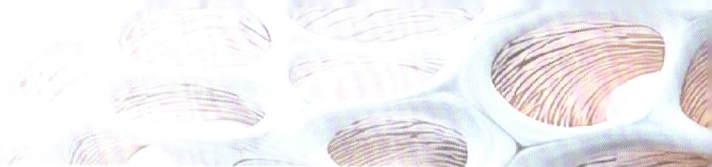

脂技术即激光辅助溶脂是通过小切口将 1 根直径 1 ~ 2 mm 的激光纤维导管插入脂肪层，通过吸脂样动作，利用激光选择性光热作用，破坏脂肪细胞。相比传统吸脂，激光溶脂创伤更小，光纤导管更细，产生的能量能闭合出血血管，减少出血及术后皮肤瘀斑，缩短术后肿胀恢复期，同时其热作用能有效回缩皮肤，尤其适用于颜面部的精雕和提升，效果理想。但也存在缺点，比如价格昂贵，不易推广，较细的光纤需要较大能量才有理想效果，大能量可能导致皮肤过热，引起皮肤烧伤、坏死，有毛发区可能导致毛发脱落等。

（2）射频技术：应用射频技术改善面部皮肤松弛的首次报道见于 2002 年。此后，美国 FDA 批准此项技术用于改善全面部及全身皮肤松弛和皱纹。主要是高频交流变化的电磁波，在传播过程中以指数形式衰减，带来的能量由电流层面转为组织的分子层面；电流深入真皮组织，刺激胶原收缩，从而达到紧肤和改善皱纹的效果。按工作方式可以分为单极射频、双极射频和多极射频等。射频的特点是穿透性好，可达到真皮深层，甚至皮下组织，有较好的皮肤收紧效果，虽然不及外科手术，但其创伤小、恢复快，在面部年轻化方面应用广泛。

（3）等离子：原理是利用高频电激发氮气分子，使其解离为带有能量的气体离子和电子，即等离子。这种特殊的能量能够透过皮肤的表皮及真皮，刺激胶原纤维及弹性纤维再生，从而改善肤质，甚至改善皮肤松弛。

（4）光动力疗法：光动力疗法结合光敏剂，可用于治疗痤疮、粉刺与皮肤老化相关的皮肤增生性病变等皮肤问题。这种治疗方法对皮肤损伤小、恢复快，逐渐成为皮肤美容的热门选择。

2. 微创治疗技术　微创治疗技术是现代医学美容领域中的一项重要技术，通过使用各种精细的仪器和方法，对人体进行微小创伤或无创伤的治疗，以达到改善皮肤状况、延缓衰老、美化容颜的效果。微针、微电流、微电波等技术是微创治疗技术中的几种常见形式，在皮肤美容中的应用已越来越广泛。

（1）微针技术：又称微针治疗或微针滚轮（滚针）治疗，是通过在皮肤表面制造成千上万个微小通道，来刺激皮肤自我修复能力和胶原纤维生成。这种方法可有效地治疗痤疮瘢痕、色素斑、皮肤松弛等问题，同时又能促进护肤产品的吸收，提高效果。

（2）微电流技术：通过在皮肤上施加微弱的电流，来刺激肌肉和皮肤的生理活动。微电流可增强肌肉的紧致度，提高皮肤的弹性和光泽，对于改善皮肤松弛、减少细纹和皱纹有显著的效果。此外，微电流还可促进血液循环和淋巴排毒，有助于提高整体的皮肤健康状况。

（3）微电波技术：又称射频技术，是通过产生射频能量，使皮肤和皮下组织产生热效应，从而刺激胶原纤维的重组和新生。这种技术广泛应用于紧致皮肤、减少皱纹、提升面部轮廓等方面。微电波治疗可实现深层次的皮肤修复和更新，效果持久且显著。

这些微创治疗技术具有创伤小、恢复快、安全性高的特点，相对于传统的整形手术，更加适合现代人追求快速、便捷、自然美容的需求。同时，这些技术也在不断地发展和完善中，治疗设备和方法都在不断更新，以适应不同皮肤类型和问题的需求。

3.**皮肤护理产品**　随着人们对皮肤护理的重视，皮肤美容产品不断创新，如抗氧化剂、生长因子、透明质酸等成分的应用为皮肤提供更全面的营养和保护，延缓皮肤老化过程。随着数字化工具的应用，消费者可更容易获取产品信息和行业透明度；品牌通过提供详细的产品成分、功效说明和用户评价，增强消费者的信任和满意度。目前主要的趋势如下。

（1）专业化和科学化：随着消费者对护肤品成分和功效要求的提高，越来越多的皮肤护理产品开始强调科学研发背景和专业有效性。皮肤科医师参与研发的护肤品牌逐渐增多，这些产品往往以临床试验和科学研究为支撑，提供更加精准有效的护肤解决方案。

（2）个性化和定制化：皮肤护理产品的发展趋势之一是为消费者提供更加个性化的护肤方案。通过皮肤测试和分析，品牌能够为消费者提供定制化的产品和服务，满足不同肤质和特定需求。医美机构和医疗皮肤科的专业产品逐渐向日常护理领域延伸，提供从专业治疗到日常维护的全套解决方案。这些产品往往具有更高的安全性和有效性，能够满足消费者对专业护肤效果的需求。

（3）新型化妆品成分：随着生物技术的发展，新型生物化妆品成分日益增多，在皮肤微生态构建、皮肤屏障维护、抗衰老等多方面发挥更多作用。如微生物美妆聚焦于肠道和皮肤健康，通过升级益生菌配方，兼顾肠道和皮肤健康的美容保健品受到市场的欢迎。

发酵护肤技术利用天然原物料与微生物进行发酵产生天然物质，调节皮肤表面微生态。酵母样菌发酵产物滤液等成分具备保湿、修护皮肤的特性。此外，多肽成分因其低浓度、高活性的特点而受到关注，尤其在抗皱和皮肤修复方面。

4.**面部整形的技术革新与美学应用**　医学美学在面部整形领域的技术革新和美学应用正朝着更加微创化、个性化、安全化、智能化的方向发展。随着新技术的不断涌现和审美观念的不断演变，面部整形的未来将更加注重患者的整体体验和长期效果。

（1）微创技术的应用：传统的面部整形手术常伴随着较大的创伤和恢复期。然而，现代整形技术越来越倾向于用微创技术结合药物或者器械等填充物治疗，如注射美容

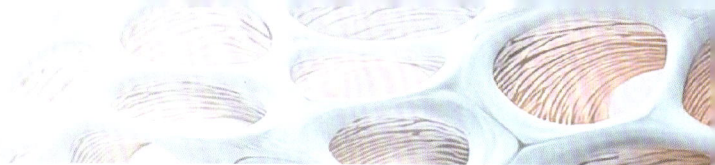

（肉毒毒素、透明质酸等）、线雕提升等；填充物能够有效填补面部凹陷、改善面部轮廓，使整形效果更为自然和持久。这些方法创伤小、恢复快，越来越受到消费者的青睐。这些技术减少了手术创伤和恢复时间，使患者能够更快地达到理想的整形效果。

（2）再生医学的发展：再生医学是现代生物医药技术又一新兴的前沿技术领域，标志着医学将走出组织/器官匮乏的困境和牺牲健康组织为代价的"拆东墙补西墙"模式，步入"制造"和"重建"组织器官的"再生医学"新时代。再生医学不仅为医学美学领域带来新的生物医学活性材料，还带来全新的解决方案与治疗技术。例如，干细胞外泌体可用于皮肤抗衰老、再生修复，还可用于脱发、瘢痕等多个学科；组织工程通过培养患者自身细胞来修复或重建组织，这种技术应用于面部整形，如自体脂肪填充、皮肤移植等，提高手术的安全性和效果，减少术后并发症和排斥反应，提供了更为安全和自然的整形选择；3D打印技术的应用使整形手术的精确性和个性化达到了新的高度，医师可根据患者的需求和面部结构，打印出定制的植入物，如下颌、鼻部等，使整形效果更加自然和符合个人特点。

（3）个性化与整体美学设计：现代面部整形不再追求单一的审美标准，而是注重个性化和整体协调。医师会根据患者的面部特征、职业需求和个人期望，设计出符合其个人特色的整形方案。面部整形不再局限于单一部位，而是注重面部整体的和谐与比例。例如，鼻部整形时会考虑到与眼部、唇部的协调性，以达到整体美观的效果。医生开始重视患者的心理状态和期望管理，通过心理咨询和沟通，帮助患者建立正确的审美观和自我认知，减少术后的心理不适。

5.医学美学发展面临的挑战　医学美容手术和产品在改善外貌的同时，也因美学、科技的发展而受到挑战。

（1）手术风险：任何医疗干预都存在一定的风险，包括手术风险、感染风险以及可能的不良反应和并发症。手术风险包括术后感染、出血、麻醉风险等，特别是在手术中涉及的切口较大或需要更复杂的操作时。术后可能出现并发症，如肿胀、疼痛、瘀伤、感觉异常等，有些并发症是暂时的，但也可能导致患者长期不适或影响手术效果。手术可能无法达到患者预期的效果，或者可能导致不满意的外观变化，这或许是因为个体差异、手术技术问题或术后恢复不良等原因引起的。一些医学美容手术和产品可能会出现长期影响，如瘢痕形成、永久性感觉丧失、皮肤色素沉着等。

（2）美容就医者个体自身生理、心理及社会审美的适应：手术也可能引发心理健康问题，如焦虑、抑郁、自尊心问题等。特别是当手术效果与患者的期望不符时，可能会导致心理困扰和情绪波动。此外患者对医学美容手术和产品产生依赖，认为只有通过手术或产品才能获得自信和幸福感，从而陷入不健康的心理循环。过度的医学美容干预可能会导致患者外貌的不自然化和面部表情的丧失，从而影响社交关系和身份认同。

（3）医学科技的发展，对医美从业人员的人才建设、医学操作的标准化和规范化带来挑战。医学科技的快速发展带来了许多新的技术和方法，但同时又带来了一些风险和不确定性。为了保障患者的安全和权益，医美行业必须制定严格的操作规范和标准，对从业人员进行严格的培训和考核，确保每一次医学操作都符合规范要求。此外，医美行业还需要加强监管和自律，建立完善的质量管理体系，提高服务质量和水平。这需要医美行业与政府、医疗机构、行业协会等多方合作，共同制定行业标准和规范，加强行业监管，维护行业的健康发展。

二、再生医学与再生医美

以干细胞技术、克隆与重编程技术、组织工程、组织器官代用品、生物制造、再生修复药物、异种器官人源化等为核心的再生医学是应用现代生命科学、材料科学、计算机科学和工程学等学科的原理与方法，研究和开发用于替代、修复、改善或再造人体各种组织器官损伤的交叉学科和综合技术，这一新兴的技术领域将成为 21 世纪具有极大潜力的高科技产业之一，并将产生极大的社会效益和经济效益。干细胞与组织工程技术研究几乎涉及人体所有的重要组织和器官，也涉及人类面临的大多数医学难题，如心血管疾病、自身免疫性疾病、糖尿病、各种组织创伤、恶性肿瘤、阿尔茨海默病、帕金森病、严重烧伤、脊髓损伤和遗传性缺陷等疾病的治疗，同时又为医学美学的发展注入新的动力与引擎。

中国政府对干细胞和组织工程研究历来很重视，并全力支持。国家 863 计划、973 计划、自然科学基金和各地方政府等在此领域均有较大的经费投入，使这一领域的发展有了长足的进步，填补了多项国内空白。中国在动物克隆技术、胚胎干细胞与治疗性克隆、成体干细胞可塑性、干细胞建库与临床治疗、结构类组织工程产品研制、生物材料与新型组织器官代用品研发等领域均有较多优秀人才和技术积累，获得了一批拥有自主知识产权的技术、专利、产品和标准，10 余项产品已获得国家药品监督管理局的临床批文或生产许可证。

（一）再生医学概述

再生医学是从 20 世纪 80 年代后期逐步兴起并发展起来的。再生医学利用人类的自然治愈能力，使受到较大创伤的机体组织或器官获得自身再生能力。该领域已成为多学科交叉并发展迅速的领域。再生医学是一门研究"如何促进创伤与组织器官缺损

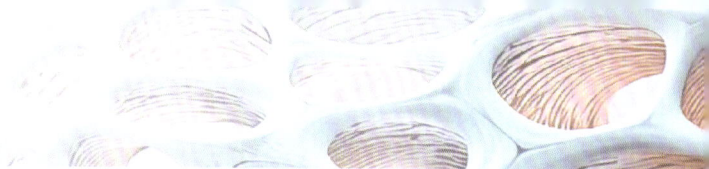

生理性修复以及如何进行组织器官再生与功能重建的新兴学科"，主要通过研究干细胞增殖分化以及机体的正常组织创伤修复与再生等机制，寻找促进机体自我修复与再生的方法，或构建新的组织与器官以维持修复、再生或改善损伤组织和器官功能。狭义上是指用生命科学、材料科学、计算机科学和工程学等学科的原理与方法，研究和开发用于替代、修复、改善或再生人体各种组织器官；其技术和产品可用于因疾病、创伤、衰老或遗传因素所造成的组织器官缺损或功能障碍的再生治疗。

1. 再生医学　涉及健康科学的多个重要领域。在基础研究方面，通过对干细胞生长、分化、发育的分子调控机制的了解，有助于认识细胞生长、分化、发育和器官形成等基本生命规律。再生医学的技术手段包括体外扩增和诱导干细胞进行定向分化、符合临床标准的单一种类干细胞的扩增方法，以及研究干细胞移植后的生长、迁移、分化，直至功能的重新构建。干细胞的相关模型还可作为药物和功能基因筛选的理想研究平台，并阐明诸如癌症、遗传性疾病、神经退行性病变、自身免疫性疾病等疾病的发病机制。在临床应用方面，科学家们已成功在体外将人的胚胎干细胞分化为肝细胞、内皮细胞、心肌细胞、胰腺 B 细胞、造血细胞和神经元，甚至具有功能的多巴胺神经元及少突胶质细胞和星状胶质细胞。在组织干细胞方面，科学家们能成功地从皮肤、骨、骨髓、脂肪等组织器官中分离培养出干细胞，并尝试将这些细胞用于疾病的治疗。利用干细胞构建各种组织、器官并将其作为移植来源将成为干细胞应用的主要方向。再生医学涉及人体所有的重要组织和器官，因此，干细胞治疗将有可能为解决人类面临的许多医学难题提供保障，如意外损伤、放射损伤等患者的植皮，神经修复，肌肉、骨及软骨缺损的修补，髋、膝关节的置换，血管疾病或损伤后的血管替代，糖尿病患者的胰岛植入，癌症患者手术后大剂量化疗后的造血和免疫重建，切除组织或器官的替代，部分遗传缺陷性疾病的治疗等。

2. 干细胞　是再生医学的核心。干细胞是一类具有自我更新与增殖分化能力的细胞，能产生表现型与基因型与自身完全相同的子细胞，还能分化为祖细胞。作为干细胞，应具有以下属性：①自我维持和自我更新的能力；②具有多种分化潜能，具有分化为本系大部分类型细胞的能力；③增殖分裂能力；④自我更新和多分化潜能可维持相当长时间，甚至终生；⑤对损伤和疾病具有反应能力，干细胞具有很强的分化能力，再生性强，同时由于处于低分化状态，还具有分化成多种细胞、组织和器官的能力。在这种背景下，再生医学利用机体细胞重新制作损伤的组织、器官，使其恢复自然状态的研究应运而生。从某种意义上来讲，再生医学的革命是基于一系列干细胞生物学的突破性发现而发展起来的，即通过干细胞移植，将胚胎干细胞或多能干细胞移植于体内损伤部位从而达到组织器官重建和再生的目的。

干细胞研究具有非常重要的意义，具有不可估量的医学价值，它让科学家们能重新认识细胞生长、分化、发育、损伤修复、衰老等基本生命规律。干细胞在细胞替代、组织修复、疾病治疗等方面具有极大潜力，可应用于人体绝大部分重要组织器官疾病，解决人类目前难以克服的许多医学难题。

干细胞是一类具有极强复制和更新能力的多潜能细胞，在一定条件下可分化成多种功能细胞。根据其所处的发育阶段可分为胚胎干细胞和成体干细胞；根据其发育潜能分为全能干细胞、多能干细胞、单能干细胞。大量研究报道显示，干细胞移植可治疗多种疾病，因免疫抑制能力较强、免疫反应性较低，外源性干细胞用于治疗疾病相对安全。人们对于干细胞治疗疾病的作用机制尚未完全阐明，目前存在两种较为认可的自分泌机制和旁分泌机制。随着研究的深入，人们逐渐发现旁分泌机制的重要调控作用，参与旁分泌作用的外泌体成了研究的热点。外泌体可携带和传递重要的信号分子，参与细胞间的信息交流。大量研究显示，干细胞来源的外泌体在心血管系统、外伤性脑损伤、肌肉骨骼系统、肝损伤、肾损伤等方面都表现出强大的修复再生能力，有望替代干细胞作为再生医学的一种新兴的"无细胞"治疗手段。

3. 组织工程 是近年来随着生命科学、材料科学及相关物理、化学学科的发展而兴起的一门学科，主要致力于组织和器官的形成和再生。组织工程的核心是建立细胞与生物材料的三维空间复合体，即具有生命力的活体组织，用以对病损组织进行形态结构和功能的重建并达到永久性替代。此三维空间的空间结构为细胞提供了获取营养气体交换、排泄废物和生长代谢的场所，也是形成新的具有形态和功能的组织器官的物质基础。

组织工程的基本原理和方法是，将体外培养扩增的正常组织细胞吸附于一种具有优良细胞相容性并可被机体降解吸收的生物材料上形成复合物，然后将细胞－生物材料复合物植入人体组织、器官的病损部位，在作为细胞生长支架的生物材料逐渐被机体降解吸收的同时细胞不断增殖、分化，形成新的且形态、功能方面与相应组织、器官一致的组织，从而达到修复创伤和重建功能的目的。

现有的组织工程医疗产品能适应生理环境并可能在较长的时期内发挥功能，虽然这种修复用组织仍然有待于进一步改进，但已应用于临床治疗，如关节软骨、皮肤以及血管系统的修复等。

4. 外泌体 1983 年，干细胞源外泌体首次在绵羊网织红细胞中被发现，1987年，Johnstone 等将其命名为"exosome"。外泌体是一种纳米级的膜性小囊泡，直径 30 ~ 150 nm，多种细胞在正常及病理状态下均可分泌外泌体。外泌体含有多种生物活性因子，包括与其来源细胞相似的生长因子、细胞因子等蛋白质，以及脂质体、

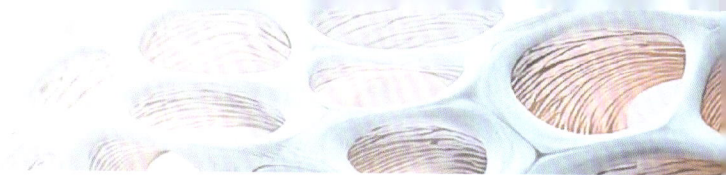

miRNA 等活性物质。值得一提的是，研究发现其内容物因来源的细胞类型及所处的微环境不同而有不同程度的表达差异。不同来源的外泌体虽然内容物有不同程度差异，但干细胞来源的外泌体已被鉴定为细胞间信息交流的潜在载体，可修复因创伤及病理导致的机体损伤，从而作为一种"无细胞"治疗策略为再生医学领域的机体损伤修复、保护提供一种新的思路。

外泌体是细胞旁分泌至关重要的生物活性囊泡，通过影响受体细胞的存活、增殖、迁移、基因表达以及重新编程靶向细胞行为来调节许多生理和病理过程，通过转移特定的 microRNA 促进内皮细胞的血管生成，在皮肤创伤修复和再生过程中起重要作用。在治疗皮肤衰老方面，能促进皮肤细胞的增殖和迁移，抑制细胞凋亡，促进胶原纤维的合成和皮肤细胞的再生，改善皮肤的整体质量和外观，从而对抗皮肤衰老。

外泌体由于无细胞特性，通常被认为具有更高的安全性，从临床应用角度考虑，干细胞外泌体具有更高的稳定性和更长的保质期。它们可以在没有复杂生物活性环境的情况下进行储存和运输，为临床实践提供了便利。此外，外泌体的制备过程可控性高，可通过标准化的生产过程获得高度纯化和一致性的产品，对于保证临床治疗的效果和安全性至关重要。

干细胞外泌体在免疫原性方面具有优势。外泌体不携带表面的主要组织相容性复合体（MHC）分子，因此相对于整细胞治疗引发免疫排斥的可能性较低。同时，外泌体能携带并传递具有免疫调节功能的分子，如抗炎或促进组织修复的信号分子，在治疗炎症性皮肤病或促进伤口愈合方面显示出独特的优势。

（二）再生医美的内涵

1. 概念　再生医美是将再生医学的理论和技术与医学美学相结合的领域，旨在利用再生医学的原理和技术，促进人体受损组织的修复和再生，以达到美学上的优化和改善。再生医美涉及多个方面，包括但不限于干细胞疗法、生物材料和生物工程技术、组织工程学、基因治疗、细胞治疗、再生药物等。通过这些技术手段，可实现对皮肤、软组织、骨骼等受损组织的修复和再生，从而改善外观和美学效果。

再生医美是一个综合性的领域，为组织修复和再生、重建提供了全新的解决方案。随着科学技术的不断进步和研究的深入，再生医美有望在未来为医学美容带来更多的创新和突破，为人们带来更加健康、自然和持久的美丽。

2. 再生医美和传统医美的差异　在治疗理念上，再生医美侧重于利用生物活性材料和生物技术，如干细胞、外泌体等，刺激人体自身的再生能力，修复或重建受损的组织和器官，恢复其正常功能和形态。传统医美侧重于通过手术或非手术的美容手段，如注射填充剂、激光治疗、化学剥离等，来改善外观和皮肤状况，但不一定涉及组织的再生。

在治疗目标上，再生医美旨在实现组织和器官的结构和功能的再生，实现生理功能的恢复，治疗结果更倾向于自然和持久。传统医美主要目标是美化和改善外观，可能不涉及组织结构和功能的长期改善。

3. 理论基础与技术　再生医美的理论基础包括干细胞生物学、组织工程学等，其中干细胞生物学是再生医美的核心理论之一，干细胞具有自我更新和多向分化潜能，能分化成各种类型的细胞，从而形成不同的组织和器官；用来修复和再生受损的组织，促进伤口愈合，改善皮肤质量，甚至可能用于抗衰老和恢复青春，重建皮下组织与皮肤组织结构，修复瘢痕和皱纹，恢复皮肤的年轻状态。此外，干细胞还可用来治疗一些复杂的医学美容问题，如脱发和组织缺损等。

再生医美产品涉及多种关键技术，包括干细胞培养和扩增技术、组织工程学技术、基因编辑和基因治疗技术、外泌体的纯化与制备等。这些技术的发展和应用，为再生医美提供了丰富的技术手段和治疗选择。再生医美使用的材料与治疗手段，是为促进人体的再生与修复机制，以达到人体局部的生理功能恢复、美化或年轻化，使用的材料为细胞与外泌体等生物活性材料物质。

在目前医美使用的材料中，一类填充材料可能包括透明质酸、肉毒毒素、硅胶假体等，这些材料主要用于填充、塑形或除皱，不具有生物活性，不刺激组织再生。还有一类材料本身不具有生物活性，如聚左旋乳酸（PLLA）、聚己内酯（PCL）等，但能刺激人体成纤维细胞和胶原纤维的再生，这些材料都不属于再生医美范畴。

再生医美的治疗方案可根据患者的个体特征和需求进行定制化设计。例如，针对不同部位和类型的皮肤问题，可选择使用不同类型的生物活性材料手段；针对骨骼和软组织的修复，可选择使用组织工程学技术和细胞治疗等方法。

在再生医美的实践中，安全性和效果评估是非常重要的。医疗专家需要充分评估患者的健康状况和美学需求，选择合适的治疗方案，并密切监测治疗过程中的安全性和效果，确保治疗的安全性和有效性。

综上所述，再生医美是一门涉及多个学科和技术领域的交叉学科，旨在利用再生医学的理论和技术，实现对受损组织的修复和再生，从而达到美学上的优化和改善。通过对干细胞、生物材料、组织工程等技术的综合运用，再生医美为患者提供了更安全、更有效、更个性化的美学治疗方案。

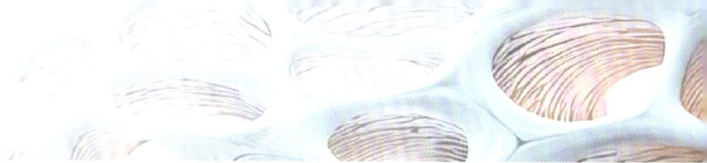

（三）再生医美未来发展趋势

1. 多种方法或治疗手段联合应用　面部衰老并非单一因素、单一解剖结构变化所致。面部年轻化治疗手段很多，无法应用任何一种方法满足所有需求，许多学者尝试多种治疗手段联合应用。如光电治疗术后联合外泌体治疗、肉毒毒素注射与透明质酸或脂肪填充联合应用，肉毒毒素、透明质酸与光电治疗的联合应用，埋线提升与各类微创治疗手段联合应用，富血小板血浆与注射治疗、脂肪移植等联合应用等。多种方法的联合应用，可能成为将来的发展趋势。未来医学美学可能会更多地整合多种技术和方法，包括手术、非手术、药物治疗、激光治疗、生物医学工程等。这种多学科、多元化的治疗模式能更全面地满足患者的需求，实现更好的治疗效果。

2. 个性化治疗方案　随着精准医学的发展，再生医学在医美的应用中日益普遍，未来医学美学的发展可能会越来越注重个体化和定制化的治疗方案。通过基因检测、生物标志物分析等技术，医学专家可以为每个患者设计出更符合其个体特征和需求的治疗方案，从而实现更好的治疗效果。随着数字化技术的发展，整形手术术前模拟和术后效果预测变得更加准确。通过 3D 扫描和虚拟现实技术，患者可在术前预览整形效果，医师也可更精确地规划手术步骤。

3. 创新的产品和技术　医学美学的发展将不断推动新产品和新技术的涌现，可能包括生物活性材料外泌体、组织工程、生物打印技术等，这些新技术和产品能更安全、更有效地改善患者的外貌。

4. 数字化和智能化治疗　未来医学美学可能会更多地采用数字化和智能化的治疗方法。例如，通过 3D 模拟技术进行术前仿真和规划，通过智能化的医疗仪器和设备进行治疗监测和管理等，这些新技术能够提高治疗的精准度和安全性。再生医学的发展使研发更加安全、稳定的生物相容性材料成为趋势，这些材料可以更好地模拟自然组织的特性，减少排斥反应。

5. 无创化非侵入性治疗　随着科技的进步，未来医学美学可能会越来越注重非侵入性治疗方法的发展。例如，通过激光治疗、超声波治疗、微针刺激等方法，实现更少创伤、更快恢复的治疗效果，从而减少手术的风险和并发症。

未来医学美学的发展将会更加注重个性化、综合化和智能化的治疗模式，通过创新的技术和产品，为患者提供更安全、更有效的医学美学服务。同时，随着社会对美的需求不断增长，再生医学与医学美学的融合将对人们健康与生活质量发挥更加重要的作用。

参考文献

［1］ GOLDIE K. The evolving field of regenerative aesthetics[J]. J Cosmet Dermatol, 2023, 22 Suppl 1: 1-7.

［2］ OLUMESI K R, GOLDBERG D J. A review of exosomes and their application in cutaneous medical aesthetics[J]. J Cosmet Dermatol, 2023, 22(10): 2628-2634.

［3］ SEMSARZADEH N, KHETARPAL S. Rise of stem cell therapies in aesthetics[J]. Clin Dermatol, 2022, 40(1): 49-56.

［4］ TROVATO F, CECCARELLI S, MICHELINI S, et al. Advancements in regenerative medicine for aesthetic dermatology: a comprehensive review and future trends[J]. Cosmetics, 2024, 11(2): 49. https://doi.org/10.3390/cosmetics11020049

［5］ ZARBAFIAN M, FABI S G, DAYAN S, et al. The emerging field of regenerative aesthetics-where we are now[J]. Dermatol Surg, 2022, 48(1): 101-108.

［6］ 冯龙飞，王向义，欧阳学平．人文医学：美容医学学科的灵魂和生命线 [J]. 中华医学美学美容杂志，2019, 25(3): 254-255.

［7］ 冯龙飞，王向义，欧阳学平，等．当代中国美容医学学科的分类、归属和发展趋势 [J]. 医学与哲学，2015, 36(17): 35-36.

［8］ 郎景和．医学与美学 [J]. 中国医学人文，2018, 4(9): 17-18.

［9］ 康安，杨志强．美容外科手术的哲学思考 [J]. 中华医学美学美容杂志，2016, 22(6): 373-374.

［10］彭庆星，王光护．我国医学美学学科发展述评（Ⅰ）[J]. 中华医学美容杂志，2001, 7(2): 31-33.

［11］王向义，欧阳学平，丁亚宁，等．当代中国医学美学与美容医学整体学科的兴起和发展 [J]. 中华医学美学美容杂志，2019, 25(6): 528-529.

再生医学
与美学治疗

理论与实践

Regenerative
Medicine and
Aesthetic Therapies

Theory and Practice

第二章

再生医学发展现状与趋势

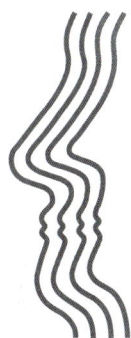

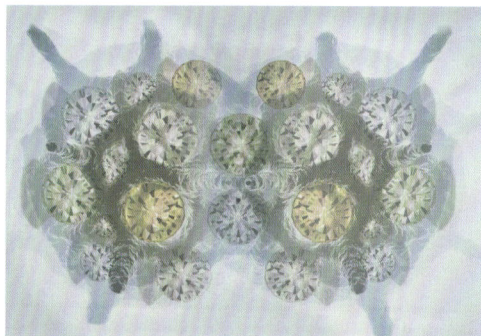

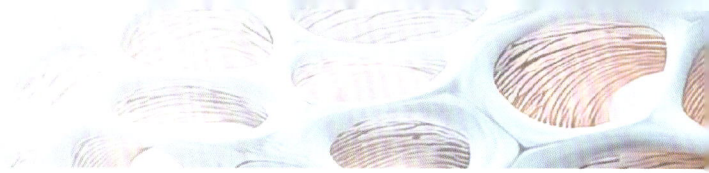

第一节　再生医学发展现状

一、再生医学的概念

（一）再生医学的定义与内涵

再生指身体组织与细胞重新生成或产生的过程，目标是恢复原有的生物学结构与功能。自然界中某些生物体（如蝾螈）具备高度的组织再生能力，而人类也在皮肤、血液、肝脏等系统中具备一定程度的再生潜能。

再生医学（regenerative medicine）是以修复、替代或再生人体细胞、组织或器官为目的的跨学科医学领域。再生医学技术融合了生命科学、发育生物学、组织工程、生物材料、细胞与分子生物学等多个学科，通过使用生物材料、再生因子、干细胞等重建组织器官发育所需的微环境，构建支持组织再生的生物环境，引导组织器官在体内或体外实现再分化过程，实现组织功能的重建。

再生医学可在细胞与组织、器官等不同层次实现组织器官的再生替换，其核心是通过干细胞的多向分化与增殖能力，修复组织器官功能。干细胞是一种具有增殖和分化能力的细胞，就像"生命的种子"，因此被医学界称为"万能细胞"。干细胞疗法就是将健康的干细胞移植到患者体内从而修复病变细胞或重建正常细胞。再生可分为内源性与外源性；内源性再生即依赖机体自有干细胞和修复机制，通过激活局部或循环的再生能力实现内源性自我修复；外源性再生即通过移植外源性细胞（如干细胞）、工程化组织或结合生物材料，外源性构建功能性组织或器官替代损伤区域。

再生医学综合干细胞、组织工程、细胞与分子生物学、发育生物学、生物化学、材料学、工程学、生物力学、计算机科学等多个学科的最新进展，横跨基础研究、转化研究、产品开发、临床应用多个方面。在基础研究方面，干细胞将成为生命科学研究的重要模型，有助于更进一步探索人体内各种生理及病理反应的分子机制，认识细胞生长、分化和器官发育等基本生命现象的规律，阐明重大病症诸如癌症、遗传性疾病、组织退行性病变及自身免疫性疾病等的发病机制。由干细胞衍生的相关模型还可作为药物和功能基因筛选的理想平台，利用干细胞构建各种组织、器官作为移植的来源将成为干细胞应用的主要方向，体内干细胞变异所导致的各类疾病是医学领域的研究热点之一。在临床应用方面，干细胞可应用到人类面临的众多医学难题，例如，各种损伤患者的植皮，肌肉、骨及软骨缺损的修补，髋、膝关节的置换，血管疾病或损伤后的血管替代，糖尿病患者的胰岛植入，癌症患者手术后大剂量化疗后的造血和免疫重建，切除组织或器官的替代，以及部分遗传缺陷疾病的治疗等。

（二）再生医学的发展现状与趋势

1. 疾病机制解析与再生模型构建 再生医学不仅是一种治疗手段，更是现代生命科学研究的核心支点之一。在基础研究层面，干细胞技术、组织工程技术及类器官（organoid）模型的发展，极大地拓展了科学家对细胞发育过程、组织稳态维持及疾病发生机制的研究视角。

（1）干细胞模型被广泛用于模拟人类细胞的分化路径与发育过程，揭示如Wnt、Notch、TGF-β 等关键信号通路对器官形成的作用。例如，通过诱导多能干细胞（iPSC）定向分化为神经元、心肌细胞或胰岛 β 细胞，研究者可在体外重建胚胎发育或器官特异性分化过程，进而追踪特定疾病的发生与演变轨迹。这种方式在遗传性疾病，如亨廷顿舞蹈病、遗传性视网膜病、家族性糖尿病等研究中取得了显著成果。

（2）类器官技术的出现使三维微环境中构建"微型器官"成为可能，这些来源于干细胞的类器官保留了原器官的细胞组成、结构层次及部分功能，在研究肝脏疾病（如非酒精性脂肪性肝病）、肠道疾病（如克罗恩病）及神经退行性疾病等方面展现出极大的优势。类器官不仅可用于疾病建模和机制研究，还可作为药物筛选和毒性测试的精准平台。例如，使用 iPSC 来源的肝类器官可在临床前阶段筛查抗肝毒性候选药物，提高研发效率并降低失败率。

（3）疾病特异性 iPSC 系的建立进一步推动了个体化医学的发展。研究人员可从患者体细胞编程出 iPSC，并诱导其分化为相关病变细胞，通过"疾病体外模拟"观察并研究突变分子的相关机制、药物反应差异以及预测治疗效果。这种个性化研究路径已应用于囊性纤维化、家族性高胆固醇血症等疾病，并逐步向临床转化延伸。

2. 转化研究与干细胞临床应用 随着基础理论的发展与实验技术的成熟，干细胞和组织工程的研究不断向临床应用迈进。目前，全球范围内大量以干细胞为基础的临床试验和转化研究已开展，涵盖神经系统、心血管系统、代谢性疾病、骨关节疾病及皮肤损伤等多个领域。

在神经系统疾病领域，由于神经组织再生能力低，干细胞疗法成为极具潜力的修复方案。间充质干细胞（MSC）已应用于缺血性脑卒中、脊髓损伤和帕金森病等患者的临床试验中。MSC 通过分泌神经营养因子、抗炎性细胞因子、调节免疫反应等方式改善局部环境，间接促进神经元存活和突触功能恢复。例如，美国、韩国、日本

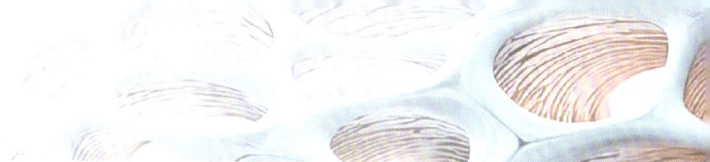

等国相继开展了用于急性脊髓损伤或脑损伤患者的干细胞植入研究，结果显示，部分患者运动功能和神经传导指标有一定程度的改善。目前，中国研发的用于治疗创伤性脑损伤后运动障碍的神经再生干细胞产品已进入临床阶段，是神经再生从"研究假设"走向"初步临床可行"的重要里程碑。

在心血管疾病领域，干细胞疗法主要用于心肌梗死后心功能重建、心力衰竭、心肌纤维化逆转等方向。骨髓单核细胞、MSC 及 iPSC 来源的心肌样细胞均被尝试作为心脏修复细胞材料。研究显示，这些细胞通过旁分泌作用促进血管新生及释放抗纤维化因子，在一定程度上可减缓心肌功能恶化，但临床应用中存在细胞存活率低、组织整合度差等技术瓶颈，未来仍需优化细胞递送策略、联合生物支架或基因修饰以增强疗效。

糖尿病治疗是干细胞应用的重要前沿领域之一。以 iPSC 定向分化为胰岛 β 细胞为代表的策略，有望替代功能衰竭的胰腺组织，实现胰岛素分泌功能的恢复。美国 Vertex 制药公司开发的 iPSC 衍生胰岛样细胞已进入 I / II 期临床试验，部分患者术后实现胰岛素依赖减少甚至停用，成为干细胞在慢性代谢性疾病中成功转化的典范。此外，间充质干细胞对糖尿病足等并发症的抗炎、促血管再生作用已在积极探索，临床试验结果显示愈合时间缩短、截肢率降低。

在运动系统与骨关节疾病治疗中，干细胞注射或组织工程构建物治疗膝骨关节炎、软骨损伤、肌腱断裂等正逐步取代或延迟关节置换手术。患者接受自体 MSC 注射后，关节疼痛评分降低、活动能力改善，并在 MRI 中观察到软骨厚度变化。某些组织工程产品如含软骨前体细胞的胶原膜，已在欧美上市用于关节软骨修复，是组织工程成功转化的代表性成果。

在皮肤组织修复方面，组织工程皮肤和细胞疗法被广泛用于烧伤、大面积创面和慢性溃疡治疗。由自体角质形成细胞和真皮成纤维细胞构建的人工皮肤可快速覆盖创面，防止感染并促进组织再生；MSC 衍生外泌体、富血小板血浆、真皮基质等已用于皮肤再生修复，有助于提高伤口愈合质量、减少瘢痕形成。

总体来看，干细胞及再生疗法已进入临床验证与产品化初期阶段。尽管大多数仍处于试验性治疗，尚未全面商业化，但已有多个国家通过监管创新为其提供路径（如 RMAT、ATMP、条件上市审批），干细胞产品正式上市的案例逐渐增多。未来，随着工艺标准化、剂型优化和监管配套机制的完善，干细胞疗法有望逐步拓展至更多系统性疾病与个性化医学场景。

3. 再生医学的未来场景与拓展应用　在迈向临床广泛应用的过程中，再生医学的边界不断延伸，逐步渗透至以下前沿领域。

（1）抗衰老与功能维护：再生医学技术尤其是干细胞和外泌体治疗被广泛认为是抗衰老干预的核心手段。研究显示，衰老组织中存在干细胞数量减少、活性下降和微环境紊乱的问题，而外源性干细胞移植、MSC外泌体递送、年轻血浆因子补充等方法可延缓甚至部分逆转这些改变。日本等国家已允许开展基于iPSC的抗衰老医疗试点项目，中国也有多家机构在老年慢病管理中探索干细胞注射疗法的可行性。

（2）生殖医学：干细胞治疗卵巢功能早衰、精子生成障碍等在积极推进。研究显示，某些干细胞可诱导分化为原始生殖细胞或支持生殖腺体微环境的重建，有望为难治性不孕症患者提供新的治疗选项。

（3）类器官移植与实验器官构建：类器官（如肝、肠、脑、肺）不仅在药物筛选方面展现出极大价值，更被寄予器官移植供体替代的希望。目前已在动物模型中实现了肠道类器官移植、肝脏样组织灌注、视网膜类器官重建等功能验证，但仍需突破血管化、神经化等技术壁垒，才能实现长期功能整合。

（4）肿瘤免疫与干细胞整合治疗：再生医学与肿瘤治疗之间的界限正不断被打破。iPSC来源的NK细胞、树突状细胞已用于构建个体化的抗肿瘤免疫平台。而肿瘤干细胞（CSC）作为癌症复发和耐药的关键靶点，也借助再生医学手段进行体外建模、靶向清除和药物筛选。干细胞导向药物递送系统已成为肿瘤精准治疗的新兴技术路径。

（5）多学科融合的智慧再生平台：随着人工智能、大数据与再生医学的结合，未来可实现从"干细胞个体特征识别—药物响应建模—临床疗效预测"全过程智能分析。例如，基于iPSC来源心肌细胞的AI算法预测药物心毒性，在药物研发前期表现出更高的效率；再如，通过三维打印与机器人辅助实现个性化"打印型"组织修复，也将成为再生技术的应用形态之一。

二、人类衰老与再生医学

（一）衰老的多层级生物学机制

随着人口老龄化不断加剧，衰老机制研究已成为生命科学与临床医学的前沿热点。衰老被视为一个渐进性、系统性的过程，涵盖从分子层面到细胞、组织乃至器官系统的多级功能衰退。整个生命过程中，细胞和组织会经历DNA甲基化模式的改变、染色质重塑和组蛋白的翻译后修饰，这些变化导致表观遗传学改变。随着年龄增长，这些基因损伤会累积，并通过级联效应导致衰老。蛋白质平衡失调会导致错误折叠的蛋白质积累，这些蛋白质无法维持正常的结构和功能，随着时间推移，可能导致阿尔茨海默病、帕金森病和白内障等与年龄相关的疾病。遗传不稳定性和表观遗传改变导

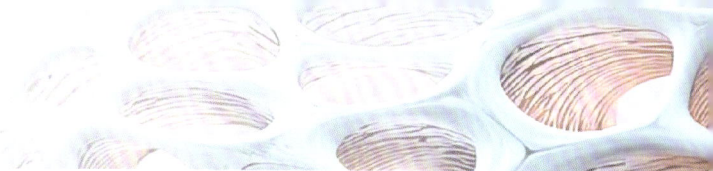

致的细胞损伤，以及蛋白质组平衡的破坏，通常会启动机体保护机制及时清除衰老细胞。然而，随着衰老的加速，衰老细胞的累积增加而清除率下降，可使干细胞耗竭及再生能力受损，导致组织损伤随年龄增长而加剧。核心特征包括以下几点。

1. 基因组不稳定性　DNA 复制差错、外源性损伤（如紫外线、活性氧）以及内源性损伤（如 DNA 去甲基化、碱基脱氨）可造成染色体断裂、突变及染色体重排，最终破坏遗传物质的完整性与细胞稳态。

2. 线粒体功能障碍　随着年龄增长，线粒体 DNA 突变频率升高，电子传递链损伤增加，ATP 产量减少而活性氧释放上升，造成细胞代谢应激并诱导细胞凋亡或衰老。

3. 干细胞耗竭与组织再生能力下降　成体干细胞数量减少、活性衰减，使组织在受损后难以维持更新修复，表现为皮肤变薄、骨密度下降、认知衰退等多系统的损害。

4. 表观遗传异常　DNA 甲基化模式紊乱、组蛋白修饰失衡及染色质重塑改变基因表达谱，引发细胞功能异化及衰老表型。

5. 蛋白质稳态失衡（proteostasis）　老化细胞蛋白降解系统效率下降，导致错误折叠蛋白聚集，形成老年斑和包涵体，进而诱发阿尔茨海默病、帕金森病等神经退行性病变。

6. 细胞衰老累积　衰老细胞通过分泌炎症因子、金属蛋白酶和氧化应激产物形成"衰老相关分泌表型"（SASP），对邻近细胞产生扩散式损伤信号，造成局部组织炎症及退化性改变。

这些机制通常相互关联、协同作用，导致个体生理功能逐步退化、慢性病负担增加、组织再生潜能显著下降。

（二）再生医学的抗衰干预策略

衰老是组织功能逐步耗竭的过程，其核心在于干细胞耗竭、微环境失衡和细胞间信息传递紊乱。干细胞和再生医学是现代科学中用于探究衰老复杂性并恢复衰老器官功能的先进策略之一。干细胞及其他可再生细胞存在于各种组织中，在组织修复、重塑和再生中发挥着独特的作用。组织特异性干细胞具有增殖和生成组织特异性前体细胞的较高潜能，可通过特异性末端分化取代受损细胞。因此，干细胞在细胞衰老和组织增殖活性之间保持适当的平衡。再生医学通过干细胞补充、外泌体调控、组织工程支撑与表观重建等多路径协同，提供了一套系统的抗衰老医学方案。

1. 干细胞替代与功能修复　干细胞是维持组织稳态和再生能力的"生物核心单元"。年轻来源的干细胞（如脐带间充质干细胞、胎盘来源干细胞）相比年老体细胞更具增殖活性、多向分化能力与免疫调节作用，可修复受损组织、替代耗竭的内源干细胞群体。研究显示，系统性或局部注射 MSC 能有效改善老年模型动物的皮肤质量、骨量、肌肉力量及认知功能，是一种全身性抗衰老干预路径。干细胞作为一种细胞疗法，可与人工细胞外基质相结合，使受损组织及患病组织再生修复。

2. 干细胞外泌体技术　干细胞分泌的外泌体富含 miRNA、lncRNA、蛋白酶、抗氧化分子等，构成无细胞型"生物调控囊泡"，可跨越免疫屏障传递再生信号。它们可用于改善皮肤光老化、促进胶原合成、清除氧化损伤并调节微环境炎症状态，相比于活细胞疗法，外泌体具有更高的安全性、保存稳定性和商业化可行性，已成为干细胞疗法的重要补充与替代方向。

3. 组织工程构建器官微环境　随着 3D 生物打印、纳米支架、冷冻干燥、电纺丝等技术的成熟，研究者可构建出带有仿生结构的组织工程支架，结合干细胞或诱导因子用于构建功能化组织。这些构建物不仅可实现局部替代，还能引导宿主细胞迁移、黏附与分化，从而启动"内源性修复 - 外源性重建"协同过程，用于骨、软骨、皮肤等多种老化组织的结构与功能恢复。

4. 应对终末期器官衰竭的再生替代策略　终末期器官衰竭如肾衰竭、肝硬化、心力衰竭等主要依赖供体器官移植，但受限于供体稀缺、免疫排斥、高成本及伦理约束，多数患者无法及时接受治疗。再生医学通过细胞移植 + 组织工程 + 智能制造的融合路径，为解决器官替代难题提供技术支撑。美国食品药品监督管理局（FDA）已批准用于商业化的组织工程产品包括用于膝关节软骨缺损修复的 Carticel（组织工程软骨），用于烧伤、糖尿病溃疡等慢性伤口治疗的人工皮肤产品 Apligraf/ActivSkin。这些产品虽仍集中于结构功能相对简单的组织，但已成功验证了再生构建物在临床替代治疗的有效性与可控性。未来再生医学目标是实现功能复杂器官（如肝、肾、肺）的大规模构建与功能性移植，以克服器官捐赠的供需不平衡，打破终末期疾病的治疗困境。

5. 表观遗传调控与细胞重编程　系统性抗衰老新路径除细胞替代与工程重建外，再生医学还聚焦于通过表观遗传重编程来恢复机体的"年轻状态"。例如，短程诱导多能重编程（partial reprogramming）在不改变细胞命运前提下短时间激活 Yamanaka 因子，逆转表观衰老程序；通过 RNA 干扰、CRISPR/Cas9、衰老细胞靶向药等方式清除或静默 SASP 细胞，通过调控 SASP 信号与清除衰老细胞缓解局部炎症；基因 - 代谢通路协同激活靶向 mTOR、FOXO、SIRT1 等参与代谢与寿命调控通路，维持干细胞活性与线粒体功能。这些新兴手段从"功能修复"拓展至"生物年龄逆转"，为系统性衰老的干预提供了更深层级的机制路径。

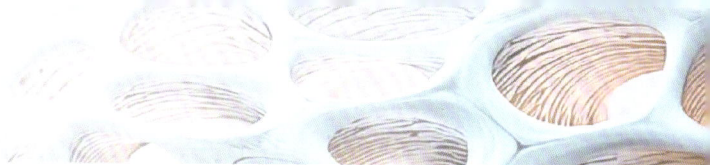

第二节　干细胞

干细胞是一种未特化和未分化的细胞，具有显著的自我更新能力，能在体外和体内进行长时间的细胞分裂。干细胞还能不对称地分裂成两个非相同的子细胞，它们的命运各不相同。最早证明干细胞存在的证据是 20 世纪 60 年代初进行的突破性研究，当时放射物理学家詹姆斯 - 蒂尔（James Till）与血液学家欧内斯特 - 麦库洛克（Ernest McCulloch）共同研究了放疗对骨髓中血液癌症的影响。在他们的研究成果中，蒂尔和麦库洛克发现了一种源自骨髓的自我更新的造血细胞群，它们能生成所有血细胞系，他们将这些祖细胞命名为"干细胞"。

一、干细胞的概念

干细胞（stem cell）被医学界称为"万能细胞"，英文"stem"意为"茎干""干"和"起源"。干细胞是一类具有自我更新能力和多向分化潜能的细胞，是形成哺乳类动物各组织器官的原始细胞，能在特定条件下发展成多种类型的细胞和组织器官。干细胞治疗是将自体或异体来源的干细胞或其产物注入人体从而达到实现治疗或缓解疾病的一种新兴的科学技术。目前干细胞已广泛地应用于再生医学、细胞治疗、组织工程以及药物开发等多个研究和应用领域，尤其在细胞替代治疗、组织修复和疾病治疗等方面，展现出极大的应用潜力。

干细胞具有两个重要特性，一是自我更新，指干细胞在维持未分化状态的同时，能经历无数次细胞生长和分裂增殖，持续产生与自身相同的子代细胞；二是多向分化潜能，指干细胞在特定条件下可分化形成多种功能细胞类型。正是由于这两大基本特性，干细胞在人体组织稳态的维持和损伤后的再生中发挥着至关重要的作用。在正常生理情况下，各组织中存在的成体干细胞不断替换老化或损伤的细胞。例如，骨髓造血干细胞持续产生血细胞，肠道隐窝的干细胞更新肠黏膜上皮，从而维持组织的动态平衡（稳态）；当机体受到损伤时，干细胞可以被激活以修复和再生受损组织结构，进一步体现了它们在组织修复中的核心功能。

此外，干细胞具有旁分泌效应。干细胞因环境不同，能表达、合成、分泌细胞外囊泡（又称为外泌体）与生物活性分子，以发散的模式向外运输，发挥干细胞的效能。最近研究显示，干细胞疗法的有效性很大程度上得益于其旁分泌效应。干细胞还具有归巢效应，迁移至受伤的组织周围发挥功能，使进入机体的干细胞可优先到达身体损伤部位，发挥免疫调节及组织修复功能。

二、干细胞的分类

干细胞根据其分化潜能和来源进行分类（图 2-2-1）。根据来源及自我更新能力，干细胞主要分为胚胎干细胞、诱导性多能干细胞、成体干细胞。

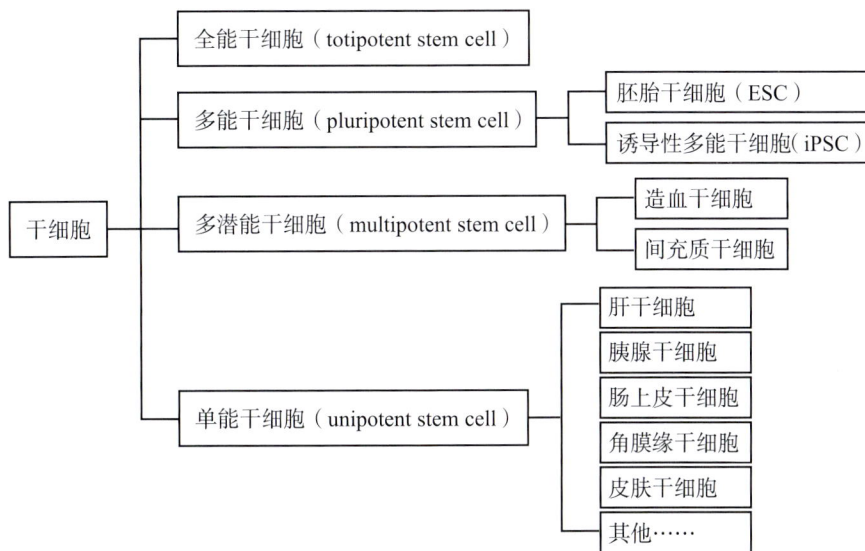

图 2-2-1 干细胞的分类

1. 依据分化能力分类　根据分化能力，干细胞可分为全能干细胞、多能干细胞、单能干细胞。

（1）全能干细胞：具有自我更新和分化形成任何类型细胞的能力，有形成完整个体的分化潜能，如胚胎干细胞具有与早期胚胎细胞相似的形态特征和很强的分化能力，可无限增殖并分化成为全身200多种细胞类型，进一步形成机体的所有组织、器官。受精卵是最原始的干细胞，是人体所有组织细胞的生命之源，人工诱导多潜能干细胞是一类特殊的干细胞，具有类似胚胎干细胞的分化潜力。

（2）多能干细胞：具有产生多种类型细胞的能力，却失去了发育成完整个体的能力，发育潜能受到限制，如来自囊胚外胚层、内胚层和中胚层的干细胞等。

（3）单能干细胞：只能向单一方向分化，产生一种类型的细胞。许多已分化组织的成体干细胞是典型的单能干细胞，如上皮组织基底层的干细胞、造血干细胞等。

2. 依据干细胞来源分类　依据来源与自我更新复制能力，干细胞主要分为胚胎干细胞、诱导性多能干细胞与成体干细胞三类。

（1）胚胎干细胞：是一种高度未分化细胞，具有能分化出成体所有组织器官的

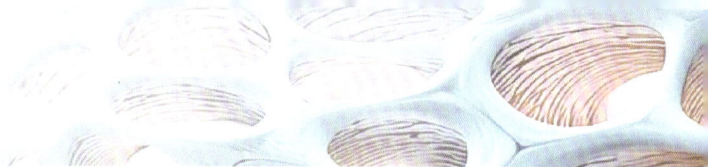

全能干细胞，胚胎干细胞的自我更新复制能力最强，因此在体内分化形成肿瘤的风险较高。

（2）诱导性多能干细胞：通过转入转录因子或体外诱导将成体细胞逆向诱导分化形成的多潜能干细胞，有与胚胎干细胞同样的自我更新复制能力和多向分化潜能，能分化出成体的所有组织器官，甚至完整个体，但在体内分化形成肿瘤的风险较高。

（3）成体干细胞：是存在于胎儿和人体不同组织内的多潜能干细胞，有自我复制能力，并能产生不同种类具有特定表型和功能的成熟细胞，维持机体功能的稳定，发挥细胞更新与组织修复作用。主要来源包括骨髓、外周血、角膜、视网膜、脑、骨骼肌、牙髓、肝、皮肤、胃肠道黏膜层与胰腺等。

成体干细胞包括造血干细胞、间充质干细胞、神经干细胞、视网膜干细胞、心脏干细胞、肝脏干细胞、胰腺干细胞、肺脏干细胞、肾脏干细胞等，增殖能力比胚胎干细胞弱，分化潜能亦有限。自然条件下其通常仅向本组织细胞谱系分化，但在特定体外诱导条件下，也表现出横向分化潜力，尤其是造血干细胞、骨髓间充质干细胞、神经干细胞等展现出跨胚层的"可塑性"。其优点主要体现在安全性高、成瘤风险低、自体来源避免免疫排斥，且几乎不存在伦理争议。在治疗应用方面，骨髓干细胞已成功治疗多种疾病，如肝硬化、慢性肢体缺血、晚期心力衰竭及白血病等。随着供体年龄增长，成体干细胞数量和质量下降，这种与年龄相关的干细胞功能障碍与 DNA 损伤和细胞微环境变化密切相关。间充质干细胞具备分化为机体骨、软骨、脂肪等各种组织细胞的潜能，还具备特有的免疫调节功能，是目前研究的热点，也是临床研究最多的干细胞类型。

三、胚胎干细胞

胚胎干细胞（embryonic stem cell）是源于早期胚胎囊胚阶段（受精后第 5 ~ 7 天）内细胞团的一类高度未分化细胞。1998 年，Thomson 等首次从体外受精产生的人类囊胚中分离出内细胞团，并成功建立了人胚胎干细胞系，标志着人类胚胎干细胞研究的开端。胚胎干细胞有两个显著的生物学特性，一是多能性，可分化为来源于三胚层的 200 余种体细胞类型，涵盖几乎所有组织和器官；二是无限自我更新能力，在体外适宜条件下能长期维持未分化状态并大量扩增。这些特性使胚胎干细胞成为理论上最具潜力的再生医学种子细胞。

1. 生物学特性与培养技术　在实验室维持胚胎干细胞的未分化状态需要极为严苛的培养环境。传统方法依赖于饲养层细胞（通常为经灭活的小鼠成纤维细胞）提供生长因子及支持性微环境。在小鼠胚胎干细胞培养中，添加白血病抑制因子（LIF）能维持其未分化状态；而在人类胚胎干细胞培养中，则常添加碱性成纤维细胞生长因子（bFGF）。随着技术发展，研究人员现已构建出无饲养层培养体系，并用化学成分明确的无血清培养基实现胚胎干细胞标准化扩增。通过诱导胚胎干细胞形成胚状体，研究人员可促进向特定细胞谱系分化。然而，在实现高效定向分化的同时，研究人员还需严格防控未分化细胞残留，以避免潜在的畸胎瘤形成风险。

2. 伦理争议与监管限制　胚胎干细胞研究的最大争议在于细胞来源需破坏早期胚胎。从囊胚中提取内细胞团意味着终止胚胎发育，对伦理立场而言，相当于结束一个潜在人类的生命，因此多国政府对胚胎干细胞研究实施严格监管。如 21 世纪初，美国限制联邦资金用于新胚胎干细胞系研究；中国规定，研究仅可用体外受精后弃用的囊胚，且必须取得供胚者知情同意。国际公认的伦理界限是"14 天法则"：因 14 天前胚胎尚未出现神经系统结构，不具人类特征，因此在此阶段研究被多数伦理委员会视为可接受。这一伦理争议推动了替代路径的发展，例如，体细胞核移植与诱导多能干细胞（iPSC）等不涉及人类胚胎破坏的方法。

3. 应用潜力与现实瓶颈　尽管胚胎干细胞具备理想的分化潜能，在理论上有望用于替代或修复几乎任何组织器官，但临床应用仍受到多重障碍制约。首先是安全性问题，胚胎干细胞若分化不完全，残留未分化细胞可能在体内形成畸胎瘤或其他肿瘤，必须通过严格分化流程与纯化手段确保细胞制品无致瘤风险。

此外，胚胎干细胞容易引发免疫排斥反应。现有胚胎干细胞系多数来源于异体胚胎，移植至受者体内易引发免疫排斥，虽可借助免疫抑制剂应对，但长期使用带来不良反应与感染风险。个性化自体胚胎干细胞获取技术虽理论可行，但若通过体细胞克隆胚胎，伦理障碍依旧存在。

将胚胎干细胞可靠地定向分化为高质量、功能成熟的靶细胞仍是一项技术难题，不同实验室间的胚胎干细胞制品在分化效率、纯度和功能表现方面存在显著差异，缺乏统一的质量标准。胚胎干细胞培养、扩增、分化、纯化全过程成本高昂，且在多个国家归属高风险细胞产品类别，需经过长期临床试验与注册审批过程。

4. 临床研究现状与探索进展　尽管临床应用面临上述挑战，胚胎干细胞相关治疗正在逐步向临床试验推进。目前，胚胎干细胞分化的视网膜色素上皮（RPE）细胞用于治疗年龄相关性黄斑变性（AMD）已进入临床 II 期研究，部分患者视力获得改善；胚胎干细胞来源的胰岛 β 样细胞亦被用于 1 型糖尿病治疗，并在初步研究中展现出重建胰岛功能的可能性。此外，胚胎干细胞在治疗脊髓损伤、心力衰竭、帕金森病等疾病方面已进入早期临床阶段。早期试验显示一定安全性与可行性，但疗效稳定性和可重复性仍需更大规模的研究验证。

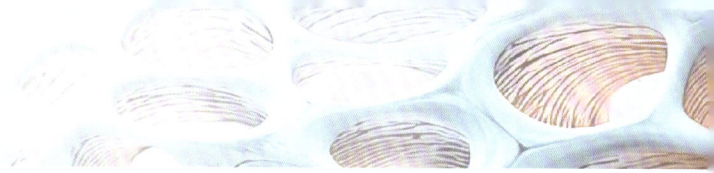

1970 年，Martin Evans 等最早从小鼠分离出胚胎干细胞，至此胚胎干细胞研究已取得长足进展。尽管 1998 年人类胚胎干细胞首次建立后推动了广泛应用设想，但真正实现临床转化仍需时间积累。Geron 公司于 2009 年获得 FDA 批准，进行全球首例基于胚胎干细胞的脊髓损伤临床试验，但因资金及监管挑战，于 2011 年终止相关开发。此类案例反映出胚胎干细胞从实验室走向临床仍需解决科学、伦理、产业三方面难题。

目前，全球胚胎干细胞研究仍以小鼠胚胎干细胞和人类胚胎干细胞为主要模型，两者虽均具干细胞特性，但培养需求与分化倾向有所不同。尤其是鼠胚胎干细胞对培养环境要求更高，若未在最佳条件下维持，将迅速分化，导致丧失未分化特性。

四、诱导多潜能干细胞

诱导多能干细胞（iPSCs）是一类通过基因重编程技术将终末分化的体细胞重新诱导为具有多能性和自我更新能力的干细胞，在生物学性质上高度类似于胚胎干细胞。2006 年，日本京都大学的山中伸弥教授首次提出，通过在成纤维细胞中导入 4 个关键转录因子——Oct4、Sox2、Klf4 和 c-Myc（统称 OSKM 因子），即可实现体细胞向多能状态的重编程。2007 年，这一方法成功应用于人类细胞，标志着人类 iPSC 技术的诞生，由此开启了不依赖胚胎获取多能干细胞的新纪元。由于规避了胚胎干细胞所面临的伦理争议，这项技术迅速在全球范围内引发广泛关注，并于 2012 年为山中伸弥赢得诺贝尔生理学或医学奖。

1. 诱导机制与生物学特征　iPSC 的诱导过程是一个复杂的去分化过程，本质上是通过外源因子引入激活细胞内胚胎发育调控网络，使体细胞重置基因表达程序，恢复类似胚胎干细胞的表观遗传状态。这一重编程过程通常伴随端粒酶活性恢复、X 染色体反激活、表观遗传重构和胚胎型转录组的激活。成功建立的 iPSC 在形态、分子标志物表达（如 Oct4、Sox2、Nanog、TRA-1-60 等）及分化潜能上均高度类似于胚胎干细胞，可分化为来源于三胚层的各类成熟细胞。

iPSC 最大的优势在于来源广泛与个体专属性，理论上可从患者自身的体细胞（如皮肤成纤维细胞、血液细胞等）诱导产生 iPSC，进而生成自体细胞治疗产品，避免免疫排斥问题。同时，iPSC 可结合 CRISPR/Cas9 等基因编辑技术，构建患者特异的疾病模型或校正致病突变，广泛用于机制研究与药物筛选。

然而，iPSC 与胚胎干细胞在功能上存在细微差异。一些研究显示，iPSC 可能保留原始体细胞的"表观遗传记忆"，导致在特定分化路径上存在偏倚。此外，不同来源、不同诱导方法所制备的 iPSC 系在分化效率、基因表达稳定性和体内功能成熟度方面存在批次差异，为其标准化应用带来挑战。

2.临床研究进展　作为再生医学的有力工具，iPSC 在过去十余年中迅速从实验室向临床转化。2014 年，日本理化学研究所成功完成全球首例 iPSC 衍生视网膜色素上皮（RPE）细胞的临床移植，用于治疗年龄相关性黄斑变性，标志着 iPSC 技术正式进入人体试验阶段。后续研究更倾向于用"通用供体"iPSC 系，以降低定制成本并提高工艺效率。

在神经系统疾病治疗方面，2018 年京都大学团队开展了 iPSC 分化的多巴胺能前体细胞移植研究，针对帕金森病患者进行神经元替代治疗。术后随访结果显示移植安全性良好，部分患者运动症状有所改善。中国也有类似进展，2021 年国内首例 iPSC 来源多巴胺神经元移植治疗帕金森病患者手术顺利完成，术后 1 年未见肿瘤等不良事件。

在心血管疾病治疗方面，大阪大学研究 iPSC 来源心肌细胞片移植治疗重症心力衰竭患者，初步结果显示，移植物在心脏表面稳定存活并促进心功能改善。在脊髓损伤、糖尿病、遗传性贫血、肝病、角膜修复等领域，iPSC 衍生的各类功能细胞已进入临床试验阶段。

根据最新数据，截至 2024 年年底，全球范围已有超过 100 项基于人类多能干细胞（胚胎干细胞 /iPSC）的临床试验正在进行或获批启动，其中 iPSC 相关研究占据约一半，涵盖眼科、神经科、心脏科、免疫疾病和实体瘤治疗等多个领域。已有逾 1200 名患者接受了 iPSC 衍生细胞治疗，总输注细胞量超过 1011，尚未观察到普遍性的严重安全事件。

3.应用挑战与技术瓶颈　尽管 iPSC 技术为再生医学打开了新的路径，但其大规模临床转化仍面临以下几个关键挑战。

（1）安全性问题：与胚胎干细胞类似，iPSC 存在潜在的致瘤性风险，主要源于残留未分化细胞或在诱导与扩增过程中发生的基因突变。部分重编程方法（如整合型病毒载体）也可能引入基因组不稳定性，增加肿瘤发生概率。非整合载体（如 mRNA、蛋白或小分子）虽提高安全性，但诱导效率较低。

（2）功能一致性与质量控制：不同来源和诱导策略会显著影响 iPSC 的特性，使分化产物在形态、功能和纯度方面存在批次差异。因此，研究者需建立统一的质量评价指标体系，包括基因型、表观遗传型、分化谱系一致性、体外与体内功能验证等，以保障细胞制品的可控性与可追溯性。

（3）生产与成本问题：个体化 iPSC 产品定制流程复杂、周期长、成本高，难以满足大规模临床需求，构建通用型 iPSC 细胞库成为现实选择。目前，研究者正尝试通过 HLA 低表达编辑、免疫调控基因工程改造等手段，生成"免疫隐形型"iPSC

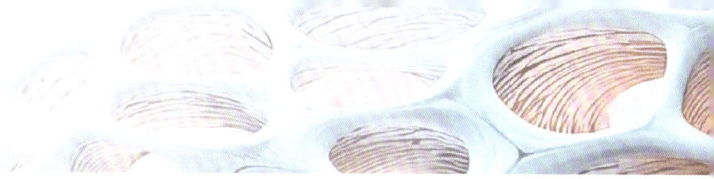

供体细胞，以实现更广泛人群的免疫相容性。

（4）监管与伦理挑战：如何在确保安全有效的前提下加速新型细胞治疗产品的临床转化，成为全球监管机构面临的共性课题。美国 FDA、欧盟 EMA、日本 PMDA 均出台针对干细胞治疗的专项法规和指导原则，但对于 iPSC 类产品仍需根据产品特性制定差异化路径。在中国，iPSC 产品需按药品管理路径申请 IND，并接受全过程临床试验与风险监测。

五、间充质干细胞

间充质干细胞（mesenchymal stem cell，MSC）是当前研究最广泛、应用最活跃的细胞类型。MSC 广泛存在于多种组织来源，包括骨髓、脂肪、脐带、胎盘、牙髓、滑膜、羊膜等，其中以骨髓和脐带来源最常用。

1. 生物学特性　MSC 又称为间充质基质细胞，是一类存在于中胚层组织的成体干细胞，最早于 20 世纪 70 年代从骨髓基质中分离获得，由于其贴壁生长且形态呈纺锤状，能分化为骨、软骨、脂肪等多种间充质谱系细胞，因而得名"间充质干细胞"。后来研究发现，MSC 广泛存在于多种组织中，包括脂肪组织、骨骼肌、脐带沃顿胶、胎盘、牙髓等。通常从骨髓、脂肪或脐带等来源获取 MSC 较为方便，这些组织来源的 MSC 在形态和基本特性上相似，但在增殖和分化潜能、免疫原性等方面存在差异。

MSC 最早由 Friedenstein 等从骨髓基质中分离得到，其具备贴壁生长能力、纺锤状细胞形态以及形成成纤维细胞样集落（CFU-F）的特征。在体外适宜条件下，MSC 可分化为成骨细胞、软骨细胞和脂肪细胞，并在特定诱导体系中有向神经细胞、血管内皮细胞、肝细胞、肌细胞等多系分化的潜力。

从分子机制角度来看，MSC 的多能性和干性维持与多条信号通路密切相关，Wnt/β- 联蛋白、Notch、PI3K/Akt 等信号通路在 MSC 增殖、分化及衰老过程中起关键作用。研究显示，低氧微环境可增强 MSC 的干性并抑制其过早衰老，是由于低氧诱导因子调控了多个参与细胞周期、代谢和凋亡的下游靶基因。MSC 在长期培养中会逐步出现衰老表型，表现为细胞体积增大、SA-β-Gal 表达增强、端粒缩短、DNA 损伤积累等，需通过优化培养体系和筛选策略延缓细胞功能衰退。

2. 生物学特征　MSC 具有典型的形态学和分子特征，在培养条件下呈成纤维样贴壁生长，克隆增殖能力较强，但不像胚胎干细胞那样无限增殖，会随传代次数增加而逐渐衰老。国际细胞治疗学会（ISCT）制定的 MSC 表型标准包括 MSC 需贴壁生长、表达特定的表面标志物（如 CD105、CD73、CD90 阳性）、不表达血细胞和内皮细胞标志物（如 CD45、CD34、CD14、CD31 阴性）等。此外，MSC 具备向间充质组织分化的多向潜能,可在体外诱导分化为成骨细胞、软骨细胞和脂肪细胞。"三系分化"潜能常被作为鉴定 MSC 的功能标准,然而 MSC 不具备胚胎干细胞或 iPSC 那样的广谱分化能力,通常不会自发分化为胚层外的功能细胞,但在特定诱导条件下可跨胚层分化(如向神经样细胞等),只是效率和可靠性较低,仍有争议。

3. 治疗机制　MSC 重要治疗机制包括归巢能力、分化潜能以及旁分泌作用。研究显示,MSC 在体内的直接分化比例有限,组织修复功能主要依赖其分泌的大量细胞外囊泡(如外泌体和微囊泡)和多种生物活性因子,具有抗调亡、促血管生成、抗炎、免疫调节等多重生物学效应。MSC 能通过调控 T 细胞、B 细胞、NK 细胞、树突状细胞等多种免疫细胞的功能,促进免疫耐受、抑制过度炎症反应,在类风湿关节炎、系统性红斑狼疮、炎症性肠病等自身免疫疾病中展现良好的应用前景。

间充质干细胞最引人关注的特点之一是显著的免疫调节功能。大量研究显示,MSC 对先天和适应性免疫系统有广泛影响,能抑制 T 淋巴细胞增殖、降低细胞毒性以及调节 Th1/Th2 型免疫反应;调控树突状细胞的成熟和功能,使之偏向耐受表型,抑制 NK 细胞的活化和杀伤功能;同时还能增加调节性 T 细胞(Treg)的比例,促进免疫耐受环境的形成。在体外共培养实验中,MSC 对 B 细胞有双向作用,既可提高 B 细胞存活,又能在活化条件下抑制其增殖和抗体产生。MSC 的免疫调节机制涉及细胞接触依赖途径和多种可溶性因子,已鉴定出的主要免疫调节因子包括白细胞介素 -10(IL-10)、转化生长因子 β(TGF-β)、前列腺素 E2、一氧化氮(NO)、吲哚胺 2,3- 双加氧酶和肝细胞生长因子等。其中,如吲哚胺 2,3 脱氧酶和吲哚胺 2,3 脱氧酶被证实是 MSC 抑制 T 细胞增殖的关键介质。由于 MSC 本身低表达主要组织相容性抗原(MHC-Ⅱ)且缺乏共刺激分子,在体内呈现免疫豁免特性,可在异体环境下存活较长时间。以上特点使 MSC 成为一种有潜力的"通用"免疫调节细胞治疗工具,在移植物抗宿主病、自身免疫疾病等领域展现应用前景。

4. 间充质干细胞的特性　目前研究较多的间充质干细胞主要来源于成人骨髓、脐带、牙髓与脂肪。在来源选择上,成人骨髓来源的间充质干细胞研究历史较长,随着干细胞供者年龄增长,干细胞数量及增殖分化潜能逐渐降低,且存在病毒感染风险较高,加上供者的骨髓采集需进行骨髓穿刺术,故其获取受到限制。脐带间充质干细胞(UC-MSC)凭借来源丰富、无创采集、伦理争议小、生物学性能优异等优势,成为当前最具潜力的 MSC 类型之一。UC-MSC 可从脐带华通胶、脐静脉内皮、脐动脉内皮中分离获得,具有良好的扩增能力和低免疫原性,一根脐带可培养获得相当于 5000 mL 骨髓 MSC 的细胞量。UC-MSC 在体内具有较强的归巢和修复能力,在心血管、肝病、代谢病、神经系统疾病、移植物抗宿主病等多个适应证中开展了临床试验,

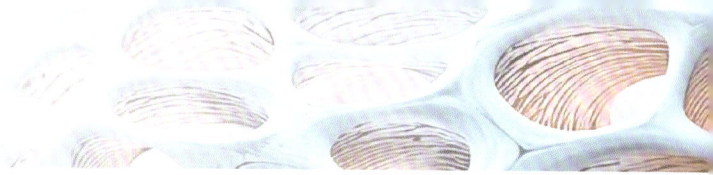

并初步显示较好疗效和安全性。作用机制主要包括分泌 GM-CSF、VEGF、SDF-1 等因子支持造血功能，释放外泌体调控局部微环境，诱导局部组织自发修复等路径（表 2-2-1）。

表 2-2-1   不同来源间充质干细胞的比较

	骨髓间充质干细胞	脐带间充质干细胞	牙髓干细胞	脂肪干细胞
获取来源	健康骨髓	脐带	乳牙与恒牙	脂肪
分化潜能	受到供体影响	高	较高	受供体影响
增殖潜力	受到供体影响	高，易规模化	较高	受供体影响
免疫原性	低	低	低	低
伦理与风险	骨髓抽取过程痛苦、有创	无	无	无

全球范围内，MSC 已成为最早实现细胞治疗临床转化的干细胞类型之一。目前已有 Prochymal（治疗 GvHD）、Temcell（日本版 Prochymal）、Alofisel（治疗克罗恩病瘘管）等 MSC 类产品获得监管部门批准，但整体上 MSC 尚未形成广泛应用的"拳头产品"。转化面临的主要障碍包括来源异质性、制备标准不一、治疗效果可重复性差、质量控制体系缺失等问题。未来发展方向应聚焦于构建统一的 MSC 质量评估体系，明确细胞功能和效力的评估标准，推动异体 MSC"现货化"产品的标准化、规模化制备，最终实现间充质干细胞治疗的规范临床应用和产业化发展。

六、干细胞的临床应用

1. 干细胞研究的全球进展　近年来，美国、欧盟、中国、韩国等国家对干细胞研究和临床转化非常重视，截至 2024 年 1 月 4 日，以"stem cell"作为关键词，搜索全球在 clinicaltrials.gov 注册的干细胞治疗临床试验方案有 10 130 项，其中间充质干细胞临床试验 1600 项，中国占比 30% 左右。八大系统疾病如呼吸系统、神经系统、内分泌系统、运动系统、免疫系统、生殖系统、循环系统以及消化系统等多系统领域均有成功案例报道。

截至 2024 年 1 月，国际上已批准上市的 26 种干细胞和体细胞治疗药物中，已有 20 个干细胞产品获批上市，其余包括软骨细胞 4 个、成纤维细胞 1 个、胰岛细胞 1 个。其中多数是间充质干细胞和造血干细胞产品（表 2-2-2）。

截至 2024 年 3 月，国际干细胞临床研究现状以"stem cell"作为关键词在美国临床试验注册中心（http：//www.clinicalTrials.gov）网站检索到 12 546 项登记注册的干细胞临床研究，其中观察性研究 1216 项、干预性研究 7731 项，此外还有患者登记研究及知情用药研究。干预性研究中以"intevention/treatment"（干预性 / 治疗）栏搜索，检索到 110 370 项登记注册的干细胞临床研究，其中已完成的研究有 2491 项研究。按国家和地区统计，全球干细胞临床研究排名前三的国家或地区分别为美国、欧洲和中国。

表 2-2-2　全球已批准上市的 26 种细胞治疗药物

序号	上市时间	国家	商品名（公司）	细胞来源	适应证
1	2008 年	印度	ReliNethra（Reliance Life Sciences）	角膜缘干细胞	广泛角膜缘干细胞缺损及 Stevens-Johnson 综合征
2	2009 年 1 月	比利时	ChondroCelect（Tigenix，武田）	自体软骨细胞	膝关节软骨缺损
3	2010 年 3 月	德国	T2C-001（T2cure GmbH）	自体骨髓来源的内皮祖细胞	心肌梗死
4	2010 年 7 月	澳大利亚	MPC（Mesoblast）	间充质前体细胞	骨修复
5	2010 年 11 月	韩国	Cureskin（S.Biomedics Co Ltd）	自体成纤维细胞	瘢痕修复
6	2011 年 7 月	韩国	Cellgram-AMI（Pharmicell Co. Ltd.）	骨髓间充质干细胞	急性心肌梗死
7	2011 年 11 月	美国	Hemacord（纽约血液研究中心）	异体脐带血造血干细胞	造血系统紊乱患者的造血干细胞移植
8	2011 年	韩国	Queencell（Anterogen Co.Ltd.）	脂肪间充质干细胞	皮下组织缺损
9	2012 年 1 月	韩国	Cartistem（MedipostCo. Ltd.）	异体脐带间充质干细胞	退行性关节炎和关节软骨损伤
10	2012 年 1 月	韩国	Cuepistem（Anterogen Co. Ltd）	自体脂肪间充质干细胞	复杂性克罗恩病并发肛瘘
11	2012 年 5 月	加拿大，新西兰	Prochymal（remestemcel-L）（Osiris Therapeutics Inc./Mesoblast Ltd.）	异体骨髓间充质干细胞	儿童急性移植抗宿主疾病
12	2012 年	美国	DUCORD（Duke University）	造血干细胞	造血干细胞移植
13	2012 年	美国	HPC（University of Colora）	造血干细胞	造血干细胞移植
14	2015 年 1 月	韩国	Neuronata-R（Corestem Inc.）	骨髓间充质干细胞	肌萎缩性侧索硬化
15	2015 年 2 月	欧洲	Holoclar（意大利 ChiesiFarmaceutici）	自体人角膜上皮细胞（含角膜缘干细胞）	中重度角膜缘干细胞缺乏症
16	2015 年 9 月	日本	Temcell HS Inj（JCR Pharmaceuticals）	异体骨髓间充质干细胞	儿童急性移植抗宿主疾病
17	2016 年 9 月	欧盟	Strimvelis（Orchard Therapeutics）	自体造血干细胞	腺苷脱氨酶缺乏症

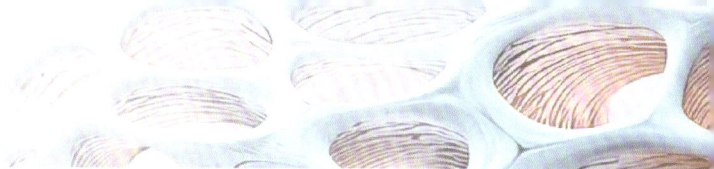

续表

序号	上市时间	国家	商品名（公司）	细胞来源	适应证
18	2016 年 11 月	美国	MACI（VericelCorporation）	自体软骨细胞	成人软骨缺损
19	2017 年	印度	Stempeucel（Stempeutics Research）	异体骨髓间充质干细胞	Buergers 病引起的血栓闭塞性动脉炎
20	2017 年 5 月	澳大利亚	Ortho-ACI（Orthocell Ltd）	自体软骨细胞	软骨和关节修复
21	2017 年	欧盟	Spherox；Co-Don Ag	自体软骨细胞	软骨和关节修复
22	2018 年 3 月	比利时	Alofisel（TiGenix，武田）	同种异体脂肪间充质干细胞	克罗恩病肛周瘘
23	2018 年 4 月	日本	Stemirac（Nipro Corp.）	人骨髓间充质干细胞	脊髓损伤
24	2018 年 4 月	日本	RNL Astrostem（RNL Bio）	自体脂肪间充质干细胞	阿尔茨海默病
25	2021 年	日本	Alofisel（TiGenix，武田）	同种异体脂肪间充质干细胞	克罗恩病的肛周瘘
26	2023 年 6 月	美国	Lantidra（CellTrans）	同种异体胰岛细胞	1 型糖尿病

从疾病治疗领域来看，肿瘤类、血液系统、神经系统、心血管、运动系统是目前临床研究数量较多的领域，此外还有创伤、免疫系统、新型冠状病毒感染（COVID-19）等。在干细胞治疗的细胞种类选择上，大部分为造血干细胞和 MSC 临床研究。全球干细胞临床研究进展情况显示，目前 20.4% 干细胞临床研究处于 I 期或早期阶段，I / II 期临床研究占 18.8%，II 期探索性临床研究占 32.9%，确证性 III 期临床研究仅占 8.3%。

2. 中国干细胞药物研发情况　截至 2024 年 1 月，中国共有 175 家干细胞临床研究备案机构（军队 22 家），148 个干细胞临床备案项目，其中肝硬化和肝衰竭（15 项）、银屑病、膝关节炎、红斑狼疮、心肌梗死、脑卒中、卵巢功能早衰、糖尿病、不孕症、老年黄斑变性、小儿脑瘫等难治性疾病，虽然所用的干细胞种类不同，但 106 个备案项目（71.6%）使用间充质干细胞，其中脐带来源的间充质干细胞备案项目 54 个。

查询国家药审中心网站数据，从 2018 年干细胞药物新政以来，截至 2024 年 1 月，中国共有 88 项干细胞药物向国家药品监督管理局申报新药临床试验，其中 67 项获临床默许，西比曼生物的人脂肪间充质干细胞治疗膝关节产品进入 III 期临床。

大部分干细胞药物来自脐带、胎盘、骨髓、脂肪、宫血、牙髓等间充质干细胞，适应证包括膝骨关节炎、肝硬化、慢加急性肝衰竭、类风湿关节炎、糖尿病足溃疡、肺纤维化、卒中、ARDS、克罗恩病、GvHD 等，其中人脐带间充质干细胞产品 45 项，占总数的 57.6%。9 项 iPS/ES 多能干细胞分化后的脑神经前体细胞、多巴胺前体细胞、内皮祖细胞、心肌细胞、间充质干细胞类似细胞产品申报IND，其中8项获得临床默许。

第三节　外泌体

外泌体是细胞分泌的一种纳米级囊泡，可由不同物种活细胞类型分泌，包括干细胞、免疫细胞、肠道上皮细胞和神经元，同样也存在于多种生物体液中，如血液、尿液、唾液、乳汁、羊水、滑液、脑脊液等。

一、外泌体的概念与基本特征

（一）外泌体的概念

细胞外囊泡（extracellular vesicles，EVs）是几乎所有细胞类型在生理或病理条件下均可释放的一类纳米级脂质双层囊泡，与外界进行物质交换、信息传递并调控生命活动。其根据粒径和生物生成途径的不同，主要分为外泌体（exosomes，直径 30 ~ 200 nm）、微囊泡（microvesicles，200 ~ 1000 nm）及凋亡小体（apoptotic bodies，500 ~ 2000 nm）。其中，外泌体作为研究最深入、应用最广泛的一类 EV，因其稳定的结构、丰富的内含物以及多样的生物功能，正逐步成为再生医学和细胞间信息传递领域的研究热点（表 2-3-1，图 2-3-1）。

早在 50 多年前，研究人员首次在人体血浆中观察到富含脂质的小颗粒，最初命名为"血小板微尘"，并推测可能参与血小板活化过程。直到 20 世纪 80 年代，随着内涵体生物学研究的深入，科学界首次明确这些粒径 30 ~ 150 nm 颗粒的定义，并创造性地提出了"外泌体（exosomes）"这一术语。外泌体由细胞内多囊内体（multivesicular bodies，MVBs）形成，内囊泡通过限制膜内陷形成，MVBs 与质膜融合后将外泌体释放至胞外。与人工脂质体不同，天然外泌体在其脂质双层结构内包裹有多种生物活性物质，包括蛋白质、脂质、mRNA、microRNA（miRNA）及 DNA 等，这些成分赋予外泌体在细胞间通信、免疫调节、组织稳态维持及再生修复中的重要作用。

表 2-3-1　细胞外囊泡的分类及特征

类型	来源及大小
外泌体	来源于细胞内分泌途径，直径 30 ~ 150 nm
微囊泡 / 微粒	直接从质膜释放，直径 100 ~ 1000 nm
凋亡小体	由细胞凋亡产生，直径 100 ~ 2000 nm

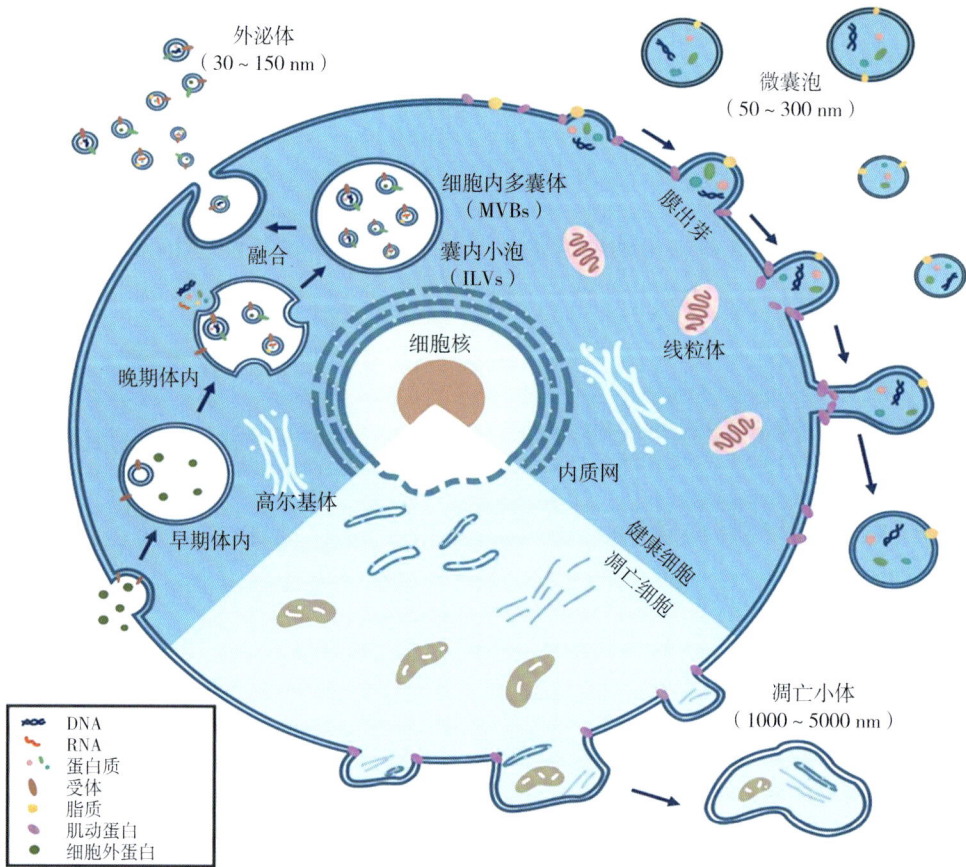

图 2-3-1 细胞外囊泡的生成机制与类型

间充质干细胞外泌体（mesenchymal stem cell-derived extracellular vesicles，MSC-EVs）是一类由间充质干细胞分泌的纳米级细胞外囊泡，具有独特的生物学特征，直径 30 ~ 150 nm；表现出高度的异质性和复杂的组成，包括丰富的蛋白质、脂质以及携带遗传信息的 RNA 分子，如 mRNA 和 miRNA。这些外泌体通过特定的表面标志物（如 CD9、CD63 和 CD81）可被识别和分离。MSC-EVs 在调节受体细胞行为方面具有显著效果，能促进细胞间通讯、调节免疫反应、参与组织修复和再生过程，由于低免疫原性，在异体应用中显示出较大的治疗潜力。此外，它们还有跨越生物屏障的能力，能将生物活性分子有效传递到远端目标组织。MSC-EVs 这些特征使其成为再生医学、细胞治疗以及药物递送系统等领域的研究热点。

（二）外泌体的作用

外泌体作为细胞间通信的介导者，能将母细胞的信息分子（蛋白质、mRNA/

miRNA 等）传递给受体细胞，从而改变受体细胞的行为和功能。外泌体可以通过融合或内吞等方式被靶细胞摄取，将其膜表面蛋白与内部有效载荷共同导入受体细胞。进入胞内后，外泌体释放的 miRNA 等核酸会调节受体细胞的基因表达，蛋白质等因子则可激活特定信号通路。外泌体因其在炎症、肿瘤转移、心血管疾病、神经退行性疾病及皮肤损伤修复中的潜在作用，已成为精准医疗和再生医学领域的前沿研究方向。细胞间运输的外泌体通路在许多健康功能和疾病中起着重要作用，包括免疫力、组织稳态和再生。外泌体是高效细胞传输系统，有助于保证细胞间通信、细胞间和跨生物屏障（包括血脑屏障）间信号传递的高效进行，能运输具有生物活性的"载体"如蛋白质、脂质和核酸。尽管外泌体参与重要的生理活动，但在疾病发病机制中也发挥着关键作用，包括癌症、心血管和神经退行性疾病以及病毒感染。

二、外泌体的生物生成机制及表征特性

（一）外泌体的生成机制

外泌体的形成是一个精细调控的多步胞内途径过程。首先，细胞膜发生向内的凹陷形成早期内体（early endosome），随后早期内体逐渐成熟为晚期内体，其膜向内再次发生内陷形成纳米级内腔囊泡（intraluminal vesicles，ILVs）。这些含有 ILVs 的晚期内体即多泡体（MVBs）。MVBs 有两种命运，一种是与溶酶体融合并被降解，另一种是移动到胞膜并与之融合，将 ILVs 释放到胞外，此时所释放的小囊泡即为外泌体。这一过程主要依赖于内体分选复合物（胚胎干细胞 RT）及其辅助蛋白（如 TSG101、Alix）来驱动膜成形和囊泡生成。

胚胎干细胞 RT 复合体由胚胎干细胞 RT-0、Ⅰ、Ⅱ和Ⅲ 4 个亚复合体组成，分别负责识别并招募货物蛋白、诱导膜出芽形成及囊泡释放。此外，胚胎干细胞 RT- 独立途径（如由四烯醇鞘酰胺酶介导生成 Ceramide）也可参与 MVB 和外泌体形成。MVB 内包含的 ILV 数量可达数十至数百个，成熟后在 RAB GTP 酶（如 Rab27a/b、Rab11）调控下，与胞膜融合释放外泌体。

在外泌体分泌的晚期，多囊体可选择性地与质膜融合以释放外泌体，或与溶酶体融合导致降解。Rab 家族小 GTP 酶（如 Rab7、Rab11、Rab27、Rab31、Rab35）在多囊体转运及外泌体分泌过程中发挥关键调控作用。膜融合步骤则由 SNARE 蛋白家族介导，包括 Syntaxin、SNAP23、VAMP7 等，确保囊泡与靶膜的特异性结合与融合。

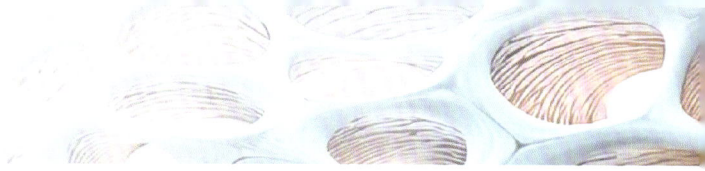

（二）外泌体的表征与影响因素

外泌体具有独特的物理化学特性，其直径一般为 30 ~ 50 nm，呈球形双层脂质膜结构。外泌体膜富含鞘磷脂、胆固醇、神经酰胺等脂质，以及磷脂酰丝氨酸等成分，这些脂质构成外泌体基本骨架并有助于维持结构完整性。蛋白组学研究显示，外泌体富含 ILV 形成相关蛋白（如四跨膜蛋白 CD9、CD63、CD81，ILV 形成因子 TSG101、Alix 等），并常携带如 Annexin、Rab GTP 酶、HSP70/90、细胞骨架蛋白（肌动蛋白、微管蛋白）及主要组织相容性复合体（MHC Ⅰ / Ⅱ）等多种蛋白。此外，外泌体来源细胞特异性蛋白会随细胞类型和状态不同而异，外泌体内部还含有多种核酸，包括信使 RNA 和非编码 RNA（如 miRNA、lncRNA、circRNA、小核 RNA 等），这些 RNA 可被靶细胞接收并调控其基因表达。需要指出的是，不同来源细胞分泌的外泌体在分子组成上存在明显异质性，外泌体的成分和功能会因其细胞来源及生理病理状态而大相径庭，增加了研究和应用的复杂性。

外泌体表征方法主要依赖于其粒径、密度和分子标志等特征。目前常用的表征技术包括：纳米颗粒追踪分析（NTA）和动态光散射（DLS），用于测定外泌体粒径分布和浓度；可调电阻脉冲传感（TRPS），可精确测量单个外泌体的大小；透射电子显微镜或冷冻电镜用于直观观察外泌体的形态；蛋白质印迹（Western blot）检测外泌体特异性标志物蛋白（如 CD9、CD63、TSG101、HSP70 等）；流式细胞仪和酶联免疫法可用于定量分析外泌体表面抗原。此外原子力显微镜、纳米孔检测等新兴技术已用于外泌体检测。为了确保研究结果的可靠性，国际细胞外囊泡学会提出了国际外泌体研究指南标准，建议在进行外泌体研究时，使用两种以上的 EV 标志物（包括膜蛋白和内体蛋白）进行鉴定，并详细报告分离和表征方法（图 2-3-2）。

与外泌体相比，微囊泡因形成机制不同通常粒径较大且缺乏内体起源的标志物，凋亡小体则具有更多细胞碎片成分。这些 EV 亚型在形态和功能上都存在明显差异，在研究中需区别对待。

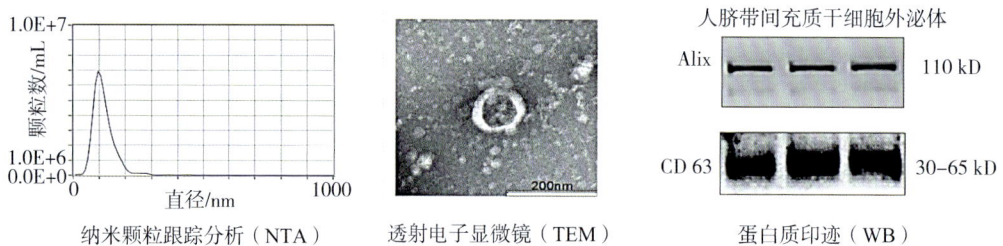

纳米颗粒跟踪分析（NTA）　　　透射电子显微镜（TEM）　　　蛋白质印迹（WB）

图 2-3-2　外泌体的表征鉴定

外泌体分泌还受多种细胞状态和外界因素影响。研究显示，胞内钙浓度升高、酸性 pH、低氧、氧化应激或热休克等应激条件以及放射线照射等均可显著增强外泌体分泌。例如，p53 通路激活时会促进细胞向外分泌更多外泌体，以减轻细胞压力。此外，内膜蛋白 Annexin、SNARE 复合物等也在早期内体的形成和 MVB 与质膜融合过程中发挥重要作用。总体而言，外泌体的生物生成是一个复杂的多级过程，涉及膜结构重塑、胞内运输和分泌信号等多个环节，更多的机制和调控网络尚待进一步阐明。

三、外泌体的生产工艺及质量控制

（一）细胞培养技术

上游生产方面，通常使用高产的分泌细胞系（如间充质干细胞、免疫细胞或工程细胞）在生物反应器中大量培养以分泌外泌体。目前实验室常用二维静态培养，而工业生产多采用微载体培养、空心纤维或三维搅拌罐等系统，以提高产量。细胞来源、培养基配方（如是否含胎牛血清）、培养条件（氧浓度、pH、通气等）和激活状态等都会直接影响外泌体的产量和质量。因此，开发稳定的生产细胞系并优化培养工艺，是外泌体产业化的关键。

（二）分离提取技术

实验室规模条件下，差速超速离心法是最经典且应用最广泛的外泌体提取方法，是外泌体分离纯化的"金标准"。典型流程为先通过逐级低速离心去除细胞及大颗粒碎片，再在 100 000×g 条件下超速离心，使外泌体沉淀。研究数据显示，大约56%外泌体研究均采用超速离心法，该方法优势在于设备一次性投入后运行成本较低、操作相对简单，但缺点是耗时较长，对设备要求高，可能共沉淀部分蛋白质等杂质。为提高外泌体的纯度，可进一步采用密度梯度离心（如蔗糖或碘克沙醇梯度离心），通过囊泡密度差异分离外泌体。这一方法能显著去除非囊泡杂质，因此被国际细胞外囊泡协会（ISEV）推荐用于高纯度外泌体制备。

膜过滤或超滤技术也常用于外泌体的快速富集。这种方法基于外泌体直径约 100 nm 的特点，通过逐级过滤方式富集外泌体，如先用 0.22 μm 滤膜去除细胞碎片，再用截留分子量约 100 kDa 的超滤膜进行浓缩。超滤法简单易行，但需避免压力过高，防止外泌体膜结构受损。

近年来，切向流过滤（tangential flow filtration）技术因其显著优势，在外泌体分离与富集中逐渐受到关注。切向流过滤技术通过滤液横向流动、膜面切向冲刷方式，

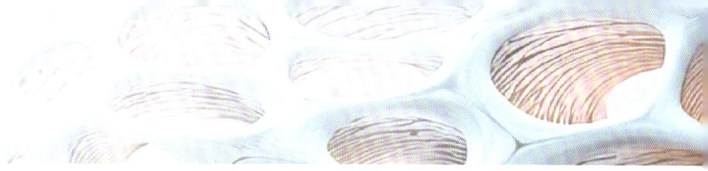

有效地避免传统死端过滤膜易堵塞的问题，从而实现外泌体的高效富集与纯化。切向流过滤法操作简单、处理效率高且适于规模化生产，并能显著提高外泌体的回收率与纯度，逐渐被产业界视为替代超速离心的重要技术之一。

（三）质量控制与活性保持

外泌体生产流程不仅需关注原材料细胞的选择（如人源脐带间充质干细胞、脂肪来源间充质干细胞等），还需建立包括原代细胞扩增、外泌体收集、纯化、灭菌、冻干及储存的标准化工艺。质控指标包括粒径分布、颗粒计数、特征蛋白标志物表达、杂质含量（蛋白和核酸污染）、无菌性及内毒素水平等，需在每批制剂中严格检测，确保其生物安全性和治疗效果的一致。生产过程中外泌体的成分异质性和批次间差异是重大挑战，如何保持产品一致性并确保安全性（避免携带致病因子）是临床转化的关键难题。此外，外泌体的储存稳定性也需优化，一般需低温冷冻保存且避免反复冻融，以维持其生物活性。

为确保外泌体产品的安全性和疗效，研究者需建立完善的质量控制体系。首先，需对产品的理化性质进行严格表征，包括粒径和浓度检测（如纳米粒子追踪分析）、形态观察（透射电镜）及特征标志物表达（如 Western Blot、流式细胞仪检测 CD63、TSG101 阳性和 Calnexin 阴性标记）；其次，需通过颗粒与蛋白含量比值（颗粒 / 蛋白比）和蛋白质组学分析明确外泌体纯度及潜在杂质水平，以符合国际外泌体研究指南的要求；此外，还需通过细胞模型或动物模型明确外泌体的生物活性，如抗炎效应、促增殖或促血管生成等功能，确保产品的一致性与有效性。同时进行无菌及内毒素检测，以确保产品的临床安全性。不同批次产品的稳定性检测同样关键，应考察储存过程中外泌体理化性质及活性变化，如在 –80℃条件下稳定性可维持半年，而反复冻融或 4℃储存可能降低活性，需合理选择储存方式。

四、外泌体在再生医学的临床应用优势

外泌体参与免疫调节、神经细胞之间的信号传递、生殖与发育、肿瘤、神经退行性疾病、感染等多种生理病理过程。外泌体携带多种生物活性分子，如蛋白质、脂质和核酸，已成为细胞间通信的重要媒介和各种病症的生物标志物，治疗潜力已引起人们的极大关注。研究显示，来自不同细胞类型的外泌体所携带的物质反映了外泌体的细胞来源以及细胞来源的生理病理状态。来自干细胞（间充质干细胞、神经干细胞、内皮祖细胞和心脏祖细胞）、免疫细胞（NK 细胞、巨噬细胞、树突状细胞、T 细胞）、癌细胞和植物来源（西兰花、生姜、大蒜、胡萝卜、葡萄）的外泌体，已广泛用于器

官移植、人类免疫缺陷病、心血管疾病、神经保护、癌症治疗和再生医学。

（一）治疗优势与潜力

外泌体研究和应用不仅展示出显著的治疗潜力，而且为未来的医疗创新铺平了道路。随着生物技术的不断进步，外泌体的应用领域预计将进一步扩大，涵盖更多种类的疾病和治疗需求。同时，随着对外泌体生物学特性的深入理解，我们可预见更多创新治疗方法和策略的出现将进一步推动医疗行业的发展。

1. 覆盖广泛的疾病谱　外泌体在治疗领域的显著优势是能针对多种没有满意治疗手段的疾病提供有效的治疗方案。美国临床试验数据库中，外泌体对肿瘤、呼吸系统、心血管系统、中枢神经系统等多系统疾病均显示出临床潜力（图 2-3-3）。其中以肿瘤临床试验数量最多，例如外泌体能携带抗癌药物直接作用于肿瘤细胞，减少药物对正常细胞的损伤，并提高治疗的靶向性和效果；在心血管疾病领域，外泌体通过促进受损心脏组织的修复和再生，为治疗提供新的途径；在炎症性和自身免疫性疾病领域，外泌体的抗炎和免疫调节特性为眼科应用及治疗诸如类风湿关节炎等自身免疫性疾病提供了新的希望。

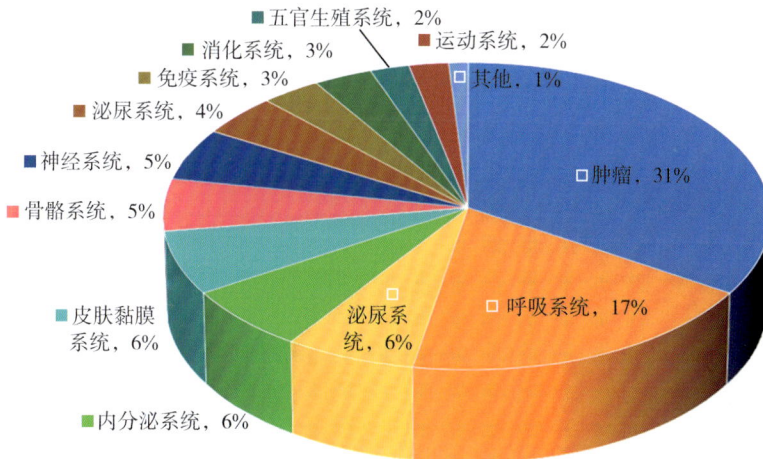

五官生殖系统，2%
消化系统，3%　　运动系统，2%
免疫系统，3%　　其他，1%
泌尿系统，4%
神经系统，5%
骨骼系统，5%
皮肤黏膜系统，6%
内分泌系统，6%
泌尿系统，6%
呼吸系统，17%
肿瘤，31%

图 2-3-3　美国临床试验数据库中外泌体临床试验分布

2. 神经领域的独特优势　外泌体在神经科学领域的应用尤为突出，展现出对神经系统疾病的独特治疗潜力。越来越多的证据显示，外泌体可穿过血脑屏障，输送携带的有效物质（核酸、蛋白质和脂质），成为大脑药物递送的有效载体。对于阿尔茨海默病、帕金森病等神经退行性疾病，外泌体能传递神经保护性因子，帮助减缓病情进展；在脑损伤或脊髓损伤等情况下，外泌的再生和修复特性对神经细胞的恢复提供支持。以外泌体为递送载体的新型药物递送工具及靶向治疗方式有望为神

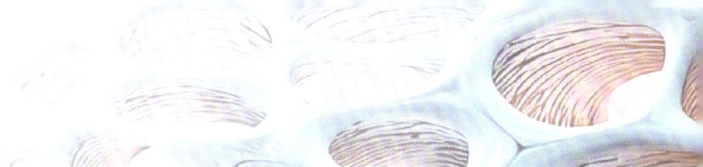

经退行性疾病、抑郁症、脑部肿瘤等多种中枢神经系统疾病提供全新且更加有效的临床治疗策略。

3. 扩展治疗策略的潜力 外泌体的治疗优势不仅局限于当前的应用，还为未来的治疗策略提供了广阔的可能性。外泌体的应用有望推动个性化医疗的发展，通过分析患者特定的外泌体内容，可个性化定制更有效的治疗方案。此外，将外泌体与其他治疗方法如与生物材料等结合使用组合治疗，有望提高疗效和减少不良反应。

（二）间充质干细胞外泌体的临床应用

最近研究显示，间充质干细胞的治疗效果并非主要源于其分化能力，还具有其他重要特性，包括促进非真皮细胞系的转分化，以及在损伤部位、与宿主细胞相互作用并释放各种旁分泌因子和生长因子等，发挥调节免疫反应、改变内皮和上皮对损伤的反应并促进组织再生。其中，具有与增强细胞增殖有关的外泌体大多来源于干细胞，功能主要由 miRNA 介导。因此，外泌体可充当干细胞的替代介质。过去几年中，许多研究团队都在探索间充质干细胞衍生的 EVs 的治疗潜力。在肾损伤、心肌缺血 / 再灌注损伤（MI/RI）、脊髓损伤（SCI）和癌症等多种疾病中都观察到了 EVs 的疗效。尽管报道有限，但研究结果显示，间充质干细胞衍生的 EVs 可模拟母体间充质干细胞特性，在治疗各种疾病方面表现出极大的治疗潜力。

1. 肾脏疾病 外泌体对于急性肾损伤、肾移植的调理、慢性肾脏病均有效果。急性肾损伤肾功能迅速下降，同时肾小管细胞丢失，导致血尿素氮和血浆肌酐升高。临床前研究显示，干细胞衍生的 EV 在不同的急性肾损伤模型中有促进组织修复和减少炎症的作用。2009 年研究显示，在甘油注射诱导的急性肾损伤模型中，BM MSC-EVs 加速受损肾小管细胞的恢复，促进细胞增殖并保护细胞免于凋亡，BM MSC-EV 携带特定的 mRNA，刺激受损细胞重新进入细胞周期。

肾移植患者经间充质干细胞和 MSC-EV 对肾脏进行预处理可限制缺血再灌注损伤和慢性同种异体移植肾病引起的组织损伤。在心脏死亡后移植肾脏的大鼠模型进行测试，在器官冷灌注（4 小时）期间用间充质干细胞 -EV 处理的移植肾脏显示改善肾损伤。

终末期患者肾功能不全的主要原因为肾小球、肾小管纤维化。在糖尿病肾病模型中，间充质干细胞分离的 EV 可有效逆转肾纤维化。MSC-EV 和 HLSC-EV 包含一系列能下调促纤维化基因、恢复正常肾功能的抗纤维化 miRNA。Nassar 等用 MSC-EV 改善慢性肾脏病进展的 Ⅱ / Ⅲ 期临床试验结果显示，20 例慢性肾脏病患者（eGFR 15 ~ 60 mg/mL 超过 6 个月）接受两剂（间隔 1 周）MSC-EV（每剂 100 μg/kg）治疗，1 年后患者 eGFR 和尿白蛋白肌酐比值改善，尿素氮和肌酐显著降低，同时血浆中 TGF-β 和 IL-10 水平显著升高，而 TNF-α 持续显著降低。

2. 肝脏疾病　间充质干细胞可改善肝硬化患者的疾病进展，而 MSC 来源的外泌体具有类似效果。Li 等在昆明小鼠中用四氯化碳（CCl_4）诱导肝损伤模型，发现人脐带间充质干细胞外泌体通过抑制肝细胞上皮 – 间质转化和胶原纤维的产生来改善肝纤维化。另外研究显示，接受免疫抑制治疗或经过修饰表达免疫抑制细胞因子的小鼠 DC 衍生外泌体促进耐受性免疫反应，mRNA-155 和 miRNA-125b 富集的外泌体促进巨噬细胞 M1 型分化为 M2 型，改善小鼠的炎症反应。人羊膜上皮细胞衍生的外泌体显著减少肝纤维化期间巨噬细胞的数量和巨噬细胞浸润。肝细胞来源外泌体可转移鞘氨醇激酶 2，在靶肝细胞中形成 1- 磷酸鞘氨醇，从而引起细胞增殖和肝脏再生。

迄今为止，只有几项 MSC 外泌体对急性肝损伤的治疗作用的研究。一些研究显示，MSC-EVs 可抑制促炎性巨噬细胞的增殖和活化，减少白细胞介素（interleukin，IL）-1β、IL-6、IL-18 和肿瘤坏死因子 -α 等细胞因子的分泌，从而显著改善急性肝衰竭，该机制可能与 MSC-EV 抑制 NOD 样受体热蛋白结构域相关蛋白 3 通路有关。Lou 等发现，脂肪组织来源的间充质干细胞可显著降低升高的血清内氨酸氨基转移酶和天冬氨酸氨基转移酶水平，及血清促炎性细胞因子水平。因此，移植 MSC 衍生的外泌体是一种治疗各种类型急性肝损伤的新方法。

3. 心血管疾病　外泌体对心脏的有益作用包括抗凋亡、抗炎、抗心脏重塑、心脏再生，外泌体还可通过促进内皮细胞和血管平滑肌细胞的增殖、迁移、分化，以促新生血管形成。同时，间充质干细胞衍生的外泌体可上调 wnt5a，通过稳定细胞连接处的纽蛋白帮助细胞移动，增强血管形成与迁移能力。外泌体中 miR-22 和 miR-221 分别靶向甲基 CpG 结合蛋白 2 和 PUMA，降低其表达，发挥抗凋亡作用，改善心肌梗死区域的心肌细胞丢失。动物模型中，将 MSC 外泌体直接注射到心肌梗死的边界区域可减少纤维化和炎症，靶基因和通路的分析显示 PI3k-Akt-mTOR 通路可能是造成这些现象的主要机制，因为 miR-29、miR-24 表达上调，而 miR-34、miR-130，miR-378 表达下调。miR-24 在小鼠心肌梗死模型的表达可抑制心肌细胞凋亡、缩小梗死面积并减少心源性死亡。心肌祖细胞来源的外泌体可促进内皮细胞迁移、血管内皮生长因子来诱导心脏再生并改善心脏功能。

间充质干细胞对心肌梗死 / 急性心肌梗死的治疗作用主要是通过减少组织损伤或改善组织再生来实现的。在一项以猪为心肌梗死 / 心肌梗死模型的研究中，Lim 研究小组证实，用间充质干细胞调节培养基可缩小心肌梗死的面积，该馏分的活性成分富含 50 ～ 200 nm 颗粒，鉴定为 EVs，而其他馏分对心肌梗死 / 脑梗死没有任何保护作

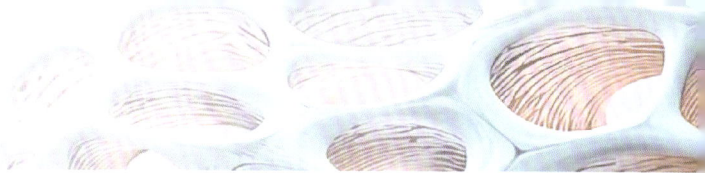

用。虽然导致 EVs 保护作用的分子尚未确定，但细胞因子和生长因子可能发挥了作用。另一种潜在机制是，间充质干细胞向受损心脏细胞转移 miRNA 和 / 或 mRNA 可能有治疗效果。此外，天然提取 EVs 在临床上的应用受到限制，因为不能有效地靶向损伤的心肌细胞归位。为了应对这一挑战，Zhang 等通过膜融合技术开发出了 EV- 单核细胞模拟物（Mon-Exos）。心肌梗死后，单核细胞作为炎症细胞被广泛招募到受损心脏，并在损伤部位分化成巨噬细胞。Mon-Exos 结合了干细胞的再生特性和单核细胞的靶向能力，使其能有效定位和修复受影响区域。在 MI/RI 模型中，Mon-Exos 表现出促进血管生成和调节巨噬细胞亚群的能力，从而控制了疾病的进展。

4. 角膜再生　角膜覆盖眼球总表面的前 1/6，表面为非角化复层鳞状上皮，神经丰富，角膜的其他成分是角膜基质细胞和内皮细胞。角膜损伤触发修复途径，愈合过程中的瘢痕形成会损害角膜的透明度并致盲。

角膜内皮营养不良是导致视力丧失和角膜移植的原因之一。有研究显示，在角膜营养不良体外模型中，MSC-EV 能诱导人角膜内皮细胞中大部分内质网应激相关基因显著下调，同时上调 Akt 通路并限制 caspase-3 激活和细胞凋亡。用脂肪间充质干细胞外泌体处理兔角膜基质细胞可使细胞增殖增加、细胞凋亡减少，同时细胞外基质沉积，证明外泌体为角膜再生的重要介质。

有研究显示，上皮衍生的外泌体介导角膜上皮细胞、角膜基质细胞和血管内皮细胞之间的通信，角膜缘基质细胞衍生的外泌体有助于角膜缘上皮细胞增殖和伤口愈合，人角膜间充质基质细胞外泌体也可加速角膜上皮伤口愈合。在角膜清创小鼠模型中，来自角膜基质干细胞的 EVs 可减少炎症、瘢痕和纤维化，从而提高角膜透明度。角膜间充质干细胞衍生的外泌体可加强角膜损伤的愈合，外泌体上调抗血管生成因子的表达，如血小板反应蛋白 1 和抗炎性细胞因子，包括 IL-10、TGF-β1 和 IL-6，同时下调促炎性细胞因子表达如 IL-2、干扰素 -γ、巨噬细胞炎症蛋白 -1α 和血管内皮生长因子。目前，EVs 治疗眼部疾病仍处于临床前试验阶段。

5. 神经系统疾病　外泌体对于神经系统疾病具有潜在的治疗效果。有研究显示，富含 miR-133b 的星形胶质细胞来源外泌体的氧 – 葡萄糖消耗介导脑卒中后神经元的生长和伸长。星形胶质细胞来源的外泌体转运 miR-190b 以防止葡萄糖消耗诱导的自噬和抑制神经元凋亡。同时，MSC 外泌体中 miR-17-92 簇可介导信号通路 PI3K/Akt/mTOR 的激活，导致脑卒中啮齿动物模型中的神经元重塑和神经发生。

一项阿尔茨海默病等研究显示，暴露于 β- 淀粉样蛋白的星形胶质细胞衍生的外泌体存在过量的生物标志物磷酸化 Tau 蛋白。另一项研究显示，根据动物实验，释放到血清的 β- 淀粉样蛋白和 tau 蛋白最有可能来自大脑星形胶质细胞衍生的外泌体。

星形胶质细胞衍生的 EVs 对阿尔茨海默病患者的强大作用也显示其在脑靶向治疗中有较好的应用前景。研究人员用间充质干细胞衍生的 EVs 的抗炎特性，通过调节炎症环境和促进再生来促进脊髓修复。在最近的一项研究中，研究人员将间叶干细胞衍生的 EVs 纳入导电水凝胶中，以解决小鼠植入修复材料导致炎症加剧的问题，将间叶干细胞衍生的 EV 包裹在导电水凝胶中的协同治疗方法显著抑制了损伤后的早期炎症。此外水凝胶与 EVs 的结合使 EVs 在植入的初期阶段逐渐并长时间释放，还为 EVs 建立了一个更易于管理和调节的输送平台，以消除二次损伤的风险和有限的疗效。最近一项研究报道了一种用于局部植入的微针阵列贴片，与传统的二维培养相比，甲基丙烯酰明胶（GelMA）与三维环境中培养的间充质干细胞分泌的 EVs 混合（GelMA-MN@3D-Exo），间充质干细胞能保持干细胞特性，从而显著提高分泌的 EVs（3D-Exo）的治疗效果。这些分泌型 EVs 含有更多参与调节局部微环境的活性蛋白质和 miRNA，因此对 SCI 有较好的治疗效果。

6. 皮肤相关学科的应用　近年来，外泌体在皮肤相关学科进展迅速，几乎所有类型的细胞都可分泌外泌体，但并非所有的外泌体都有美容的功效，外泌体的作用因来源不同而各有差异。目前能作为美容产品的外泌体主要来源于干细胞，特别是间充质干细胞、脂肪干细胞和多能干细胞。作为干细胞的分泌产物，它们有与干细胞相似的功能，具有独特的促再生、细胞增殖和伤口愈合的能力。

7. 肿瘤类疾病的应用　间充质干细胞外泌体具有潜在的抗肿瘤特性。Lee 等认为，间充质干细胞提取的外泌体通过外泌体递送 miR-16，减少血管内皮生长因子（VEGF）的表达来阻碍肿瘤生长和新血管的形成。此外，Katakowski 等发现，改变外泌体内含活性成分的含量，如增加 miR-146 表达，可显著抑制肿瘤的生长。此外有报道显示，骨微粒干细胞（boneMSC）具有一定的抗肿瘤活性，但由于作用微弱且不充分，被限制进一步应用。针对这一问题，Ma 等开发了一种新方法，将骨间充质干细胞与肿瘤衍生的外泌体结合起来，该复合来源的外泌体可增强抗肿瘤的功效。

外泌体在皮肤抗衰老、皮肤炎症、慢性伤口愈合和减少瘢痕形成方面有较好的效果，多种干细胞来源的外泌体均有效，且干预措施可加强其治疗潜力，其中外泌体的 miRNA 对治疗效果至关重要。外泌体在治疗头发再生、皮肤病方面具有较大的潜力和前景，详见后续章节。

参考文献

［1］ BARKER R A, CARPENTER M K, FORBES S, et al. The challenges of first-in-

human stem cell clinical trials: What does this mean for ethics and institutional review boards?[J]. Stem Cell Reports, 2018, 10(5): 1429-1431.

［2］ CONE A S, YUAN X, SUN L, et al. Mesenchymal stem cell-derived extracellular vesicles ameliorate Alzheimer's disease-like phenotypes in a preclinical mouse model[J]. Theranostics, 2021, 11(17): 8129-8142.

［3］ CYRANOSKI D. The potent effects of Japan's stem-cell policies[J]. Nature, 2019, 573(7775): 482-485.

［4］ DEMIRCI S, LEONARD A, TISDALE J F. Hematopoietic stem cells from pluripotent stem cells: Clinical potential, challenges, and future perspectives[J]. Stem Cells Transl Med, 2020, 9(12): 1549-1557.

［5］ HERBERTS C A, KWA M S, HERMSEN H P. Risk factors in the development of stem cell therapy[J]. J Transl Med, 2011, 9: 29.

［6］ HEYDER C, HANSEN S L, WIESEMANN C. Ethical aspects of translating research with human pluripotent stem cell products into clinical practice: a stakeholder approach[J]. New Bioeth, 2020, 26(1): 3-16.

［7］ KAY M, SOLTANI B M, NEMIR M, et al. The conserved long non-coding RNA CARMA regulates cardiomyocyte differentiation[J]. Cardiovasc Res, 2022, 118(10): 2339-2353.

［8］ LEE B, BORYS B S, KALLOS M S, et al. Challenges and solutions for commercial scale manufacturing of allogeneic pluripotent stem cell products[J]. Bioengineering (Basel), 2020, 7(2): 31.

［9］ LU J, WEI W. Considerations on chemistry, manufacturing, and control of stem cell products for investigational new drug application in China[J]. Biologicals, 2020, 68: 3-8.

［10］ PESSINA A, GRIBALDO L. The key role of adult stem cells: therapeutic perspectives[J]. Curr Med Res Opin, 2006, 22(11): 2287-2300.

［11］ ROYO F, THÉRY C, FALCÓN-PÉREZ J M, et al. Methods for separation and characterization of extracellular vesicles: results of a worldwide survey performed by the ISEV Rigor and Standardization Subcommittee[J]. Cells, 2020, 9(9): 1955.

［12］ SONBHADRA S, MEHAK, PANDEY L M. Biogenesis, isolation, and detection of exosomes and their potential in therapeutics and diagnostics[J]. Biosensors (Basel), 2023, 13(8): 802.

［13］TANG Y, ZHOU Y, LI H J. Advances in mesenchymal stem cell exosomes: a review[J]. Stem Cell Res Ther, 2021, 12(1): 71.

［14］XIONG Y Y, GONG Z T, TANG R J, et al. The pivotal roles of exosomes derived from endogenous immune cells and exogenous stem cells in myocardial repair after acute myocardial infarction[J]. Theranostics, 2021, 11(3): 1046-1058.

［15］曹旺，刘永军 . 国际细胞治疗行业现状和发展趋势 [J]. 中国药物经济学 , 2018, 13(4): 122-126.

［16］陈大明，熊燕 . 干细胞治疗：从研发到应用 [J]. 生命科学 , 2009, 21(5): 740-746.

［17］陈曼雨，王启光，樊渝江 . 间充质干细胞来源的外泌体促进组织再生与重建的研究进展 [J]. 四川大学学报 (医学版), 2021, 52(3): 380-386.

［18］陈云，邹宜諠，张晓慧，等 . 韩国与日本干细胞药品审批、监管及对我国的启示 [J]. 中国新药杂志 , 2018, 27(3): 267-272.

［19］陈云，邹宜諠，邵蓉，等 . 美国干细胞产业发展政策与监管及对我国的启示 [J]. 中国医药工业杂志 , 2018, 49(12): 1733-1741.

［20］程洪艳，昌晓红，刘彩霞，等 . 干细胞临床研究及管理的现状与未来 [J]. 药物评价研究 , 2021, 44(2): 243-249.

［21］丁燕飞，凌云翔，蔡婕，等 . 外泌体在阿尔茨海默病发生发展及其治疗中的作用 [J]. 中国细胞生物学学报 , 2019, 41(6): 1150-1157.

［22］高雅浩，姜迪，安刚，等 . 不同细胞来源的外泌体在神经损伤中的作用 [J]. 中华脑科疾病与康复杂志 (电子版), 2022, 12(5): 306-309.

［23］何斌，赵庆辉，蒋尔鹏，等 . 双备案制度下干细胞临床研究角色职责的转变及应对策略 [J]. 中华医学科研管理杂志 , 2021, 34(3): 172-175.

［24］何萍，程涛，郝莎 . 干细胞临床研究的现状及展望 [J]. 中国医药生物技术 , 2020, 15(3): 290-294.

［25］黄清华 . 欧洲关于细胞的三个指令及其执行情况与启示 [J]. 法治研究 , 2014 (2): 10.

［26］姜天娇，孙金海 . 国外干细胞产品监管现状及对我国的启示 [J]. 中国社会医学杂志 , 2016, 33(2): 117-120.

［27］李晓静，王丽，赵春华，等 . 从药学视角探讨间充质干细胞产品研发的策略与进展 [J]. 基础医学与临床 , 2021, 41(9): 1338-1341.

［28］刘慧，俞海燕，吴文涛，等 . 探讨干细胞疗法在我国临床应用的管理现状 [J].

中华医学科研管理杂志, 2016, 29(3): 165-168.

［29］陆雅媛, 叶济世, 何倩雯. 间充质干细胞源性外泌体在慢性神经退行性疾病治疗中的研究进展 [J]. 中华实用诊断与治疗杂志, 2024, 38(3): 308-312.

［30］罗雅馨, 毕浩然, 陈晓旭, 等. 间充质干细胞来源外泌体与再生医学: 无细胞疗法临床应用的未来 [J]. 中国组织工程研究, 2020, 24(19): 3055-3062.

［31］沈甜甜, 方翼. 间充质干细胞的研究进展 [J]. 中国临床药理学杂志, 2019, 35(22): 2939-2942.

［32］石燕红, 陶勇. 外泌体在眼科的研究进展 [J]. 中华眼科医学杂志 (电子版), 2021, 11(3): 183-187.

［33］汤红明, 赵庆辉, 何斌, 等. 关于推进干细胞产业化的思考 [J]. 中华医学科研管理杂志, 2021, 34(1): 46-50.

［34］谈在祥, 蒋雨彤. 我国干细胞临床研究与应用的规制及监管研究 [J]. 卫生经济研究, 2021, 38(7): 33-37.

［35］肖桂芝, 田苗, 田红, 等. FDA 加快新药审批程序及突破性治疗药物分析 [J]. 现代药物与临床, 2014, 29(5): 447-454.

［36］项楠, 汪国生, 厉小梅. 我国干细胞临床研究现状分析、政策回顾及展望 [J]. 中华细胞与干细胞杂志 (电子版), 2020, 10(5): 303-309.

［37］余珊珊, 魏开坤. 从审评角度探讨间充质干细胞产品的质量控制策略和案例分析 [J]. 中国新药杂志, 2019, 28(16): 7.

［38］虞淦军, 吴艳峰, 汪珂, 等. 国际细胞和基因治疗制品监管比较及对我国的启示 [J]. 中国食品药品监管, 2019 (8): 4-19.

［39］袁宝珠. 治疗性干细胞产品的相关风险因素 [J]. 中国生物制品学杂志, 2013, 26(5): 4.

［40］苑龙, 李森, 李万祥, 等. 外泌体与疼痛关系的研究进展 [J]. 中国医师杂志, 2022, 24(12): 1901-1904.

［41］张怡璇, 陆有群, 洪晶, 等. 干细胞衍生外泌体: 再生医学的治疗新策略 [J]. 临床医学进展, 2022, 12(12): 11329-11337.

［42］张沁瑶, 叶鑫健, 过金晶, 等. 国内干细胞治疗环境及临床应用现状 [J]. 绍兴文理学院学报 (自然科学), 2021, 41(8): 115-119.

［43］甄珂, 卫小娟, 张红超. 外泌体治疗心血管疾病的研究现状 [J]. 空军军医大学学报, 2023, 44(8): 770-774.

第三章

再生疗法

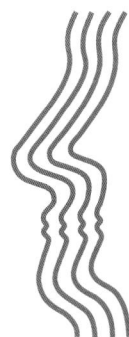

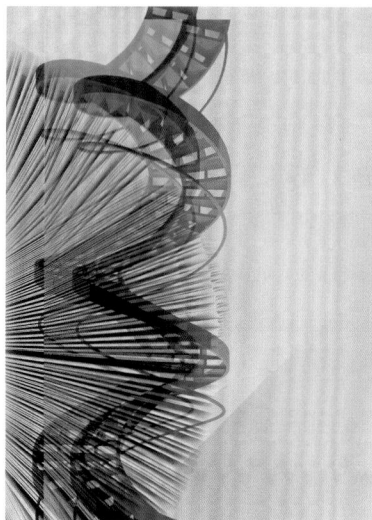

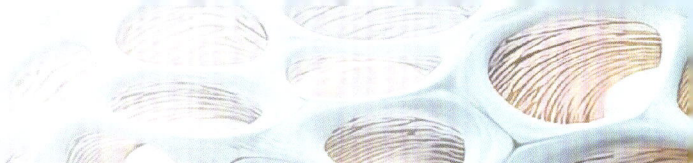

传统观点认为，MSC 主要通过分化替补和分泌营养支持因子参与组织修复。然而越来越多证据显示，MSC 在体内实际分化率很低，其治疗效应主要依赖释放细胞外囊泡（外泌体）和分泌多种旁分泌因子（如生长因子、细胞因子）来促进组织修复。MSC 分泌的外泌体可抑制细胞凋亡、抑制纤维化、促进血管生成、动员内源性干细胞等，从而在无直接取代损伤细胞的情况下，实现"无细胞"治疗效应。这种旁分泌机制使 MSC 疗法更像一个生物制药工厂，通过其分泌产物来影响病灶微环境。因此在 MSC 研究中，关注其分泌的外泌体和微囊泡成为新的热点。

鉴于 MSC 外泌体对组织再生与修复的关键作用，人们逐渐将研究重心从细胞自身的分化能力转移至其分泌产物的作用机制上。外泌体因独特的生物活性和传递能力尤其成为再生医学领域的焦点，推动以外泌体为基础的新型治疗方法的发展。

第一节　AIE 外泌体

一、AIE 外泌体概念

AIE 外泌体（active intelligent exosome，AIE）是基于间充质干细胞来源的功能型 EVs，结合智能递送与精准修复理念开发的新型"无细胞治疗技术"，是 AIE 再生疗法（active intelligent exosome regenerative therapy）的基础。AIE 外泌体融合了干细胞分泌物的天然生物活性、外泌体的高度稳定性与可编程的工程化优势，代表"无细胞再生医学"技术的发展方向。

与传统依赖活细胞移植的再生疗法不同，AIE 外泌体疗法不依赖细胞直接存活与分化，而是通过精选来源于特定状态下的 MSC 外泌体，通过先进的分离与纯化工艺获得高度富集的治疗性外泌体群体。这些外泌体内含丰富的 miRNA、mRNA、蛋白质、脂质等生物信号分子，具有调节免疫反应、促进细胞增殖、抑制炎症反应、诱导血管生成与抗纤维化等多种生物学功能。

AIE 外泌体技术特别强调"智能"属性，主要体现在精准投递和生物应答两个层面。AIE 外泌体具有良好的生物屏障穿透能力和靶向递送能力，能在特定微环境（如炎症、损伤、缺血、老化等）中实现主动归巢，通过对表面膜蛋白、脂筏结构或配体修饰等方式提高靶组织亲和性，实现精准定位。此外，AIE 外泌体具备对微环境变化（如 pH、酶、氧化应激等）进行感知的能力，可在受损组织中智能释放信号分子，启动局部的再生反应链，如刺激角质形成细胞迁移、成纤维细胞增殖、胶原合成以及血管内皮修复等。

AIE 外泌体不仅可作为单独治疗手段应用于多种皮肤和黏膜疾病（如慢性伤口、光损伤、瘢痕、老化、色素沉着等），也可作为联合治疗的协同平台，结合微针、电穿孔、光热、射频等物理方式增强局部渗透和作用深度，从而在无创或微创条件下实现系统性皮肤再生。通过对 AIE 外泌体的来源、提取、功能赋能与递送系统的整合优化，该技术可精准调控皮肤局部微环境，激活表皮、真皮及皮下组织的多层再生机制，促进局部免疫、神经、血管系统的协调恢复，改善皮肤结构与功能状态，实现临床意义上的组织"功能性重建"。

二、AIE 再生疗法的优势

（一）再生疗法策略的选择

目前，再生疗法包括细胞治疗和无细胞治疗（外泌体治疗）两种治疗策略，两者在本质与应用层面存在密切的关联，同时又表现出各自独特的特点和优势（图 3-1-1）。

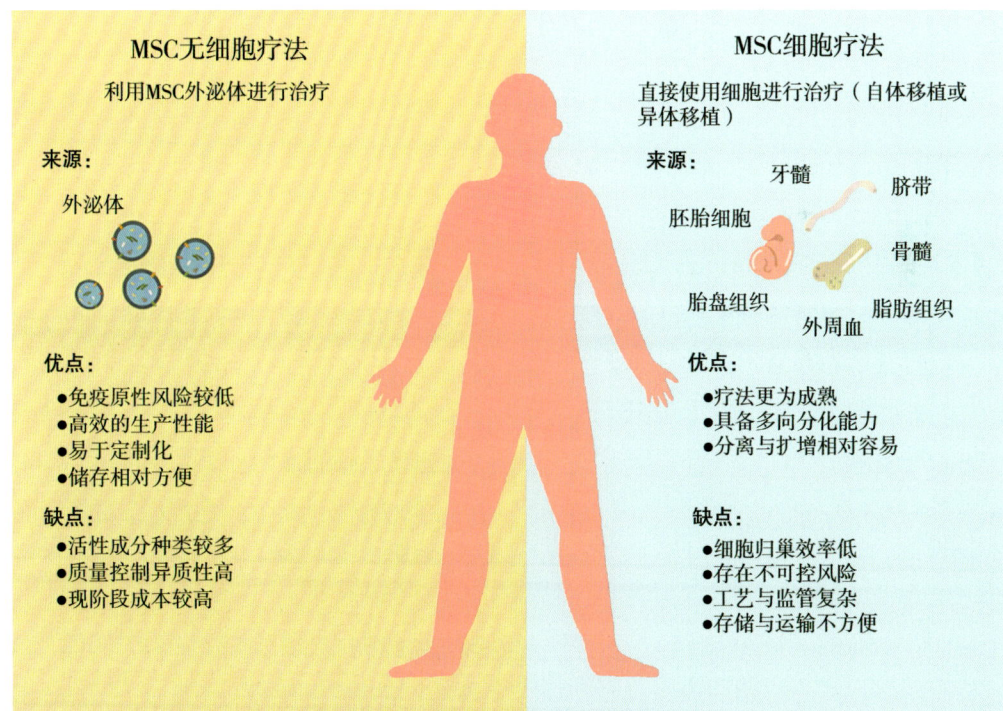

图 3-1-1　细胞治疗与外泌体治疗对比

1.细胞治疗　以细胞为基础的治疗，通常是将具有再生与修复功能的活细胞（如干细胞或免疫细胞）移植到患者体内，通过细胞的直接存活、分化及分泌因子发挥治

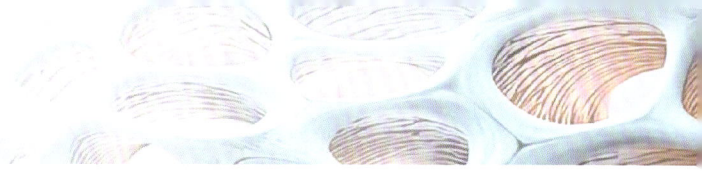

疗作用；也可联合应用生物活性支架和外泌体，以达到组织的修复与再生。

2. 无细胞治疗　以干细胞外泌体即细胞分泌的 EVs 或微囊泡作为细胞交流的一种方式，作为干细胞旁分泌活动的重要方式，在组织再生中发挥重要作用。外泌体作为生物活性分子的载体，通过直接或间接调控或修复发挥作用，从而参与免疫调节、细胞间信号传递、生殖与发育等多种生理病理调节过程。

3. 两者异同点　细胞治疗和无细胞治疗的主要共同之处是均具有组织修复、免疫调节、抗炎与再生功能；治疗机制上也存在类似的旁分泌效应，即通过释放生物活性分子（蛋白质、生长因子、miRNA 等）调控局部或远端细胞的功能状态。

然而，两种疗法在安全性、临床转化和应用便捷性等方面却存在显著差异。首先，在安全性方面，外泌体治疗不涉及活细胞移植，不存在活细胞可能导致的肿瘤形成、免疫排斥和异位增殖风险，安全性更高，监管审评更容易通过；而细胞治疗则需要严格评估细胞来源、存活、分化潜能及遗传稳定性，具有更复杂的安全考量。其次，从产品的标准化和规模化生产角度看，外泌体具有明显优势。外泌体产品可通过标准化细胞培养与分离纯化工艺实现规模化、产业化生产，产品批次间差异小，更易实现临床应用的一致性；而细胞治疗受限于活细胞培养周期长、扩增困难和批间差异大，导致产业化面临较大挑战。最后，在临床应用便捷性上，外泌体治疗更具优势。外泌体无须维持活细胞状态，可通过冷冻甚至冻干工艺长期稳定保存，更易于运输、储存及即取即用；而细胞治疗往往需要严格的冷链运输与现制现用，操作复杂，临床使用不便（表 3-1-1）。

表 3-1-1　外泌体与干细胞治疗的异同点

外泌体	干细胞
1. 全身应用不会堵塞血管	1. 可能会堵塞血管
2. 可局部治疗	2. 可局部治疗
3. 越过"血脑屏障"	3. 不能越过"血脑屏障"
4. 传输 miRNA 和 mRNA 信号物质	4. 通过细胞分泌信号物质
5. 智能归巢	5. 智能归巢
6. 不会识别为异物	6. 会识别为异物
7. 无 MSC 肺部滤过	7. 肺部滤过效应
8. 不能分化为其他细胞或恶性细胞	8. 可能分化为其他细胞或恶性细胞
9. 易于储运和冷冻	9. 不宜储运和冷冻
10. 易于控制剂量	10. 剂量不易控制
11. 效果与母细胞类型相关	11. 效果与母细胞类型相关

（二）外泌体无细胞治疗优势

干细胞来源的治疗性外泌体，尤其是 AIE（active intelligent exosome）平台技术开发的功能型外泌体，作为干细胞治疗的"无细胞替代方案"，展现出多方面的独特优势，较传统干细胞移植具有更高的安全性、更强的穿透力和更优的治疗可控性。

1. 可穿越组织屏障，实现精准递送　外泌体直径一般为 30 ~ 150 nm，粒径远小于细胞，因此能灵活穿越各类生理屏障，包括毛细血管内皮、基底膜，甚至血脑屏障等复杂结构。AIE 外泌体通过优化膜蛋白结构与表面修饰，进一步提高靶向归巢与组织渗透能力。相比于干细胞实体难以精准分布于病灶区域，AIE 外泌体可在多种疾病模型中实现主动归巢与深层靶向，提高治疗效率。

2. 稳定性高，储存与运输便捷　外泌体作为无活细胞组分，不受培养条件限制，能在 -80℃长期冷冻保存，亦可通过冻干工艺制成稳定粉末，在常温条件下保留生物活性。AIE 平台在制剂开发中结合纳米递送与低温保护策略，显著提高外泌体的理化稳定性和长期保存性能，极大地便利了临床使用与产品运输，打破了传统细胞疗法依赖冷链与短效期的局限。

3. 免疫原性低，异体应用安全　外泌体源于细胞，但不具备完整细胞结构和基因组，因此在体内不被免疫系统识别为异物，其表面缺乏主要组织相容性复合体（Major Histocompatibility Complex，MHC）等强免疫原成分。AIE 外泌体在提取与纯化中进一步去除杂质与免疫刺激组分，具备极高的生物相容性，即使在异体回输条件下也不会引起显著免疫排斥反应，安全性显著优于干细胞移植。

4. 天然信号传导载体，具备高度治疗潜力　外泌体天然充当细胞间通信的"邮差"，其膜结构保护内容物（蛋白、脂质、miRNA、mRNA 等）不被体液环境降解，能高效稳定地将活性信号分子递送至受体细胞。AIE 外泌体平台通过选择特定来源干细胞，并调控培养微环境，进一步富集功能型 miRNA、蛋白质等关键信号分子，使其在组织修复、抗炎、抗纤维化、促进血管生成等方面展现出强大效能。

5. 易于药物装载与功能改造，适用于个性化治疗　AIE 技术整合外泌体工程修饰策略，可通过电穿孔、共孵育、脂质融合等方式将治疗性药物（小分子、RNA 干扰片段、蛋白等）精准装载入外泌体中，同时通过表面修饰实现靶向识别能力。例如，工程 AIE 外泌体可加载抗瘢痕因子、抗氧化成分或 miRNA，并定位至创面或炎症区域，实现定向释放与智能响应，提高治疗特异性和效率，拓展了其在再生医学、皮肤疾病、神经退行性病变等多领域的应用空间。

6. 标准化与产业化程度高，利于临床推广　相比细胞治疗制备周期长、批次一致性差的弊端，AIE 外泌体可基于高标准 GMP 平台进行规模化提取与纯化，产品可控性与质量稳定性显著提高；适用于制剂开发与多中心使用，临床推广路径更清晰，监管接受度更高，为再生医学提供了更具操作性的产品解决方案（图 3-1-2）。

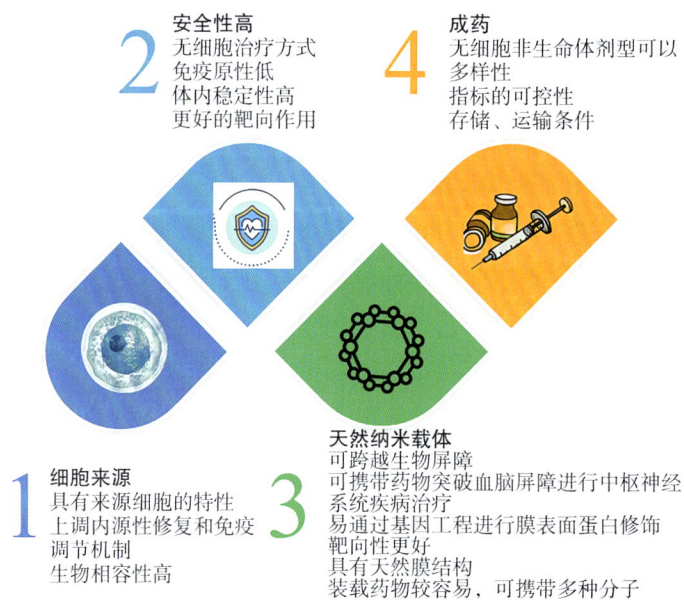

2 安全性高
无细胞治疗方式
免疫原性低
体内稳定性高
更好的靶向作用

4 成药
无细胞非生命体剂型可以
多样性
指标的可控性
存储、运输条件

1 细胞来源
具有来源细胞的特性
上调内源性修复和免疫
调节机制
生物相容性高

3 天然纳米载体
可跨越生物屏障
可携带药物突破血脑屏障进行中枢神经
系统疾病治疗
易通过基因工程进行膜表面蛋白修饰
靶向性更好
具有天然膜结构
装载药物较容易，可携带多种分子

图 3-1-2　AIE 外泌体的产品优势

三、AIE 外泌体特性

AIE 活性智能外泌体在体内的生物活性主要体现在智能性、精准性投递、体内稳定性、响应性释放等方面。

（一）高生物活性

AIE 外泌体具有天然的靶向性，天然具有向炎症或者伤口部位聚集的特性，可利用这种特性进行靶向治疗。作为细胞间通信的载体，能携带并传递多种生物分子，如蛋白质、RNA、脂质等，从而在不同的细胞之间传递信息，影响受体细胞的功能和行为。

到达组织局部后，AIE 外泌体对不同细胞发挥信息调节作用。外泌体能通过促进细胞增殖、迁移和分化来促进组织的修复。外泌体能携带生长因子、抗炎性细胞因子等生物活性分子，促进特定类型细胞的增殖和分化，加速受损组织的修复。这种策略不仅适用于软组织的修复，如皮肤和软骨，也有望在更复杂的器官修复中发挥作用。外泌体携带的神经营养因子或 miRNA 等分子，治疗神经损伤和神经退行性疾病时，能促进受损神经的修复和再生，改善患者的神经功能。

AIE 外泌体具有免疫调节功能，调节局部免疫环境、促进细胞外基质重塑、减少炎症反应，为组织修复创造有利条件，在调节免疫反应方面具有独特优势，可治疗自身免疫性疾病。

（二）高智能性

AIE 外泌体的智能靶向性治疗作用源自复杂的膜结构和丰富的信号分子，这些特性能有效地识别和靶向特定的各种皮肤细胞和组织，促进修复和再生。外泌体的膜结构由脂质双层构成，内含多种蛋白质、脂质和糖类，这些分子共同决定外泌体的靶向性和趋向性。例如，外泌体膜上的整合素、四跨膜蛋白（如 CD63、CD81、CD9）和膜结合蛋白等可与特定受体结合，指导外泌体到达目标细胞。外泌体内部含有多种信号分子，包括 RNA（如 miRNA、mRNA）、蛋白质和脂质。miRNA 可通过调节基因表达影响靶细胞的功能，蛋白质和生长因子可直接促进细胞增殖、分化和再生。AIE 外泌体对特定的体内环境因素（如 pH、温度、酶活性等）做出响应，根据细胞微环境的变化智能地调整其内容物，以响应特定的生理或病理状态，实现药物在特定条件下的可控释放，从而提高治疗效果并减少不良反应。

（三）高安全性

AIE 外泌体在体内具有稳定性，双层膜结构提供对内部载荷的保护，使其在体内循环中保持稳定，直到达到目标位点。由于外泌体源自细胞，具有很好的生物相容性和低免疫原性，在体内不会引起强烈的免疫反应，作为药物递送载体具有潜在的优势。

外泌体静脉注射后，清除率较快，半衰期 2 ~ 6 小时，对身体不构成代谢负担。外泌体因外用制剂不同（凝胶、缓释生物材料），在局部可发挥较长的作用时间，从而达到预期的细胞缓释效果。

四、AIE 外泌体作用方式与特点

AIE 外泌体可通过直接作用、旁分泌作用和远程效应发挥效应机制。AIE 外泌体可直接作用于受损组织，通过提供必要的生长因子和细胞因子来促进细胞的增殖和分化。外泌体可影响周围细胞的行为，通过旁分泌途径促进组织修复。

（一）皮肤多层次协同作用

干细胞外泌体因独特的生物活性，对皮肤不同层次——表皮、真皮和皮下组织均发挥重要的再生和修复作用。

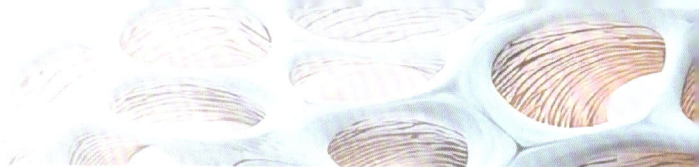

在表皮层，外泌体通过传递生长因子、mRNA 和 miRNA，促进角质形成细胞的增殖和分化。这些生物活性分子能加速受损表皮细胞的修复，促进创伤愈合，发挥细胞再生与修复的作用。表皮暴露于紫外线和污染物的损害，诱发自由基生成。外泌体抗氧化分子可中和自由基，减轻氧化应激，从而保护表皮细胞。外泌体可通过调节黑色素细胞的活性，减少色素沉着问题，从而均匀肤色，改善色素斑和肤色不均。

在真皮层，外泌体富含生长因子（如转化生长因子 -β）可刺激成纤维细胞增生，促进胶原纤维和弹性纤维合成；有助于增强真皮层的结构，增加皮肤的弹性和紧致度。外泌体可促进真皮层新生血管的形成，提高局部血液循环，从而改善皮肤的营养供应和代谢废物的清除，有助于皮肤健康；此外，外泌体的抗炎性细胞因子等能减少真皮层的炎症反应，缓解炎症引起的皮肤问题，如痤疮和皮肤红肿等。

在皮下组织，外泌体能影响脂肪细胞的代谢和分化，调节皮下脂肪的分布和数量，从而对皮下组织的结构和功能产生影响，促进细胞外基质重建，通过增强胶原纤维和弹性纤维生成，改善皮下组织的整体结构和支持功能。此外，外泌体通过促干细胞迁移和增殖，加速组织再生和修复过程，例如在皮下创伤和手术后的恢复过程中，外泌体能显著缩短愈合时间、减少瘢痕形成。

综上所述，干细胞外泌体在表皮、真皮和皮下组织中发挥不同作用，形成综合性的皮肤修复和再生机制。外泌体不仅在单一层面上改善皮肤，而且通过跨层次的生物活性分子传递，协同作用于皮肤全层，确保皮肤整体健康，促进皮肤各层次的细胞更新和组织重建，提高皮肤弹性、紧致度和整体外观；同时减少细纹、皱纹和色素斑，显著提高皮肤的年轻态和健康状况。因此，外泌体对健康美化、皮肤创伤和疾病修复这种多层次的协同作用是其他治疗方法难以替代的。

（二）靶向性修复细胞状态

外泌体治疗皮肤病的潜力正逐渐被科学界所认识，由干细胞分泌的纳米级小囊泡，不仅携带促进组织修复和免疫调节的生物活性分子，还具备独特的靶向性和趋向性，在皮肤屏障损伤修复、慢性创面愈合、皮肤炎症控制以及皮肤疾病治疗中显示出较大的应用前景。

在皮肤屏障损伤修复过程中，外泌体通过囊泡膜上的特异性受体靶向角质形成细胞，促进增殖和分化，加速皮肤屏障的修复。研究显示外泌体携带 miRNA 和生长因子（如 EGF）能增强皮肤屏障功能，这些信号分子通过与角质形成细胞受体结合，激活细胞内信号传导途径，促进细胞的活性和增殖，从而加速皮肤屏障修复。

在皮肤创面（皮肤外伤或糖尿病溃疡）愈合过程中，外泌体显示出向受损区域的趋向性。外泌体通过趋化因子受体（如CXCR4）能特异性地聚集到慢性伤口区域。此外，外泌体的VEGF促进形成新生血管，增加受损区域的血液供应，加速伤口愈合。充分显示外泌体不仅能促进伤口闭合，还能通过改善局部微环境来促进伤口全面修复。

在皮肤炎症或局部免疫失调方面，外泌体通过囊泡膜上的特异性蛋白与免疫细胞表面受体结合，调节免疫细胞功能。外泌体能调节T细胞和巨噬细胞的活性，减轻皮肤炎症反应。此外，外泌体miRNA（如miR-146a和miR-155等）能通过靶向炎症相关基因调节免疫反应，减少炎症和免疫反应的过度激活。

在治疗皮肤病过程中，外泌体能特异性地靶向老化细胞，传递抗衰老因子和RNA，促进细胞再生和组织修复。同时，外泌体的抗氧化分子和抗炎分子能够中和自由基，减少细胞损伤，减轻皮肤的炎症反应，延缓皮肤老化。

综上所述，外泌体对皮肤病治疗的应用前景广阔，不仅能通过靶向性作用于特定细胞类型，促进皮肤屏障修复、创面愈合、炎症控制、局部免疫调节和抗衰老，还能通过携带的生物活性分子调节细胞功能和免疫反应。

（三）短期与长期效应相结合

干细胞外泌体的作用不仅限于短期的快速修复和抗炎，还通过多层次、多时间段的作用机制，实现组织的长期再生和健康维护。AIE外泌体是一类具有高度生物活性的纳米级小囊泡，不仅能通过多种物质与调控因子短期发挥作用对受损皮肤进行快速修复，还通过miRNA、脂质成分信号效应长期维持皮肤健康和功能。

外泌体携带的生长因子（如EGF和VEGF）能迅速地刺激受损细胞的修复和增殖。EGF促进角质形成细胞和成纤维细胞的增殖，加速伤口闭合，而VEGF则促进新生血管的形成，改善受损区域的血液供应。外泌体的抗炎蛋白（如IL-10）能在短时间内减轻炎症反应、缓解皮肤红肿和疼痛，短期内就能发挥再生修复和抗炎作用。

皮肤细胞接收到外泌体信息后，启动基因表达调控与网络重塑，miRNA等RNA分子迅速调控基因表达，长期作用下引起细胞基因表达谱的持续变化，重塑细胞功能，改善皮肤细胞的增殖和分化能力。特定的miRNA影响皮肤干细胞，促进其向特定细胞类型的分化，维持组织的再生能力。外泌体膜的脂质成分快速修复受损细胞膜，长期影响细胞的生理功能和代谢活动，调节细胞外基质的组成，改善细胞微环境。生长因子长期作用促进胶原纤维和弹性纤维合成，增强皮肤结构，改善皮肤弹性和紧致度，对抗皮肤老化。

对于不同细胞，外泌体的时效作用显示不同。例如，表皮细胞外泌体的EGF和抗炎性细胞因子迅速促进角质形成细胞的增殖和分化，减轻炎症，修复皮肤屏障。

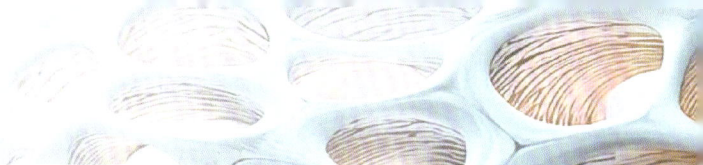

长期效应表现在 miRNA 对表皮细胞基因表达的调控，促进细胞的长期健康和再生。VEGF 和 FGF 迅速刺激成纤维细胞的增殖和迁移，促进伤口愈合。在长期作用下，成纤维细胞合成更多的胶原纤维和弹性纤维，重建皮肤结构。抗炎性细胞因子（如 IL-10）迅速抑制免疫细胞的过度反应、减轻炎症，长期调控免疫细胞功能，维持免疫系统平衡。

第二节　皮肤的再生机制

间充质干细胞外泌体对皮肤再生与组织修复有独特的优势和临床应用潜力。然而，要充分理解外泌体在皮肤再生中的具体作用路径，必须回归皮肤本身的再生基础。皮肤作为高度动态的屏障器官，其再生能力建立在复杂的细胞层次结构、多类型干细胞群体及精密调控网络的基础之上。因此，本节将围绕皮肤再生的细胞学基础、生理稳态更新机制及病理条件下的修复反应进行系统性梳理，为后续 AIE 再生疗法在皮肤修复中的作用机制提供组织学与细胞生物学层面的理论支撑。

一、细胞学基础

（一）皮肤的组织结构

皮肤作为人体最大的器官，兼具屏障、防御与感知功能，其结构复杂且功能多样。皮肤主要由外胚层来源的表皮和中胚层来源的真皮组成，两者之间通过基底膜紧密连接。表皮为典型的复层鳞状上皮，最外层角化细胞源自基底层角质形成细胞的有序分化与迁移。表皮从基底层到表皮表面依次为基底层、棘层、颗粒层、透明层、角质层。基底层细胞具有高度的增殖能力，是表皮的干细胞所在层；棘层细胞逐渐向上推移，细胞体积增大，具有较强的代谢活性；颗粒层细胞含有嗜碱性颗粒，参与皮肤的屏障功能；角质层细胞则完全角化，形成坚韧的屏障，防止水分流失和外界物质侵入。真皮则由纤维组织、基质和细胞组成，具有支持、营养和缓冲等功能。

（二）表皮干细胞

表皮干细胞是维持皮肤稳态和再生能力的核心细胞类型，具有自我更新和多向分化潜能，能分化为表皮各层细胞以及皮肤附属器细胞。表皮干细胞主要分布在表皮基底层、毛囊隆突部和皮脂腺开口处，这些区域为干细胞提供了特定的微环境，有利于干细胞的维持和激活。

表皮干细胞特性主要包括自我更新能力、多向分化潜能和慢周期性。自我更新能力使干细胞能在长时间内维持自身数量的稳定，为皮肤持续更新提供细胞来源；多向分化潜能则使干细胞根据需要分化为不同类型的细胞，以满足皮肤不同功能需求；慢周期性是指干细胞的分裂速度相对较慢，有助于减少干细胞在细胞分裂过程中受到的损伤，保持基因组的稳定性。此外，表皮干细胞还具有特定的标志物表达特征，如高表达 β1 整合素和角蛋白 K19、K15 等，这些标志物可用于干细胞鉴定和分离。

表皮干细胞在皮肤正常生理过程中起着举足轻重的作用。在皮肤自我更新过程中，基底层的表皮干细胞通过不对称分裂产生两种子代细胞，一个子细胞保留干细胞特性，继续驻留基底层；另一个子细胞则向上迁移，进入暂时增殖状态（TA 细胞），最终分化为终末角化细胞。这一过程在稳态条件下约需 28 天完成一个角化周期，从而维持皮肤表面的完整性和屏障功能。在皮肤创伤修复过程中，表皮干细胞被激活，进入快速增殖状态，并通过旁分泌机制分泌多种生长因子，如血管内皮生长因子（VEGF）、血小板衍生生长因子（PDGF）、转化生长因子 -β（TGF-β）等，调控血管新生、成纤维细胞活化与胶原沉积，从而加速再上皮化与真皮结构的重建。

（三）毛囊干细胞

毛囊干细胞位于毛囊隆突区，是毛囊中具有自我更新和多向分化潜能的干细胞群体。毛囊干细胞通常处于静息状态，在毛囊正常周期中参与毛囊的再生和循环。在皮肤受到损伤时，毛囊干细胞被激活，具有跨越表皮与附属结构的再生潜力，展现出"非常规参与者"特征。

毛囊干细胞的特异性标志物包括细胞角蛋白 15（CK15）、细胞角蛋白 19（CK19）、CD200 等。这些标志物有助于鉴别毛囊干细胞在皮肤创面愈合过程中的作用。毛囊干细胞在伤口再上皮化中发挥重要作用，它们能够分化为角化细胞，参与创面的再上皮化过程。此外，毛囊干细胞还可以通过旁分泌因子调控局部免疫和成纤维细胞活性，促进伤口愈合。在皮肤附属器再生方面，毛囊干细胞具有向毛囊、汗腺等附属器细胞分化的潜能，为皮肤附属器的再生提供了细胞基础。

（四）真皮干细胞

真皮干细胞分布于真皮乳头、真皮网状层与皮下组织中，是一类具有自我更新和多向分化潜能的成体干细胞。真皮干细胞可在适宜的微环境刺激下分化为成纤维细胞、脂肪细胞、神经样细胞等多种细胞类型，参与组织结构重建。

真皮干细胞的自我更新性表现为高度增殖能力，即克隆性生长。在体外培养条件

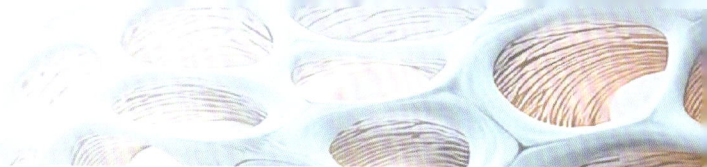

下，真皮干细胞能形成细胞集落，具有较强的增殖活性。真皮干细胞的多向分化潜能使其在皮肤再生过程中具有广阔的应用前景。在皮肤损伤修复中，真皮干细胞可分化为成纤维细胞，合成和分泌胶原纤维、弹性纤维等细胞外基质成分，促进真皮层重塑。此外，真皮干细胞还可分化为脂肪细胞，参与皮肤的脂肪组织再生，改善皮肤的弹性和外观。研究还显示，真皮干细胞具有向神经样细胞分化的潜能，为皮肤神经再生和感觉功能恢复提供可能性。

真皮干细胞在皮肤衰老过程中发挥着重要作用。随着年龄增长，真皮干细胞的数量与功能逐渐下降，导致皮肤中Ⅰ型胶原减少、弹性纤维断裂和细胞间基质降解增强，最终引起皮肤松弛、皱纹形成等衰老表征。研究显示，外源性激活或移植真皮干细胞可显著提高胶原合成并改善皮肤弹性，为皮肤年轻化提供了细胞基础。

（五）脂肪干细胞

脂肪干细胞是脂肪组织中分离出的一类具有自我更新和多向分化潜能的干细胞。脂肪组织广泛分布于人体，具有易于获取、来源丰富等优点，使脂肪干细胞成为再生医学领域的研究热点。2001年，Zuk等首次从脂肪抽吸物中分离出脂肪干细胞，研究发现脂肪干细胞具备多向分化潜能，能分化为脂肪、骨、软骨、心肌等多种细胞类型，但缺乏特异性标志物。国际标准定义，脂肪干细胞需满足以下条件：①体外贴壁生长、表达CD73/CD90/CD105、不表达CD34/CD45等造血标记；②可诱导分化为脂肪、骨及软骨细胞。

脂肪干细胞对皮肤再生的作用机制主要包括直接细胞分化和旁分泌作用。一方面，脂肪干细胞可直接分化为皮肤所需的多种细胞类型，如成纤维细胞、内皮细胞等，参与皮肤组织的修复和再生；另一方面，脂肪干细胞可通过分泌多种生长因子，如成纤维细胞生长因子（FGF）、血管内皮细胞生长因子（VEGF）等，激活周围成纤维细胞与血管内皮细胞，促进组织修复与抗老化效应。其衍生的基质血管片段（SVF）含有内皮细胞、平滑肌细胞、基质细胞及血细胞等多种细胞类型，更因含有多类活性细胞在细胞辅助脂肪移植和创面治疗中显示出较好的应用前景，可显著提高脂肪移植存活率及质量。

二、皮肤生理的再生机制

（一）表皮的自我更新

在生理状态下，皮肤表皮的自我更新是持续进行的过程，以维持皮肤表面的完整性和屏障功能，这一过程依赖于表皮干细胞的增殖和分化。表皮干细胞通过不对称分裂产生两种子代细胞：一个子代细胞保留干细胞特性，继续驻留基底层，维持干细胞库的数量；另一个子代细胞则向上迁移，进入暂时增殖状态（TA 细胞），进一步分化为棘层细胞、颗粒层细胞，最终形成角化细胞。TA 细胞具有有限的增殖能力，在分化过程中逐渐失去增殖能力，最终成为终末分化的角化细胞，形成皮肤的物理屏障。

表皮的自我更新过程具有高度的调控性，以确保皮肤细胞的有序更替。一方面，干细胞的增殖和分化受到内在基因程序的调控；另一方面，微环境因素如细胞外基质、细胞因子、生长因子等也对表皮干细胞的行为产生重要影响。例如，β1 整合素等细胞黏附分子介导干细胞与基底膜的黏附，维持干细胞的稳定性，而一些生长因子（如表皮生长因子 EGF）则可刺激干细胞增殖、促进表皮更新。

（二）真皮的稳态维持

真皮在皮肤的生理过程中主要起支持、营养和缓冲等功能，其维持稳态同样依赖于真皮干细胞（DSCs）的作用。DSCs 通过自我更新和分化，不断补充真皮的成纤维细胞、脂肪细胞等细胞类型，维持真皮的结构和功能完整性。

正常生理条件下，真皮干细胞处于相对静止状态，在皮肤日常代谢过程中会进行适度的增殖和分化，以补偿因衰老或轻微损伤而丢失的细胞。真皮干细胞分泌多种细胞因子和细胞外基质成分，调节真皮微环境的稳定，促进胶原纤维合成和降解平衡，维持皮肤的弹性和韧性。此外，真皮干细胞还与皮肤其他细胞类型如成纤维细胞、内皮细胞等相互作用，共同维持皮肤的生理功能。

（三）皮肤附属器官的再生

皮肤附属器官包括毛囊、汗腺、皮脂腺等，在生理状态下，皮肤附属器官具有一定的自我更新和再生能力，主要依赖于附属器干细胞的活动。

1. 毛囊干细胞　毛囊的生长周期包括生长期、退行期和休止期。在生长期，毛囊干细胞被激活，增殖分化形成毛囊的各个组成部分，促进毛发生长；在退行期和休止期，毛囊结构逐渐缩小，干细胞回到静息状态。这种周期性变化使毛囊能在生理状态下不断再生，维持毛发的正常生长和更替。

2. 汗腺和皮脂腺干细胞　具有类似的自我更新和分化能力，在生理过程中不断补充汗腺和皮脂腺细胞，维持皮肤的排泄和滋润功能。这些附属器干细胞活性受多种因素调控，包括内分泌信号、局部微环境因素等，以确保皮肤附属器的正常生理功能。

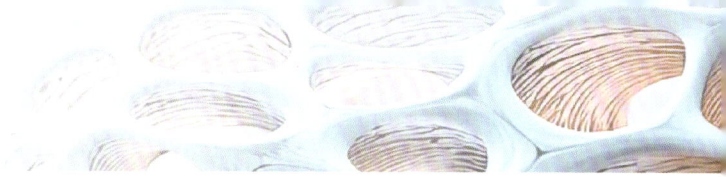

三、病理情况下的再生机制

皮肤在受到急性创伤、慢性炎症或外科干预等病理刺激后，启动一系列高度协调的再生过程，以恢复结构完整性和功能。该过程依赖多种干细胞群体、免疫细胞、信号通路及细胞外基质的协同作用，可划分为炎症期、组织形成期与重塑期三个连续阶段。

（一）皮肤损伤修复的阶段

皮肤损伤修复是一个高度协调的多阶段过程，涉及炎症期、组织形成期与重塑期。

1. 炎症期　创伤发生后，皮肤首先进入炎症阶段。血小板聚集并释放血小板衍生生长因子（PDGF）和转化生长因子 -β（TGF-β），启动炎症反应并促进单核细胞、中性粒细胞等炎症细胞浸润至伤口区域。巨噬细胞在此过程中发挥双重作用，一方面吞噬病原体和坏死细胞，另一方面分泌 VEGF、IL-6 等因子，为血管新生和后续细胞招募提供基础。

2. 组织形成期　大约在损伤后数天内，伤口开始进入组织形成期，此时肉芽组织形成，主要包括新生的毛细血管、成纤维细胞和细胞外基质。成纤维细胞大量增殖并合成胶原纤维等细胞外基质成分，为伤口提供结构支持。同时表皮干细胞开始增殖迁移，覆盖伤口表面，形成新的上皮层，即再上皮化过程。毛囊干细胞和真皮干细胞参与此阶段的组织修复，分别向表皮和真皮细胞分化，促进皮肤结构的重建。

3. 重塑期　在伤口闭合后的数周至数月内，皮肤进入重塑期。此阶段，胶原纤维等细胞外基质成分不断重塑，毛细血管逐渐减少，皮肤结构和功能逐渐恢复正常。胶原由Ⅲ型逐步替换为Ⅰ型，增强组织强度。基质金属蛋白酶（MMPs）与抑制因子（TIMPs）动态调控细胞外基质降解与重建。然而，重塑后的皮肤往往无法完全恢复到损伤前的状态，可能会形成瘢痕组织。瘢痕组织的形成与多种因素有关，包括伤口大小、深度、位置以及个体的遗传背景等。

（二）表皮干细胞在再生的作用

在皮肤损伤时，表皮干细胞被迅速激活，进入快速增殖状态，以修复受损的表皮结构。位于基底层的表皮干细胞通过不对称分裂和对称分裂相结合的方式，产生大量的子代细胞，这些子代细胞向上迁移，参与再上皮化过程。同时，毛囊隆突部的毛囊干细胞也参与再上皮化，迁移至伤口部位分化为角化细胞，加速伤口的覆盖。

表皮干细胞在再生过程中分泌多种生长因子，如 VEGF、TGF-β、PDGF 等，调控血管新生、成纤维细胞活化与胶原沉积。VEGF 可促进新生血管的形成，为伤口愈合提供必要的营养和氧气。TGF-β 则调节细胞增殖、分化和细胞外基质合成，促进伤口闭合和组织重塑。PDGF 能吸引成纤维细胞和其他修复细胞到伤口部位，刺激增殖和迁移。此外，表皮干细胞还分泌一些细胞因子和化学信号，调节局部免疫微环境，抑制炎症反应过度激活，减少瘢痕形成风险。在深度创伤中，毛囊干细胞作为储备来源可参与表皮再生并表现出多向分化能力。实验显示，在烧伤模型中毛囊干细胞可迁移至表皮，补偿表皮干细胞耗竭，协助形成完整的新表皮结构。

（三）真皮干细胞在再生的作用

在损伤后的微环境刺激下，真皮干细胞被激活，开始增殖并分化为成纤维细胞、脂肪细胞等细胞类型，参与真皮的再生和修复。

真皮干细胞分化的成纤维细胞能合成和分泌大量胶原纤维、弹性纤维等细胞外基质成分，替代受损的真皮组织，恢复皮肤的结构和功能。研究显示，真皮干细胞来源的成纤维细胞在胶原纤维合成方面具有更高的活性，能更有效地促进真皮的重塑。此外，真皮干细胞还可分化为脂肪细胞，参与皮肤的脂肪组织再生，改善皮肤的外观和弹性。

真皮干细胞通过调节细胞因子表达（如肝细胞生长因子、ICAM-1、VCAM-1）和合成胶原纤维，与其他细胞类型相互作用，共同促进皮肤再生。例如，真皮干细胞分泌的肝细胞生长因子可促进表皮细胞的增殖和迁移，加速再上皮化过程；ICAM-1和 VCAM-1 则参与细胞间的黏附和信号传导，调节免疫细胞和修复细胞在伤口部位的聚集和功能发挥。

（四）脂肪干细胞在再生的作用

1. 细胞分化　脂肪干细胞可分化为成纤维细胞、内皮细胞、上皮细胞等多种皮肤相关细胞类型，直接参与皮肤组织的修复和再生。在伤口部位，脂肪干细胞分化的成纤维细胞能合成胶原纤维等细胞外基质成分，促进真皮的重建。分化的内皮细胞则有助于新生血管的形成，改善伤口的血液供应。

2. 旁分泌作用　脂肪干细胞可分泌多种生长因子，如 FGF、VEGF、PDGF 等，这些生长因子能刺激周围细胞的增殖和迁移，促进皮肤再生。VEGF 可促进血管新生，为伤口愈合提供必要的营养支持。FGF 则调节细胞增殖和分化，加速伤口的修复。PDGF 吸引其他修复细胞到伤口部位，增强修复能力。此外，脂肪干细胞还分泌一些抗炎性细胞因子，调节局部免疫反应，减少炎症引起的组织损伤。

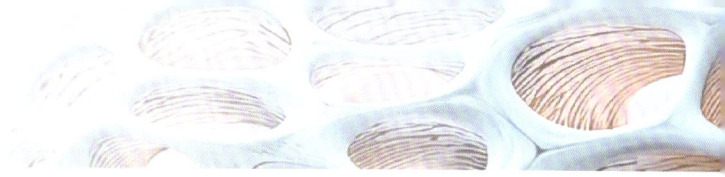

3. 免疫调节　脂肪干细胞具有免疫调节能力，能抑制过度的炎症反应，创造有利于组织修复的微环境。它们可通过分泌细胞因子和趋化因子，调节免疫细胞的活性和功能，减少炎症细胞对正常组织的损伤，促进伤口愈合。

（五）信号通路在皮肤再生中的调控作用

皮肤再生过程受多条信号通路精细调控，这些信号通路相互协作，共同调节干细胞的增殖、分化和迁移等行为，以实现皮肤的再生和修复。

1. Notch 信号通路　在表皮干细胞的分化和皮肤发育中起着关键作用，Notch 信号通过细胞间的直接接触传递信号，精准调控细胞至关重要。在皮肤再生中，Notch 信号通过 RBPJκ 和靶基因 Hes1 调控基底细胞向棘细胞的转化，维持皮肤的分化程序。

2. Wnt/β- 联蛋白信号通路　生理条件下，Wnt 信号的激活可促进表皮干细胞的增殖和自我更新、维持皮肤的稳态。在皮肤损伤时，Wnt 信号被进一步激活，促进干细胞的增殖和分化，加速伤口愈合。Wnt 信号通过调节 β- 联蛋白的稳定性和核内转录活性，激活下游靶基因的表达，从而影响细胞的增殖、分化和迁移等过程。

3. BMP 信号通路　骨形态发生蛋白（BMP）信号通过与细胞膜上的受体结合，激活下游的 Smad 蛋白，调节细胞的分化和组织形态发生。在皮肤损伤修复中，BMP 信号的调控对毛囊再生和皮肤附属器的再生具有重要意义。研究显示，适当调控 BMP 信号可促进毛囊干细胞的激活和分化，增强皮肤的再生能力。

4. Hedgehog 信号通路　Hedgehog 信号通过与细胞表面的 Patched 受体结合，释放 Smoothened 信号，激活下游 Gli 转录因子，调节细胞的增殖、分化和迁移。在皮肤损伤时，Hedgehog 信号的激活有助于促进皮肤干细胞的增殖和分化，加速伤口愈合。

（六）细胞外基质在皮肤再生的作用

细胞外基质是皮肤的重要组成部分，为细胞提供物理支持和生物化学信号。皮肤再生过程中，细胞外基质不仅作为细胞支架，还通过与细胞的相互作用调节细胞的行为和功能。

在皮肤损伤后，细胞外基质的成分和结构发生改变，为细胞的迁移、增殖和分化提供了适宜的微环境。例如，Ⅳ型胶原是基底膜的重要成分，可促进表皮干细胞的黏附和增殖；纤维连接蛋白和层粘连蛋白等细胞外基质成分可调节细胞的迁移和分化，促进伤口的闭合和组织重建。此外，细胞外基质还能结合和释放生长因子，调节生长因子的生物活性，进一步影响皮肤的再生过程。

细胞外基质的重塑是皮肤再生的关键环节。在伤口愈合过程中，成纤维细胞合成和分泌新的细胞外基质成分，同时分解和重塑原有的细胞外基质，以恢复皮肤的正常结构和功能。基质金属蛋白酶（MMPs）和组织抑制剂（TIMPs）在细胞外基质的重塑中的平衡调节对于皮肤再生和瘢痕形成的控制具有重要意义。

第三节　再生疗法的作用机制

AIE 再生疗法是一种利用间充质干细胞／干细胞外泌体来促进组织修复和再生的皮肤黏膜治疗方法，核心是用活性智能外泌体 Active Intelligent Exosome（简称 AIE 外泌体）及递送系统选择性提取外泌体，旨在利用天然的细胞间通信能力，携带和传递蛋白质、核酸、脂质等生物活性分子，或携带治疗性分子（如蛋白质、RNA 或药物），通过单独应用或者联合有创或者无创性治疗方案，针对特定疾病或损伤组织进行主动的靶向递送和智能响应，激活皮肤各层组织再生机制，恢复局部如免疫、神经、血管系统平衡，进而恢复健康状态。

一、皮肤再生修复

干细胞外泌体对皮肤修复的应用越来越广泛，通过多种生物活性成分发挥抗炎、修复和再生的多重作用，显著改善各种皮肤损伤和病理状态。基于 AIE 外泌体平台技术，开发针对皮肤修复的治疗方案，旨在综合解决多种皮肤问题。对于敏感性或受损的皮肤屏障，治疗方案适用于各种创面损伤、烧伤以及激光或物理治疗后的皮肤再生，为皮肤提供全面的护理和修复。AIE 外泌体在多种皮肤组织损伤类型中均展现出可靠的临床修复潜力，以快速抗炎、深度再生与微环境调控三重机制协同作用，在皮肤修复全周期中提供生物学支持，为外科、皮肤科、医美与创面管理等学科临床应用提供更安全、更高效、更标准化的修复方案。

（一）皮肤修复类型

炎症性皮肤病，如特应性皮炎、银屑病等在全球范围内有较高的发病率，特应性皮炎影响约 20% 儿童和 3% 成年人（特别是老年人），银屑病的全球患病率为 2% ～ 3%，这些炎症性皮肤病通常伴随着严重的瘙痒、红肿和疼痛，显著影响患者生活质量。现有治疗方案，如糖皮质激素和免疫抑制剂存在诸多不良反应，且长期效果有限，亟须抗炎修复再生。

割伤、擦伤等急性创伤，每年导致数百万人次急诊，创伤后快速、有效地处理对

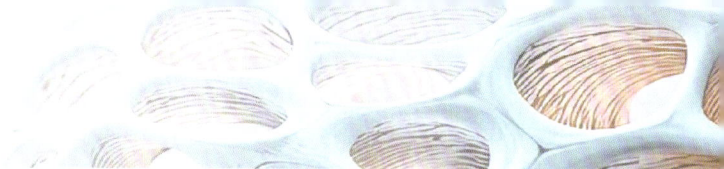

减少感染和促进愈合至关重要。急性创伤需要快速抗炎和促进愈合的方法，以减少伤口感染、瘢痕形成或炎症后色素沉着。

随着医疗美容的发展，全球每年进行数百万次整形手术，包括隆鼻、隆胸和面部抗衰老等。激光治疗和激光美容等每年要进行大量治疗，术后皮肤可能出现红肿、发热和色素沉着等反应，需要有效的抗炎和促进愈合、减少瘢痕的方法，以减少恢复时间和并发症，提高手术效果。AIE 外泌体为临床解决上述问题提供极好的治疗方法。

（二）AIE 外泌体修复机制

干细胞来源的外泌体在皮肤修复领域展现出多维度、系统性的作用机制，其生物效应不仅局限于针对特定疾病的治疗，更在多个组织层面协同激活再生机制、重塑皮肤微环境、优化免疫状态，从而实现全面的组织修复与功能恢复。

1. 抗炎调节与再生启动　干细胞外泌体富含多种抗炎性细胞因子（如 IL-10、TGF-β）以及抗炎性 miRNA（如 miR-146a、miR-21），能精准靶向炎症信号通路，有效抑制促炎性细胞因子（如 TNF-α、IL-6）的过度表达，从而限制 M1 型巨噬细胞的活化，并促进其向 M2 型抗炎表型转化。这种抗炎环境不仅为组织修复提供稳定的微环境，防止慢性炎症可能导致的二次损伤，而且外泌体还直接作用于角质形成细胞、成纤维细胞等关键细胞类型，通过激活细胞增殖与迁移信号通路，为伤口愈合和皮肤屏障重建奠定坚实的细胞基础。

2. miRNA 介导的基因调控与细胞重编程　AIE 外泌体作为天然的 miRNA 载体，能将 miR-21、miR-191、miR-222、let-7a 等功能型 miRNA 精准递送至靶细胞。这些miRNA 通过与靶 mRNA 结合，干扰其翻译过程或促进其降解，从而实现对细胞增殖、分化、凋亡等信号通路的精细调控。在皮肤损伤修复过程中，这些 miRNA 可靶向调控 TGF-β/Smad、Wnt/β- 联蛋白、Notch 等关键再生通路，激活细胞周期，加速表皮再生、真皮重构以及血管新生，进而推动组织结构的重塑和功能的恢复。

3. 蛋白质因子调节信号通路　AIE 外泌体富含多种生长因子和功能蛋白，包括表皮生长因子（EGF）、成纤维细胞生长因子（FGF）、血管内皮生长因子（VEGF）、血小板衍生生长因子（PDGF）、抗氧化调节蛋白血红素氧合酶 -1（HO-1）、超氧化物歧化酶（SOD）、过氧化氢酶（CAD）等。这些蛋白因子在靶细胞中激活血管内皮生长因子受体（VEGFR）、表皮生长因子受体（EGFR）、蛋白激酶 B（PKB）、细胞外信号调节激酶（ERK）、核因子 -E2 相关因子 2（NRF2）等信号通路，从而调控抗氧化防御系统、血管生成、细胞迁移和基质重塑等多个生理过程，帮助皮肤在氧化应激、热损伤或光损伤等不利环境中维持细胞稳态，恢复组织结构与功能（图 3-3-1）。

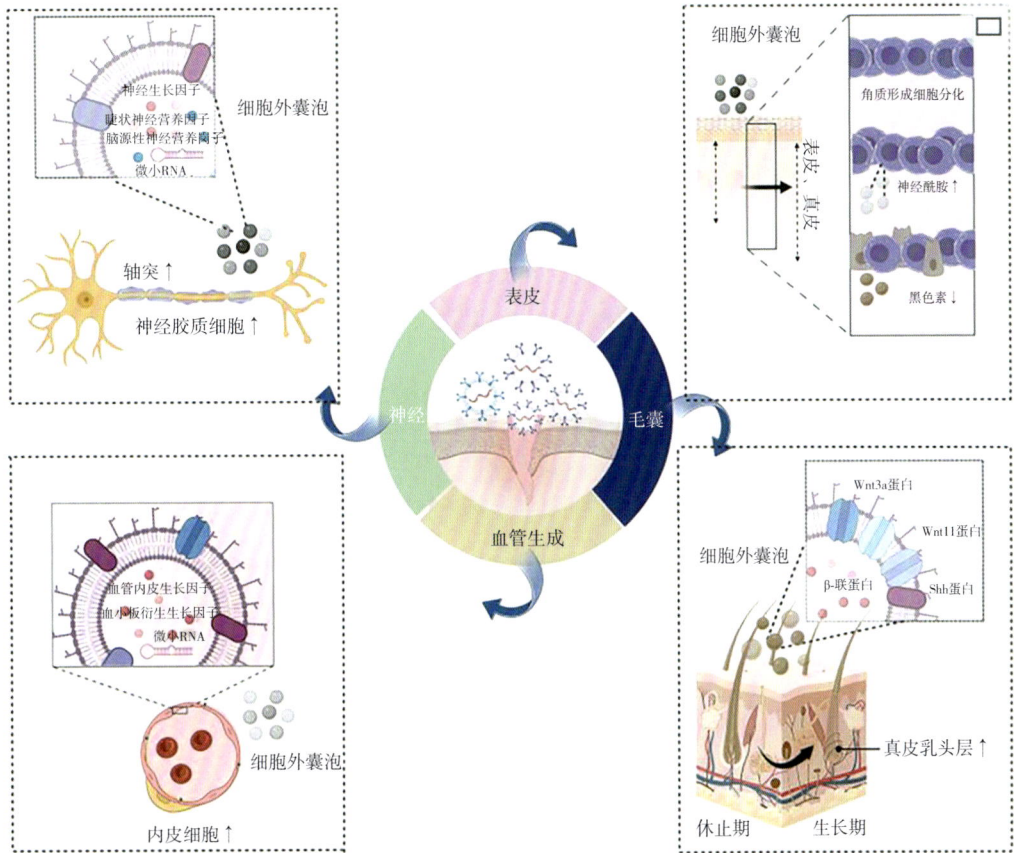

图 3-3-1 细胞外囊泡（EVs）对伤口修复的影响示意图

4. 免疫系统调节与环境再平衡 外泌体通过精准调控免疫细胞的活性、分布与表型，实现对局部免疫微环境的再平衡。一方面，外泌体能下调促炎免疫细胞（如 M1 巨噬细胞、树突状细胞、NK 细胞）释放的炎症因子，减少炎症反应；另一方面，同时上调 M2 型巨噬细胞和调节性 T 细胞（Treg 细胞）的活性，增强抗炎与组织修复能力。这种免疫调控作用不仅可减少伤口感染、降低术后并发症，还能避免因炎症持续诱导的瘢痕形成与色素沉着问题，从而促进皮肤健康修复。

5. 血管生成与营养供应重建 外泌体通过携带 VEGF、ANG-1、miR-126 等促血管生成分子，精准刺激内皮细胞的增殖与分化，增强毛细血管网络的形成，有效改善缺血创面与老化区域的氧气与营养供应，对于提高修复效率、促进胶原纤维的合成、改善组织弹性具有极为重要的意义，为皮肤的全面修复提供了充足的能量和物质支持。

6. 基质重塑与瘢痕预防 外泌体能精准调控成纤维细胞向肌成纤维细胞的转分化，并通过 miR-29、miR-125、miR-31 等分子精细调节基质金属蛋白酶（MMPs，如 MMP-3）与组织金属蛋白酶抑制剂（TIMPs）的表达平衡，促细胞外基质重建。在创

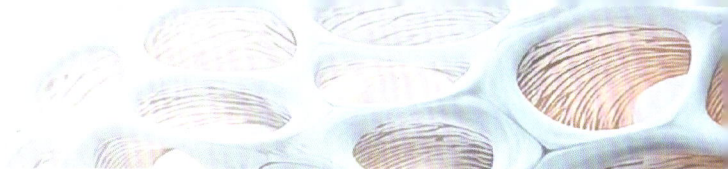

面后期修复过程中，外泌体介导的胶原纤维重构对恢复皮肤质地、改善色素均匀度及重建弹性有至关重要的作用，能有效防止过度胶原沉着与纤维化、减少瘢痕的形成，从而实现皮肤结构和功能的双重修复。

7. 协同调控与微环境重建　外泌体通过多路径、跨细胞类型的协同调控机制，能实现对皮肤微环境的系统性修复。这种修复涵盖屏障结构、免疫防御、神经调节以及血管循环等多个层面，真正实现从传统的"点对点"修复模式向"系统性"重建模式的转变，推动皮肤整体健康状态的恢复和维持。

（三）临床效果

AIE 外泌体在皮肤组织损伤修复的临床应用已在多类型皮肤受损场景中展现出广泛适用性和显著疗效。无论是急性创伤、术后创面、烧伤、水肿或慢性皮肤屏障功能障碍，AIE 外泌体均在临床指标与主观感知层面提供多维度的修复支持。受试者主观满意度评分普遍较高（＞ 90%），在接受 AIE 外泌体治疗过程中未观察到显著的局部或系统性过敏反应，临床使用安全性良好。

1. 伤口愈合时间缩短，愈合质量提高　在开放性创伤、擦伤及术后切口修复中，AIE 外泌体可显著加速上皮再生与组织重建。多项含对照组的临床观察显示，应用 AIE 外泌体敷料或凝胶的患者，其平均伤口愈合时间缩短 1.5 ~ 3.5 天，肉芽组织形成更快，创缘收缩更明显，表皮完整性恢复优于传统治疗组。

2. 红肿、渗液及疼痛等急性炎性症状明显缓解　AIE 外泌体在调节免疫细胞炎症反应方面展现出快速起效优势。临床数据显示，在术后 24 ~ 48 小时内可显著减少局部红斑、水肿与渗液现象，疼痛评分（VAS）下降幅度达 40% 以上，患者自述舒适度高、恢复期短。

3. 皮肤屏障功能恢复加快，经表皮水分丢失与水合指标改善　AIE 外泌体通过促进角质形成细胞增殖及紧密连接蛋白表达，实现对皮肤屏障的重建。在经表皮水分丢失与皮肤电阻监测的临床研究中，外泌体组经表皮水分丢失恢复曲线明显陡峭，皮肤水合度提高 25% ~ 35%，角质层功能恢复提前 48 小时以上。

4. 瘢痕形成率下降，组织重塑更柔和　在慢性溃疡、术后切口及表浅烧烫伤治疗中，AIE 外泌体干预可显著降低瘢痕评分，表现为瘢痕色素均匀、质地柔软、厚度降低。组织活检及影像随访结果显示，外泌体组胶原纤维排列更接近正常皮肤结构，α-SMA 与 TGF-β1 表达显著降低，显示肌成纤维细胞活性被有效调控，纤维化过程得到遏制。

5. 在特殊皮肤状态（糖尿病、老年、激素依赖性皮肤）中同样有效　在糖尿病患者皮肤溃疡、糖皮质激素长期使用后皮肤菲薄以及老年皮肤修复迟缓等特殊情况中，

AIE 外泌体可发挥促血管生成、免疫稳态重建与抗氧化调控的复合优势。多项临床病例显示，在糖尿病足溃疡治疗中配合常规清创，可提高肉芽生长质量，并提前结痂与提前上皮覆盖时间；在老年皮肤中可恢复皮肤张力、增加弹性、减少慢性炎性反应。

二、皮肤抗衰老

随着人们对衰老机制理解的日渐深入以及再生医学的发展，干预延缓或者改善老化症状已被广泛认同。现代社会对美学和健康标准不断提高，皮肤年轻化已从单纯的表面改善发展为涵盖功能性修复与结构性重建的综合医学美容目标。皮肤作为人体最大的器官，不仅承担屏障、防御、感觉、代谢等功能，更反映年龄、健康与生活方式的第一窗口。

（一）皮肤衰老

1. 皮肤老化的机制 随着年龄增长，皮肤干细胞的数量和功能逐渐下降，导致皮肤组织的再生能力减弱。在儿童和青少年时期，皮肤干细胞丰富，具有强大的分裂和组织修复能力，皮肤呈现柔嫩、饱满、富有光泽，轻微损伤后能迅速恢复且不留痕迹。然而随着时间进程，皮肤干细胞密度减少，分裂分化能力降低，导致皮肤出现皱纹、胶原纤维流失、损伤修复速度减慢，愈合后可能留下痕迹。这些变化与皮肤功能减退有关，表现为皮肤暗沉、松弛、下垂和皱纹增加。衰老过程中，皮肤干细胞的消耗与个体生命周期密切相关，通过生命科学技术手段适度增强皮肤干细胞的分裂和分化能力，有助于延缓这一过程。

此外，皮肤长期暴露于紫外线下，会加速皮肤光老化，表现为皮肤炎症反应加剧，真皮层胶原纤维减少和弹性纤维变性，加速皱纹的形成。光老化皮肤表现出表皮、真皮和皮下组织的老化萎缩。

2. 皮肤老化的生理变化 表皮层随着衰老进程，表皮细胞逐渐扁平化，出现皮肤变薄。表皮与真皮的结合不再紧密，角质形成细胞活力下降，细胞间连接疏松，导致皮肤松弛。此外皮肤的水合能力降低，老年人皮肤含水量通常只有青年人的 75%，表现为皮肤干燥。真皮层变薄，细胞外基质中的透明质酸、胶原纤维和弹性纤维含量随年龄增长而显著下降。随着年龄增长，皮肤血液流动减少，经表皮水分丢失增多。因此皮肤屏障更加脆弱，角质形成细胞间黏附减少，皮脂膜变薄，黑色素细胞和朗格汉斯细胞数量减少，导致皮肤屏障功能下降。特别是女性进入更年期和老年后，由于雌激素水平下降，皮肤干细胞的数量和活性降低，增殖和分化能力降低，影响皮肤动态平衡，导致皮肤新生能力下降。女性皮肤真皮较男性更薄，是女性进入更年期后面

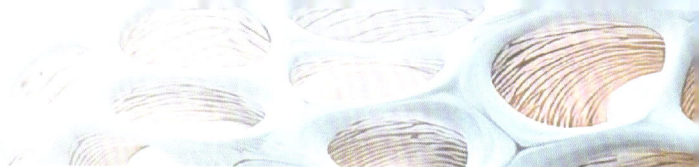

部衰老更加明显的原因。

3. 皮肤老化的临床表现　衰老的皮肤会逐渐出现多种老化症状，特别是面部皮肤出现暗黄、干纹、皱纹、松弛和粗糙，色素斑增多，长期暴露于阳光下皮肤出现老化的白色斑点和黑褐色素斑点、皱纹加深、皮肤变薄出现红血丝，易擦破流血。

（二）AIE 外泌体抗衰作用机制

1. 抗氧化与免疫调节作用　EVs 中的抗氧化酶，如超氧化物歧化酶、谷胱甘肽过氧化物酶和过氧化氢酶，可通过中和自由基和其他氧化剂来减轻氧化应激，保护细胞免受氧化损伤，减少 DNA、蛋白质和脂质过氧化。在《Stem Cells》杂志上的研究显示，MSC 衍生 EVs 能有效减轻氧化应激引起的细胞损伤，如在造血干细胞移植后的移植物抗宿主病中以及在克罗恩病的炎症控制和减少植入后的自身免疫不良反应等多种情况下，这一特性在治疗中均获得成功。MSC 通过低表达主要组织相容性复合物 II 类（MHC II）和共刺激分子（B7-1 和 B7-2），以及通过细胞间相互作用和可溶性因子的分泌，干扰免疫反应的各种途径，包括转化生长因子 -β 家族成员、白细胞介素 6 和 10、基质金属蛋白酶、一氧化氮和吲哚胺 2,3 脱氧酶。不同研究报告了 MSC 通过前列腺素 E2 的产生抑制 T 细胞增殖的能力，诱导 T 调节细胞，并在 IFN-γ 处理时在其表面表达共抑制分子 B7-H1。此外，MSC 可损害树突状细胞的成熟和功能，并在体外抑制 B 细胞的增殖、分化和趋化性。虽然这些成体干细胞的免疫刺激特性研究相对较少，但这些反应可能依赖于促炎性细胞因子的产生。MSC 的双重免疫调节功能是细胞剂量依赖性的，因为大量 MSC 抑制其生长，而非常低的 MSC 似乎刺激淋巴细胞增殖。这些观察结果对 MSC 作为细胞治疗药物的使用具有重要意义，因为细胞剂量对体内功能至关重要，并依赖于尚不清楚的因素，从而限制了临床上的使用。

2. 促进细胞再生和修复迁移　外泌体富含多种生长因子（如 EGF、VEGF、TGF-β 等），这些因子能促进皮肤细胞的增殖和分化，加速损伤组织的修复和再生。外泌体中的 miRNA（如 miR-21、miR-146a）可调控基因表达，促进皮肤细胞的生长和修复。EVs 通过传递生长因子和细胞因子（如 EGF、FGF、VEGF）促进受损组织中的细胞增殖和迁移，这一过程对于新组织的形成和重建至关重要。研究显示，ERK1/2、Akt 和 STAT3 信号通路在创面愈合过程中起到重要的作用，包括细胞增殖、迁移和血管生成等。在角质形成细胞划痕试验中，共同孵育外泌体的 ERK1/2、Akt 和 STAT3 的磷酸化水平显著高于 PBS 阴性对照组，说明外泌体可激活靶细胞的信号通路，促进细胞周期的进展和增强细胞移动性。

3. 促进血管新生　皮肤伤口的特征是由外伤、撕裂、割伤或挫伤导致的皮肤损伤。

由于这种伤害在人群中很常见，EVs 中的促血管生成分子，如 VEGF 和 PDGF 在提高受损区域的血液供应和营养物质交换中至关重要。血管新生是修复大部分组织所必需的，尤其是心脏和肌肉等高代谢组织。小 RNA 测序显示，胚胎干细胞 -eEVs 具有独特的转录组学特征，富含已知的促血管生成 miRNA。计算机模拟分析确定了 3 种具有潜在促血管生成功能的新型胚胎干细胞 -eEV-miRNA。差异表达分析显示，miR-4496 和 miR-4691-5p 在胚胎干细胞 -eEV 中高度富集，miR-4496 或 miR-4691-5p 的过表达导致体外内皮细胞管形成和伤口闭合增加，证实 miRNA 的新型促血管生成功能。

4. 促胶原纤维合成 EVs 含有促特定细胞类型分化的分子，对于组织特异性的再生，如骨骼和软骨的再生至关重要。这些分子通过影响决定细胞命运和增强组织再生的特异性起作用。在皮肤抗衰老方面，韩国的研究显示，脐带间充质干细胞来源的外泌体可轻松穿透角质层到达真皮，促进人皮肤组织中 I 型胶原和弹性纤维生成，改善皮肤质地。这些研究显示，外泌体在抗衰老应用中有广阔前景，外泌体中的生长因子和 miRNA 可刺激成纤维细胞合成更多的胶原纤维和弹性纤维，恢复皮肤的弹性和紧致度，减少皱纹和松弛度。

5. 抑制慢性炎症 慢性炎症是导致皮肤老化的关键因素之一，能引起皮肤细胞和细胞外基质的损伤，加速老化。AIE 外泌体携带多种抗炎性细胞因子，例如，白细胞介素 -10（IL-10）和转化生长因子 -β（TGF-β），这些因子能抑制炎症细胞的活性，减少促炎性细胞因子的产生，从而有效地缓解皮肤慢性炎症状态。此外，外泌体中的 miRNA（如 miR-146a）能靶向抑制炎症相关信号通路，如核因子 κB（NF-κB），进一步调控炎症反应。

临床研究表明，应用外泌体显示改善皮肤屏障功能、减少皮肤老化标志物、促进皮肤修复和再生以及提供抗氧化保护等多方面的效果。通过减少炎症介导的皮肤屏障损伤，外泌体有助于恢复和维持皮肤屏障的完整性，减少水分流失和外界刺激物的渗透。此外，外泌体还能促进成纤维细胞的增殖和胶原纤维的合成，加速皮肤的修复和再生，提高皮肤弹性。抗氧化分子的存在，如超氧化物歧化酶和谷胱甘肽过氧化物酶，有助于中和由慢性炎症引起的氧化应激，保护皮肤细胞免受自由基的伤害。

（三）临床效果

1. 皮肤外观改善，细纹减少与皮肤弹性提高 多项临床研究显示，外泌体治疗能显著减少面部皱纹和细纹，使皮肤变得更加光滑和紧致，受试者面部皱纹明显减少、皮肤弹性显著提高。研究者用客观测量工具，如皮肤弹性测试仪和显微镜分析证实了这些临床效果。此外，外泌体治疗使肤色更均匀，改善皮肤质地，使皮肤更加柔软和

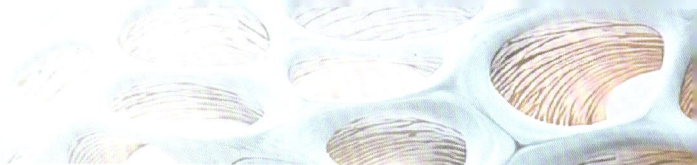

有光泽。在一项前瞻性、单盲对照临床观察中，纳入面部轻中度老化（Glogau Ⅱ ~ Ⅲ级）受试者，眼周细纹和鼻唇沟纹（俗称法令纹）变浅幅度显著优于对照组（$P < 0.01$），同时皮肤弹性升高恢复至接近中青年对照水平。

2. **皮肤弹性和厚度增强**　外泌体治疗可通过促进胶原纤维和弹性纤维的合成，显著提高皮肤的弹性和紧致度、改善松弛的皮肤，皮肤更紧致年轻。高频超声影像评估显示，受试者使用 AIE 外泌体连续 8 周，表皮厚度和真皮回声密度显著提高。组织扫描分析提示，胶原含量及排列结构改善，显示 AIE 外泌体可激活成纤维细胞功能，促进Ⅰ型和Ⅲ型胶原蛋白表达，重构真皮支架，增强整体皮肤支撑力。

3. **减少色素沉着**　外泌体治疗能减轻色素斑和色素沉着问题，改善皮肤的色调，恢复年轻的肤色。除此之外，外泌体治疗能有效地修复紫外线导致的光老化，减少皮肤的光老化迹象，如皱纹、色素沉着和皮肤粗糙。AIE 外泌体富含调节黑色素代谢的 miRNA 与抗氧化酶类，能抑制酪氨酸酶表达、降低活性氧水平、改善氧化压力环境。临床随访中，28 天内经 AIE 外泌体疗程干预的受试者，面部色素密度指数（Mexameter）下降 15% 以上，肤色均匀度指数（ITB 值）提高显著，视觉观察肤色提亮 1.5 ~ 2 阶。

三、炎症抑制与免疫调节

（一）皮肤炎症

1. **表现**　皮肤炎症包括刺激性接触性皮炎、变应性接触性皮炎、湿疹、光感性皮炎、脂溢性皮炎、激素依赖性皮炎等，是不同年龄阶段都存在的问题。皮肤在冷热变化、干燥多风季节时易出现发红、紧绷、刺激、烧灼、疼痛及瘙痒等自觉症状，临床表现为红斑、水肿、毛细血管扩张、皮肤干燥、脱屑等。由于症状明显，患者自觉症状比较严重，药物及其他治疗效果有限，且易反复发作，严重影响患者的生活质量。

2. **病因**

（1）皮肤屏障功能受损：皮肤屏障由皮脂膜和角质层构成，类似于砖墙结构。角质形成细胞为砖，细胞间脂质为水泥，共同维持屏障的完整性。屏障受损后，皮肤对外界刺激的抵御能力下降，细胞间脂质减少，保湿能力降低，自我修复能力减弱，免疫反应性增强。

（2）生活环境等因素：不合适化妆品、减肥产品、过度饮酒等均可能诱发皮肤敏感。紫外线、空气污染、季节变化、温度湿度波动、强风等环境因素均为潜在刺激原。

（3）内源性因素：长期使用糖皮质激素、心理压力、情绪波动、熬夜等内源性因素可导致免疫功能失调，影响皮肤健康。

（二）AIE 外泌体的抗炎机制

AIE 外泌体包含抗炎性细胞因子和调节分子，如 IL-10、转化生长因子 β（TGF-β）和前列腺素 E2，能通过减少促炎性细胞因子的释放和调节免疫细胞的活性来调节炎症反应。在《Nature Medicine》上的一项研究展示了 MSC 衍生 EVs 在减轻炎症反应中的作用，研究显示，EVs 通过携带这些抗炎和调节分子能有效地抑制炎症反应、调节免疫系统的活动，进而减轻多种炎症性疾病的症状。这一特性使 EVs 成为治疗多种炎症性疾病的潜在工具，进一步扩大临床应用的前景（图 3-3-2）。

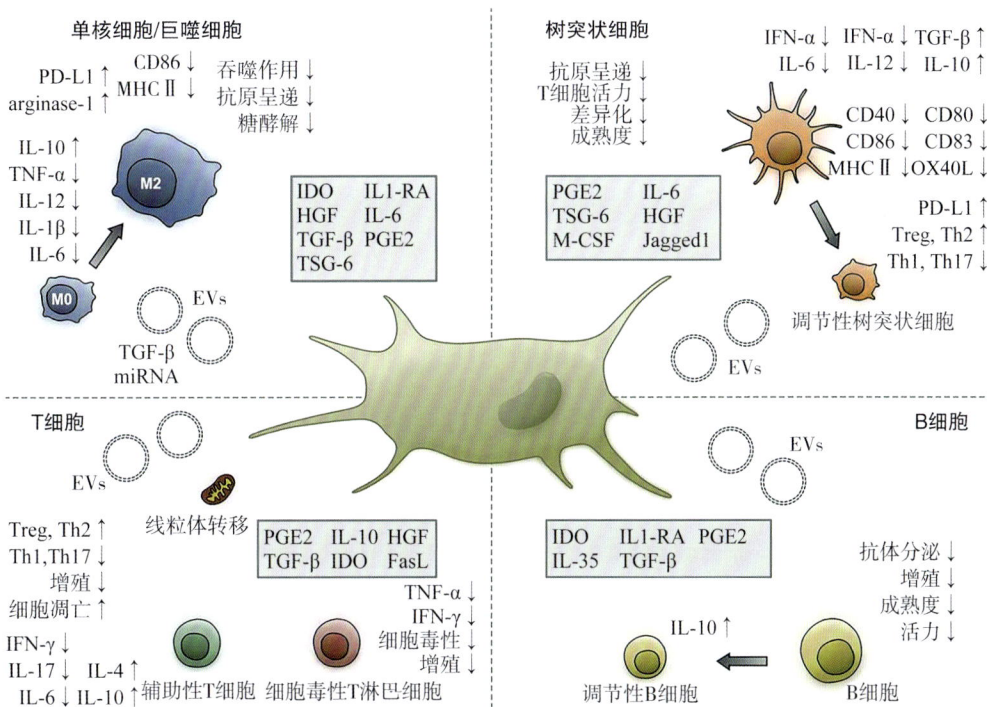

图 3-3-2　外泌体调节免疫系统的协同作用

1. 抗炎作用　调节各种免疫细胞表型和功能的能力，抑制巨噬细胞向促炎 M1 型极化，同时促进其向具有抗炎和组织修复功能的 M2 型转化。此外，外泌体还能减少中性粒细胞的迁移和活化，进一步减轻炎症反应。

在炎症抑制方面，MSC 外泌体携带的抗炎性细胞因子 IL-10 和 TGF-β 能直接作用于炎症部位，抑制炎症细胞的活性，减少促炎性细胞因子释放。此外，外泌体中的 miRNA（如 miR-146a 和 miR-155）通过靶向特定的炎症相关基因和信号通路（如 NF-κB）进一步抑制炎症反应。这些 miRNA 分子在调控免疫细胞行为方面发挥着至关重要的作用。

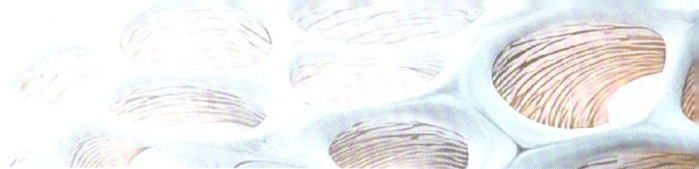

干细胞外泌体能抑制 CD4 辅助性 T 细胞（Th）1 和 Th17 细胞的生成和促炎活性，同时促进调节性 T 细胞的增殖及抑制能力。MSC-EV 还会损害促炎 CD8 T 细胞的扩增、细胞因子分泌和细胞毒性活性，同时抑制 B 细胞的分化、增殖和抗体分泌，并促进产生 IL-10 的调节性 B 细胞的生成。各种细胞膜相关和可溶性分子基本上有助于这些 MSC 介导的对固有免疫和适应性免疫的重要细胞成分的调节作用。

2. 免疫调节　AIE 外泌体中含有的抗炎性细胞因子（如 IL-10 和 TGF-β）能调节免疫细胞的活性、减少炎症，从而促进有效的组织修复和再生。在免疫调节方面，MSC 外泌体通过促调节性 T 细胞的生成和功能以及抑制效应 T 细胞（Teffs）的活性，调节免疫系统的平衡。同时，外泌体还能通过调节 B 细胞的活性，减少自体抗体的产生，并诱导过度活跃的 B 细胞凋亡，从而减轻自身免疫性疾病的症状。树突状细胞是免疫系统中的关键抗原提呈细胞，MSC 外泌体能影响树突状细胞的成熟和抗原提呈功能，降低其激活 T 细胞的能力。此外，外泌体中的因子还能促进耐受性树突状细胞的生成，这些细胞有助于诱导免疫耐受，防止过度的免疫反应。

综上所述，MSC 外泌体携带的生物活性分子，对外泌体的抗炎和免疫调节功能起着决定性作用。这些外泌体不仅能传递抗炎信号分子，还能直接影响免疫细胞的行为，包括巨噬细胞、中性粒细胞、T 细胞、B 细胞和树突状细胞。这些机制为炎症和免疫相关疾病的治疗提供了新的策略。

（三）临床效果

外泌体对皮肤炎症性疾病的治疗展示了显著的潜力。通过多种生物活性成分，MSC 外泌体能调节免疫反应、抑制炎症、促进组织修复，从而改善多种皮肤炎性疾病的症状和病理状态。

1. 炎症症状显著缓解　AIE 外泌体治疗能显著减轻特应性皮炎和湿疹患者的瘙痒、红斑、脱屑，改善皮肤屏障功能。由于外泌体的持续作用，治疗效果不仅即刻起效，还能在较长时间内维持疗效，减少复发的频率。大多数特应性皮炎轻中度患者在 3～5 天内出现红斑、丘疹减退，瘙痒及刺痛等主观症状得到缓解。

多项临床前研究显示，AIE 外泌体能显著减少银屑病病变的鳞屑和红斑，改善皮肤的外观和质地。外泌体治疗可有效降低银屑病的复发率，延长病情缓解期。此外，外泌体治疗能显著减轻炎症后色素沉着，使皮肤色调更加均匀，还能改善皮肤的整体健康状况，提高皮肤的弹性和水合作用。

2. 免疫反应调控显著，炎症复发率降低　患者应用 AIE 外泌体后，红斑、水肿的出现频率及持续时间明显减少，48 小时内红斑范围缩小 43.8%，灼热感与刺痛评分平均下降 37%。相比传统修复产品，外泌体在无激素条件下实现抗炎与舒缓功能的综合效果，依从性高，适用于术后皮肤屏障尚未恢复的状态。

截至目前，AIE 外泌体在临床应用研究中未见接触性皮炎、光敏反应或系统不良等事件。其高生物相容性与低免疫原性特点适用于各类肤质，特别是对孕产期、儿童及激素依赖性皮肤人群具有广阔的应用前景。AIE 外泌体在炎症抑制与免疫调节方面具备机制明确、作用温和、可长期使用等优势，适合用于慢性炎症状态调节、激素依赖脱敏治疗、医美术后炎性反应控制等多种情况。

四、皮肤色素调节

（一）黄褐斑

黄褐斑是一种常见的皮肤色素增多性皮肤病，影响着全球各年龄段和不同肤色的人群，常见于中年妇女。黄褐斑通常表现为黄褐色斑片，形状不规则，大小不一，常见于面部，特别是颧骨、鼻梁、上唇和额头等部位。黄褐斑通常与日晒、遗传、激素变化、年龄等因素有关，黄褐斑发生率在不同种族和地区有显著性差异。如亚洲人中黄褐斑的发生率较高，可能与遗传因素、皮肤类型以及环境因素等有关。

日晒是黄褐斑形成的主要原因之一，长期暴露在紫外线下会使皮肤产生更多的黑素，导致黄褐斑增多。激素变化也可引起黄褐斑，特别是在怀孕期间或服用口服避孕药时，女性更容易出现这种情况。此外，年龄增长也是黄褐斑出现的常见原因，随着年龄增长，皮肤中的黑素分布不均匀，容易形成斑片。

虽然黄褐斑本身不会对健康造成直接影响，但影响个人的外貌和身心健康。因此，一些人会选择使用美白产品、激光治疗、化学剥离等方法来改善黄褐斑或遮盖黄褐斑皮损。

（二）AIE 外泌体抑制黑色素形成的机制

美白皮肤"肤如凝脂肌如雪"是女性历来崇尚美的标准之一，随着年龄的增长，女性面部出现各种斑点，特别是色素斑使肤色渐变暗沉。皮肤黑色素由位于表皮基底层的黑色素细胞产生，当黑色素细胞受到外界刺激（紫外线、化学刺激、情绪压力等）时会加速合成黑色素，导致皮肤颜色变深。很多研究已发现数个色素沉着调控机制，涉及外泌体、miRNA 以及角质形成细胞与黑色素细胞之间的相互作用。

AIE 外泌体通过携带特定的 miRNA 和蛋白质，调节黑色素细胞的活性和黑色素的生成。例如，外泌体中的 miRNA 可抑制黑色素生成相关基因的表达，减少黑色素的生成。酪氨酸为黑色素细胞制造黑色素的主要原料，酪氨酸酶是酪氨酸转变为黑色

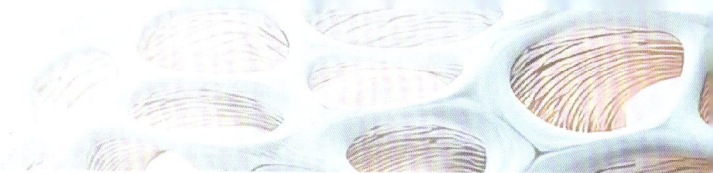

素过程的主要限速酶。外泌体中的转化生长因子β1可通过下调酪氨酸酶活性减少酪氨酸酶相关蛋白的表达，最终抑制黑色素生成，起到美白皮肤作用。实验研究显示，用紫外线照射皮肤2天，组织切片中可观察到外泌体干预试验组比对照组黑色素沉着减少、黑色素细胞数量更少、酪氨酸酶活性和黑色素含量更低。其他研究的动物实验数据也显示类似的结果。这些研究提示外泌体具有抗黑色素生成、美白皮肤的作用。

外泌体通过促进角质形成细胞和成纤维细胞的增殖和分化，加速皮肤的修复和再生，这种作用有助于恢复皮肤的均匀色调和质地。通过在角质形成细胞和黑色素细胞中检测外泌体特异性标志物TSG101表达和定位，以及角质形成细胞与黑色素细胞的共培养实验，还发现角质形成细胞来源的外泌体对黑色素细胞色素沉着的影响。这些研究结果揭示，角质形成细胞通过外泌体miRNA与黑色素细胞之间的相互作用，对于调节黑色素生成和色素斑具有重要的作用。这一发现为了解色素调控机制提供新的途径，也凸显外泌体在这一过程的重要性。

此外，外泌体富含抗氧化分子，可清除自由基，减轻紫外线和环境污染对皮肤的氧化损伤，从而预防和减少色素斑的形成。外泌体通过促进角质形成细胞和成纤维细胞的增殖和分化，加速皮肤的修复和再生。这种作用有助于恢复皮肤的均匀色调和质地。

（三）临床效果

临床研究显示，外泌体治疗通过下调黑色素细胞的活性来减少黑色素的合成，可显著减少色素斑的色度和面积，使皮肤色调更均匀，实现皮肤美白效果。另外，外泌体的应用有助于减轻炎症后色素沉着，改善黄褐斑、炎症后色素沉着等色素增多性皮肤病。通过促进皮肤细胞的修复和再生，外泌体治疗可改善皮肤的质地，肤色均匀度评分提高，肤色灰暗度评分降低。图像分析与反射光谱测定证实，其在角质层重构与黑色素分布调控方面具有显著调节效果，适用于多源性色素沉着干预，包括紫外线、内分泌、术后等因素所致。

第四节　再生疗法和医美技术的融合

外泌体可促进皮肤再生、修复皮肤屏障、具有良好的皮肤抗衰老作用，可与现有医美技术实现完美结合。

一、微针与外泌体组合使用

微针系统是由微米级针头组成的新型药物输送系统。通过形成微针阵列，这些系统能实现几乎无痛的微创经皮药物输送，弥合非侵入性和侵入性治疗之间的差距。微针已在药物输送、疫苗接种和疾病监测等领域进行了广泛研究。根据不同的制造方法和结构，微针可分为固体、空心、涂层、可溶和水凝胶类型，这些微针在经皮药物输送和其他领域中得到了广泛应用。

射频微针技术（RF Microneedling）与外泌体的结合在医美治疗中提供了一种创新且有效的方法，可实现外泌体局部给药。总的来说，能实现局部递送的微针应具备以下基本特性：①良好的机械强度以穿透角质层或组织；②有效地释放所含成分并发挥治疗作用的能力；③微针成分不会引起不良反应（图3-4-1）。

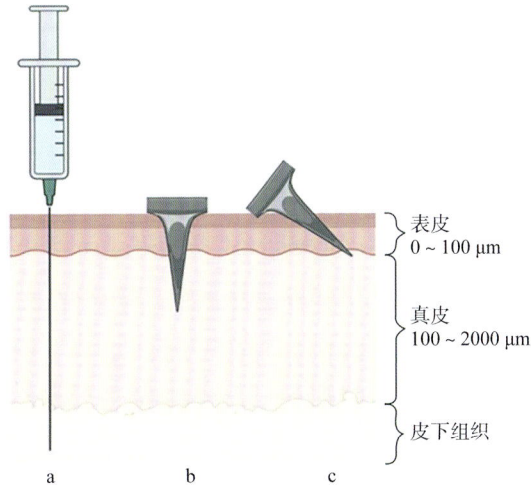

图 3-4-1　微针皮肤给药示意图

（一）作用机制

1. 增强皮肤再生　射频微针通过在皮肤上制造微小的穿孔来刺激自然愈合过程，促进胶原纤维和弹性纤维的生成。外泌体含有多种生长因子和信号分子，可进一步促进细胞增殖和皮肤修复。

2. 减少恢复时间　射频微针引起的微创伤可与外泌体中的修复成分协同作用，加速愈合过程，外泌体的抗炎特性有助于减少术后红肿和不适，与其他医美技术联合使用可提供更全面的治疗效果，改善皮肤的整体质感和外观，射频微针可改善皮肤松弛、细纹和皱纹，而外泌体则可提供额外的营养和保湿。

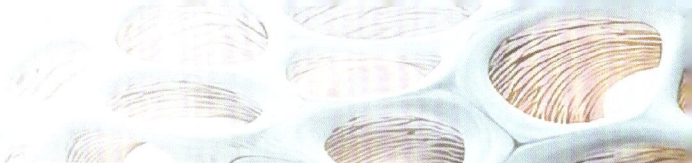

3.个性化治疗的局部输送 可根据患者的皮肤状况和治疗目标调整射频微针的深度和能量，以及外泌体的类型和浓度。微针技术用于外泌体的局部输送，可有效地将细胞、外泌体或其他生物活性成分输送到特定的组织或器官中。例如，利用微针作为输送载体，通过 3D 培养产生高质量的外泌体，促进糖尿病伤口愈合。

（二）联合应用进展

1.除细胞功能，外泌体由于其磷脂双层结构，能解决药物的疏水性和低细胞摄取问题。因此外泌体可作为载体，与微针系统形成双载体系统，以促进有效的药物递送增强细胞摄取。Yerneni 等展示使用含姜黄素的微针负载外泌体的双载体系统，改善药物摄取和皮肤靶向递送、增强细胞摄取。利用微针作为递送载体，并采用三维培养生成高质量的外泌体，在三维环境中培养的细胞外泌体显示出更高的治疗效率。可溶性材料作为微针的基质促进了外泌体药物效果的吸收，此外，通过明胶微针贴片递送负载有 miRNA-29b 的外泌体，成功防止了心肌梗死后的心脏纤维化。

2.为了进一步提高外泌体介导的递送效果，研究人员将纳米马达与微针系统结合，通过与周围环境发生化学反应产生的自驱动力驱动外泌体的运动。例如，通过 NOS 或活性氧将 L- 精氨酸转化为一氧化氮，可作为纳米马达的驱动力。这种从被动到主动的运输模式使外泌体在治疗效果上更加有效。然而我们应注意，这种基于纳米马达方法的有效性可能取决于环境的特定成分，可能不适用于不同疾病。

3.加载微冻纳米囊泡的微针的贴片在老年皮肤伤口愈合方面显示出显著的效果，通过抗菌、免疫治疗和皮肤再生机制来实现。该贴片由年轻成纤维细胞衍生的外泌体（Y-EXOs，Y-EXOs@HAMA/PVA MNP）包裹，用于深层药物输送、老年伤口愈合和免疫调节。采用喷涂和冷冻干燥法来保持纳米囊泡的生物活性，经过多次循环后实现理想的 Y-EXOs 负载和增强的渗透强度。

二、光电术后联合应用外泌体

光电术后的皮肤面临一系列挑战，包括暂时性红肿、热感、疼痛以及长期的皮肤屏障功能受损和炎症后色素沉着。在这些情况下，联合应用干细胞来源的外泌体显示出显著的治疗效果和多方面的优势。如激光射频技术通过释放高频电磁波，利用热能作用于皮肤深层，使皮肤深层组织温度升高。温度的升高会引起胶原纤维和弹性纤维的变性和收缩，进而刺激成纤维细胞的活化，促进新胶原纤维和弹性纤维的生成。此外，射频能量可诱导皮肤组织的微创伤，通过控制损伤来激发皮肤的自我修复机制，促进细胞更新和组织再生。这种技术已在皮肤重建和改善皮肤纹理和色调方面得到了广泛应用。

临床研究显示，激光射频和外泌体的联合应用比单用任何一种治疗方法效果更好。激光射频在皮肤上创建微小通道，有助于外泌体的更深层次渗透和更有效地传递，提高生物活性成分的利用率。

（一）作用机制

激光射频技术可以通过热效应刺激皮肤深层胶原纤维的重塑和新胶原纤维的合成，协同促进胶原纤维生成，从而改善皮肤的紧致度和弹性。外泌体含有多种生长因子和细胞因子，可以促进皮肤细胞的增殖和分化，进一步增强激光射频的效果。激光射频刺激胶原纤维的生成，同时外泌体通过提供生长因子和其他活性成分进一步促进这一过程。这种协同作用导致皮肤再生增强、胶原纤维和弹性纤维生成增加以及整体皮肤质量改善。近期研究显示，联合疗法可以显著减少细纹、皱纹和老年斑的出现。报告显示接受激光射频和外泌体联合治疗的患者出现皮肤水合作用、弹性和纹理的改善。临床环境中，激光射频治疗后应用外泌体可以加快愈合时间并带来更显著的抗衰老效果。这种联合疗法在治疗皮肤松弛、光老化和其他与年龄相关的皮肤问题方面特别有效。

激光射频技术通过在皮肤上产生微创伤，触发皮肤的自然修复机制。这一过程不仅促进了胶原纤维的重塑，还为皮肤的紧致和弹性铺平了道路。与此同时，外泌体这种由细胞释放的纳米级囊泡，携带着丰富的修复因子和生长因子，进一步加速了组织的愈合过程。它们不仅促进了细胞增殖和迁移，还通过抗炎作用减轻了激光射频可能引起的红肿和不适，有效地缩短了恢复时间。

（二）联合应用进展

外泌体作为CO_2点阵激光治疗痤疮瘢痕后的辅助疗法显示了良好疗效和安全性。共有25例痤疮患者接受为期12周的前瞻性、双盲、随机、双侧面部比较试验和全面部连续3次CO_2点阵激光治疗，一侧面部用脂肪干细胞外泌体凝胶治疗，另一侧面部用对照凝胶治疗。在最后1次随访中，脂肪干细胞外泌体治疗侧的改善效果显著优于对照组，痤疮瘢痕评分减少百分比为32.5%比19.9%，两组比较，$P < 0.01$。脂肪干细胞外泌体治疗侧的治疗后停工时间较短，治疗相关的红斑较轻。当CO_2点阵激光照射到面部皮肤，被射线穿透的表皮会立即蒸发成微柱直达真皮层，这些微柱称为微消融柱。微消融柱在数小时内开始再生，通常在2～3天完成上皮化。在恢复过程中，伤口重塑所需的物质会聚集，如热休克蛋白、前胶原纤维和真皮弹性纤维。在此过程

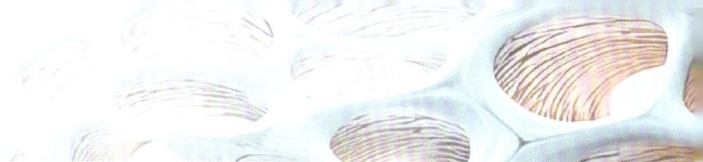

中，暂时形成的垂直通道可使外泌体有效进入真皮组织，提供多种抗炎和再生生长因子在 FCL 消融后诱导快速愈合。

临床结果显示，光电术后联合外泌体治疗能够显著提高患者的满意度，减少术后并发症，缩短恢复时间，并提高治疗效果的持久性。这些优势使外泌体成为光电术后皮肤护理的有效补充，为皮肤美容和治疗领域带来了新的方法。

三、外泌体与其他技术的联合应用

外泌体作为一种新型的治疗工具，与医美技术结合的应用前景广阔。

（一）提高水光技术治疗效果

水光技术是一种通过注射透明质酸和其他营养成分至皮肤真皮层，以提高皮肤含水量、弹性和整体外观的美容疗法。然而，效果的持久性及周期性治疗成了限制因素。外泌体含有多种生物活性分子，包括生长因子、细胞因子和非编码 RNA 等，它们能促进皮肤细胞的增殖和分化，加速皮肤组织的修复和再生。在水光治疗中，外泌体携带的生长因子，如表皮生长因子（EGF）和成纤维细胞生长因子（FGF），可显著延长透明质酸的效果、促进皮肤细胞的更新。此外外泌体中的抗炎分子，如白细胞介素 -10（IL-10），有助于减轻皮肤炎症反应，为皮肤提供更健康和稳定的微环境，有利于营养成分的吸收和作用。

外泌体的抗氧化作用不容忽视，其携带的抗氧化酶和分子能中和自由基，减少氧化应激，保护皮肤细胞免受伤害。此外，外泌体中的血管生成因子，如血管内皮生长因子（VEGF），能促进皮肤微血管的生成、改善皮肤的血液供应，从而提高水光治疗的效果。

临床研究显示，结合外泌体的水光治疗能提高皮肤的治疗满意度、减少治疗次数、延长治疗效果的持续时间并改善皮肤的整体健康状况。这些发现证实了外泌体在皮肤美容和治疗领域的潜力，为皮肤抗衰老疗法提供了新的方向。

（二）增强填充材料效果

外泌体具有较好的抗衰老与皮肤再生作用，含有的生物活性分子可促进皮肤细胞的增殖和迁移，有助于皮肤损伤的修复和再生。结合医美材料，如透明质酸、胶原纤维等，可增强皮肤的保湿和填充效果，改善皮肤质感和外观。

透明质酸是一种天然多糖，具有较强的保湿能力和组织填充效果，广泛应用于皮肤保湿、抗衰老和组织工程中。外泌体在真皮层内促成纤维细胞产生胶原纤维和弹性纤维，维持皮肤弹性和强度，增加真皮组织，从而促进皮肤抗衰老的再生和修复能力，并改善皮肤纹理、减少皱纹和细纹。在分子水平上，外泌体通过各种途径和生长因子发挥恢复活力的作用（特别是TGF-B）在皮肤修复和恢复活力方面起到影响细胞生长、增殖和分化的重要作用。外泌体携带并递送 TGF-B 至皮肤靶细胞，从而触发特定的信号级联，改善皮肤结构和功能。此外，外泌体参与调节细胞外基质。细胞外基质是一种复杂的蛋白质和其他分子网络，为周围细胞提供结构和生化支持。它们协助重塑该基质，这一过程对于伤口愈合和预防瘢痕形成很重要。外泌体的细胞调控作用与透明质酸的填充和支撑效果相结合，可在面部填充、抗衰老等美容治疗中提供更持久且自然的效果。临床试验显示，联合使用外泌体和透明质酸的面部填充剂在减少皱纹和提高面部轮廓方面具有显著效果，同时减少传统填充剂可能引起的不良反应。

（三）减少色素沉着、美白皮肤

外泌体与美白成分如维生素 C、熊果苷等结合，可提高美白效果、减少不良反应。外泌体可通过几种不同机制调节黑色素细胞的功能减少黑素生成、抑制炎症反应和调节、辅助改善肤色，为皮肤带来更加健康和光泽的外观。

已证实，外泌体可调节与色素沉着有关的基因表达，并将产生黑素的酶转移到其他细胞，使其他细胞合成和产生黑素。角质形成细胞衍生的外泌体已证实，可激活黑色素细胞前体并诱导其分化为成熟的黑色素细胞，外泌体可帮助黑色素细胞迁移到需要产生色素的皮肤区域。此外，外泌体有助于调节黑色素细胞的发育和迁移，调节黑色素细胞的活性，减少色素沉着，有助于美白和淡化色素斑。

（四）促进医美术后皮肤修复愈合

外泌体可减少术后炎症和肿胀，加速组织修复和再生，提高患者的术后满意度。在点阵激光、微针、射频微针和微晶磨皮等治疗后直接使用外泌体有助于皮肤愈合，缓解与此相关的红斑、水肿和不适。已证实，外泌体可通过减少炎性细胞因子的表达来加速从炎症伤口修复到重塑阶段。研究显示，间充质干细胞外泌体通过靶向 PKNOX1 影响巨噬细胞极化，这种作用可减少促炎性细胞因子（肿瘤坏死因子 -α 等）表达，从而有效地控制炎症反应。

激光射频技术在减少皮肤皱纹和细纹方面，通过激活皮肤的内在修复能力，有效对抗因岁月和环境因素引起的皮肤老化。干细胞外泌体由于携带的抗炎和修复成分，通过中和有害的氧化应激，保护皮肤细胞免受损伤，从而在抗衰老方面发挥作用。激光射频技术以其精确的热作用直接针对色素沉着区域，有效破坏黑色素细胞，从而减

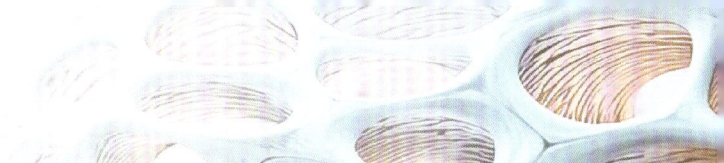

少色素的过度积累，促进肤色的均匀分布。这种技术不仅改善皮肤的整体色调，还为皮肤带来更加明亮和均匀的外观。

参考文献

［1］ AUSTIN G K, STRUBLE S L, QUATELA V C. Evaluating the effectiveness and safety of radiofrequency for face and neck rejuvenation: a systematic review[J]. Lasers Surg Med, 2022, 54(1): 27-45.

［2］ BUI V D, SON S, XAVIER W, et al. Dissolving microneedles for long-term storage and transdermal delivery of extracellular vesicles[J]. Biomaterials, 2022, 287: 121644.

［3］ BAGLIO S R, PEGTEL D M, BALDINI N. Mesenchymal stem cell secreted vesicles provide novel opportunities in (stem) cell-free therapy[J]. Front Physiol, 2012, 3: 359.

［4］ CHA H, HONG S, PARK J H, et al. Stem cell-derived exosomes and nanovesicles: promotion of cell proliferation, migration, and anti-senescence for treatment of wound damage and skin ageing[J]. Pharmaceutics, 2020, 12(12): 1135.

［5］ DE COUTO G, GALLET R, CAMBIER L, et al. Exosomal microRNA transfer into macrophages mediates cellular postconditioning[J]. Circulation, 2017, 136(2): 200-214.

［6］ DING J Y, CHEN M J, WU L F, et al. Mesenchymal stem cell-derived extracellular vesicles in skin wound healing: roles, opportunities and challenges[J]. Mil Med Res, 2023, 10(1): 36.

［7］ EL ANDALOUSSI S, LAKHAL S, MÄGER I, et al. Exosomes for targeted siRNA delivery across biological barriers[J]. Adv Drug Deliv Rev, 2013, 65(3): 391-397.

［8］ KEE L T, NG C Y, AL-MASAWA M E. Extracellular vesicles in facial aesthetics: a review[J]. Int J Mol Sci, 2022, 23(12): 6742.

［9］ KESIDOU D, BENNETT M, MONTEIRO J P, et al. Extracellular vesicles from differentiated stem cells contain novel proangiogenic miRNAs and induce angiogenic responses at low doses[J]. Mol Ther, 2024, 32(1): 185-203.

［10］ KIM E S, JEON H B, LIM H, et al. Conditioned media from human umbilical cord blood-derived mesenchymal stem cells inhibits melanogenesis by promoting proteasomal degradation of MITF[J]. PLoS One, 2015, 10(5): e0128078.

[11] KIM S, LEE S K, KIM H, et al. Exosomes secreted from induced pluripotent stem cell-derived mesenchymal stem cells accelerate skin cell proliferation[J]. Int J Mol Sci, 2018, 19(10): 3119.

[12] KU Y C, OMER SULAIMAN H, ANDERSON S R, et al. The potential role of exosomes in aesthetic plastic surgery: a review of current literature[J]. Plast Reconstr Surg Glob Open, 2023, 11(6): e5051.

[13] LI S, LI W, WU X, et al. Immune cell-derived extracellular vesicles for precision therapy of inflammatory-related diseases[J]. J Control Release, 2024, 368: 533-547.

[14] LIU Y, XUE L, GAO H, et al. Exosomal miRNA derived from keratinocytes regulates pigmentation in melanocytes[J]. J Dermatol Sci, 2019, 93(3): 159-167.

[15] EMING S A, MARTIN P, TOMIC-CANIC M. Wound repair and regeneration: mechanisms, signaling, and translation[J]. Sci Transl Med, 2014, 6(265): 265sr6.

[16] FABBRI M, PAONE A, CALORE F, et al. MicroRNAs bind to Toll-like receptors to induce prometastatic inflammatory response[J]. Proc Natl Acad Sci USA, 2012, 109(31): E2210-E2216.

[17] GRANGE C, TAPPARO M, BRUNO S, et al. Biodistribution of mesenchymal stem cell-derived extracellular vesicles in a model of acute kidney injury monitored by optical imaging[J]. Int J Mol Med, 2014, 33(5): 1055-1063.

[18] HARRELL C R, FELLABAUM C, JOVICIC N, et al. Molecular mechanisms responsible for therapeutic potential of mesenchymal stem cell-derived secretome[J]. Cells, 2019, 8(5): 467.

[19] HARRELL C R, JOVICIC N, DJONOV V, et al. Mesenchymal stem cell-derived exosomes and other extracellular vesicles as new remedies in the therapy of inflammatory diseases[J]. Cells, 2019, 8(12): 1605.

[20] KIM W J. Extracellular vesicles derived from mesenchymal stem cells for the treatment of skin wounds and regeneration[J]. Int J Mol Sci, 2018, 19(3): 695.

[21] KWON H H, YANG S H, LEE J, et al. Combination treatment with human adipose tissue stem cell-derived exosomes and fractional CO_2 laser for acne scars: a 12-week prospective, double-blind, randomized, split-face study[J]. Acta Derm Venereol, 2020, 100(18): adv00310.

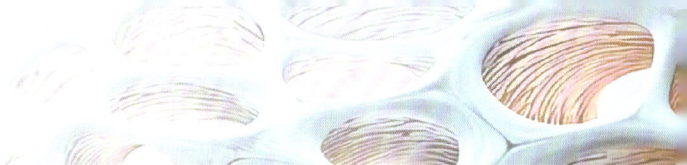

［22］LAI R C. Exosome: the next frontier for bioactive molecules[J]. Bio Essays, 2010, 32(4): 371-374.

［23］LABADIE J G, CHILUKURI S, COHEN J, et al. Noninvasive hands-free bipolar radiofrequency facial remodeling device for the improvement of skin appearance[J]. Dermatol Surg, 2023, 49(1): 54-59.

［24］LIANG B. Exosomes in cancer: therapeutic applications[J]. Lancet Oncology, 2015, 16(4): e42-e44.

［25］LIU A, WANG Q, ZHAO Z, et al. Nitric oxide nanomotor driving exosomes-loaded microneedles for achilles tendinopathy healing[J]. ACS Nano, 2021, 15(8): 13339-13350.

［26］MÜLLER L, TUNGER A, WOBUS M, et al. Immunomodulatory properties of mesenchymal stromal cells: an update[J]. Front Cell Dev Biol, 2021, 9: 637725.

［27］OLUMESI K R, GOLDBERG D J. A review of exosomes and their application in cutaneous medical aesthetics[J]. J Cosmet Dermatol, 2023, 22(10): 2628-2634.

［28］PARK J, JUNG H, JANG B, et al. D-tyrosine adds an anti-melanogenic effect to cosmetic peptides[J]. Sci Rep, 2020, 10(1): 262.

［29］SUN X, SONG W, TENG L, et al. MiRNA 24-3p-rich exosomes functionalized DEGMA-modified hyaluronic acid hydrogels for corneal epithelial healing[J]. Bioact Mater, 2023, 25: 640-656.

［30］TANG Y, ZHOU Y, LI H J. Advances in mesenchymal stem cell exosomes: a review[J]. Stem Cell Res Ther, 2021, 12(1): 71.

［31］THAKUR A, SHAH D, RAI D, et al. Therapeutic values of exosomes in cosmetics, Skin Care, Tissue Regeneration, and Dermatological Diseases[J]. Cosmetics, 2023, 10(2): 65.

［32］WANG T, JIAN Z, BASKYS A, et al. MSC-derived exosomes protect against oxidative stress-induced skin injury via adaptive regulation of the NRF2 defense system[J]. Biomaterials, 2020, 257: 120264.

［33］WILLIS G R, KOUREMBANAS S, MITSIALIS S A. Toward exosome-based therapeutics: isolation, heterogeneity, and fit-for-purpose potency[J]. Front Cardiovasc Med, 2017, 4: 63.

［34］WU J Y, WU S N, ZHANG L P, et al. Stem cell-derived exosomes: a new method for reversing skin aging[J]. Tissue Eng Regen Med, 2022, 19(5): 961-968.

［35］XIONG M, ZHANG Q, HU W, et al. The novel mechanisms and applications of exosomes in dermatology and cutaneous medical aesthetics[J]. Pharmacol Res, 2021, 166: 105490.

［36］XIN H. Systematic discovery of exosomal biomarkers for platinum-based chemotherapy response in ovarian cancer patients[J]. J Transl Medicine, 2013, 11: 176.

［37］XU J, LIN S, CHEN H, et al. Highly active frozen nanovesicles microneedles for senile wound healing via antibacteria, immunotherapy, and skin regeneration[J]. Adv Healthc Mater, 2024, 13(12): e2304315.

［38］YANG J, ZHANG X, CHEN X, et al. Exosome mediated delivery of mir-124 promotes neurogenesis after ischemia[J]. Mol Ther Nucleic Acids, 2017, 7: 278-287.

［39］YERNENI S S, YALCINTAS E P, SMITH J D, et al. Skin-targeted delivery of extracellular vesicle-encapsulated curcumin using dissolvable microneedle arrays[J]. Acta Biomater, 2022, 149: 198-212.

［40］YUAN J, YANG H, LIU C, et al. Microneedle patch loaded with exosomes containing microRNA-29b prevents cardiac fibrosis after myocardial infarction[J]. Adv Healthc Mater, 2023, 12(13): e2202959.

［41］ZHANG B, WANG M, GONG A, et al. HucMSC-exosome mediated-wnt4 signaling is required for cutaneous wound healing[J]. Stem Cells, 2015, 33(7): 2158-2168.

［42］ZHANG B, GONG J, HE L, et al. Exosomes based advancements for application in medical aesthetics[J]. Front Bioeng Biotechnol, 2022, 10: 1083640.

［43］ZHANG S, YANG L, LIU J, et al. Microneedle systems: cell, exosome, and nucleic acid based strategies[J]. Biomater Sci, 2023, 11(21): 7018-7033.

［44］ZHANG L. Exosomes in skin diseases: potential therapeutic applications[J]. Sign Transduct Target Ther, 2019, 4(3): 1-10.

［45］ZHAO L. Mesenchymal stem cell-derived exosomes as a new strategy for the treatment of skin aging[J]. J Cell Physiol, 2020, 235(1): 91-100.

［46］郭吉安 , 余丕军 , 王露萍 , 等 . 脂肪干细胞旁分泌功能在面部抗衰老领域的研究应用与进展 [J]. 中国组织工程研究 , 2017, 21(5): 789-794.

［47］蒋欢 , 刘尧 , 陈旭 . 间充质干细胞外泌体应用于组织再生的研究进展 [J]. 中国

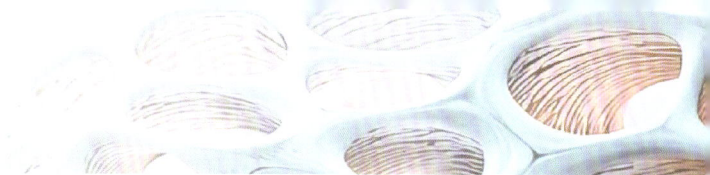

医科大学学报, 2018, 47(1): 73-77.

[48] 李洪超, 金银鹏, 王皙, 等. 人脂肪干细胞及其外泌体的分离与鉴定 [J]. 中国组织工程研究, 2018, 22(13): 2033-2038.

[49] 田新立, 江波, 颜洪. 脂肪间充质干细胞来源外泌体对角质形成细胞增殖和迁移的影响与机制 [J]. 中国组织工程研究, 2019, 23(1): 68-73.

[50] 张斌. 脐带 MSC 来源 exosome 在皮肤组织再生中的作用及机制 [D]. 镇江: 江苏大学, 2016.

第四章

皮肤生理
与再生机制

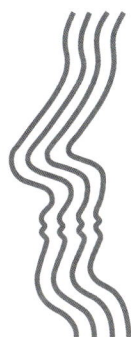

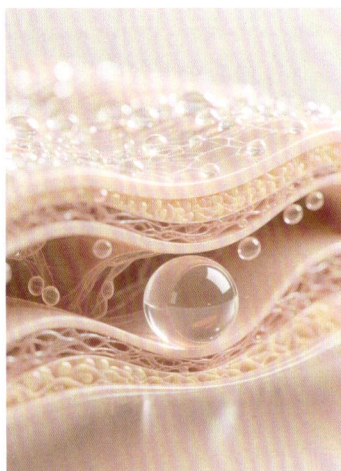

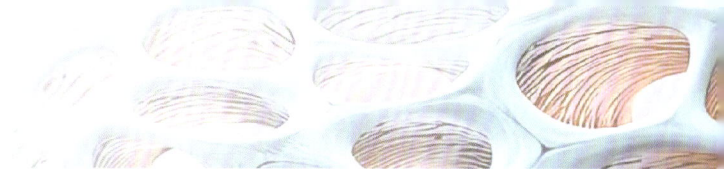

第一节　皮肤解剖和组织学

皮肤（skin）是人体最大的器官，被覆于体表，与人体所处的外界环境直接接触，在口、鼻、眼、尿道口、阴道口和肛门等处与体内各种管腔表面的黏膜互相移行，是人体的第一道防线，对维持人体内环境的稳定极其重要。

一、皮肤解剖学

皮肤是人体最大的器官，总重量约占体重的 16%，成人皮肤总面积为 1.5 ~ 2 m^2，新生儿皮肤总面积约为 0.21 m^2。除皮下组织外，皮肤厚度为 0.5 ~ 4 mm，不同个体、年龄和部位存在较大差异，厚度 0.07 ~ 1.6 mm，眼睑、外阴、乳房皮肤较薄，如眼睑 0.04 mm；真皮厚度是表皮的 15 ~ 40 倍，为 0.4 ~ 2.4 mm；枕部、背部、臀部及掌跖部位皮肤较厚，可达 3 ~ 4 mm。

皮肤由表皮、真皮、皮下组织、附属器组成，分为表皮、真皮和皮下组织，表皮与真皮之间由基底膜带相连接。皮肤中除各种皮肤附属器（如毛发、皮脂腺、汗腺和甲等）外，还含有丰富的血管、淋巴管、神经和肌肉（图 4-1-1）。

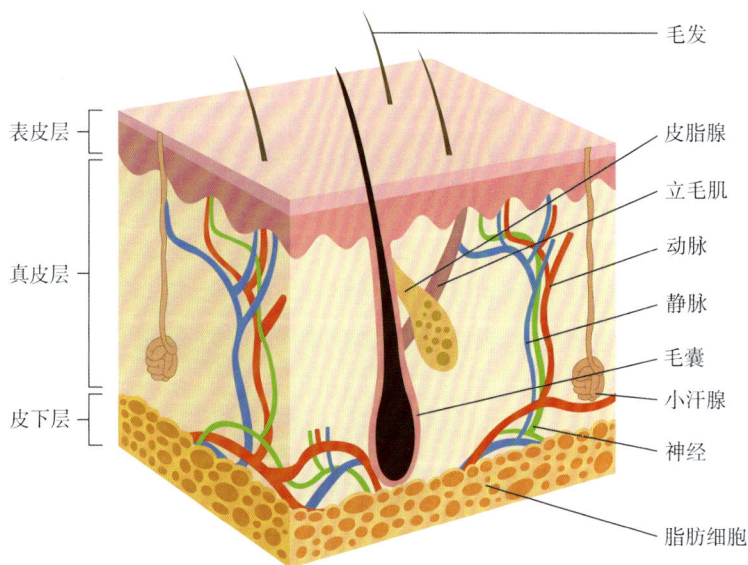

图 4-1-1　皮肤解剖结构模式图

（一）皮肤结构

1. 表皮（epidermis）　表皮细胞呈连续层状分布，由里到外分为基底层、棘层（4～8层），颗粒层（2～4层）和角质层（5～20层）。人体某些部位（如掌跖角质层厚达 20 多层）的颗粒层与角质层之间存在透明层（图 4-1-2）。

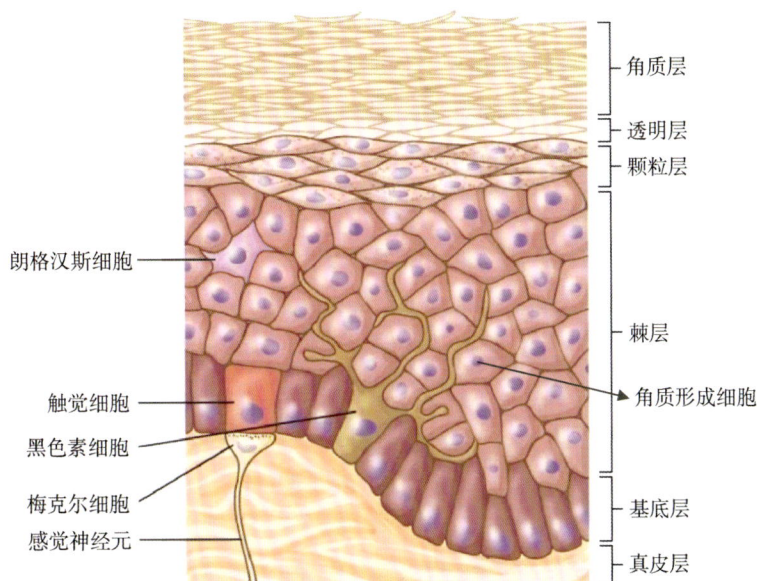

图中标注：
角质层
透明层
颗粒层
朗格汉斯细胞
棘层
触觉细胞
黑色素细胞
角质形成细胞
梅克尔细胞
基底层
感觉神经元
真皮层

图 4-1-2　表皮结构示意图

（1）基底层（stratum basale）：位于表皮底层，细胞呈单层立方状，借半桥粒与基底膜带相附着，垂直排列成栅栏状，厚度通常为 0.05～0.10 mm，具体数值可能会因个体差异和测量方法而有所不同。基底层由基底细胞、表皮干细胞、细胞间连接、基底膜等组成，发挥着维持皮肤的健康状态、促进细胞更新和修复、形成皮肤屏障保护层的作用。

（2）棘层（stratum spinosum）：位于基底层上，由 4～8 层多角形细胞组成，细胞轮廓渐趋扁平，细胞间主要靠桥粒连接，这些细胞逐渐向上分化并最终形成角质形成细胞，厚度 0.10～0.15 mm。角质形成细胞前体间有突起，含有细胞骨架的重要组成成分，如细胞间连接蛋白（desmosomes）和中间丝蛋白（intermediate filaments），这些成分提供细胞之间的结构支持。

（3）颗粒层（stratum granulosum）：一般由 2～4 层梭形或扁平细胞构成，其细胞核和细胞器溶解，细胞质内含大量形态不规则的透明角质颗粒，厚度 0.10～0.15 mm。细胞内含有颗粒状的细胞器和脂质颗粒，称为角质小体（keratohyalin

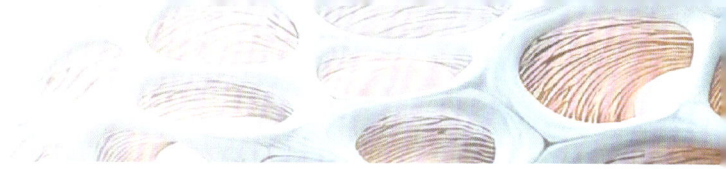

granules）。角质小体中含有角蛋白前体，如中间丝蛋白（profilaggrin）和糖蛋白（loricrin），这些蛋白参与角质形成细胞的分化和角蛋白的合成。

（4）透明层（stratum lucidum）：由 2 ~ 3 层扁平细胞组成，无细胞核，位于角质层下，仅见于掌跖等部位的较厚表皮中，厚度 0.02 ~ 0.03 mm。透明层细胞呈无核状态，含有丰富角蛋白，如角母蛋白（eleidin），提供额外的保护和支持，增加皮肤的厚度和耐久性。

（5）角质层（stratum corneum）：位于表皮最上层的皮肤组织，由 5 ~ 20 层已经凋亡的扁平角质形成细胞（角化细胞）构成，厚度 0.015 ~ 0.02 mm。角质形成细胞和角蛋白（keratin）和角质糖蛋白（loricrin）形成角质层的主要组成部分。角质层还含有天然保湿因子，如尿素、乳酸、氨基酸等，有助于维持皮肤的水油平衡。角质层提供屏障功能，保护皮肤免受外界环境的侵害和水分流失，其结构稳定性和含水量影响皮肤的水分平衡和柔软度。

2. 基底膜（basement membrane）　基底膜位于表皮和真皮之间、上皮细胞基底面与深部结缔组织间一层特化的薄膜状结构，可分为透明板、基板和网板三层，由多种分子组成，包括胶原纤维、纤维连接蛋白、蛋白多糖复合物和其他结构蛋白（图 4-1-3）。基底膜在皮肤中具有多种重要功能，包括结构支持、细胞黏附、信号传导、分子筛选、半透膜等多种功能。

3. 真皮（dermis）　真皮层位于表皮层下，由表皮下不规则致密结缔组织、纤维、基质和细胞组成，含有血管、淋巴管、神经末梢、毛囊、汗腺、皮脂腺等重要的组织和结构。真皮的厚度与活动成反比，眼睑处最薄，额、鼻尖最厚，越薄的部位越易受到内外因素影响而发生老化。

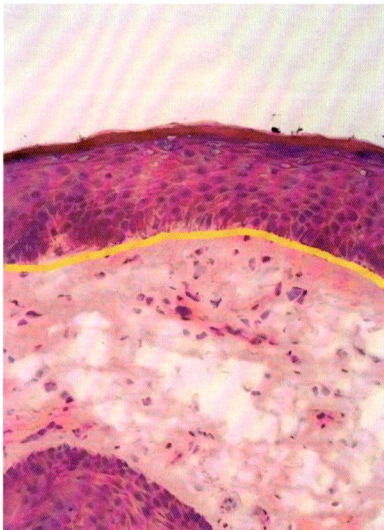

4. 皮下组织（subcutaneous tissue）　位于真皮下方，皮肤最深处，其下与肌膜等组织相连，由疏松结缔组织和脂肪小叶构成，含有血管、淋巴管、神经、外泌汗腺、顶泌汗腺等。

皮肤表面呈现独特的组织学结构，包括皮嵴、皮沟及皱襞三大特征性解剖标志。皮肤借皮下组织与深部附着，受真皮纤维束牵引形成致密的多走向沟纹，称为皮沟（skin grooves）。后者将皮肤划分为大小不等的细长隆起，称为皮嵴（skin qridges）。较深的皮沟将皮肤表面划分成菱形或

图 4-1-3　基底膜示意图（黄色线）

多角形微小区域，称为皮野（图 4-1-4）。掌跖及指（趾）屈侧的皮沟、皮嵴平行排列构成特殊的涡纹状，称为指（趾）纹，其样式由遗传因素决定，除同卵双生子外，个体之间均存在差异，该结构系胚胎发育第 13 ~ 19 周期间由真皮乳头层与表皮基底层的相互作用所定型（图 4-1-5）。

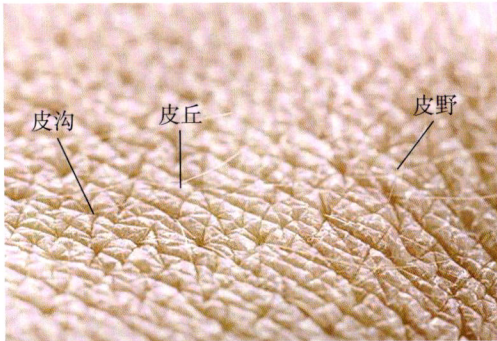

图 4-1-4　皮肤表面解剖模式图

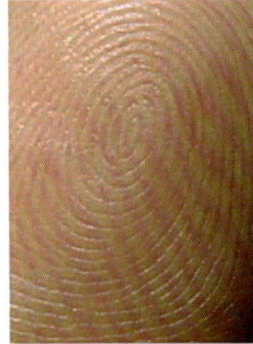

图 4-1-5　指纹示意图

　　根据皮肤的结构特点，可大致分为有毛的薄皮肤（hairy thin skin）和无毛的厚皮肤（hairless thick skin）两种类型，前者被覆身体大部分区域，后者分布于掌跖和指（趾）屈侧面，具有较深厚的沟嵴，能耐受较强的机械性摩擦。口唇、外阴、肛门等皮肤黏膜交界处的皮肤结构比较特殊，不属于上述两种类型。皮肤颜色因种族、年龄、性别、营养状况及部位不同而有所差异，即使同一人体的皮肤，在各个部位也深浅不一。

（二）皮肤附属器

　　毛发、皮脂腺、汗腺、指（趾）甲组成皮肤附属器，多存在于皮肤真皮层，各自发挥着一定的生理功能。

　　1. 毛发　毛发是角蛋白构成的圆柱状结构，分毛干（皮面外露部）和毛根（皮内部分），见图 4-1-6。毛根末端膨大形成毛球，包裹毛乳头并参与毛发生长。毛发横断面由外向内分为毛小皮（鳞状角质层）、毛皮质（角蛋白纤维主体）及毛髓质（中央疏松细胞残迹）。

　　人体毛发分为硬毛与毳毛，硬毛含髓质，粗硬色深，包括长毛（头发、腋毛）和短毛（睫毛、鼻毛）；毳毛无髓质，细软色浅，分布于面部及躯干。无毛区域包括掌跖、指趾屈面、唇红区及外阴黏膜等。毛囊斜插入真皮，与立毛肌相连，形成皮肤重要的触觉与温度调节结构。

　　2. 皮脂腺　皮脂腺广泛分布于全身（除掌跖及指趾屈面），口唇、乳晕、外阴等黏膜区亦存在独立腺体。其按解剖关联分为三类：①毛囊附属型（开口于毛囊，与毛

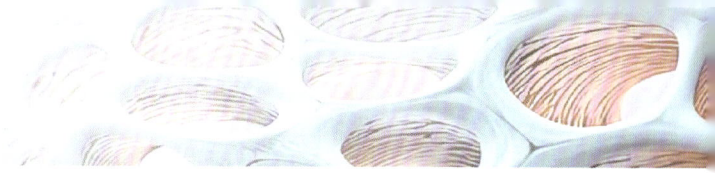

发共构毛皮脂腺单位）；②毳毛关联型（导管直通体表）；③独立型（与毛发无关，见于口唇、包皮等）。其密度以头皮、面部（前额、鼻翼）及躯干中央最高，统称皮脂溢出区，四肢（尤其小腿）分布稀疏，掌跖及指（趾）屈面则缺如。皮脂腺分泌脂质，协同汗液形成皮脂膜，保护屏障及柔润皮肤。

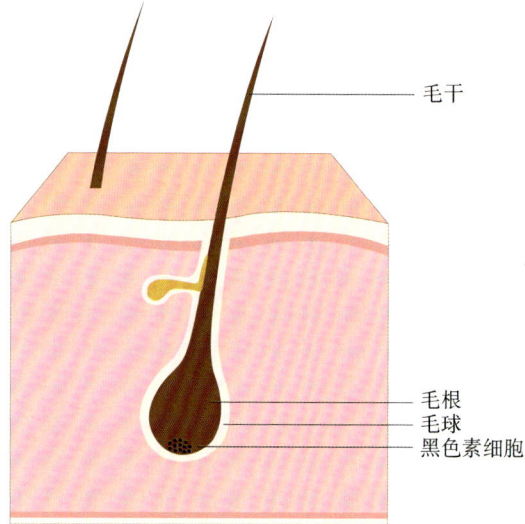

图 4-1-6　毛发解剖示意图

3.汗腺　汗腺分为外泌汗腺与顶泌汗腺两类，其分布、结构及功能具有显著差异（图 4-1-7）。

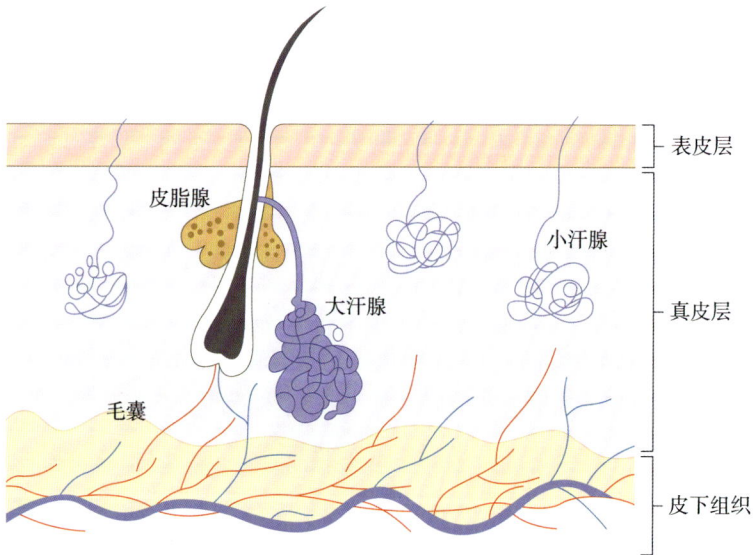

图 4-1-7　汗腺解剖示意图

（1）外泌汗腺（小汗腺）：分布于全身（除口唇、龟头等黏膜区），以掌跖密度最高，其次为面额、躯干。腺体位于真皮 – 皮下交界处，呈不规则球状盘曲，导管垂直上行穿入表皮，螺旋状开口于皮肤表面。其分泌低渗液（水分、电解质为主），通过蒸发散热调节体温，受胆碱能神经调控。

（2）顶泌汗腺（大汗腺）：仅见于腋窝、会阴、乳晕等特定区域，腺体直径约 10 倍，多位于皮下脂肪层。胚胎期源自毛囊上皮，导管开口于毛囊皮脂腺开口上方，分泌含蛋白质、脂质的黏稠液，经细菌分解产生体味，可能参与信息素传递。月经期及妊娠期分泌活跃。变型腺体包括外耳道耵聍腺、乳晕乳轮腺等。

（3）顶泌外泌汗腺（apoeccrine sweat glands）：为腋窝特殊类型，青春期由外泌汗腺转化而来，腺体大小介于两者之间，占腋窝汗腺 50% 以上。其导管直接开口于体表，分泌活动受肾上腺素能与胆碱能神经双重调控，兼具体温调节与分泌功能。

三类汗腺通过分布与结构分化，实现温度调节、社交信号及局部微环境维护等多重生理作用。

4. 指（趾）甲   由致密而坚实的角质组成，位于指（趾）末端的伸侧面，扁平而有弹性，自后向前稍有弯曲，呈半透明状。甲板前面暴露的部分称为甲体，甲体远端称为游离缘，甲板后端隐蔽皮肤皱褶下方的部分称为甲根。甲板除游离缘外，其他三边均嵌于皮肤皱褶内。位于甲体下的基底组织部分称为甲床，位于甲根下的基底组织称甲母质。指（趾）甲近甲根处有新月形的白色区，称为甲弧影（或甲半月），见图 4-1-8。

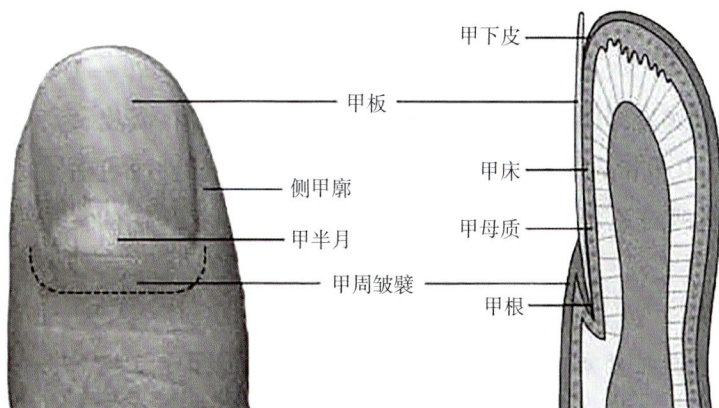

图 4-1-8 指（趾）甲解剖示意图

二、皮肤组织学

皮肤由外胚层与中胚层分化形成，外胚层发育为表皮，中胚层分化为真皮（致密

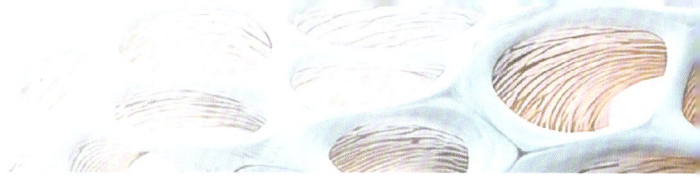

结缔组织）及皮下组织（疏松结缔组织）。表皮 – 真皮交界处呈波浪状交错，真皮形成真皮乳头伸入表皮，表皮下陷为表皮嵴（旧称表皮突），两者犬牙交错以扩大接触面积与锚定强度。

真皮乳头含毛细血管祥与触觉小体，直接营养表皮基底层并传导触觉。表皮嵴富集基底干细胞，促进再生。掌跖部的乳头体和表皮嵴比较深长，数量较多。口唇、阴茎、包皮、小阴唇和乳头部分有许多比较深长的乳头体和表皮嵴。但其他部位，如面部、下腹部等处，不仅表皮比较薄，乳头体和表皮嵴也少而短（图 4-1-9）。

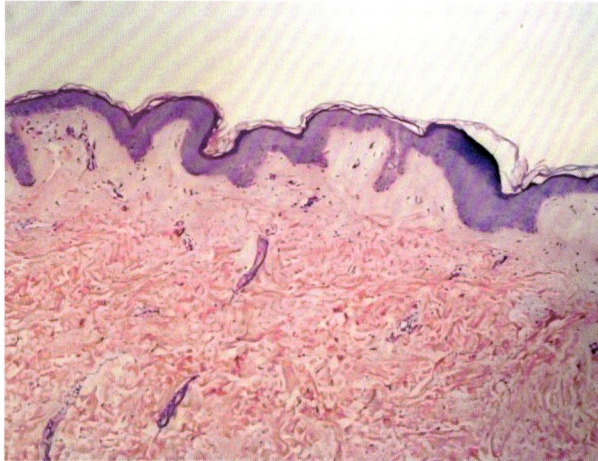

图 4-1-9　正常皮肤（HE 染色 ×40）

（一）表皮

表皮由两大类细胞组成，即角质形成细胞与树突状细胞，角质形成细胞具有细胞间桥以及丰富的胞质，而树突状细胞则无细胞间桥。

1. 角质形成细胞　最终产生角质蛋白，在向角化细胞演变过程中，其一般从内往外分为基底层、棘层、颗粒层以及角质层四层。前三层或前二层称为生发层或马尔匹基层，在某些部位如掌跖部，在角质层下方还可见到透明层（图 4-1-10）。

（1）基底层（stratum basale）：为单层柱状基底细胞组成，通常排列整齐，如栅栏状。其长轴与表皮和真皮之间的交界线垂直，由一层圆柱状基底细胞组成。基底细胞之间与上方的棘细胞之间通过桥粒（desmosomes）连接，形成机械稳定性网络。基底细胞底部通过半桥粒（hemidesmosomes）锚定于基底膜带（BMZ），实现表皮 – 真皮结构整合。

基底细胞内有数量不等的黑色素，含量与皮肤颜色一致。浅肤色者的黑色素颗粒稀疏，集中于基底细胞核上方（HE 切片中见不到），深肤色者的黑色素颗粒大量分布于胞质全层（HE 切片可见棕褐色颗粒）。

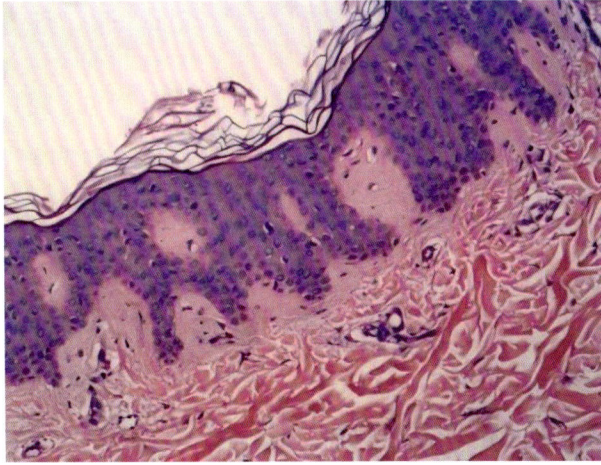

图 4-1-10　正常表皮：从上至下分别为角质层、颗粒层、棘层和基底层（HE 染色 ×200）

基底层是表皮干细胞库，是表皮中唯一具有分化能力的细胞层，具有高增殖活性。表皮增殖单元（epidermal proliferative unit，EPU）为六方形区域，每个单元含有 1 个干细胞，基底细胞层包括表皮干细胞和短暂增殖细胞，干细胞先分化为短暂增殖细胞，再定向分化为有丝分裂后细胞及终末分化细胞；可不断分裂自我更新，同时还能分化为其他上皮细胞，如基底细胞、角质形成细胞和表皮细胞等，表皮干细胞是皮肤的干细胞储备库，对皮肤的修复和再生起着重要的作用。

（2）棘层（stratum spinosum）：位于基底层上，由 4 ~ 8 层多角形细胞组成，细胞形态较基底细胞扁平，细胞间主要靠桥粒连接，这些细胞逐渐向上分化并最终形成角质形成细胞，厚度 0.10 ~ 0.15 mm。角质形成细胞前体间有突起，含有细胞骨架的重要组成成分，如细胞间连接蛋白（desmosomes）和中间丝蛋白（intermediate filaments），这些成分提供细胞间的结构支持，正常皮肤的棘突在高倍镜下看不清楚，在细胞间水肿时清晰可见。

（3）颗粒层（stratum granulosum）：一般由 1 ~ 3 层扁平或菱形细胞组成，细胞核和细胞器溶解，细胞质内含大量形态不规则的透明角质颗粒，厚度为 0.10 ~ 0.15 mm。正常皮肤颗粒层厚度与角质层厚度成正比，在角质层薄的部位仅 1 ~ 3 层，而在角质层厚的部位如掌跖，颗粒层则较厚，甚至多达 10 层。细胞内含有颗粒状细胞器和脂质颗粒，称为角质小体（keratohyalin granules）。角质小体中含有角蛋白前体，如中间丝蛋白（profilaggrin）和糖蛋白（loricrin），这些蛋白参与角质形成细胞的分化和角蛋白合成。

（4）透明层（stratum lucidum）：由 2 ~ 3 层扁平细胞组成、无细胞核，位于角

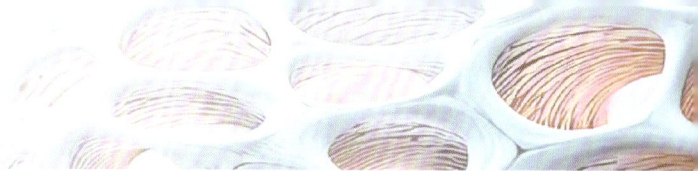

质层下，仅见于掌跖等部位的较厚表皮中，此层在足跟部位皮肤组织切片中最明显，厚度 0.02 ~ 0.03 mm。透明层细胞呈无核状态，含有丰富的角蛋白，如透明素（eleidin），提供额外的保护和支持，增加皮肤的厚度和耐久性。

（5）角质层（stratum corneum）：位于表皮最外层的皮肤组织，由 5 ~ 20 层已经凋亡的扁平角质形成细胞构成，厚度 0.015 ~ 0.02 mm。角质形成细胞（角化细胞）、角蛋白（keratin）和角质糖蛋白（loricrin）形成角质层的主要组成部分。角质层还含有天然保湿因子，如尿素、乳酸、氨基酸等，有助于维持皮肤的水油平衡。

角质层提供屏障功能，保护皮肤免受外界环境的侵害和水分丢失，其结构稳定性和含水量影响皮肤的水分平衡和柔软度。

（6）表皮基底膜带（basement membrane）：是表皮与真皮间的关键界面，在表皮 – 真皮连接处厚 0.5 ~ 1 μm，由胶原纤维、蛋白多糖复合物、结构蛋白等组成。基底膜提供细胞附着和连接支持、帮助血液中营养物质进入表皮，同时也允许表皮细胞产物通过基底膜进入真皮进行代谢的渗透屏障作用，在信号传导中发挥重要作用。其主要由以下成分组成。

1）胶原纤维：是基底膜的主要成分之一，占基底膜总量的 50% ~ 60%，主要是Ⅳ型胶原蛋白。

①Ⅳ型胶原蛋白（collagen Ⅳ）：在人类面部皮肤的基底膜中占主导地位，其含量占总胶原纤维的 50%，形成了基底膜带的三维网状结构，为基底膜提供骨架支持，参与细胞黏附和基底膜的稳定性。

②层粘连蛋白 5（laminin 5）：与Ⅶ型胶原蛋白结合构成锚丝，穿过透明层、致密下层直接插入真皮乳头层，固定真皮层；与层粘连蛋白 6/7 形成共价复合物，基底膜中经 α6β4 蛋白与Ⅳ型胶原蛋白反应，从而连接表皮与真皮；可参与细胞与基底膜之间的黏附和相互作用，对于维持基底膜带的完整性和功能至关重要，占基底膜带总蛋白质 20% ~ 30%。

③Ⅶ型胶原蛋白（collagen Ⅶ）：在细胞与基底膜之间形成桥梁，起连接和支持作用，占基底膜带总胶原纤维的 10% ~ 15%。

④ⅩⅦ型胶原蛋白（collagen ⅩⅦ）：一种跨膜蛋白，参与细胞与基底膜的附着和细胞信号传导，占基底膜带总胶原纤维的 5% ~ 10%。

2）蛋白多糖复合物：包括透明质酸（俗称玻尿酸）、硫酸软骨素、硫酸皮质酸等，这些复合物能吸收和保持水分，维持皮肤的湿润和弹性。透明质酸在基底膜中的含量相对较高，占总量的 20% ~ 30%。

3）结构蛋白：如拉梭蛋白和纤连蛋白等，与胶原纤维和纤维连接蛋白一起形成复杂的基底膜结构，提供支持和稳定性。其在基底膜的含量相对较低，占总量的 5% ~ 10%。

2. 树突状细胞　表皮中有 4 种类型的树突状细胞，其结构功能各不相同。

（1）黑色素细胞：镶嵌于基底层基底细胞之间，数目随身体部位的不同而异，在紫外线反复照射后可以增多。每 10 个基底细胞中约有 1 个黑色素细胞。黑色素细胞具有形成黑色素的功能，再通过黑色素细胞的树枝状突输送到基底细胞内。

（2）朗格汉斯细胞（Langerhans cell）：位于表皮中上部，胞质内有独特的伯贝克颗粒，故与黑色素细胞可以区别。单克隆抗体 CDla（OKT6 或 Leu6）及免疫荧光或免疫细胞化学技术是观察此种细胞的最好方法。

（3）未定型细胞：此种树突状细胞常位于表皮最下层，只有电子显微镜下才能证实。

（4）梅克尔细胞（Merkel cell）：位于表皮和口腔黏膜下，相当罕见，分布不规则，偶尔成群排列。一般认为，梅克尔细胞本质应属于 APUD（amino precursor uptake and decarboxylation）细胞系统。在哺乳动物有毛皮肤中，梅克尔细胞簇集成盘状，比较特殊，因此有人称为毛盘或 Merkel 盘。在每个梅克尔细胞基底下部紧贴着一个半月板样的神经末梢，并有一根感觉神经纤维在盘处终止，推测是一种触觉感觉器。

（二）真皮

真皮分为乳头层及网状层，主要由结缔组织构成，神经和神经末梢、血管、淋巴管、肌肉以及皮肤附属器均在真皮层。真皮结缔组织由胶原纤维与弹性纤维、基质以及细胞成分组成。细胞成分中主要含成纤维细胞、组织细胞及肥大细胞等，胶原纤维和弹性纤维互相交织在一起，埋于基质内，三者均由成纤维细胞形成，网状纤维仅是幼稚的胶原纤维，并非一独立成分，真皮层包含皮肤附属器的深部组织、血管、神经丛（图 4-1-11）。

I 型胶原是真皮基质的主要成分，另外还含有其他类型的胶原纤维（III、IV、VII型）、弹性纤维、多聚糖、纤连蛋白等，占据真皮层的绝大部分，提供结构支持和强度，使皮肤具有弹性和抗拉性。弹性纤维主要由弹性蛋白组成，赋予皮肤弹性和可伸展性。真皮层中还存在一些糖蛋白，介导细胞与细胞外基质间的相互作用，并参与细胞黏附和信号传导。

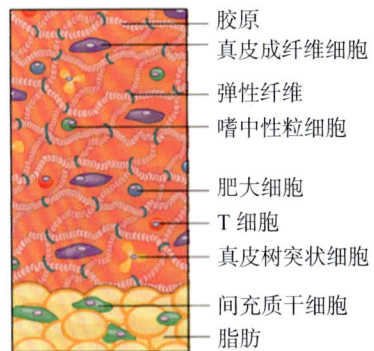

胶原
真皮成纤维细胞
弹性纤维
嗜中性粒细胞
肥大细胞
T 细胞
真皮树突状细胞
间充质干细胞
脂肪

图 4-1-11　真皮结构示意图

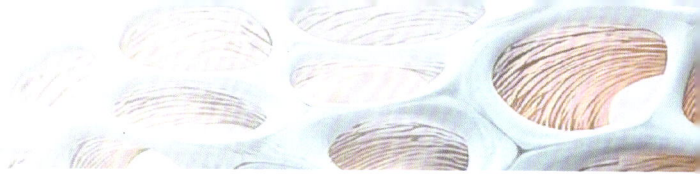

真皮层具有结构支持、营养供应、水分调节、细胞信号传导、免疫、修复和再生等功能，在维持皮肤的结构完整性、弹性和功能方面起着至关重要的作用。

1. 胶原纤维　真皮结缔组织中，胶原纤维成分最丰富。除表皮下、表皮附属器和血管附近者外，真皮内胶原纤维均结合成束。胶原纤维直径大小不一，2 ~ 15 μm。组织切片的胶原束在各个部位的粗细不等，真皮下部最粗，真皮上部最细，乳头层胶原束不但细小，而且无一定行走方向；但在真皮中部和下部，胶原束的方向几乎与皮面平行，并互相交织在一起，在一个水平面上向各种方向延伸。在胶原束中有少量散在成纤维细胞，在正常真皮上部有载黑色素细胞，在血管周围尚可见到少量肥大细胞及组织细胞（图 4-1-12）。

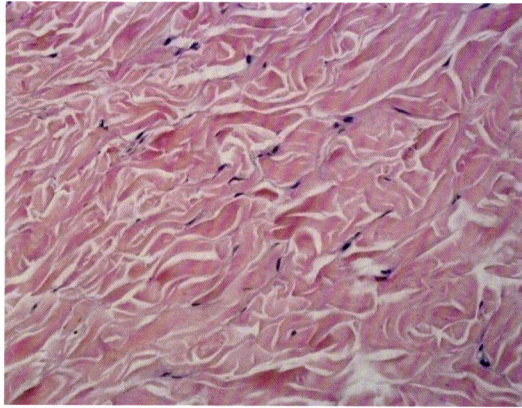

图 4-1-12　胶原纤维（HE 染色 ×100）

2. 网状纤维　是纤细的胶原纤维，直径仅 0.2 ~ 1.0 μm。网状纤维在胚胎时期出现最早。在正常成人皮肤中，网状纤维稀少，仅见于表皮下、汗腺、皮脂腺、毛囊和毛细血管周围。表皮下网状纤维排列呈网状，每个脂肪细胞周围也有网状纤维围绕。但在某些病变时，如创伤愈合、成纤维细胞增生活跃或新胶原形成的病变中，网状纤维大量增生。

3. 弹性纤维　弹性纤维直径 1 ~ 3 μm，呈波浪状缠绕在胶原束之间，在真皮下部最粗，排列方向和胶原束相同，与表皮平行。在表皮下的乳头体中，细小的弹性纤维几乎呈垂直方向上升至表皮下，终止于表皮 - 真皮交界处下方（图 4-1-13）。

4. 基质　是一种无定型物质，充满于胶原纤维和胶原束之间的间隙内，在正常皮肤中含量甚少。正常真皮内基质主要含非硫酸盐酸性黏多糖，如玻尿酸。而在创伤愈合时，新胶原形成，基质中除含有非硫酸盐黏多糖外，还有硫酸盐黏多糖，主要为硫酸软骨素。

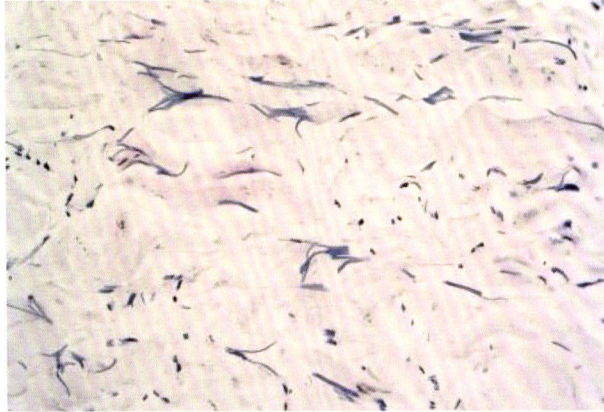

图 4-1-13　弹性纤维（HE 染色 ×100）

（三）皮下组织

皮下组织又称皮下脂肪层或脂膜，结缔组织纤维皆自真皮下部延续而来，但较疏松，充满脂肪细胞，其他结构与真皮类似。主要细胞为脂肪细胞，脂肪细胞按主要小叶和次级小叶分布，小叶被含有成纤维细胞、胶质细胞、肥大细胞的结缔组织（汗腺最深部分以及血管神经）分隔。

（四）皮肤附属器

1. 毛发与毛囊

（1）毛发：从内到外可分为 3 层。

1）髓质：毛发中心部分，由 2 ～ 3 层立方形细胞构成，在毛发末端通常无髓质。

2）皮质：毛发主要组成部分，由几层梭形上皮细胞构成。在有色毛发中，黑素即存在于此层细胞内。

3）毛小皮：又名角质膜、毛鳞片，由一层互相连叠的角化细胞构成。

（2）毛囊：不同部分有不同名称。毛囊上部自皮脂腺开口部位以上的毛囊部分，称为漏斗部；而自皮脂腺开口部以下，至竖毛肌附着部之间的毛囊部分，称为毛囊峡；毛囊末端膨大呈球状，又名毛球。毛囊由内、外毛根鞘及纤维鞘构成，前两层毛根鞘的细胞均起源于表皮，而纤维鞘则起源于真皮（图 4-1-14）。

1）内毛根鞘：由内而外分三层。鞘小皮又名鞘角质膜，是一层互相连叠的细胞；赫胥黎层（Huxley layer）为 1 ～ 3 层细胞构成；亨勒层（Henle layer）由单行排列较扁平的细胞构成。

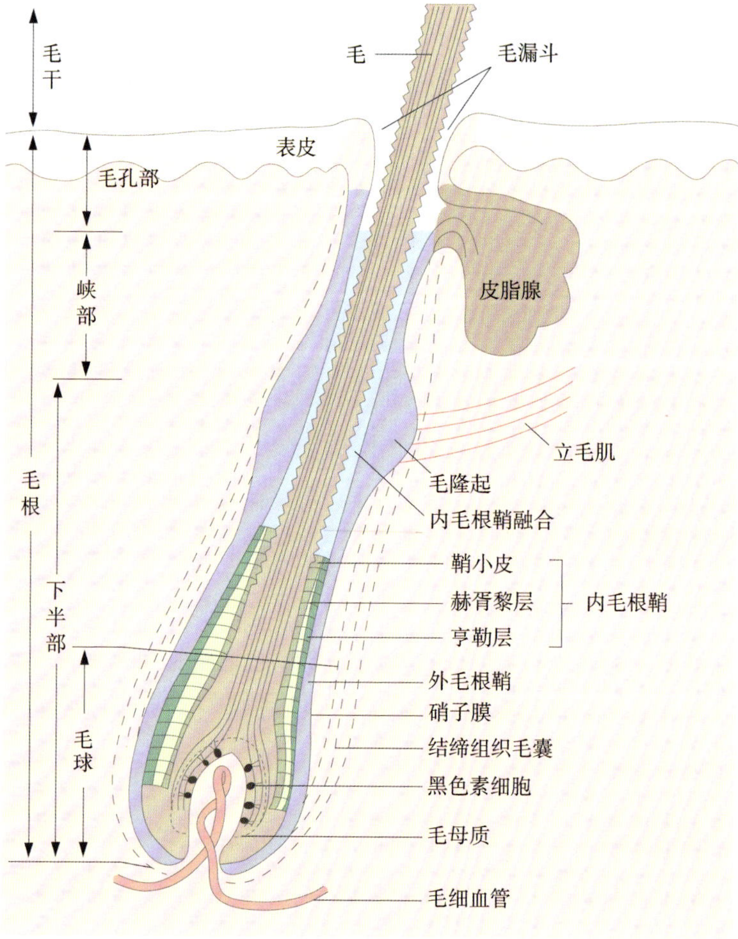

图 4-1-14　毛与毛囊示意图

2）外毛根鞘：此层相当于表皮基底层及棘层，由其延续而来，由一至数层细胞构成，最外一层为长方形柱状上皮细胞，相当于基底细胞。

3）纤维鞘：内层为透明玻璃样的薄膜，中层由波浪状致密的纤维组织构成，外层由疏松胶原纤维和弹性纤维组成，与周围结缔组织无明确界限。

（3）毛母质：由表皮细胞的团块构成，细胞形态多样，与黑色素细胞、黑素颗粒共同形成毛球。

（4）毛乳头：伸入毛球内的结缔组织，有血管和神经（图 4-1-15）。

2. 皮脂腺　是一种全浆分泌腺，无腺腔，整个细胞破裂即成为分泌物，结构分为腺体及导管两部分（图 4-1-16）。腺体呈泡状，由多层细胞构成，周围有一薄层的基底膜和结缔组织。成熟的腺体不论中央或周围细胞内均有较大的脂肪滴，核浓缩，胞质呈网状，最后核固缩消失，细胞破裂，胞质内脂肪滴与细胞碎片组成无定型物质，即皮脂。腺体最外一层细胞多呈立方形，与导管上皮细胞连续，此层细胞不断增殖形成皮脂，皮脂通过导管排至皮肤表面或毛囊内。皮脂腺的导管由复层鳞状上皮细胞构成，向下与毛囊外毛根鞘相连，向上与外毛根鞘或表皮基底细胞连续，独立皮脂腺与表皮或黏膜上皮的基底细胞相连。

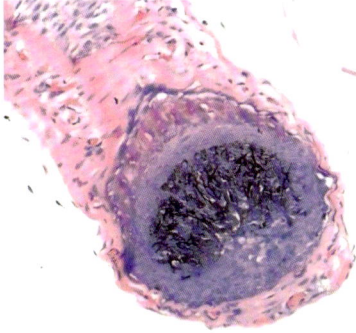

图 4-1-15　毛球和毛乳头结构（HE 染色 ×100）

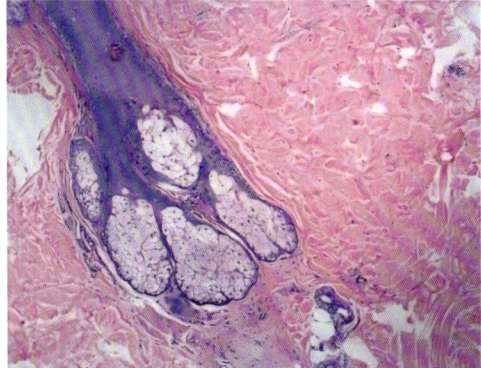

图 4-1-16　皮脂腺（HE 染色 ×40）

3. 外泌汗腺（又称小汗腺）　由腺细胞、肌上皮细胞和基底膜带组成，中央有腺腔（腺细胞和肌上皮细胞组成），腺细胞有暗细胞和明细胞两种细胞。肌上皮细胞位于腺细胞与基底膜带之间，排列成一层，其长轴与腺细胞长轴垂直，稍呈螺旋状，横切面呈三角形或半圆形，肌上皮细胞有收缩能力，有助于将汗液排入汗管内。外泌汗腺的汗管由两层立方形细胞构成，汗管内层细胞在近腔面的表浅部有小皮缘，外层细胞为基底细胞（图 4-1-17）。

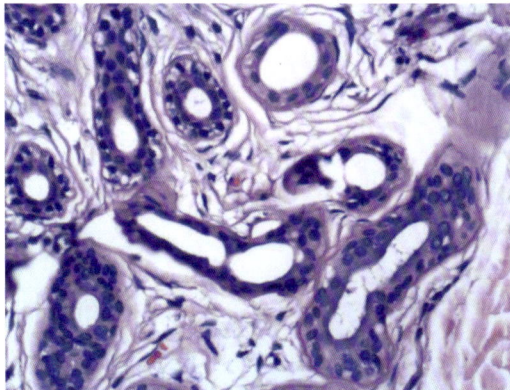

图 4-1-17　外泌汗腺（HE 染色 ×200）

4. 顶泌汗腺（又称大汗腺）　腺体由腺细胞、肌上皮细胞、基底膜带构成。腺细胞形态不一，随分泌活动而改变，形状有圆柱形、立方形和扁平形 3 种。分泌旺盛时，细胞较高，反之则较低。胞核呈椭圆形，有一至数个核仁。肌上皮细胞及基底膜带与

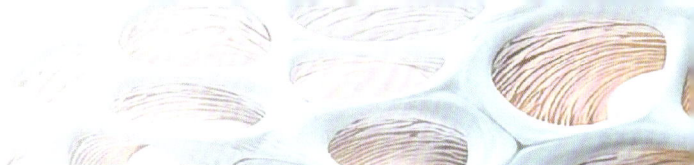

外泌汗腺相同（图 4-1-18）。

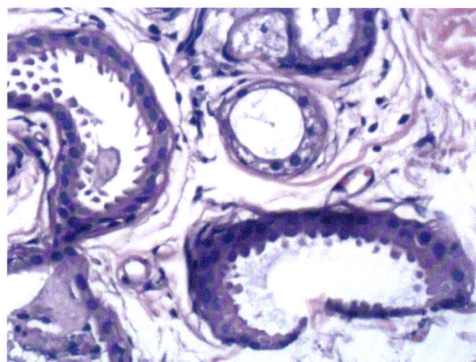

图 4-1-18　正常人顶泌汗腺腺体（HE 染色 ×200）

注：腺体由单层分泌细胞组成，胞质呈嗜酸性。外被肌上皮细胞，外周为透明基底膜带和纤维结缔组织网，腺腔内可见"断头分泌"现象

5. 指（趾）甲　由近端甲襞、甲母质、甲床、甲下皮及甲板构成。甲母质位于近端甲襞下方，由多层无颗粒层上皮组成，持续生成甲板，近端可见白色甲半月。甲床紧贴甲板腹侧，上皮仅 2 ~ 5 层细胞，角质层直接参与甲板形成，真皮内无毛囊与皮脂腺。甲下皮位于甲板游离缘下方，含颗粒层，与甲床远端衔接。甲板为半透明角质，由致密排列的甲细胞（onychocyte）构成，细胞核偶见近端或腹侧残留。甲组织特有结构为无外泌汗腺分布、甲母质 / 甲床缺乏颗粒层、甲细胞终身固着不脱落，体现高度特化的角化模式。

（五）皮肤的神经

皮肤的神经系统由周围神经分支构成，包含感觉与运动双重功能。周围神经干行至真皮深层或皮下组织时形成皮神经，其外包覆结缔组织构成的神经外膜，内含血管、淋巴管及分隔神经束的神经束膜。神经束内被神经内膜分隔为多个区域，容纳大量神经纤维。

1. 神经纤维　分为有髓与无髓两类。有髓神经纤维轴索由 Schwann 细胞多层卷曲包裹，形成板层状髓鞘，每隔 0.2 ~ 1.5 mm 出现 Ranvier 结（相邻 Schwann 细胞连接处的环形缩窄），轴索分支由此发出。此类纤维平行于皮肤表面分布于皮下，分支伴随血管进入真皮乳头层形成网状末梢。无髓神经纤维仅有 Schwann 细胞包裹轴索，缺乏髓鞘与 Ranvier 结，多参与自主神经调控。

2. 感觉神经末梢　分为游离神经末梢和终末小体。游离神经末梢失去神经膜后呈网状分布于表皮细胞间，主要传导痛觉。特化感受器包括：① Meissner 小体（触觉），

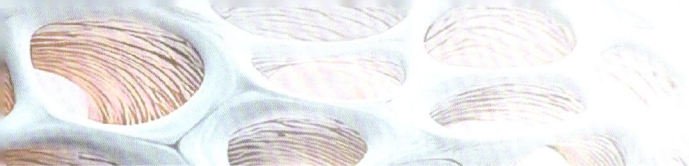

呈椭圆形，位于真皮乳头层，密集分布于指尖；② Krause 球（冷觉）与 Ruffini 小体（热觉），分别位于真皮浅层与深层，外包结缔组织膜，内含盘绕神经末梢；③ Pacini 环层小体（压觉），直径 0.5 ~ 2 mm，呈洋葱样同心圆结构，分布于真皮深层及皮下组织。自主运动神经末梢则呈树枝状分布于血管、立毛肌及腺体，调控皮肤生理活动。

（六）皮肤的血管

皮肤血管系统分布于真皮及皮下组织，形成多层功能性网络。由深至浅依次为皮下血管丛（最大血管丛，滋养皮下脂肪）、真皮下血管丛（供应汗腺、毛乳头等附属器）、真皮中静脉丛（协调血流并营养深部结构）、乳头下血管丛（平行表皮走向，储血功能显著，影响肤色）及乳头层血管丛（密集襻曲，直接为表皮提供营养）。

皮肤动脉属中小型，管壁分三层，内膜（单层内皮细胞和内弹性膜）、中膜（环状平滑肌与弹性纤维，调控血管舒缩）及外膜（结缔组织与营养血管）。随管径缩小，动脉结构简化，细动脉仅含单层平滑肌。毛细血管由单层内皮细胞构成，外覆周细胞及嗜银膜，负责物质交换。静脉与动脉伴行，管壁薄、管腔大，内膜与中膜分界模糊，外膜含弹性纤维及瓣膜（防止血液逆流）。

特殊结构血管球分布于指（趾）末端真皮浅层，实现动静脉直接吻合，由四部分构成，输入动脉（肌性中膜）、肌性动脉段（无弹性膜，含血管球细胞与神经网）、薄壁静脉段（单层内皮）及输出静脉（汇入深部血管丛）。该结构可快速调节局部血流量，参与体温维持与压力感知。

（七）皮肤的淋巴管

皮肤淋巴管稀疏，常规染色下不易识别，主要承担组织液引流与免疫监视功能；起始于真皮乳头层中下部交界处，由不规则窦状毛细淋巴管构成，管壁仅含单层内皮细胞，缺乏周细胞（Rouget 细胞）。毛细淋巴管逐渐汇合形成集合淋巴管，管壁结构与静脉相似但更薄。内膜为内皮层，中膜含少量无序排列的平滑肌，外膜以结缔组织为主。

淋巴管经真皮深层延伸至皮下组织，最终注入淋巴结并参与全身循环。与毛细血管相比，淋巴管腔形态不规则且通透性更高，可高效回收大分子物质（如细胞碎片、抗原），是皮肤免疫微环境的重要组分。

（八）皮肤的肌肉

皮肤的肌肉以平滑肌为主，竖毛肌连接真皮乳头层与毛囊中部，收缩引起毛发竖

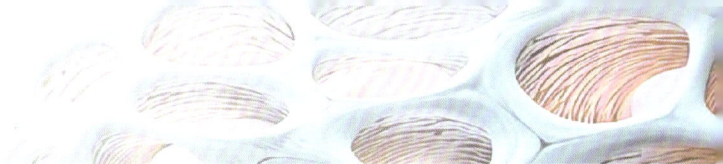

立。血管壁、阴囊肌膜及乳晕含平滑肌层，调控血流与器官形态。汗腺周围的肌上皮细胞具收缩功能，促进汗液排出。面部表情肌为横纹肌，附着于真皮深层，驱动面部动态表情。

三、皮肤的超微结构

（一）表皮的超微结构

1. 表皮角质的构成

（1）基底层：是表皮生发核心，由单层柱状角质形成细胞构成。基底细胞底部通过半桥粒锚定于基底膜带，半桥粒处胞膜增厚并连接胞内角蛋白中间丝（张力丝），形成机械应力传递网络。相邻基底细胞间以桥粒连接，桥粒由相邻细胞膜形成对称致密斑，间隔 30 ~ 60 nm，中央含嗜锇性黏附层，角蛋白丝束从桥粒胞质面放射状延伸至胞质内，维持细胞间结构稳定性。

基底细胞胞质富含游离核糖体及粗面内质网，线粒体多聚集于核周。角蛋白中间丝直径 5 nm，垂直表皮 - 真皮界面规则排列，构成细胞骨架主体。黑素颗粒以成熟态存在，多位于核上方呈帽状分布，部分散于胞质内，其内无典型板层结构。高尔基体发育较弱，提示分泌活性较低。细胞核呈卵圆形，双层核膜间具有 60 nm 的透明间隙，外膜胞质面附着核糖体颗粒，核孔调控核质交换。基底细胞通过半桥粒 - 角蛋白丝系统与真皮紧密锚定，同时依赖桥粒网络维持上皮层的整体性，其结构特性为表皮持续再生及屏障功能奠定基础。

（2）棘层：由 4 ~ 8 层多角形角质形成细胞构成，是表皮机械强度与屏障形成的关键过渡区。棘细胞通过桥粒紧密连接，其超微结构与基底层相似。相邻细胞膜形成对称性致密斑，中央含嗜锇性黏附层，间距 30 ~ 60 nm。胞质内张力丝（直径 5 ~ 10 nm）显著增多，于桥粒附着处聚集成束，形成三维网状骨架，而在胞质其他区域呈无序分布。接近颗粒层时，细胞逐渐扁平化，长轴平行于表皮表面，张力丝趋于水平排列。

棘细胞胞质富含游离核糖体及粗面内质网，线粒体结构正常但分布无核周聚集倾向。黑素颗粒散在分布，与基底细胞不同，其位置与核无明确关联。棘层上部细胞出现特征性被膜颗粒（Odland 小体），直径 100 ~ 200 nm，呈圆形厚壁结构，内含同心圆板层脂质。随着细胞上移，颗粒向胞膜迁移并通过胞吐作用释放脂质内容物，扩散至细胞间隙形成多层板层结构，参与表皮脂质屏障构建。

棘细胞表面具绒毛状突起，桥粒间胞膜呈不规则折叠，增强细胞间机械耦联。此层桥粒密度显著高于基底层，但张力丝 - 桥粒锚定模式由垂直向水平过渡，为后续颗粒层至角质层的终末分化奠定结构基础。棘层通过动态整合细胞骨架重组与脂质分泌，实现表皮从生发到屏障功能的转化。

（3）颗粒层：由 2 ～ 3 层扁平角质形成细胞构成，是向终末分化的关键过渡区。核心特征为大量透明角质颗粒（电子致密、形态不规则），直径随细胞上移逐渐增大，最终占据胞质主体。电镜证实这些颗粒实为张力丝（角蛋白中间丝）的聚集区，周围环绕直径 12 nm 核糖体，纠正光镜下"独立包涵体"的误解。

颗粒层细胞器（线粒体、内质网）显著减少，残留少量黑色素颗粒及被膜颗粒（Odland 小体）。细胞膜形成浅层折叠，桥粒结构较棘层更致密，维持机械稳定性。透明角质颗粒释放的富含组氨酸的角蛋白相关蛋白（如丝聚蛋白前体），在后续角质层水解为天然保湿因子，协同脂质板层构建皮肤屏障；此层通过张力丝重组与蛋白交联，启动细胞核降解及胞质固缩，为角质层无核鳞屑的形成奠定基础。

（4）角质层：由 4 ～ 8 层无核扁平细胞构成，是终末分化的物理屏障，其下方过渡层（颗粒层与角质层交界处）存在移行细胞，胞质内充满增大的透明角质颗粒（角蛋白丝聚集体），最终形成均质化电子致密基质。角质层细胞完全丧失细胞核及细胞器（线粒体、内质网等），仅保留直径 10 nm 角蛋白细丝，平行于表皮表面嵌入致密基质中，部分细丝横切呈管状结构。角化过程存在异质性，深层细胞角化程度略高于表层。

角化细胞膜经历动态重构：下层细胞膜呈双层电子致密结构（间隔透明区），上层融合为 12 nm 厚均质膜，增强机械抗性。桥粒结构演变为嗜锇小体，相邻细胞间形成透明间隙带，脱落时桥粒在此断裂。角化细胞沿表皮波浪状排列，表层细胞通过膜脂质与角蛋白丝 - 基质复合体形成连续防水层。此结构通过细胞间脂质与角蛋白网络协同作用，实现机械防护与渗透屏障功能，最终脱落的角化细胞完成表皮代谢循环。

表皮角化过程的核心是张力丝与基质的动态重组。基底层的柱状细胞中，直径 5 nm 张力丝垂直表皮 - 真皮界面规则排列，通过桥粒与半桥粒锚定形成力学网络。随着细胞向颗粒层迁移，张力丝逐渐转向水平，并与增大的透明角质颗粒（电子致密结构）相互作用，这些颗粒实为角蛋白丝聚集体，周围环绕直径 12 nm 核糖体。颗粒层细胞通过释放富含硫的基质（嗜锇性），将张力丝包裹成致密束状结构。

进入角质层后，张力丝直径增至 10 nm，完全嵌入均质化基质中，形成"细丝 - 基质复合体"。基质含高硫蛋白（如兜甲蛋白），通过二硫键交联增强屏障稳定性。角化细胞丧失细胞核及细胞器，仅保留平行排列的角蛋白细丝，其横切面可呈管状。基底至表层的角化呈现梯度特征，即下层细胞角蛋白网络较疏松，上层则高度致密化，

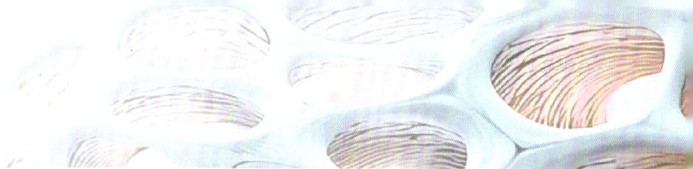

类似毛发的终末角化模式。这一过程通过张力丝走向调整（垂直→水平）、直径增大（5→10 nm）及基质交联，实现机械强度与屏障功能的逐级优化，最终形成由角蛋白 - 基质复合体主导的物理化学防护层。

（5）桥粒：桥粒是相邻角质形成细胞间的锚定复合体，电镜下呈成对纽扣样结构，间隔 25～30 nm 细胞间隙，内含中央致密层及交织的细丝。两侧细胞膜胞质面各有一盘状附着斑，由高电子密度物质构成，直径为 10 nm 张力丝呈襻状穿行其中，折返胞质形成力学支撑。附着斑内侧延伸出跨膜连接丝（transmembrane linker），穿透细胞膜与中央层细丝交联，增强细胞间黏附。基底细胞底部通过半桥粒锚定于基底膜，结构为单侧附着斑，张力丝由此放射状延伸至胞质，并通过整合素与基底膜层粘连蛋白连接。桥粒 - 半桥粒系统通过张力丝网络与跨膜蛋白协同，形成表皮连续力学框架，维持屏障稳定性及抗剪切能力。

2. 黑色素细胞　在电子显微镜下，黑色素细胞与表皮细胞不同，有树枝状突起，而无桥粒，但含有许多线粒体、小泡状结构及少数细丝，并有不同时期（Ⅰ～Ⅳ期）的黑色素体。

3. 朗格汉斯细胞　是表皮免疫特化细胞，胞质透亮（缺乏细丝），有树枝状突起，无桥粒。超微特征为含棒状 / 球拍状伯贝克颗粒及扭曲核，高尔基体发达、线粒体丰富。分布于表皮全层并可作核丝分裂，有别于黑色素细胞等表皮细胞。

4. 未定型细胞　常位于表皮下层，缺乏黑色素体及伯贝克颗粒。此种细胞的性质有两种观点：①可能分化为朗格汉斯细胞，因此是一种未分化的细胞；②可能为黑色素细胞的前身。

5. 梅克尔细胞　位于表皮基底层的神经内分泌细胞，直接贴附于基底膜。其胞质内含 80～200 nm 膜包被电子致密颗粒（类似肾上腺嗜铬颗粒）及角蛋白样细丝束，偶与相邻角质形成细胞形成桥粒。基底部与富含线粒体的无髓神经轴突终末构成梅克尔盘，介导触觉信号传导。该细胞具有 APUD 特性（具有摄取胺前体并进行脱羧反应能力），能合成胺类及多肽激素，故属于弥散神经内分泌系统。超微结构特征支持其兼具机械感受与神经分泌功能，在皮肤感觉及局部免疫调节中发挥重要作用。

（二）表皮 - 真皮结合部的超微结构

表皮 - 真皮结合部的超微结构由四层组成，共同维系表皮与真皮的力学及代谢连接。

1. 细胞胞质膜　基底层角质形成细胞底部胞膜形成半桥粒，角蛋白中间丝（张力丝）锚定于此，构成力学传递核心。

2. 透明板（20 ~ 40 nm）　位于半桥粒下方，电子密度低，含层粘连蛋白（laminin）、缰蛋白及巢蛋白（nidogen）。锚丝（直径 3 ~ 4 nm）贯穿透明板，连接半桥粒与致密板。基因缺陷（如缰蛋白异常）可致交界型大疱性表皮松解症或瘢痕性类天疱疮的改变。

3. 致密板（80 ~ 200 nm）　分内层（10 ~ 20 nm，弱嗜锇）、中层（50 ~ 150 nm，强嗜锇）、外层（10 ~ 20 nm，弱嗜锇），主要成分为Ⅳ型胶原，形成连续致密带。

4. 致密板下带有四种纤维性结构　锚丝（5 ~ 7 nm）连接半桥粒至致密板；锚纤维（20 ~ 60 nm）自致密板伸入真皮，交织成网或环绕胶原纤维，构成力学支架；微原纤维由锚纤维末端分裂形成，与弹性纤维融合，增强弹性；胶原纤维主要为Ⅰ型胶原，与锚纤维协同抵抗剪切力。

该复合结构通过蛋白 - 纤维网络（层粘连蛋白 - Ⅳ型胶原 - 锚纤维）实现跨层力学耦联，其完整性对皮肤抗机械应力及营养交换至关重要，结构蛋白异常可引起大疱性皮肤病及瘢痕形成。

（三）真皮结缔组织的超微结构

真皮结缔组织的超微结构由胶原纤维、网状纤维和弹性纤维共同构成，三者协同维持皮肤的力学特性与弹性。

1. 胶原纤维　是主要的机械支撑成分，由胶原纤维束组成。胶原原纤维具有特征性周期性横纹，间隔 68 nm，源于胶原分子（长 300 nm、宽 1.5 nm）的平行排列及周期性重叠。原纤维直径 70 ~ 140 nm（平均 100 nm），幼稚纤维较细，成熟后增粗。胶原分子通过交联聚合形成稳定三维网络，赋予真皮抗拉强度。

2. 网状纤维　本质为未成熟Ⅲ型胶原原纤维，直径 40 ~ 65 nm，同样具有 68 nm 横纹周期；表面黏多糖基质含量（4.5%）显著高于胶原纤维（1%），导致嗜银性特征。网状纤维分布于血管、附属器周围，形成纤维支架，创伤修复时增生并逐步被Ⅰ型胶原替代。

3. 弹性纤维　由无定形弹力蛋白与直径 5 ~ 15 nm 的弹性原纤维复合而成。电镜下弹力蛋白呈中等电子密度，弹性原纤维（嗜锇性）嵌入其中，形成"芯 - 鞘"结构。弹性原纤维含原纤维蛋白（fibrillin），指导弹力蛋白沉积，最终形成可逆伸展的弹性网络，赋予皮肤回弹能力。

胶原与弹性纤维的配比决定区域力学特性，网状层胶原粗大密集，抗剪切力；乳头层胶原纤细疏松，协同弹性纤维实现动态形变。三者通过基质（糖胺聚糖、纤维连接蛋白）交联，形成真皮多层次力学响应体系。

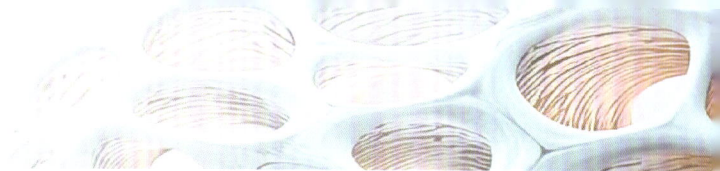

第二节　皮肤生理学

皮肤是人体最大的器官，具有屏障和吸收、分泌和排泄、体温调节、感觉、免疫、呼吸、内分泌等重要生理功能，参与全身各种功能活动并维持内环境的稳定，对于机体的健康十分重要。

一、皮肤的屏障和吸收功能

皮肤可保护体内各种器官和组织免受物理性损伤、化学性刺激及微生物的侵入，同时角质层细胞具有半透膜功能，可防止体内营养物质、电解质和水分的丢失。正常的皮肤屏障功能是保障皮肤、附属器以及被皮肤覆盖的组织器官健康的重要前提。

（一）皮肤屏障和功能

狭义皮肤屏障功能通常指表皮（尤其是角质层）的物理性屏障结构，是表皮渗透屏障。而广义皮肤屏障功能有生态屏障、化学屏障、物理屏障、免疫屏障、色素屏障等，起稳定和恢复皮肤稳态的作用，并在受到外界伤害时起保护和防御作用。对皮肤屏障不同部分功能的最佳理解是，开发以保护皮肤完整性和支持恢复受损屏障。表皮渗透屏障与免疫屏障、微生态屏障、化学屏障等密切联系，共同构成了皮肤屏障的整体防御系统，某一屏障功能异常会影响其他屏障功能（图 4-2-1）。

1. 主要结构与功能

（1）化学屏障：皮肤表面的天然保护层包含酸性成分，如皮脂和天然保湿因子，维持皮肤弱酸性（pH 4.0 ~ 6.0），从而形成化学屏障，有助于阻止细菌和其他病原体的生长，维持皮肤的健康状态，维持正常的酸性环境，可加速受损皮肤屏障修复。

（2）微生物屏障：皮肤上存在着丰富的微生物群落，称皮肤微生物组。这些微生物与皮肤形成共生关系，并参与形成微生物屏障；可通过竞争和产生抗菌物质来抑制病原微生物的生长，维持皮肤的健康状态。

（3）物理屏障：皮肤的物理屏障功能具有双向性，一方面具有对外界机械性、物理性、化学性、微生物损伤的防护作用，保护着体内各个重要脏器；另一方面可防止体内营养物质、水分丢失，维持皮肤的含水量。皮肤的物理屏障由皮脂膜及角质层构成（图 4-2-2）。

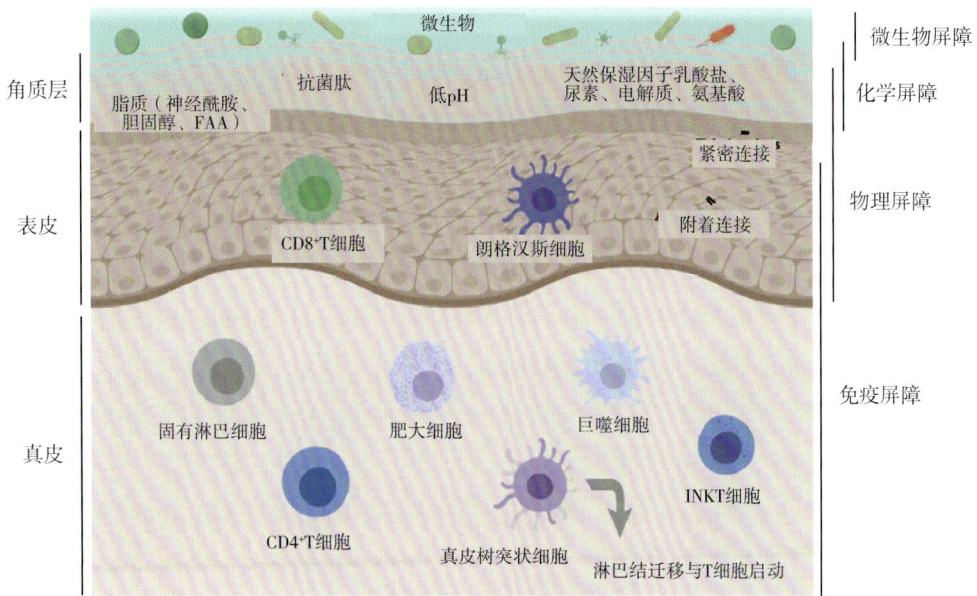

图 4-2-1　皮肤屏障示意图

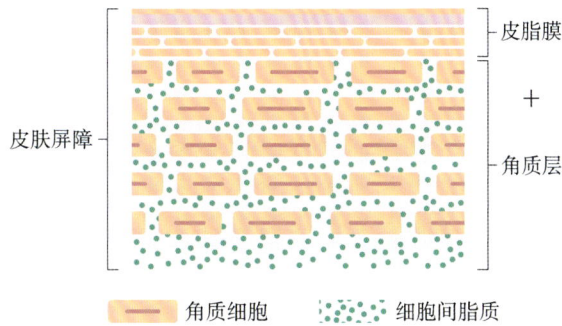

图 4-2-2　皮肤物理屏障示意图

①皮脂膜：由皮脂腺分泌的脂质、胶质细胞崩解的脂质与汗腺分泌的汗液乳化形成覆盖于皮肤表面的一层透明的弱酸性薄膜，主要由甘油三酯、角鲨烯、蜡脂、胆固醇酯构成，作为皮肤屏障的第一道防线，是皮肤天然的保湿剂和防晒剂，容易因为洁面、风吹、日晒等外界因素而流失。

②角质层：角质形成细胞和细胞间脂质形成稳定的"砖墙结构"，是皮肤物理屏障的主要构成。

③"砖墙结构"之"砖块"：角质形成细胞从基底层向上移行过程中，细胞器和细胞核消失，最终形成扁平角化细胞。角质形成细胞如同"砖块"般在角质层有序排列，细胞膜间发生广泛交联形成不溶性坚韧外膜，即角质形成细胞角化包膜（cornified cell envelope），由兜甲蛋白（loricrin）、内披蛋白（involucrin）、丝聚蛋白（filaggrin）、

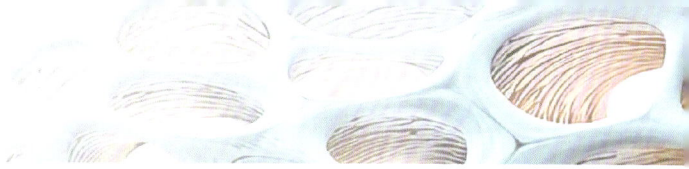

晚期角化包膜蛋白（latecornified envelope proteins）等多种蛋白交联而成。角质形成细胞角化包膜与细胞间脂质相互交错，提高了表皮渗透屏障的稳定性。丝聚蛋白还是天然保湿因子的重要来源，有利于维持正常的角质层水合功能。

④"砖墙结构"之"灰浆"：细胞间脂质类似砌墙所用的"灰浆"，细胞间脂质成分减少可降低皮肤的储水保湿功能，也直接影响着角质形成细胞的生长与分化功能。细胞间脂质主要由神经酰胺、游离脂肪酸与胆固醇按 3：1：1 的摩尔比例组成，正常的细胞间脂质含量和比例对皮肤屏障功能至关重要。其中，神经酰胺是细胞间脂质中最主要的成分。板层小体（odland 小体）位于表皮棘层上部和颗粒层，是产生细胞间脂质的重要场所，其数量的减少或功能异常可导致角质层细胞间脂质含量减少、比例紊乱，从而使皮肤屏障功能受损。

⑤紧密连接（tight junction）：相邻细胞胞膜外层间断融合而形成的细胞连接，具有屏障和机械性连接功能。紧密连接又称密封连接或角质连接，是表皮细胞之间的最顶层连接，主要表达于表皮颗粒层。它们位于表皮细胞的顶部，形成一个类似于密封带的结构，有效地将细胞紧密连接在一起。紧密连接的主要成分是蛋白质，特别是一种称为连接蛋白的蛋白质家族，主要功能是形成物理屏障，防止水分、物质和微生物的渗透，维持皮肤的屏障功能。

（4）免疫屏障：免疫细胞、免疫分子、免疫组织和免疫器官构成的生理性屏障，包括多种驻留在表皮和真皮的免疫细胞，如巨噬细胞、朗格汉斯细胞和 T 细胞。这些免疫细胞在皮肤中起着监测和抵御外来病原微生物感染的作用，提供一层免疫屏障。免疫屏障的细胞分布在整个皮肤上，与其他等级皮肤屏障相关。免疫屏障的组成部分包含微生物组屏障的微生物信号，受物理屏障的影响直接反应到部分化学屏障上，免疫屏障可协调这些免疫细胞用于恢复和再生皮肤屏障。

（5）色素屏障：表皮基底层的黑色素细胞和黑色素能吸收和散射紫外线光，保护皮肤免受伤害，并参与调节皮肤的色泽。但当角质层物理屏障受损时，黑色素细胞受到较强紫外线照射后变得活跃，黑色素产生较多，导致黄褐斑等色素性疾病的发生。

2. 皮肤的屏障受损后表现

皮肤屏障功能的完整性依赖于表皮至真皮多层结构的协同作用，表皮屏障系统由皮脂膜、角质层、颗粒层及棘层构成递进式防护网络，其损伤程度与组织学破坏深度成正相关。

轻度屏障损伤局限于皮脂膜及角质层，表现为脂质分泌减少、经表皮水分丢失升高，临床可见皮肤干燥脱屑伴短暂瘙痒。当损伤扩展至颗粒层及棘层上部时，细胞间脂质正交晶格结构紊乱导致化学屏障失能，pH 失衡引起皮肤敏感性增强、光敏反应加剧，皮肤出现暗沉粗糙、反复敏感泛红、紫外线过敏症状。若炎症反应持续深入到棘层下部及真皮乳头顶端，则表皮免疫微环境失调，基底细胞增殖速率下降（正常周期 28 天延长至 40 天以上），表皮 - 真皮间信号转导通路受阻，表现为持续性红斑、灼热瘙痒、炎症后色素沉着、顽固色素斑及皮肤再生延迟，出现细纹、毛孔粗大等表现。极重度损伤累及真皮层时，胶原纤维断裂（Ⅰ型胶原降解率＞50%）、弹性纤维网络瓦解，伴随慢性炎症细胞浸润及基质金属蛋白酶（MMPs）异常激活，最终导致溃疡、瘢痕挛缩或组织坏死。

皮肤屏障修复需遵循"全层结构性修复"原则，通过逐级重建脂质双分子层、恢复表皮分化信号、调控真皮成纤维细胞活性等系统性机制全层再生实现结构性修复，皮肤屏障功能才能真正完全恢复，皮肤才能恢复健康。

（二）皮肤的吸收作用

皮肤具有吸收功能，由角质层、毛囊皮脂腺及汗腺导管共同构成的动态渗透系统实现的复杂生理过程，是皮肤局部治疗的理论基础。角质层是经皮吸收的主要途径，其次是毛囊、皮脂腺和汗腺。皮肤的吸收功能可受多种因素影响。

1. 皮肤的结构和部位　皮肤的吸收能力与角质层的厚度、完整性及通透性有关，一般而言，阴囊＞前额＞大腿屈侧＞上臂屈侧＞前臂＞掌跖。角质层被破坏时，皮肤吸收能力增强，此时应注意避免因药物过量吸收而引起的不良反应。

2. 角质层的水合程度　角质层的水合程度越高，皮肤的吸收能力越强。局部用药后密闭封包，阻止汗液和水分的蒸发，导致角质层水合程度提高，药物吸收可增高 100 倍，临床上常用于治疗肥厚性皮损。

3. 被吸收物质的理化性质　皮肤的气体交换功能远弱于肺，全身皮肤吸氧量约为肺的 1/160。水溶性物质不易被皮肤吸收，而脂溶性物质则相对容易被吸收，吸收强弱顺序为羊毛脂＞凡士林＞植物油＞液状石蜡。皮肤能吸收多种重金属（如汞、铅、砷、铜等）及其盐类以及空气的细颗粒。当皮肤屏障损伤时，空气中被吸收的臭氧、颗粒物（particulate matter，PM）可通过芳香烃受体激活等途径产生氧化应激，诱导下游炎症。

皮肤吸收能力与物质相对分子质量之间无明显相关，如相对分子质量小的氨气极易透皮吸收，而某些相对分子质量大的物质（如汞、葡聚糖分子等）也可通过皮肤吸收。在一定浓度下，物质浓度与皮肤吸收率成正比，但某些物质（如苯酚）高浓度时可引起角蛋白凝固，反而使皮肤通透性降低，导致吸收不良。

剂型和药物基质对物质吸收亦有明显影响，如粉剂和水溶液的药物很难被吸收，霜剂可被少量吸收，软膏和硬膏可促进吸收。脂溶性和水溶性药物加入有机溶媒等促

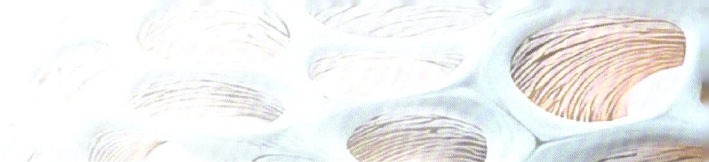

渗剂后可显著提高吸收率。

4. 外界环境因素　环境温度升高可使皮肤血管扩张、血流速度增加，加快已透入组织内的物质弥散，提高皮肤吸收能力。环境湿度增大时，角质层水合程度增加，也能增强皮肤吸收能力。

5. 病理情况　皮肤充血、理化损伤及皮肤病均会影响经皮吸收。

（三）影响皮肤屏障作用和吸收作用的因素

皮肤屏障功能及吸收效能的调控受机体状态、物质特性及环境因素三重机制影响。皮肤通透性存在部位显著差异，阴囊因角质层最薄（约 5 μm）而通透性最高，而掌跖部因角质层厚达 600 μm 形成天然屏障，通透性最低。年龄对通透性的影响呈现非线性特征，新生儿因角质层发育未完善（仅 10 ~ 15 层）导致屏障脆弱，而老年人因神经酰胺合成减少（每年下降 0.8%）使经表皮水分丢失量增加 30% ~ 50%。皮肤水合状态是动态调节的关键参数，当角质层含水量从 10% 提高至 50% 时，亲水性物质渗透系数可增加 3 ~ 5 倍，但过度水合（如封包治疗）可能破坏脂质正交晶格结构，导致屏障功能代偿性下降。

透入物质的理化性质决定渗透路径：脂溶性物质（logP > 1）优先通过角化细胞间脂质双分子层扩散，其渗透速率与辛醇 - 水分配系数呈正相关。水溶性物质则依赖跨细胞途径，相对分子质量 < 500 Da 时可通过细胞膜水通道蛋白（如 AQP3）转运。浓度梯度遵循 Fick 定律，但高浓度石炭酸等物质可诱导角蛋白交联，使通透率下降 40% ~ 60%。电离特性显著影响渗透效率，电离态物质（如水杨酸钠）因电荷排斥作用使透皮率较非电离态降低 1/2 ~ 1/3，而离子电渗技术通过施加电场（0.5 mA/cm^2）可提高带电分子透皮量达 10 倍。

环境因素通过改变皮肤微环境调控屏障功能：温度每升高 1℃，角质层扩散系数增加 2.3%，升高至 35℃时，表皮血流增速使物质清除率提高 50%。湿度降低至 40%以下时，角质层脱水引起脂质相变（凝胶态→晶态），导致屏障完整性受损。剂型选择直接影响药物生物利用度，软膏基质可使氢化可的松透皮率较霜剂提高 3 倍，而透皮促进剂月桂氮䓬酮通过扰乱脂质排列使渗透系数提高 5 ~ 8 倍。病理状态下，银屑病皮损因角质层缺失（< 5 层）使水分丢失增加 10 倍，湿疹患者因 pH 值升高（> 6.5）导致抗菌肽活性下降，同时外用药物的透皮吸收量可增加 2 ~ 4 倍。

二、皮肤的分泌和排泄功能

皮肤的分泌和排泄主要通过汗腺和皮脂腺完成。

（一）外泌汗腺

外泌汗腺的分泌和排泄受体内外温度、精神因素和饮食的影响。外界温度高于31℃时全身皮肤均可见出汗，称显性出汗；温度低于31℃时无出汗的感觉，但显微镜下可见皮肤表面出现汗珠，称不显性出汗；精神紧张、情绪激动等大脑皮质兴奋时，可引起掌跖、前额等部位出汗，称精神性出汗；进食（尤其是辛辣、热烫食物）可使口周、鼻、面、颈、背等处出汗，称味觉性出汗。正常情况下，外泌汗腺分泌的汗液无色透明，呈酸性（pH 4.5 ~ 5.5），大量出汗时，汗液碱性增强（pH 7.0）。汗液中水分占99%，其他成分仅占1%（包括无机离子、乳酸、尿素等）。外泌汗腺的分泌对维持体内电解质平衡非常重要。

（二）顶泌汗腺

青春期顶泌汗腺分泌旺盛，情绪激动和环境温度增高时，分泌也增加。顶泌汗腺分泌的汗液是一种无味液体，经细菌酵解后可产生臭味。有些人的顶泌汗腺可分泌一些有色物质（可呈黄、绿、红或黑色），使局部皮肤或衣服染色，称为色汗症。

（三）皮脂腺

皮脂是多种脂类的混合物，主要含有角鲨烯、蜡脂、甘油三酯及胆固醇酯等。皮脂分泌受多重生理因素调控，雄激素主导的性激素水平是核心调节因子，新生儿因母源性雄激素刺激导致皮脂腺短暂活跃，青春期睾酮水平升高诱导皮脂腺肥大增生（腺体体积增加3 ~ 5倍），女性绝经后雌激素下降使皮脂分泌减少60% ~ 80%。环境因素中，皮温每升高1℃通过增强脂质合成酶活性使皮脂分泌速率提高10%，湿润环境加速皮脂扩散（较干燥皮肤快4倍）。解剖部位差异显著，额部皮脂腺密度达900个/cm^2，分泌量是四肢区域的15 ~ 20倍。营养代谢方面，高血糖指数饮食通过激活mTORC1信号通路促进皮脂生成，而脂肪酸摄入影响较小。皮脂通过形成酸性脂质膜（pH 4.5 ~ 5.5）维持皮肤屏障，甘油三酯水解产生的游离脂肪酸可抑制马拉色菌增殖，同时角鲨烯氧化物具有光保护作用，可中和40% ~ 50%紫外线诱导自由基。

三、皮肤的体温调节功能

皮肤具有体温调节作用。一方面，皮肤可通过遍布全身的外周温度感受器感受外界环境温度变化，并向下丘脑发送相应信息；另一方面，皮肤又可接受中枢信息，通过血管舒缩反应、寒战或出汗等反应对体温进行调节。

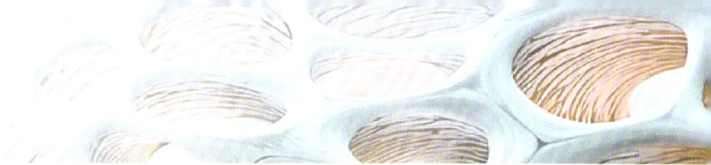

　　皮肤覆盖全身，且动静脉吻合丰富。冷应激时，交感神经兴奋、血管收缩、动静脉吻合关闭，皮肤血流量减少，散热减少；热应激时，动静脉吻合开启，皮肤血流量增加，散热增加。此外，四肢大血管也可通过调节浅静脉和深静脉的回流量进行体温调节。体温升高时，血液主要通过浅静脉回流使散热量增加；体温降低时，主要通过深静脉回流以减少散热。体表散热主要通过辐射、对流、传导和汗液蒸发实现，环境温度过高时主要的散热方式是汗液蒸发。

四、皮肤的感觉功能

　　皮肤的感觉分为两类：一类是单一感觉，皮肤中感觉神经末梢和特殊感受器感受体内外的单一刺激，转换成一定的动作电位沿神经纤维传入中枢，产生不同感觉，如触觉、痛觉、压觉、冷觉和温觉；另一类是复合感觉，皮肤中不同类型的感觉神经末梢或感受器共同感受的刺激传入中枢后，由大脑综合分析形成感觉，如潮湿、坚硬、柔软、粗糙和光滑等。此外皮肤还有形体觉、两点辨别觉和定位觉等。

　　痒觉又称瘙痒，是一种引起搔抓欲望的不愉快感觉，属于皮肤黏膜的一种特有感觉，其产生机制尚不清楚，组织学至今尚未发现专门的痒觉感受器。中枢神经系统的功能状态对痒觉有一定影响，如精神舒缓或转移注意力时，痒觉可减轻，相反焦虑、烦躁或过度关注时，痒觉可加剧。

　　近年研究证实，离子通道在感受疼痛、瘙痒和触觉中发挥重要作用，如 TRPV1 和 PIEZO 通道参与疼痛和触觉感知的机制较为公认，又为相关药物研发奠定重要的理论基础。

五、皮肤的免疫功能

　　皮肤不仅是人体最大的器官，还是天然免疫防线的重要组成部分，是先天性免疫和获得性免疫的活跃场所。1986 年，Bos 提出皮肤免疫系统的概念，包括多种细胞成分和体液成分。近年来，皮肤被逐渐定义为独立的免疫器官，在抵御外来病原微生物、维持微生态稳态、调节炎症反应及参与系统免疫网络中均发挥重要作用。免疫功能由固有免疫（非特异性免疫）与获得性免疫（特异性免疫）协同完成，形成多层次动态防御网络。皮肤免疫功能的实现依赖高度特化的屏障结构、常驻免疫细胞群及与器官免疫系统的动态联动，这一整合体系构成了皮肤 - 免疫系统的功能单元，是调节健康与疾病的重要节点。

（一）皮肤免疫系统的细胞成分

免疫细胞，即免疫潜能细胞（immunologically competent cell），泛指所有参加免疫反应的细胞，在皮肤中主要包括淋巴细胞、巨噬细胞、树突状细胞、粒细胞等（表4-2-1）。

表 4-2-1　皮肤主要免疫细胞的分布与功能

细胞种类	部位	主要功能
角质形成细胞	表皮	合成分泌细胞因子、参与抗原提呈
朗格汉斯细胞	表皮	抗原提呈、合成分泌细胞因子、免疫监视等
淋巴细胞	真皮	介导免疫应答、抗皮肤肿瘤、参与炎症反应、创伤修复、维持皮肤自身稳定等
内皮细胞	真皮血管	分泌细胞因子、参与炎症反应、组织修复等
肥大细胞	真皮乳头血管周围	Ⅰ型超敏反应
巨噬细胞	真皮浅层	创伤修复、防止微生物入侵
成纤维细胞	真皮	参与维持皮肤免疫系统的自稳

角质形成细胞可表达多种模式识别受体（如 TLRs、NLRs 等），识别微生物后产生直接应答或者通过细胞因子（如 IL-22）间接激活后产生大量抗菌肽（LL37 和 β-防御素）、RNase 和 S-100，从而发挥识别和抵御抗原的功能。此外在抗原刺激下，角质形成细胞可产生趋化因子和细胞因子 CXCL9、CXCL10、CXCL11、CXCL20、TNF、IL-1α、IL-1β、IL-6、IL-10、IL-18 和 IL-33，合成和分泌干扰素等，同时还可通过表达 MHC Ⅱ类分子、吞噬并粗加工抗原物质等方式参与抗原提呈。

正常人表皮内免疫细胞主要是朗格汉斯细胞，主要功能包括提呈 MHC Ⅱ类分子、诱导 Th17 和 Th2 细胞、抑制自身免疫发生以及诱导调节性 T 细胞（Treg 细胞）。表皮内还有少量 T 淋巴细胞。

真皮内以 T 淋巴细胞为主。初始 T 细胞识别抗原后会分化为功能不同的效应 T 细胞。CD8+ T 细胞识别由 MHC Ⅰ类分子提呈的病原体肽，进而分化为细胞毒性效应 T 细胞，可识别并杀死受感染的细胞。CD4+ T 细胞在识别 MHC Ⅱ类分子提呈的病原体肽后，可分化为 Th1、Th2、Th17 和 Tfh 细胞（激活相应靶细胞）以及具有抑制免疫活性的 Treg 细胞。在皮肤记忆 T 细胞中组织驻留记忆 T 细胞（TRM 细胞）会长时间留在皮肤中，并介导持久的保护性免疫力，同时驱动多个炎症性皮肤病。

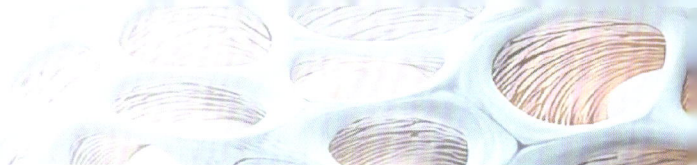

（二）皮肤免疫系统的体液成分

皮肤免疫系统的体液成分包括细胞因子、免疫球蛋白、补体、抗微生物多肽、神经多肽等。

1. 细胞因子　一类小分子可溶性多肽介质，表皮内多种细胞均可合成和分泌细胞因子。细胞因子分为六大类，即白细胞介素（interleukin，IL）、干扰素（interferon，IFN）、集落刺激因子（colony-stimulating factor，CSF）、肿瘤坏死因子（tumor necrosis factor，TNF）、生长因子（growth factor，GF）与转化生长因子（transforming growth factor，TGF）及趋化因子（chemokine）。其中固有免疫细胞因子包括 IL-1、IL-6、TNF-α 等。细胞因子既可在局部发挥作用，也可通过激素样方式作用于全身。

2. 免疫球蛋白　指有抗体活性或化学结构上与抗体相似的球蛋白，在获得性免疫中起作用。

3. 补体　通过溶解细胞、免疫吸附、杀菌和产生过敏毒素及促进介质释放等方式，参与固有免疫和获得性免疫。

4. 抗微生物肽　在固有免疫中起主要作用的抗微生物肽在皮肤中有 20 多种，包括抗菌肽、β- 防御素、P 物质、趋化因子等。抗菌肽对中性粒细胞、巨噬细胞和 T 淋巴细胞具有趋化作用，抗菌肽和 β- 防御素还可刺激角质形成细胞释放一系列细胞因子。

5. 神经多肽　皮肤神经末梢受外界刺激后可释放感觉神经肽，如降钙素基因相关肽（calcitonin-gene-related peptide，CGRP）、P 物质、神经激酶 A 等，对中性粒细胞、巨噬细胞等产生趋化作用，导致局部产生炎症反应。

（三）皮肤与系统免疫的联动机制

皮肤的免疫功能并非孤立存在，而是与全身免疫系统形成复杂而高度协调的"皮肤 - 系统免疫轴"，在抗原识别、免疫细胞动员、炎症调节与免疫耐受等过程中实现动态联动。皮肤与淋巴系统之间存在密切联系，表皮和真皮的抗原提呈细胞（如朗格汉斯细胞和树突状细胞）在识别外源抗原（如病原体、变应原或接触性致敏物）后，能沿淋巴管迁移至区域性淋巴结（如颈部、腋下或腹股沟），在其中与 T 细胞和 B 细胞相互作用，启动获得性免疫应答或建立抗原特异性免疫耐受。皮肤不仅是抗原获取的"前哨"，还是系统性免疫应答启动的重要门户。

皮肤与肠道免疫之间的跨器官互助是近年研究热点之一，形成所谓"皮肤 - 肠道 - 免疫互作轴"。肠道菌群通过代谢产物、微生物分子模式（如 LPS）以及免疫通路（如 Th17 轴）影响皮肤免疫稳态。肠道菌群失衡可增强系统性炎症反应、提高皮肤的免疫敏感性，是银屑病、特应性皮炎等皮肤病发病机制中不可忽视的因素。同时，皮肤炎症亦可通过系统性炎症因子反向影响肠道黏膜屏障和菌群生态，提示皮肤与肠道间存在复杂的双向反馈。

神经系统亦在皮肤免疫调控中发挥关键作用，构成"神经-免疫调节轴"。皮肤富含感觉神经末梢，能释放 P 物质、降钙素基因相关肽（CGRP）等神经递质，直接作用于肥大细胞、树突状细胞和 T 淋巴细胞，调节其激活阈值与炎症强度；同时，交感神经通过去甲肾上腺素的释放调控局部血流和免疫细胞募集。这种神经-免疫交互有助于快速感知外界刺激并作出炎症反应，又与神经性炎症和瘙痒等症状密切相关。

通过多重联动机制，皮肤免疫状态得以与系统免疫环境实时协调，并反映或调节全身免疫稳态。因此，皮肤不仅是多种全身性自身免疫性疾病（如系统性红斑狼疮、类风湿关节炎）早期表现的靶器官，反过来又可能成为炎症扩散的"发动机"，提示"局部皮肤炎症-系统免疫紊乱"的双向病理通路应引起临床重视。

（四）皮肤免疫功能失衡与疾病关联

皮肤免疫系统的高效运作依赖于其在免疫激活与免疫耐受之间的平衡。当这一调控网络出现紊乱时，可导致多种炎症性、自身免疫性或免疫抑制相关皮肤疾病。皮肤免疫功能的过度激活是诸多常见皮肤病的核心机制，例如，特应性皮炎 Th2 型炎症通路的过度激活、银屑病 IL-23/Th17 轴的持续放大、接触性皮炎迟发型超敏反应以及日光性皮炎 UV 诱导的异常免疫炎症响应。与之相对的是，免疫抑制功能不足，在皮肤慢性感染、病毒疣及皮肤肿瘤形成过程中，局部免疫监视下降，导致病原体持续存留或异常细胞增殖，免疫系统未能有效识别和清除异常细胞，为皮肤癌的发生发展创造了条件。

另外，免疫耐受机制的异常是导致自身免疫性皮肤病（如白癜风、红斑狼疮、皮肌炎等）发生的关键因素。皮肤作为自体抗原密集存在的组织，一旦中央耐受或外周耐受失效，就可能激发针对黑色素细胞、基底膜或真皮成分的自身免疫反应，造成持续性组织破坏。

因此，从疾病防控到临床干预，皮肤免疫功能的动态监测与调控已成为精准医学与再生治疗的重要切入点。未来随着外泌体、微生态疗法、局部免疫调控材料等新技术的发展，皮肤将不仅是疾病的"靶器官"，更可能成为介入全身免疫调控的"治疗枢纽"。

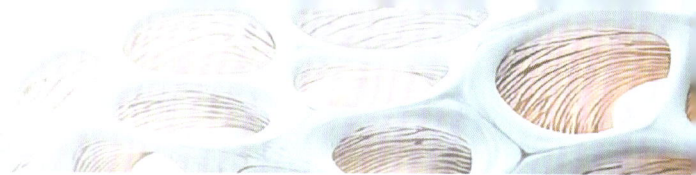

六、皮肤的呼吸功能

皮肤的呼吸功能在生理学层面体现为有限的气体交换能力，机制与肺脏存在本质差异。角质层脂质正交晶格结构（神经酰胺 - 胆固醇 - 脂肪酸摩尔比 3：1：1）形成主要气体屏障，氧气透皮扩散遵循 Fick 定律，全身皮肤日均吸氧量约 4.2 mL/m²，仅为肺部通气量的 0.6%（肺通气量约 500 mL/min）。CO_2 因其高脂溶性（脂水分配系数 0.68）更易双向渗透，真皮毛细血管网通过调节血流量（基础流速每分钟 10 ~ 15 mL/100 g）维持组织液与血液间 CO_2 梯度扩散，排出量可达吸氧量的 2 ~ 3 倍。气体交换效能受多重因素调控，掌跖部角质层厚度（400 ~ 600 μm）使氧扩散阻力较面部（角质层 10 ~ 16 μm）增加 50 倍，环境温度每升高 10℃可提高表皮氧摄取率 15% ~ 20%，与血管舒张（血流量增加 3 ~ 5 倍）及脂质流动性增强有关。尽管特定条件下（如高浓度氧舱治疗）皮肤氧吸收可短暂提高，但生理意义仍局限，临床研究显示皮肤呼吸对机体总氧代谢的贡献不足 0.5%。

七、皮肤的内分泌及代谢功能

（一）皮肤的内分泌功能

皮肤具备复杂的内分泌功能，通过自主合成及代谢调控多种生物活性物质参与生理调节。

皮肤中可检测到多种蛋白质和多肽类激素，如 α-MSH、神经生长因子、P 物质、神经激肽 A、血管活性肠肽、白细胞介素、干扰素等多种细胞因子和生长因子，构成庞大的细胞因子网络，它们由皮肤的神经元、角质形成细胞、血管内皮细胞、成纤维细胞、淋巴细胞、组织细胞、巨噬细胞等合成和分泌。这些细胞因子与相应受体结合，产生一系列生物学反应，在皮肤感觉形成、免疫反应、创伤愈合、细胞增殖与分化过程中起重要作用。

类固醇激素代谢中，皮肤可将脱氢表雄酮羟化成 7α- 羟脱氢表雄酮，也能代谢血液循环中无生物学活性的可的松为氢化可的松，但是这个过程是可逆的，其糖皮质激素受体（GRα/β）分布于角质形成细胞与成纤维细胞，调控抗炎及屏障修复功能。

甲状腺激素受体（TRα/β）广泛表达于毛囊上皮及真皮，调控毛囊周期（生长期延长 30% ~ 50%）并维持胶原合成速率（约 1.5 g/d）。甲状腺激素在胚胎皮肤发育和成人皮肤功能的维持方面起作用。在胚胎期，甲状腺激素缺乏可导致毛囊、表皮、真皮的发育和分化障碍，甲状腺激素维持正常毛囊的生长、循环，影响真皮成纤维细胞的胶原、黏多糖代谢。

表皮中有许多降解磷脂类物质的酶，如磷脂酶和碱性磷酸酶，可将底物降解成脂肪酸、甘油、磷酸和胆碱。固醇类物质如胆固醇可在表皮细胞中先转变成 7- 脱氢胆固醇，受紫外线照射作用后成为有活性的维生素 D_3，后者与其受体结合，调控一基因，产生生物学作用，包括促进人体钙吸收、骨钙平衡、维持毛发生长周期、调节免疫、抗老化等作用。

这种多层次的内分泌调控体系使皮肤成为兼具代谢活性与信号整合功能的外周内分泌器官。

（二）皮肤的代谢功能

皮肤通过糖、蛋白质、脂质及水电解质的多维度代谢网络不仅构建皮肤物理化学屏障，还为银屑病等代谢相关性皮肤病的靶向治疗提供理论依据，同时指导经皮给药系统的脂质体载体设计以优化药物渗透效率。

1. 糖代谢　皮肤的糖主要为糖原、葡萄糖和黏多糖等。葡萄糖是皮肤产生能量的主要物质，人体表皮中糖代谢以无氧酵解为主导，约 98% 葡萄糖经乳酸脱氢酶催化转化为乳酸，形成皮肤酸性屏障（pH 4.5 ~ 5.5），剩余 2% 通过线粒体三羧酸循环供能。真皮黏多糖代谢呈现高度动态性，其合成及降解主要通过酶促反应完成，透明质酸合酶（HAS2）与透明质酸酶（HYAL1）共同调控细胞外基质黏弹性，此外内分泌因素亦可影响黏多糖的代谢，如甲状腺功能亢进可使局部皮肤的透明质酸和硫酸软骨素含量增加，形成黏液性水肿特征性改变。

2. 蛋白质代谢　皮肤的蛋白质包括纤维性和非纤维性蛋白质，纤维性蛋白包括角蛋白、胶原纤维和弹性蛋白等。角蛋白是中间丝蛋白家族成员，是角质形成细胞和毛发上皮细胞的代谢产物及主要成分，皮肤内胶原纤维主要为 Ⅰ、Ⅲ、Ⅳ、Ⅶ型，真皮内胶原纤维主要成分为 Ⅰ 型和 Ⅲ 型胶原蛋白，网状纤维主要为 Ⅲ 型胶原蛋白，基底膜带主要为 Ⅳ 型和 Ⅶ 型胶原蛋白。弹性蛋白是真皮结缔组织内弹性纤维的主要结构成分。非纤维性蛋白包括多种细胞内的核蛋白和细胞外各种酶，主要分布在真皮基质和基底膜，常与黏多糖类物质结合成黏蛋白，是皮肤屏障的重要组成部分。蛋白质水解酶一方面通过分解作用参与结构物质代谢，另一方面通过促进趋化性肽的释放等参与皮肤病的发展。

3. 脂类代谢　皮肤的脂类包括脂肪和类脂质。脂肪主要存在于皮下组织，其氧化分解与其他组织相同，在胞质中水解为甘油和脂肪酸；前者经磷酸化后进入糖代谢通路，后者经酰化后通过肉碱转运至线粒体内参与三羧酸循环。类脂质主要包括磷脂、

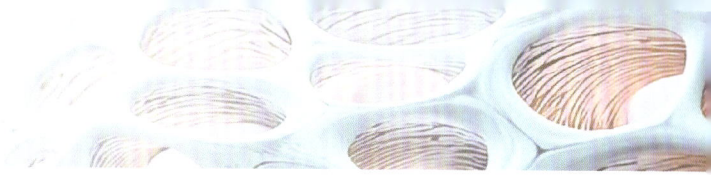

糖脂、胆固醇和固醇酯等，是构成生物膜的主要成分。表皮细胞在分化的各阶段，类脂质组成有显著差异，如由基底层到角质层，胆固醇、脂肪酸、神经酰胺含量逐渐增多，而磷脂则逐渐减少。此外，表皮存在许多降解脂类的酶，可将底物降解成脂肪酸、甘油、磷酸和胆碱，表皮中最丰富的必需脂肪酸为亚油酸和花生四烯酸，后者在日光作用下可合成维生素 D。血液脂类代谢异常也可影响皮肤脂类代谢，如高脂血症可使脂质在真皮局限性沉积，形成皮肤黄色瘤。

4. 水电解质代谢　皮肤水分主要分布于真皮内，当机体脱水时，皮肤可提供 5% ~ 7% 水分以维持循环血容量的稳定。皮肤也是人体电解质的重要贮存库之一，主要贮存于皮下组织，包括钠、氯、钾、钙、镁、磷、铜、锌等。其中氯和钠是含量较高的成分，主要存在于细胞间液中，对维持细胞间晶体渗透压和细胞内外酸碱平衡起重要作用。在某些急性炎症性皮肤病（如急性湿疹、接触性皮炎）时，水钠增加，随之氯化物也增加，因此，适当限制食盐有利于炎症消退。钾、钙、铜主要分布于细胞内，钾是调节细胞内渗透压及酸碱平衡的重要物质，是某些酶的激活剂，且能阻滞钙离子。钙对维持细胞膜通透性及细胞间黏着性有一定作用。铜在皮肤中含量很少，但在黑色素形成、角蛋白形成中发挥重要作用。

八、毛发和甲生理学

（一）毛发生理

1. 毛发的种类　毛发的生理学特征由形态发生和分化程序决定，主要分为胎毛、毳毛及终毛三种。

（1）胎毛（lanugo hair）：作为胚胎期原始毛发，直径 < 30 μm，无髓质结构且缺乏黑色素小体，通常在妊娠 36 周前脱落，但在遗传性胎毛增多症中因 HOX 基因突变导致持续存在。

（2）毳毛（vellus hair）：直径 30 ~ 60 μm，毛囊仅深入真皮浅层，角化细胞未完全角化，生命周期 3 ~ 4 个月，分布于非终毛区域。

（3）终毛（terminal hair）：具有完整毛囊结构，深达皮下组织，直径 > 60 μm，髓质占比 15% ~ 30%，其生长受雄激素受体调控。阴毛和腋毛在青春期因 5α- 还原酶激活双氢睾酮信号通路而萌发，男性阴毛初现年龄（13 ~ 15 岁）较女性（11 ~ 13 岁）延迟约 2 年，此差异与下丘脑 - 垂体 - 性腺轴激活时序相关。毛发的形态多样性源于毛囊解剖结构差异，黄种人毛囊呈垂直圆柱状（横截面圆形），黑种人毛囊螺旋倾斜（横截面椭圆形），白种人毛囊呈轻度弯曲（横截面卵圆形）。这种差异由 EDAR 基因

（ectodysplasin A receptor）多态性决定，其中 rs3827760 位点突变可改变毛囊角度达 15°~30°。毛发色泽由毛球部黑色素细胞酪氨酸酶活性调控，真黑色素（eumelanin）与褐黑色素（melanin）比例决定色谱，高真黑色素含量（>95%）形成黑色，褐黑色素占比升高则呈现红/金黄色，而黑色素细胞凋亡导致白发形成，其机制涉及 Wnt/β-联蛋白信号通路抑制及 Bcl-2 表达下调。

2. 毛发的分布　遵循胚胎期毛囊形态发生程序，除掌跖、甲床及黏膜皮肤交界区（唇红、外生殖器）外均存在功能性毛囊。头皮含≥10 万根终毛，毳毛密度呈解剖梯度差异，前额区 400~450 根/cm²，胸背部仅 50~100 根/cm²。毛囊发生始于胚胎第 9 周，至 22 周完成发育，成年后毛囊总量恒定（约 500 万个），随年龄增长呈渐进性减少，头皮毛囊密度从 20~30 岁的 615 个/cm² 降至 80~90 岁的 435 个/cm²，归因于毛乳头细胞 Wnt/β-联蛋白信号通路活性衰减及真皮微血管密度下降，每年减少 0.5%~1%。

3. 毛发的生长速度　受多层级生理调控，呈现显著解剖部位差异性，头皮终毛每天生长 0.35~0.5 mm（头顶区最快）、颏部 0.38 mm、大腿 0.21 mm、前额仅 0.03 mm，此差异与毛囊干细胞活性及局部 IGF-1 浓度梯度相关。性别影响具有双相特征，女性头发生长期占比 85%~90%，高于男性 75%~80%，但男性全身雄激素受体分布更广，体毛平均生长速率更快。年龄因素中，15~30 岁毛乳头细胞代谢峰值致生长速率最快，50 岁后速率下降 30%~40%。同时，季节对毛发的生长也有影响，以头发为例，每年 3 月生长达高峰，9 月为最低，此时每天脱发为 60 根。胡须及腿毛也有相似的季节变化。

4. 毛发生长周期　由毛囊干细胞动态调控，经历生长期、退行期和休止期三个阶段（图 4-2-3）。

生长前期（Ⅰ~Ⅴ期）毛球部未突破毛囊漏斗部，生长后期（Ⅵ期）毛发穿出表皮。在整个毛发生长周期中，毛囊发生显著变化，生长期毛囊可伸入皮肤深层即皮下脂肪层；退行期毛囊中，角质形成细胞先出现核固缩，再发生凋亡，除基膜外，整个毛囊可被吸收，而在休止期中内根鞘完全缺如。与此同时，毛发形态也产生变化，生长期毛发根部柔软，周围有白色透明的鞘包绕，毛球卷曲；而休止期毛发根部呈一头较粗的棍棒状，毛根周围无白色透明鞘包绕。

不同部位毛囊呈非同步生长，各有各的周期。头发生长周期较长，一般 2~5 年，退行期数天，而休止期约 3 个月。除胡须外，体毛整个生长周期多为数月且大多数处于休止期。周期紊乱可导致病理性脱发，如雄激素性秃发中毛囊微型化（生长期缩短至<1 年），斑秃则呈现 T 细胞介导的毛囊被破坏。

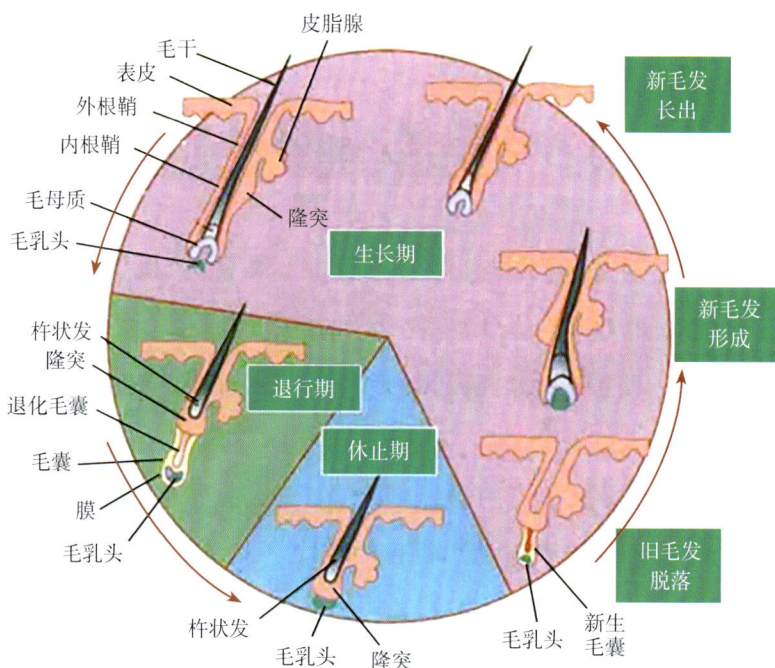

皮脂腺
毛干
表皮
外根鞘
内根鞘
毛母质
毛乳头
隆突
生长期
新毛发长出
杵状发
隆突
退化毛囊
退行期
毛囊
休止期
膜
毛乳头
新毛发形成
杵状发
毛乳头
隆突
毛乳头
新生毛囊
旧毛发脱落

图 4-2-3　毛发生长周期示意图

5. 毛发生长的内分泌调节　毛发的生理调控涉及多激素轴协同作用，主要的调节因素有甲状腺激素、性激素及糖皮质激素等。其中甲状腺激素通过调控毛囊干细胞 Wnt/β- 联蛋白通路维持生长期延长，甲状腺功能减退症患者因代谢率下降导致毛球部直径缩减至 0.04 ～ 0.06 mm（正常 0.08 mm），呈现特征性枕部脱发。雌激素通过延长毛囊生长期占比调控毛发密度，产后雌激素水平骤降使休止期毛囊比例升至 15%，引起产后脱发。雄激素呈现解剖部位特异性效应，双氢睾酮通过 5α- 还原酶 - 雄激素受体复合物激活须部及躯干毛囊干细胞，抑制头顶区毛囊导致微型化，该过程涉及毛乳头细胞 TGF-β1 过度表达及真皮鞘纤维化。

6. 毛发的成分与能量代谢　毛发主要由毛发角蛋白组成，属于中间丝家族，相对分子质量为 4 ～ 6 万，此外还有含硫多的蛋白（相对分子质量为 0.9 ～ 2.5 万）、含甘氨酸 / 酪氨酸较多的蛋白、含瓜氨酸的 δy 谷氨酸酰赖氨酸交联蛋白，这些蛋白间存在较多的二硫键，使毛发具有一定的形状与质地。

毛囊的能量主要由葡萄糖提供，有糖酵解、戊糖磷酸途径及三羧酸循环三个途径。与肌肉相比，毛囊糖酵解较快，戊糖磷酸途径活性较强。生长期与休止期毛囊的能量代谢有较大差异，与休止期毛囊相比，生长期毛囊对葡萄糖的利用率增加 200%，糖酵解增加 200%，戊糖磷酸途径增加 800%，呼吸链产生的 ATP 增加 270%。

（二）指、趾甲生理

指（趾）甲的生理功能与结构特性由角化上皮分化程序决定。甲板作为主要功能单元，由近端甲母质角质形成细胞定向分化形成，生长速率呈现解剖差异（指甲 3 mm/月，趾甲 1 mm/月）及年龄相关性变化。婴儿期甲板薄层化（厚度 < 0.5 mm）伴暂时性反甲，随着年龄增长，92% 个体出现 Beau 线（甲母质暂时性分裂停滞标志），成年后纵嵴形成与 Pertinax 小体（残留角化细胞核碎片）出现反映代谢速率下降。

甲板的成分主要为角蛋白，分为原纤维状的低硫蛋白、球状的高硫基质蛋白和富含甘氨酸、酪氨酸的基质蛋白三种，甲板硬度主要与高硫基质蛋白有关。甲板中含有大量磷脂，主要分布于背层和中间质，与甲活动度有关，甲板钙的重量约为 0.1%，与磷脂结合存在。甲板高度脱水，形成孔状排列，对水的扩散常数比表皮大 100 倍，此外，甲板与甲母质中均无尿刊酸。甲板厚度（0.3 ~ 0.7 mm）取决于甲母质生发层细胞密度（800 ~ 1200 个 /mm²），而与甲生长速度无关。甲板呈扁平的原因与细胞分化的方向、甲母质嵴突与乳头的方向及末端指（趾）骨的限制有关。

第三节　肤色及色素代谢

肤色（skin color）表示皮肤的色泽，主要由皮肤内黑色素颗粒及其构成数量和分布情况等因素决定。皮肤有白、黄、红等颜色，是人种分类的重要标志之一。个体间肤色往往因性别、年龄、部位、生活方式不同而异，欧罗巴人种肤色最浅，蒙古人种次之，尼格罗人种最深；女性较男性浅、青年较老年浅，特定部位如乳头、乳晕、阴囊、阴唇、肛周等肤色较深，而掌跖肤色较浅。

（一）肤色的评估

最常用的是 Fitzpatrick 皮肤肤色分型，根据皮肤颜色以及对日光照射后的反应来进行分类（表 4-3-1，图 4-3-1）。该方法在皮肤色素、防晒、祛斑美白、皮肤肿瘤风险评估等方面有着广泛的应用，但仍有主观性。

（二）影响肤色的因素

人体皮肤颜色各不相同，与种族、遗传、年龄、性别、日晒、环境以及某些疾病等因素密切相关。

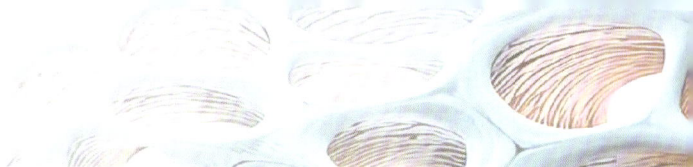

表 4-3-1　Fitzpatrick 皮肤肤色分型

类型	特征	晒伤	晒黑	Luschan 评分
Ⅰ	肤色苍白，伴金发或红发、蓝眼、雀斑	容易	从不	0 ~ 6
Ⅱ	肤色白，伴金发或红发，蓝、绿或淡棕色眼睛	经常	轻微	7 ~ 13
Ⅲ	奶油色	有时	有时	14 ~ 20
Ⅳ	橄榄色或棕色	很少	容易	21 ~ 27
Ⅴ	深棕色	罕见	非常容易	28 ~ 34
Ⅵ	深棕色到黑色	从不	从不	35 ~ 36

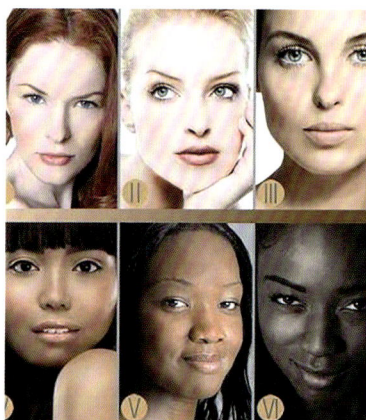

图 4-3-1　Fitzpatrick 皮肤肤色分型

1. 皮肤内呈色物质　人类皮肤内含有多种色素，如黑色素、胡萝卜素以及血红蛋白等，它们的含量、相对比例、成熟度、氧合状态、解剖分布均可影响皮肤的颜色。其中黑色素是皮肤颜色的主要决定因素，包括棕 - 黑色的真黑色素（又称优黑素）和黄 - 红色的褐黑色素。氧合血红蛋白呈红色，而脱氧血红蛋白呈蓝色。这两种生物色素都由人体自身合成，称为内源性色素，存在于真皮层的血管中，血液循环会影响两种血红蛋白含量从而对肤色产生影响。而胡萝卜素不能由人体自身合成，需要从饮食中摄取，称为外源性色素。此外，角质层堆积、增厚，真皮老化（如胶原糖化）也是影响皮肤颜色的重要因素（表 4-3-2）。

2. 构成肤色主要色素

黑色素：由位于基底层的黑色素细胞合成，黑色素细胞由神经嵴分化而来，在胚胎早期定位于皮肤、眼睛和中枢神经系统等部位。以下是黑色素决定皮肤颜色的主要机制。

1）构成性皮肤颜色和可变皮肤颜色：由黑色素决定的皮肤颜色又分为构成性皮肤颜色（constitutive skin color）和可变皮肤颜色（facultative skin color）。构成性皮

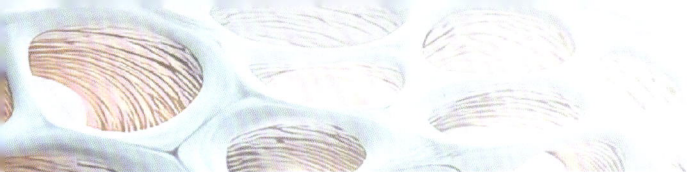

肤颜色是在无阳光照射和其他因素影响的情况下由基因决定的颜色，如臀部和上臂内侧的皮肤；可变皮肤颜色又称诱导性皮肤颜色，是受各种内源性（如内分泌、旁分泌变化）或外源性（如日晒）因素导致黑色素增多而加深的皮肤颜色。

表 4-3-2 构成肤色的生物色素

	种类		颜色	皮肤层次
内源性色素	黑色素	真黑色素	棕 - 黑色	表皮层
		褐黑色素	黄 - 红色	
	血红蛋白	氧合血红蛋白	红色	真皮层
		还原血红蛋白	蓝色	
外源性色素	胡萝卜素		黄色	表皮层 皮下脂肪层

2）不同人种间的肤色差异：由黑色素决定的皮肤颜色与人种不同直接相关，不同人种间皮肤中黑色素细胞的活性不同，黑色素小体的数量与结构不同。全世界人种通常分为三类，即黄色人种（亚洲人）、白色人种（高加索人和北欧人）和黑色人种（非洲人和非洲裔美国人）。

研究显示，皮肤黑色素细胞数量在不同人种或性别之间几乎没有差异，然而，黑色素细胞合成黑色素的能力（即黑色素细胞的活性）在不同人种之间有明显差异，且易受到日晒等因素的影响。

黑色素细胞活性具体体现在产生色素化黑色素小体的数目和大小，以及转运到角质形成细胞的效率。白种人皮肤内黑色素小体仅少量存在于基底层细胞内，只有Ⅰ期、Ⅱ期、Ⅲ期黑色素小体，没有Ⅳ期黑色素小体；黄种人表皮内为Ⅱ期、Ⅲ期、Ⅳ期黑色素小体；黑人为Ⅳ期黑色素小体，且这些黑色素小体分布于表皮各层细胞内（表 4-3-3）。

表 4-3-3 黑色素细胞和角质形成细胞内黑色素小体类型的变化与皮肤颜色

皮肤颜色	黑色素小体阶段	
	黑色素细胞	角质形成细胞
白色	Ⅱ、Ⅲ	偶有Ⅲ型
中等	Ⅱ、Ⅲ、Ⅳ	Ⅲ、Ⅳ
黑色	Ⅳ＞Ⅲ	Ⅳ

研究发现，黑人皮肤中，黑色素细胞含有 200 多个黑色素小体，黑色素小体直径为 0.5 ~ 0.8 mm，没有界膜；白人皮肤中黑色素细胞含有的黑色素小体不到 20 个，黑色素小体直径 0.3 ~ 0.5 mm，聚集在界膜内，浅色皮肤的黑色素小体降解速度快

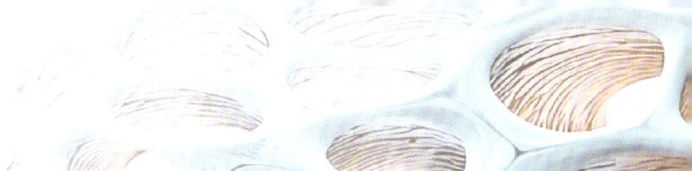

于深色皮肤（表4-3-4）。黑色素细胞数量和黑色素小体数量并不直接相关，即使黑色素小体数量减少，黑色素细胞仍然存在，但仍会显示出色素减少的特征。

表 4-3-4　浅色皮肤和深色皮肤中黑色素小体的区别

	浅色皮肤	深色皮肤
黑化阶段	Ⅱ、Ⅲ阶段	Ⅳ阶段
大小（直径）	0.3～0.5 mm	0.5～0.8 mm
每个细胞中的数量	<20	>200
在角质形成细胞溶酶体中的分布	2～10个群集	单个
降解	好	慢

深色皮肤的黑人或非洲裔美国人的黑色素小体较大，通常分散分布。浅色皮肤的欧美白种人的黑色素小体较小，并聚集在界膜内。处于两个极端的中间肤色，如亚洲人的黄色或棕色皮肤，则同时含有大而分散的黑色素小体和小而聚集的黑色素小体（图4-3-2）。

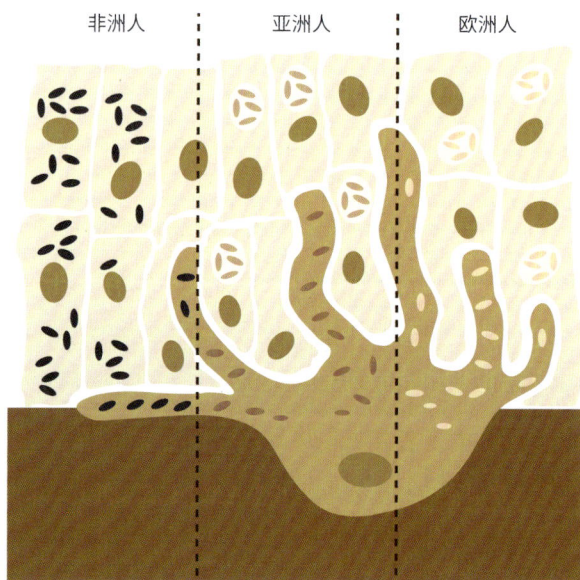

图 4-3-2　不同肤色者黑色素小体的差异

注：左为非洲人深色皮肤较大的黑色素小体，分散分布；中为亚洲人黄色皮肤，同时含有大而分散的黑色素小体和小而聚集的黑色素小体；右为欧洲白人浅色皮肤较小的黑色素小体，并聚集在界膜内

3）真黑色素与褐黑色素对肤色的影响：遗传决定真黑色素和褐黑色素的构成水平，而皮肤、头发、眼睛的大部分黑色素都是由真黑色素和褐黑色素混合构成。真黑色素呈棕黑色，褐黑色素呈黄红色，浅色黑色素细胞比深色黑色素细胞含有更多褐黑

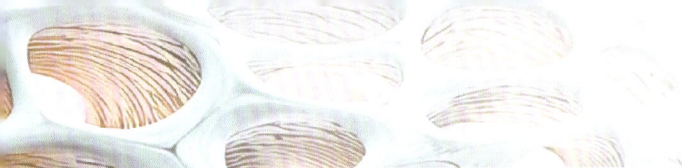

色素。研究显示，白种人的真黑色素含量最少，美洲印第安人的真黑色素含量高一些，非洲裔美国人的真黑色素含量最高。

3. 黑色素合成与代谢　黑色素是黑色素细胞合成的，合成与代谢是复杂的分子生物学过程，涉及多个关键分子和酶的参与。

（1）黑色素信号传导通路：黑色素合成和分布受多个因素调控，重要的调控因子是 MITF（microphthalmia-associated transcription factor），它是一个转录因子，在黑色素细胞的发育和功能调控中，MITF 的表达水平和活性对于调节黑色素合成的整个过程至关重要，决定了黑色素小体的数量和功能。MITF 参与黑色素细胞的发育和功能调控，促进酪氨酸酶、TYRP1 和 TYRP2 等基因表达，从而增加黑色素合成和转运，保护黑色素细胞免受氧化应激和细胞死亡的损害、调控黑色素细胞的转移能力和侵袭性。

（2）酪氨酸合成黑色素的途径：酪氨酸在黑色素细胞内被酪氨酸酶（tyrosinase，TYR）催化，生成酪氨酸醌（DOPA）。酪氨酸醌被多巴醌（DOPA quinone）催化，生成黑色素前体 5，6- 二氢黑色素（DHI）或 6，7- 二氢黑色素（DHICA）。生成的 DHI 和 DHICA 进一步被其他酶和蛋白质调节，形成真黑色素和类黑色素颗粒。其中，酪氨酸酶相关蛋白 1（tyrosinase-related protein 1，TYRP1）和酪氨酸酶相关蛋白 2（tyrosinase-related protein 2，TYRP2）参与黑色素颗粒的形成，黑色素颗粒在黑色素细胞内通过细胞内转移的方式转运到周围的角质形成细胞中，形成色素屏障。在最终黑色素的产生中，MITF 的表达水平和活性决定黑色素小体的数量和功能，而酪氨酸酶的活性则决定黑色素合成的速率和水平。两者相互依赖、相互作用，共同调控着黑色素形成，其他调控因子如皮质醇、皮肤黑色素刺激素（MSH）等激素也影响黑色素细胞活性和黑色素的合成。

第四节　皮肤亚健康状态

一、概述

皮肤亚健康状态介于生理稳态与病理损伤之间的功能失衡阶段，特征为皮肤屏障效能减退、代谢适应性下降、微生态波动性增强及神经血管调节敏感性异常，但缺乏明确组织学病变或典型疾病标志物。这一状态的核心表现为皮肤对外界刺激的耐受阈值降低，如经表皮水分丢失值波动于每小时 $10 \sim 15 \ g/m^2$、自我修复能力延迟（屏障

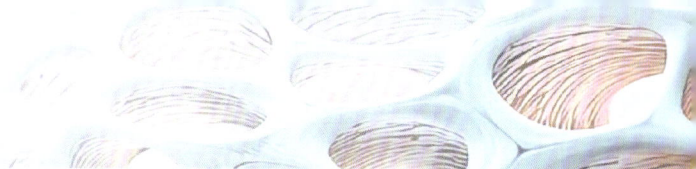

恢复时间＞ 24 小时）及生理节律紊乱（皮脂分泌昼夜差＜ 20%）。

全球流行病学数据显示，65% ~ 75% 的都市人群存在皮肤亚健康表现，其中 20 ~ 40 岁女性占 60%，与环境压力、生活方式改变及护肤行为不当密切相关。与亚疾病状态不同，亚健康状态的异常指标多处于临界范围，如 IL-1β mRNA 表达量升高 1.5 ~ 2 倍而非 5 倍，且具有可逆性，通过针对性干预可在 4 ~ 8 周内恢复稳态。

二、原因

皮肤亚健康状态形成是多重因素协同作用的结果。外源性因素包括环境压力，如 PM2.5 浓度＞ 50 $\mu g/m^3$ 时，多环芳烃可激活 AhR 受体，抑制角质形成细胞分化；紫外线辐射，UVA 累积暴露量＞ 10 J/cm^2 时，线粒体活性氧生成增加 3 倍；不当护肤行为，过度清洁导致 pH 升高至 6.0 以上，破坏皮肤表面的酸性环境。

内源性因素涉及神经内分泌紊乱（慢性压力使皮质醇昼夜分泌节律消失，夜间水平＞ 3.5 $\mu g/dL$）、营养失衡（必需脂肪酸摄入不足致神经酰胺合成减少 40%）及微循环障碍（毛细血管血流速度＜ 0.6 mm/s）。此外，生活方式因素，如睡眠每天＜ 6 小时，持续 2 周可降低表皮修复速率 30%；蓝光波长 450 nm，每天＞ 4 小时可上调 MMP-1 表达 2 倍；血糖指数＞ 70 的食物持续摄入，使 AGEs 沉积量增加 50%，均显著加剧皮肤功能失调。

三、发生机制

（一）屏障功能代偿性失衡

皮肤屏障受损、角质层损伤使角质层脂质代谢呈现"伪代偿"特征。神经酰胺合成酶（CerS3）活性下降，使神经酰胺占比从 45% 降至 30%，而胆固醇酯比例异常升高至 50%（正常 35%），导致脂质层板厚度从 13 nm 缩短至 9 nm。角质形成细胞分化标志物，兜甲蛋白表达量减少 40%，角化包膜交联密度下降，机械强度从 200 mPa 降至 120 mPa。此时板层小体分泌量代偿性增加 50%，但其内容物中葡萄糖基神经酰胺比例异常，从 20% 升至 40%，形成不完整的层状结构。

（二）微生物生态脆弱性

皮肤菌群呈现"低多样性 - 高波动性"特征，丙酸杆菌（*propionibacterium*）丰度下降至＜ 10^4 CFU/cm^2（正常 10^5 ~ 10^6 CFU/cm^2），而葡萄球菌（*Staphylococcus*）占比超过 40%（正常＜ 20%）。这种失衡导致微生物代谢产物改变。短链脂肪酸（如

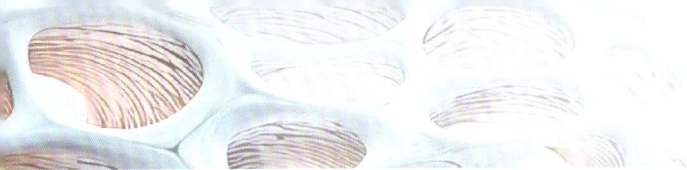

丙酸）产量减少 60%，无法有效抑制 NF-κB 通路，同时细菌生物膜形成能力下降，外来病原体定植风险增加 3 倍。马拉色菌（*Malassezia spp.*）脂酶活性升高，分解皮脂产生的油酸刺激 TRPV4 通道，引起微区炎性反应。

（三）抗氧化防御系统失调

线粒体复合体 I 活性降低，电子传递链漏电子率增加，活性氧（超氧阴离子）生成量提高。同时，内源性抗氧化系统（超氧化物歧化酶、谷胱甘肽过氧化物酶）活性受表观遗传调控（Nrf2 通路启动子甲基化率 > 50%），清除能力下降。氧化损伤标志物 8-OHdG 在表皮基底层细胞中的含量 > 5 ng/mg 蛋白（正常 < 2 ng/mg），导致 DNA 修复酶（OGG1）持续激活，耗竭 ATP 储备。

（四）神经血管高反应性

C 类神经纤维末梢 TRPV1 受体表达量增加 3 倍，热激活阈值从 42℃降至 37℃，轻微温度波动即可触发 P 物质释放。肥大细胞稳态失衡，类胰蛋白酶储备减少，但组胺释放阈值降低，导致非 IgE 依赖性瘙痒。真皮微血管内皮细胞 Claudin-5 表达减少，血管通透性增加使白蛋白外渗量提高，临床表现为短暂性潮红持续 < 30 分钟。

四、皮肤生理病理表现

（一）表皮层面

角质层结构异常，呈现"马赛克式"屏障缺陷，共聚焦拉曼光谱显示神经酰胺的对称性 CH_2 伸缩振动峰强度下降，胆固醇结晶域面积占比 > 35%（正常 < 15%），脂质层板出现局部断裂。

1. 水通道功能紊乱　水通道蛋白 AQP3 在基底层表达量减少，跨膜水转运效率降低，皮肤电容值波动于 25 ～ 35 au（正常 > 45 au）。

2. 细胞连接损伤　桥粒芯蛋白（desmoglein 1）降解加速，桥粒半衰期从 48 小时缩短至 24 小时，胶带剥离试验显示角化细胞脱落量增加。

（二）真皮层面

1. 胶原代谢失衡　真皮乳头层胶原纤维排列轻度紊乱，I 型胶原 mRNA 表达量下降，III 型胶原合成速率降低，电子显微镜显示胶原纤维排列方向紊乱。

2. 成纤维细胞功能减退　成纤维细胞线粒体出现空泡化线粒体膜电位（ΔΨm）

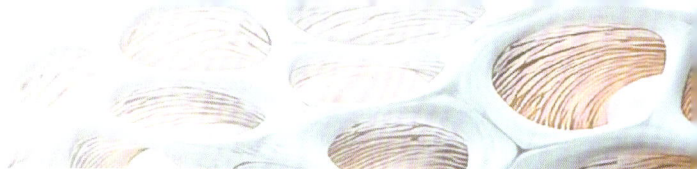

下降 50%，ATP 产量从 4.2 μmol/g 降至 2.5 μmol/g，Ⅲ型胶原合成速率降至 0.6 μg/cm^2/day（正常 1.2 μg/cm^2/day）。

3. 微循环障碍　微血管网络密度增加，但功能性灌注率下降，激光多普勒散斑成像显示血流异质性指数 > 0.25（正常 < 0.15），功能性毛细血管密度减少。

（三）附属器层面

1. 皮脂腺功能失调　皮脂腺导管上皮角化异常，皮脂中角鲨烯过氧化物（SQOOH）占比升高，诱导毛囊漏斗部氧化应激，活性氧水平升高 3 倍。

2. 汗腺分泌异常　汗液 pH 升高，导致抗菌肽 Dermcidin 活性丧失。

3. 毛囊周期紊乱　生长期占比下降，休止期毛发比例升高。

五、临床表现

（一）主观症状

患者诉皮肤状态不稳定，表现为环境变化后皮肤容易紧绷、空调房内易泛红、皮肤出现 T 区皮脂分泌量增加且面颊部经皮失水率出现"外油内干"现象、间歇性灼热或刺痛、对化妆品不耐受（使用保湿剂等后出现短暂红斑）、夜间偶发无疹性瘙痒。

（二）客观体征

1. 视觉特征　面部可见隐匿性红斑，鼻翼沟细微脱屑，毛孔可见脂质栓，但无炎性丘疹。

2. 触觉特征　皮肤粗糙度增加，回弹力下降（Cutometer 检测 R2 值 < 0.55），拉伸后恢复时间延长至 > 0.25 秒。

3. 特殊反应　乳酸刺激试验阳性，5% 乳酸刺激后红斑评分 > 2 分，紫外线最小红斑量（MED）降低至 20 mJ/cm^2（正常 30 mJ/cm^2）。

（三）实验室特征

1. 功能检测　经表皮水分丢失值区域性差异显著，经表皮水分扩散系数（TECD）升高。

2. 微生物分析　16S rRNA 测序显示，菌群 Shannon wiener 指数或丙酸杆菌 / 葡萄球菌比值异常。

3. 氧化应激指标　皮肤表面脂质过氧化物高于正常范围，超氧化物歧化酶活性低于正常范围。

六、干预与转归

皮肤亚健康状态的管理需采取多维度策略，屏障修复是改善亚健康、恢复皮肤健康稳态的重要手段，同时抗氧化、抗炎、微生态调控、调节神经血管反应等措施，可使约 75% 亚健康状态在系统干预后 3 个月内完全逆转，15% 转为慢性波动状态，10% 因持续刺激（如 PM2.5 暴露 $> 75\ \mu g/m^3$）进展为亚疾病状态。

皮肤亚健康状态是皮肤适应力与环境压力失衡的早期预警信号，未来研究需整合实时监测技术（如穿戴式 pH 传感器）与人工智能分析，构建个体化"皮肤健康指数"评估体系，通过靶向调控进行皮肤屏障结构性修复，有望实现从"被动修复"到"主动增强"的皮肤健康管理新策略。

参考文献

[1] BARSH G S. What controls variation in human skin color?[J]. PLoS Biol, 2003, 1(1): E27.

[2] EYERICH S, EYERICH K, TRAIDL-HOFFMANN C, et al. Cutaneous barriers and skin immunity: differentiating a connected network[J]. Trends Immunol, 2018, 39(4): 315-327.

[3] GRIFFITHS C E, BARKER J, BLEIKER T O, et al. Rook's textbook of dermatology[M]. USA: John Wiley & Sons, 2016.

[4] KING A, BALAJI S, KESWANI S G, et al. The role of stem cells in wound angiogenesis[J]. Adv Wound Care (New Rochelle), 2014, 3(10): 614-625.

[5] LIM X, TAN S H, KOH W L, et al. Interfollicular epidermal stem cells self-renew via autocrine Wnt signaling[J]. Science, 2013, 342(6163): 1226-1230.

[6] NGUYEN B C, LEFORT K, MANDINOVA A, et al. Cross-regulation between Notch and p63 in keratinocyte commitment to differentiation[J]. Genes Dev, 2006, 20(8): 1028-1042.

[7] OJEH N, PASTAR I, TOMIC-CANIC M, et al. Stem cells in skin regeneration, wound healing, and their clinical applications[J]. Int J Mol Sci, 2015, 16(10): 25476-25501.

[8] SCHEPELER T, PAGE M E, JENSEN K B. Heterogeneity and plasticity of

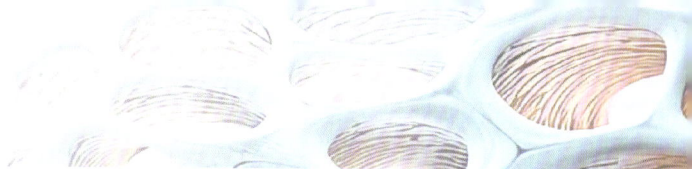

epidermal stem cells[J]. Development, 2014, 141(13): 2559-2567.

［9］ THONG H Y, JEE S H, SUN C C, et al. The patterns of melanosome distribution in keratinocytes of human skin as one determining factor of skin colour[J]. Br J Dermatol, 2003, 149(3): 498-505.

［10］崔勇，高兴华．皮肤性病学 [M]. 10 版．北京：人民卫生出版社，2024.

［11］何黎，刘玮．皮肤美容学 [M].北京：人民卫生出版社，2008: 22-23.

［12］何黎．美容皮肤科学 [M].北京：人民卫生出版社，2011: 91.

［13］何黎，郑志忠，周展超．实用美容皮肤科学 [M].北京：人民卫生出版社，2018: 36.

［14］李彬彬，孙培鸣，孙宏伟，等．表皮干细胞研究进展 [J].医学研究杂志，2021, 50(1): 156-159.

［15］李承新，林碧雯，赵梓纲译．美容皮肤学：产品与方法 -2 版 [M].郑州：河南科学技术出版社，2021: 27-34.

［16］潘晓清，何黎．皮肤屏障受损与相关性皮肤病的研究进展 [J].皮肤病与性病，2021, 43(6): 741-743.

［17］谭军．激光皮肤再生美容 [M].长沙：湖南科学技术出版社，2014.

［18］赵辨．中国临床皮肤病学 [M].2 版．南京：江苏凤凰科学技术出版社，2017.

［19］赵美娟，户晶晶，倪辉，等．黑色素生成信号通路研究进展 [J].生物工程学报，2019, 35(9): 1633-1642.

［20］朱学骏，等译．皮肤病学 (简装版)[M]. 4 版．北京：北京大学医学出版社，2019: 1189-1200.

第五章

皮肤与皮肤病的检测评估

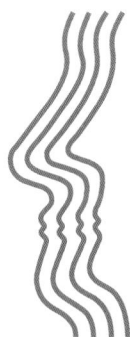

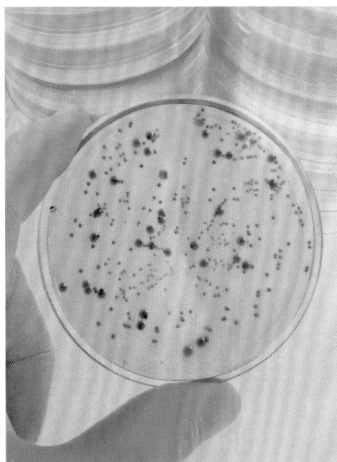

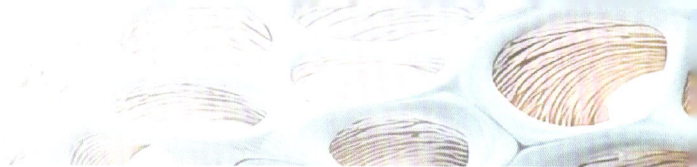

第一节　皮肤检测指标

一、概述

皮肤是由表皮和真皮组成的多层高度非线性、多功能结构的器官，与外界直接接触，且细胞功能高度特异化。皮肤中含有各种类型的细胞，如角质形成细胞、成纤维细胞、黑色素细胞等，它们各自有相应的功能，共同使皮肤成为一个相对独立的系统，与其他器官一起参与机体的代谢活动。皮肤作为人体最大的器官，具有阻挡外界有害物质入侵和阻止体表水分、脂类等营养物质流失的作用，是人体的第一道生理物理屏障。

皮肤的"健康"不是单一指标能够体现的，而是结构、功能、外观和免疫状态的协调统一。通过不同指标的协同检测评估，指导皮肤分型与风险预警，不仅有利于皮肤疾病的临床诊断与疗效评估（如治疗黄褐斑、痤疮、皮炎等），对于美白、抗衰、修复、控油等产品功效验证，皮肤健康美化也具有较大价值（表 5-1-1）。

表 5-1-1　皮肤生理指标及评估

评估维度	子类	定义说明	常用评估方法和仪器
大体形态	皮肤颜色	反映肤色均匀性、亮度、红斑和暗沉状态	分光色差仪、图像分析系统、L*a*b* 色彩模型
	皮肤纹理	反映表面纹理平整性、毛孔、皱纹等结构状态	PRIMOS 三维成像、硅胶复制、图像纹理分析
	皮肤紧致度	评估皮肤松弛、回弹、轮廓清晰度	Cutometer、轮廓分析建模、视觉评分
皮肤生理参数	皮肤温度	评估皮肤代谢、血流循环或炎症活性	红外测温仪、热成像系统
	皮肤含水量	反映角质层保湿能力与水分保持状态	Corneometer
	皮肤油脂含量	评估皮脂腺分泌与水油平衡	Sebumeter
	皮肤表面 pH	反映皮肤微环境酸碱稳定性	皮肤表面 pH
	其他生理参数	包括皮肤电阻、紫外反应等新型指标	电生理测定仪、紫外响应测试等
皮肤功能检测	TEWL	评估皮肤屏障完整性，透过性与锁水能力	Tewameter

评估维度	子类	定义说明	常用评估方法和仪器
	SCH	评估皮肤角质层水合程度	Corneometer
	皮脂	评估皮肤表面脂质膜完整性	Sebumeter
	pH	评估弱酸性屏障是否稳定	皮肤 pH 计
	神经屏障	神经感知功能，如瘙痒或敏感性	电流感知测试、感觉阈值仪
	菌群结构	反映优势菌种分布，如痤疮丙酸杆菌	16S rRNA 测序、宏基因组

皮肤生理学检测是皮肤精细生理指标检测体系，通过大体观察、显微镜观察、成分分析、免疫学检测、多组学技术等，从皮肤表观生理学到组织、细胞到蛋白、基因水平，依据相应皮肤生理学指标的变化，深入挖掘皮肤问题的成因和机制，为科学研究皮肤以及皮肤产品的功效评估提供个体化、精准和全面的人体皮肤大数据支持。

二、大体形态

（一）皮肤颜色

皮肤颜色可反映皮肤的生理与病理状态，对于评估药物干预、环境暴露和生理变化有较大价值。皮肤颜色主要由黑色素、血红蛋白、类胡萝卜素、胆红素等物质决定，是色素代谢与炎症状态的重要表现。皮肤颜色异常体现为肤色暗沉、发红、黄褐斑、PIH、色素不均等，关键指标包括皮肤的均匀性、亮度（L 值）、红斑指数、黄调指数。

常用的评估方法根据检测原理可以分为两类，一类是基于 L*a*b* 三维色彩空间（CIELAB）原理的检测仪器，另一类是基于光的三原色即红色、绿色和蓝色（RGB）模式进行检测的仪器。无论使用何种原理检测，检测方式均为发射固定波长并检测皮肤反射光，从而计算皮肤颜色。其中 L*（亮暗程度）a*（红色到绿色）b*（黄色到蓝色）系统能将不同的颜色用数字进行描述，并通过一些数学模型描述特殊颜色。

在中国医学美学与美容医学、美容皮肤科学规范术语中，色素沉着（hyperpigmentation）被定义为，由于多种原因导致皮肤色素增加，颜色不同程度地加深的损容性状态。色素沉着在 Fitzpatrick 分型（Ⅳ～Ⅵ型）中较为突出，又可随季节变化加重，仪器检测的数值因 Fitzpatrick 皮肤类型而异。红斑随血流量增加而发红，在 Fitzpatrick 皮肤分型（Ⅰ～Ⅲ型）中较为突出。

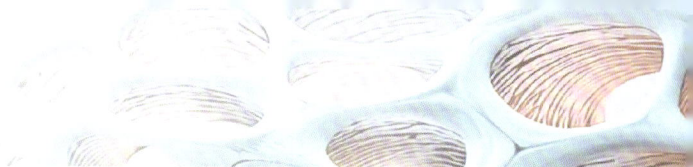

（二）皮肤纹理

皮肤表面微结构包括毛孔、皮肤粗糙度和微皱，是组织老化、角质代谢紊乱的重要标志，多因为皮肤组织内胶原纤维和弹性纤维降解引起。皮肤纹理检测的方法有硅胶倒模等间接测量法和利用光学原理的直接测量法。

1. 间接测量法　通常指通过硅胶或者测试膜将皮肤的纹理状态进行复制，然后用特定的设备对这些皮肤复制模型分析，进而得到量化的皮肤纹理数据。

2. 直接测量法　使用先进的皮肤扫描或条纹光技术，将皮肤表面纹理拍摄为 3D 图像模型，然后直接对皮肤皱纹的深度、长度表面积等进行测量。

毛孔、细纹和瘢痕会影响皮肤纹理和质地的测量指标。毛孔是毛囊皮脂腺的扩大开口，尚无专门的测量工具，LifeViz3D 成像系统可作为毛孔测量工具。

颈部和下眼睑的微小细纹的测量可用光学标准化相机和软件评估皮肤松弛度，VISIA 系统是常用的评估方法。

瘢痕是受伤后自我修复过程中，取代正常皮肤的纤维组织。痤疮瘢痕与其他瘢痕类型不同，可用改良的温哥华瘢痕评分（mVSS）或患者和观察者瘢痕评估量表（POSAS）测量。客观测量工具有 DSM Ⅱ 色度计（cortex technology）、Scanoskin 相机（英国 Leniomed 公司）、DermaScan C（cortex technology）和 Cutometer 的 STimS。

（三）皮肤紧致度

皮肤紧致是指皮肤和皮下组织的所有黏弹性。体现真皮结构和胶原网络完整性，关联于面部轮廓感与松弛程度。构成皮肤紧致度的各个参数包括皮肤弹性恢复到原始位置的能力，改善皮肤紧致度的测量方法，治疗方法因目标参数而异。测量弹性的方法有 Cutometer 和 / 或 SNAP 测试。

三、皮肤生理参数

皮肤的基本生理参数是评估皮肤健康状态的重要指标，涵盖了从微循环到屏障功能的一系列生物学特性。这些测量参数能更科学地分析皮肤的生理机制、疾病表现及产品功效，反映角质层与皮脂腺的基础代谢水平，是皮肤健康的核心表现。

（一）皮肤温度

皮肤温度是表皮和真皮微循环以及代谢活动的外在反应，其变化能提示炎症、血液循环异常等病理状态。检测皮肤温度的常用方法是红外热成像技术或红外传感器，这些设备可无创地捕捉皮肤表面辐射的红外光波，将其转换为温度数据。通过温度分布的可视化分析，研究人员可识别皮肤区域性炎症，尤其对炎症性皮肤病的诊断有重要意义。此外，皮肤温度还可用于评估外部环境适应能力，例如研究低温和高温对皮肤功能的影响。

（二）皮肤含水量

检测皮肤含水量是评估皮肤健康的重要指标之一，尤其在研究皮肤屏障功能和相关疾病时具有特别意义。角质层作为皮肤的最外层，发挥着防止水分丢失的屏障作用，其含水量不仅反映了皮肤的生理状态，还直接影响皮肤的外观和触感。

目前皮肤含水量的检测主要基于两种技术原理，电容式测量法和电导式测量法。①电容式测量法：用角质层的介电常数随含水量变化的特性进行检测。水分具有较高的介电常数，与其他皮肤成分（如脂质）相比差异明显，通过测量皮肤对电场的反应可计算角质层的含水量。这种方法有非侵入性、快速和便携的特点，是应用最广泛的技术之一。②电导式测量法：基于皮肤的导电性随含水量变化的原理。水分充足的角质层导电性较强，而干燥皮肤的导电性较弱。通过检测皮肤对电流的阻抗变化，可间接评估角质层的水分水平。这种方法通常用于补充电容法的数据分析。

皮肤角质层的含水量直接影响屏障功能。正常情况下，角质层的结构致密，适宜的湿润度能维持皮肤的柔韧性和屏障完整性。然而，随着年龄增长，角质层含水量逐渐降低，表现为女性高于男性，但某些部位（如枕部）的水分水平可能随年龄增加而升高。水分的丢失会导致角质形成细胞变脆，皮肤干燥、粗糙，甚至出现细小裂纹。干性皮肤角质层含水量显著降低，这一变化削弱了角质层细胞间的黏合力，导致角质层屏障功能受损，同时引发一系列连锁反应，包括皮肤表面 pH 升高、丝氨酸蛋白酶活化以及桥粒降解，进一步加剧屏障损伤。值得注意的是，当角质层含水量过高（＞20%）时，皮肤渗透性会显著增强，有增加外界有害物质侵袭的风险。

近年来，多项研究显示，诸多皮肤病与角质层含水量的下降密切相关，例如痤疮、脂溢性皮炎、黄褐斑患者的角质层含水量通常低于正常水平。这些疾病的发生和发展通常伴随皮肤屏障功能的削弱和炎症反应的增强。临床实践中，检测角质层含水量常用于疾病的早期诊断和监测。检测结果可揭示肉眼难以观察的微细损害，从而在皮肤病变尚处于亚临床阶段即采取干预措施。此外，含水量的变化为评估治疗效果提供了量化依据。

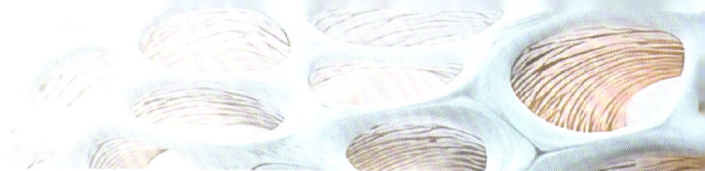

（三）皮肤油脂含量

皮肤表面的脂质主要来源于皮脂腺分泌和表皮细胞的脂质，是维持屏障功能、调节皮肤微生态以及保持皮肤水分的重要组成部分。皮脂腺分泌的皮脂与表皮细胞合成的脂质共同构成皮肤的脂质屏障。目前，皮脂含量检测主要用油脂斑点光度法，这一方法是通过特殊设计的不透明消光胶带吸附皮肤表面的油脂，然后分析胶带透明度的变化。胶带在吸附油脂后会变得半透明，透明度的差异与皮脂含量呈正相关。

皮脂分泌过多时，痤疮、玫瑰痤疮等皮肤病容易发生。皮脂中过量的甘油三酯和脂肪酸为微生物（糠秕马拉色菌和痤疮丙酸杆菌等）提供了充足的营养，促进其繁殖，同时破坏皮肤微生态平衡；皮脂分泌过多还会影响角质层脂质的排列模式，导致屏障功能减弱。研究显示，皮脂含量增高与皮肤水分流失（TEWL）呈负相关，过量的皮脂可通过改变皮肤屏障结构而影响保湿能力。在一些干燥性皮肤病（特应性皮炎、银屑病、鱼鳞病等）中，皮脂分泌明显减少，可能与表皮神经酰胺代谢紊乱有关，导致角质层脂质含量减少，屏障功能显著受损，进一步加重皮肤干燥和炎症反应。

（四）皮肤表面 pH

正常皮肤表面 pH 呈弱酸性，维持在 4.5 ～ 6.5，由水脂乳化物质、角质层水溶性物质、皮肤汗液及皮肤呼吸产生的 CO_2 等多种物质共同作用，游离脂肪酸等呈弱酸性。皮肤表面 pH 对皮肤正常生理功能起着重要的调节作用，发挥表皮屏障通透作用。皮肤微生物量与皮肤表面 pH 有相关性，维持正常皮肤表面 pH 能阻挡微生物侵袭，皮肤表面 pH 升高，正常生理功能下降。当皮肤发生炎症时，皮肤屏障功能受损，表面 pH 就会发生改变，例如丘疹脓疱型痤疮患者面中部皮肤表面 pH 升高。有研究显示，过氧苯甲酰凝胶治疗痤疮的疗效受皮肤表面 pH 影响，对男性患者影响较大。检测皮肤表面 pH 对治疗某些皮肤病有指导意义。

（五）其他

1. **皮肤光泽度**　皮肤表面的光泽度是通过皮肤对光的反射及散射形成的。检测方法是利用一定的光源照射到皮肤表面，其中一部分光会发生直接反射，另一部分则被皮肤表面吸收后再发生反射和散射，其中反射光的量与皮肤光泽度呈正相关。通过检测皮肤反射以及散射光的量对皮肤的光泽度进行评估。

皮肤光泽可用几个同义词来描述，包括光泽度、亮度、活力和肤色，并可用 Mexameter、Glossymeter 或临床评分系统进行评估测量。

2. 患者年龄与皮肤光泽　虽然年龄对人的外表产生负面影响，但年龄并不会降低皮肤光泽。相反，由于内在老化和外在阳光伤害，皮肤会因年龄增长而失去光泽，例如老年患者皮肤出现蜡黄、表皮变薄、脂溢性角化病、深表情纹（静息时观察到）以及深皱纹、血管痣、雀斑和日光性弹性组织变性综合征等，伴有弹性纤维和胶原纤维显著减少。因此，无论年龄大小，皮肤表情纹、毛孔大小、色素斑、油性或干燥等与皮肤损伤无关的因素可能会对皮肤光泽产生负面影响。

3. 皮肤成分　除去水分还有 70% 是胶原纤维，真皮胶原纤维含量达 80%。皮肤老化后胶原纤维会降解，弹性纤维的结构发生变化，使肤失去弹性而松弛。检测方法主要是通过检测皮肤在外力拉伸后的恢复情况，以此评估皮肤的弹性状态。检测仪器可准确测量一定时间内皮肤的拉伸量以及回弹后的状态（表 5-1-2）。

表 5-1-2　与年龄相关对皮肤各层影响光泽的因素

皮肤层	影响光泽的因素	与年龄相关
角质层	过度油腻	否
	过度干燥	否
	光化性和脂溢性角化病	是
	皮肤干燥（鳞屑过多、脱屑不良）	否
真皮乳头层（上部）	粉刺	否
	毛细血管扩张	是
	日光性弹性纤维变性	是
	光损伤 / 雀斑	是
	表面瘢痕	否
	皱纹 / 深表情纹	是
	表情纹	否
	红斑	否
真皮 / 表皮连接处	色素沉着 / 黄褐斑	否
	色素减退	否
真皮网状层（深层）	毛孔	否
	更深的瘢痕	否
	更深的皱纹 / 皱褶	是
	深度太阳损伤	是
皮下组织	松弛	是
	下垂	是
	体积缩小	是

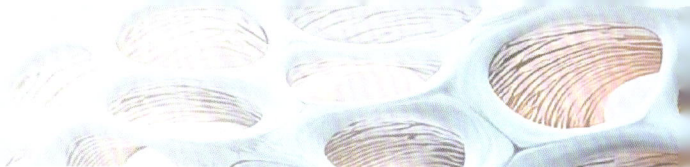

四、皮肤功能检测

（一）皮肤屏障

皮肤屏障包括物理屏障、色素屏障、神经屏障、免疫屏障。皮肤物理屏障由皮脂膜、角质层、角蛋白、脂质、真皮黏多糖类、黏多糖类等共同组成。对皮肤物理屏障功能的评估主要通过检测经皮失水率来实现。皮肤屏障功能的评估可通过一系列生理指标进行测量，包括经表皮水分丢失（TEWL）、角质层含水量（SCH）、皮脂含量和表皮 pH 等。

1. 经表皮水分丢失（TEWL） TEWL 是衡量皮肤屏障功能完整性的核心指标，通过测量皮肤表面水分蒸发量反映屏障的锁水能力，可受多方因素影响，例如皮肤解剖部位的结构特点、出汗量、皮肤表面温度、环境条件（如湿度、温度和空气流动）以及检测仪器的灵敏度等。正常情况下，低 TEWL 值表示角质层对水分的屏障功能较好，而高 TEWL 值提示屏障功能受损，例如敏感性皮肤、湿疹、银屑病等疾病中常见 TEWL 值升高。

2. 角质层含水量（SCH） SCH 是反映角质层含水量的重要参数，通常用于评估皮肤屏障功能与水分丢失相关的疾病严重程度及转归。通过无创性技术检测含水量，揭示皮肤干燥程度及其对外界环境的适应性。

3. 皮脂含量 皮脂是皮肤屏障的重要组成部分，其含量与屏障功能密切相关。通过检测皮脂含量，可评估皮肤的保湿能力、屏障功能以及药物等治疗方法的控油效果。皮脂分泌异常可导致屏障功能失调，在痤疮和脂溢性皮炎中，皮脂分泌过多会加剧炎症，如果在干燥性皮肤病中，皮脂分泌不足则损害屏障功能。

4. 表皮 pH pH 值是反映皮肤生理状态的重要指标，正常情况下维持在 4.5 ~ 6.5 弱酸性范围。pH 值波动可影响皮肤微生物群的平衡以及酶的活性。当皮肤处于炎症时，局部血流量增加使皮温升高，同时汗腺分泌增强，使 TEWL 值升高，水脂膜结构受损，导致角质层水分丢失和 pH 值升高。这种连锁反应会进一步损伤皮肤屏障功能。

5. 皮肤神经屏障 神经屏障评估有多种方法，常用的有辣椒素刺痛试验、乳酸刺痛试验等主观评估方法。电流感觉神经阈值（CPT）检测仪利用微处理器控制神经选择性的电刺激，快速定量评估任何皮肤部位的粗有髓鞘神经纤维（Aβ）、细有髓鞘神经纤维（Aδ）和细无髓鞘神经纤维（C）的传导和功能的完整性，可发现并量化早期的神经炎病变及周围感觉神经病变。

（二）皮肤微生物组检测

皮肤微生物群落分为常驻菌群和暂住菌群，共同构成皮肤的微生态环境。常驻菌群在皮肤表面形成生物膜，通过占位效应阻止外源性病原菌定植，同时分泌抗菌肽抑制或杀灭病原菌，从而发挥保护作用。皮肤微生物、宿主皮肤、外界环境三者相互作用决定微生态的动态平衡。但这种平衡容易受到皮脂腺分泌物的浓度、皮肤含水量、温度、遗传背景以及环境条件等诸多因素的影响。当皮肤微生态平衡被打破时，病原微生物可能过度增殖，从而引起脂溢性皮炎、痤疮等皮肤病。例如，糠秕马拉色菌的异常增殖与脂溢性皮炎密切相关，而痤疮丙酸杆菌的过度生长和皮脂分泌增多导致痤疮炎症加重。

检测皮肤微生物是研究微生态环境的重要工具，通过分析微生物的组成和活性，揭示其在健康与疾病中的作用。传统检测方法用湿润的棉签拭子，在目标区域内进行30秒来回擦拭50次取材做培养，但培养结果不尽如人意。现代技术如16S rRNA基因测序和宏基因组学极大地扩展了检测范围和分辨率，16S rRNA基因测序通过扩增和分析细菌16S rRNA基因区域，准确识别微生物的种属；宏基因组学则直接测序样本中所有微生物的基因组，全面解析微生物的种群结构及功能特性。代谢组学检测微生物的代谢产物，可进一步揭示微生物对皮肤生理状态的影响。

未来，皮肤微生物组检测将继续朝着更高灵敏度、更广覆盖率和个性化的方向发展，结合多组学技术（如基因组、代谢组和蛋白组）进一步揭示皮肤微生态与健康、疾病的复杂关系。同时，人工智能技术将推动数据分析的自动化和精准化，为微生物组检测在临床应用提供助力。通过深化对皮肤微生态的认识，人们将更好地维护皮肤健康、改善相关疾病的管理和预后、推动个性化护肤方案和微生态疗法的发展。

第二节　皮肤检测仪器

一、无创性皮肤生理功能检测

无创性皮肤生理功能检测主要是通过检测皮肤生理物理参数来评估皮肤屏障功能的改变，用于研究皮肤病不同机制的损伤对皮肤生理指标参数造成的影响，也用于定量判断药物疗效及化妆品作用。无创性皮肤生理功能仪器检测角质层含水量、经表皮水分丢失、皮肤弹性、皮脂含量、pH值、皮肤光泽度、黑色素和血红素等指标，得

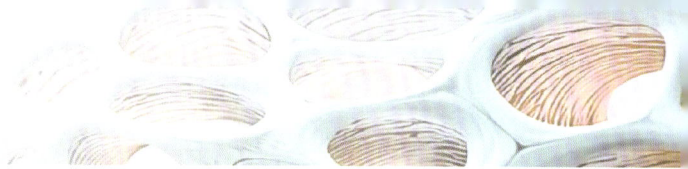

到客观的量化结果，来研究和阐述皮肤病发生发展和功能异常，也可用于疗效的判断（表 5-2-1）。

表 5-2-1　皮肤常用仪器的评估方法

作用途径	考察维度	测试指标	常用检测仪器 / 方法
炎症 / 血管反应	皮肤红斑程度	皮肤颜色 a* 皮肤红斑指数 EI 皮肤敏感度 TiVi-index 皮肤微循环血流灌注量面部红区图像分析	CM-700d/600d/2500d（日本 Minolta 公司） Dermaspectrometer（丹麦 Cortex Technology 公司）或 MexameterMX18（德国 Courage Khazaka 公司） TiVi700（瑞典 WheelsBridge 公司） 激光多普勒血流仪（英国 Moor 公司，瑞典 PeriScan PIM 3 公司）VISIA-CR/VISIA（美国 Canfield 公司）
皮肤屏障	皮肤屏障功能	经表皮水分丢失	AquaFluxAF200（英国 Biox 公司），Tewameter™ 300（德国 CourageKhazaka 公司）
	皮肤酸碱度	皮肤 pH 值	Skin-pH-Meter PH905/900（德国 Courage Khazaka 公司）
	皮肤含水量	角质层含水量	Corneometer CM825（德国 Courage Khazaka 公司）
	皮肤油脂含量	皮肤油脂含量	Sebumeter SM815（德国 Courage Khazaka 公司）
	皮肤保温能力	皮肤温度	皮肤表面温度计（德国 Digitalthermometer Greisinger Electronic 公司）
	皮肤表面形态	皮肤表面形态	VisioScan VC98（德国 Courage Kh azaka 公司）
	角质层厚度	角质层厚度	拉曼共聚焦显微镜测试
	表皮结构脂质分析	脂质类型、配比	胶带取材，LC-MS/MS 定量
	屏障相关蛋白	丝聚合蛋白含量	胶带取材，免疫组化 / 荧光
	皮肤微生物群	微生物群落、多样性	16SrRNA 测序
神经	神经敏感度	皮肤电流感觉阈值	Neurometer（美国 Neurotron 公司）

（一）角质层含水量检测仪 Corneometer CM825

皮肤角质层含水量的 Corneometer 电容法原理基于水和其他物质介电常数变化与电容值检测的关系。角质层位于皮肤的最外层，随着水化程度的增加，其介电性质发生变化，水的介电常数（81）高于大多数干燥角质层（5 ~ 10）。仪器测试探头的头部顶端磁道与皮肤之间由玻璃薄片隔开，在磁道之间形成电场相互吸引，一条轨道会产生多余的电子（负电荷），另一条轨道则会产生电子不足（正电荷）。仪器测量皮肤表面水分，可检测水化水平微小变化。测定方法是将检测探头垂直放置于靶部位皮肤表面，探头顶端保持一定的压力，测量前清洁测量探头，每个部位测试 3 次取均值。

（二）皮肤油脂检测仪 Sebumeter SM815

皮肤油脂检测仪用 Sebumeter 油脂斑点光度法，基于光度计原理对皮肤油脂含量进行测定。方法是将 0.1 mm 厚不透明消光胶带（不受皮肤水分影响只检测皮肤油脂）压在皮肤上，进行有轻微压力的皮脂收集，当胶带表面油脂变透明时进行检测。将胶带插入设备光圈中，用光电管测量其透明度，胶带透光量越大则吸收的油脂越多，根据计时显示取出探头，将探头插回光度计孔，得到皮肤油脂含量数值。

（三）经表皮水分丢失检测仪 Tewameter™ 300

经表皮水分丢失检测仪在规定环境条件下采用 Fick 菲克扩散定律，由两组温度和湿度传感器组成的检测探头对经表皮水分丢失进行测定。检测探头经过特定校准，并经过形状大小的特定设计以避免空气流动对测定数据影响。经表皮水分丢失检测仪记录经表皮水分丢失数值，测量值以 g/hm^2 表示蒸发速率。方法是选择测定部位，将检测探头垂直放置于靶部位皮肤表面，固定间隔时间采集数值，可获取均值及偏差值，取偏差最低时均值。

二、皮肤影像检测技术

皮肤影像技术是以激光、超声和电磁波为基础的多种影像技术的总称，能无创、实时、原位观察皮损，动态反映疾病演变过程。随着医学工程的持续进步，皮肤影像技术的内涵在不断丰富，形成了包括皮肤镜、反射式共聚焦显微镜（reflectance confocal microscopy，RCM）、皮肤超声、皮肤光学相干层析成像技术、皮肤太赫兹成像技术、皮肤光声成像技术、多光子 CT 在内的皮肤影像技术体系。这些技术可从不同层次、不同角度获取皮损信息，弥补常规病史采集和体格检查的不足，显示肉眼难以观察到的细节特征，拓展临床医师的信息来源，提高医生诊疗水平。皮肤影像技术是用现代成像技术实现皮肤原位、无创、实时的二维或三维影像分析的一门新兴技术学科，已广泛用于皮肤肿瘤、感染性皮肤病、炎症性皮肤病以及色素性皮肤病的诊断及鉴别诊断。随着临床研究的进一步发展，其作用也拓展至辅助制订治疗方案、确定手术切缘以及评估疗效。在临床诊疗中，皮肤镜和 RCM 均已广泛用于黄褐斑、白癜风等的诊断和效果评估，其中皮肤镜主要通过观察治疗前后皮损颜色、斑点、斑片、毛细血管、毛囊和汗孔特征的变化来反映效果，RCM 则是使用色素沉着定性量表对表皮、真皮及真表皮交界处的色素进行半定量评分反映效果。

本质上，皮肤影像技术是对皮损形态学信息的深度提取，通过对皮损形态特征整

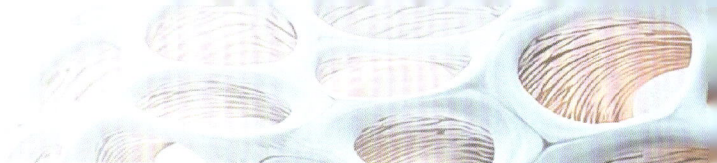

合，能明显提高皮肤病的诊断效率和正确率，增强临床医师诊断信心，减少不必要的活检和医疗资源浪费。同时，皮肤影像技术在评估治疗效果、辅助制订治疗方案、预测治疗反应和监测不良反应方面显示出较大的潜力。此外，基于皮肤影像的皮肤病人工智能已成为目前皮肤科的研究热点。尽管皮肤影像技术的应用维度在不断拓展，但由于临床需求不同，对应的应用场景发展阶段也不尽相同。

皮肤影像技术已广泛用于皮肤肿瘤、感染性皮肤病、炎症性皮肤病、色素异常性皮肤病、毛发疾病的诊断和鉴别诊断，但存在一些亟待解决的问题。一方面，大部分普遍认可的皮肤病诊断性特征往往来源于少数病例的描述性报道，不同医疗机构的医生受教育背景不同，同一特征在不同文献中可能有不同描述，导致皮肤影像术语差异性较大，对临床实践的指导意义差强人意；另一方面，病例报道纳入的病例数较少，通过这些病例总结的皮肤影像特征存在局限性，对部分病例（尤其是不典型病例）的指导意义不强。为此，相关的皮肤影像学术机构（如国际皮肤镜协会）正在制定并不断完善术语规范，在一定程度上缓解了皮肤影像术语差异性较大的现状，同时皮肤病的准确诊断需要更多皮肤影像样本的数据支撑，要求皮肤影像相关研究不断更新以满足临床需求。

除了皮肤病的诊断与辅助诊断，皮肤影像技术也常用来评估治疗效果，通过观察各种技术下皮损形态特征的变化实时评估患者皮损演变情况。

（一）VISIA-CR 面部图像分析

面部图像分析仪 VISIA 及 VISIA-CR 是一种多光谱多模态的面部成像图像分析系统，由美国 Canfield 公司生产，可定性或定量分析面部特征，如皱纹、皮肤光损伤、皮肤颜色及均匀性、皮肤结构及血管结构。

VISIA-CR 面部成像图像分析系统具有光学滤波器，用特定的光谱波段照亮目标，进行多光谱和多模态图像捕捉。光源模式有标准光、平行偏振光、交叉偏振光、UV光或窄带蓝光等，能测量氙气频闪灯输出光及受试者皮肤类型，捕捉到优化的交叉偏振图像，用红棕 X（RBX）技术将皮肤图像由拍摄到的红绿蓝（RGB）色彩转变为红棕 X 色彩。红色反映血红素，棕色反映黑色素，由于血红素间接反映了炎症情况，可评估抗炎治疗效果。利用紫外线成像可分析皮肤油脂量包括活跃皮脂腺数量，也可将 VISIA-CR 用于评估化妆品的功效，有研究将紫外线采集图像用于分析防晒化妆品抗水性。VISIA-CR 能够与其他无创性检测技术联合共同检测皮肤功能，国内研究VISIA-CR 结合无创性皮肤生理技术检测面颈部皮肤生理学特性和成像特征与性别年龄关系，有别于肉眼观察皮肤病疗效的主观性，有别于传统临床摄像受光源、拍摄角度等的影响。由于 VISIA-CR 可客观地评估面部成像特征并进行定性定量分析,有助于临床提高对皮肤病病理生理变化及机制的认识。还有研究用 VISIA-CR 对非剥脱点阵激光治疗面部毛孔粗大的效果进行评估。

(二)皮肤镜

皮肤镜作为无创性检查,在提供充足稳定光源的同时,对皮损进行数十倍甚至上百倍的放大,能检测到表皮层甚至真皮浅层的结构,突破了肉眼观察的局限,并建立皮损形态学的评估体系。目前其已用于感染性皮肤病、炎症性皮肤病、毛发疾病、血管性疾病、色素异常性皮肤病等疾病的辅助诊断。对于皮肤肿瘤,皮肤镜可根据镜下结构区分色素细胞类或非色素细胞类疾病,并能采用相应的模式分析。

皮肤镜除了可辅助鉴别皮肤肿瘤,还可用于皮肤肿瘤边界及手术切缘设计。研究显示,皮肤镜探查的肿瘤边界与最终的组织病理学边界几乎一致,71.2% 边界差距在 1 mm 内。有研究者通过皮肤镜辅助确定基底细胞癌手术切缘,认为皮肤镜观察基底细胞癌边界优于肉眼观察,以皮肤镜确定的肿瘤边界扩大边缘 4 mm 优于 2 mm。

随着皮肤镜技术与移动互联网及智能手机结合,"远程皮肤镜学"概念被提出,促进了远程皮肤病学的诊疗质量。研究显示,远程皮肤镜可减少 53% 病例的面诊医疗,对皮肤肿瘤的筛查有价值,但是远程提交的皮损为局部,容易漏诊其他皮损,这一点需要引起重视。有研究用卷积神经网络对亚洲人肢端黑色素瘤皮肤镜图像进行检测,识别肢端黑色素瘤和良性痣,阳性率达 83.51%,阴性率达 80.23%,接近专家评估。随着人工智能技术发展,计算机辅助诊断系统通过皮肤镜、组织病理图片深度学习建立人工神经网络,辅助诊断将进一步得到发展。

(三)高频超声成像技术

超声影像技术最初在皮肤科主要用于测量皮肤的厚度,由于分辨率和频率增高,更加清晰分辨表皮、真皮及皮下组织各层次,判断皮损性质、范围、深度。超声的物理特性除检查皮肤全层外,还能检查皮肤附属器。20 ~ 25 mHz 超声波将反射表皮和真皮的结构转换成灰度图像,而 50 ~ 100 mHz 超声波反射表皮结构,对炎症性、水肿性皮损有特异性。

高频超声监测皮肤厚度对皮肤移植提供客观依据。关于皮肤厚度,中国年龄较大儿童皮肤较小儿薄,皮肤平均厚度在儿童性别之间的差异无统计学意义。不同类型皮肤病受累层次不同,高频超声结合临床表现在炎症性皮肤病、感染性皮肤病、良性肿瘤、血管性病变、皮肤附件病变中的诊断准确率较高。高频超声下,特应性皮炎表现

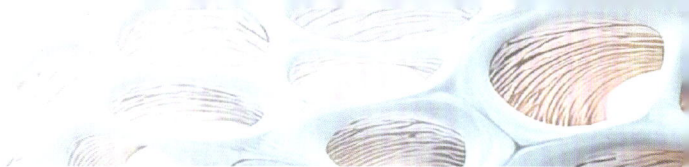

为表皮下低回声带，低回声带厚度与炎性程度有高相关性，测量特应性皮炎高频超声下低回声带厚度变化能显示药物对特应性皮炎的长期疗效，超声检测前对有炎症部位进行抗炎干预，可降低误差率。

三、反射式共聚焦显微镜

反射式共聚焦显微镜（RCM）是近年来新兴的光学共聚焦显微镜成像技术，其图像由高分辨率显微镜通过物镜获取，利用内源性如角蛋白等生色团反射检测，达到细胞分辨率，能无创性检测，通过共焦针孔对背景光进行杂散抑制。目前 RCM 用于皮肤肿瘤、色素性皮肤病、感染性和炎症性皮肤病等相关疾病的辅助诊断。RCM 对良恶性皮肤肿瘤的诊断和鉴别具有应用价值，RCM 对一些皮肤肿瘤具备辅助诊断标准，在某些皮肤病中 RCM 的图像特征与组织病理学检查结果具有高度的一致性。无创性诊断减少活检率或指导活检。RCM 可指导手术治疗，在术前测定日光性角化病边界，由此来指导手术切除范围。在 RCM 辅助下，手术切除原发缺损最小情况下将肿瘤切净，能达到类似 Mohs 显微外科手术的效果。

对于炎症性皮肤病，Ardigo 等对寻常型银屑病皮损的 RCM 图像特征及病理组织学结果进行比较研究，发现了角化不全、乳头瘤样增生、乳突血管扩张和棘层增厚等在 RCM 与病理组织学切片有对应关系，一致性＞90%。有研究应用 RCM 可准确便捷地发现角质层的 Munro 微脓肿，用 RCM 指征结合临床表现诊断寻常型银屑病的敏感性和特异性分别高达 90.0% 和 96.4%。

四、皮肤光学相关成像

光学相干断层成像（optical coherence tomography，OCT）是利用干涉测量技术比较测量样品的结构反射回声延迟，无损伤性地检测生物组织轴向断层灰度图像，分辨率可达 1 ~ 15 μm，作为非侵入性成像工具同时具备高分辨率的特性，称为组织光学活检。由于光学检查对于皮肤具备适宜性，已用于皮肤病的评估。有研究用高分辨率 DCT 获得了与皮肤病学描述相对应的形态特征，并证明 OCT 技术对界面皮炎等炎症性皮肤病的诊断准确性。OCT 技术能辅助诊断皮肤肿瘤如基底细胞癌，在高分辨率 OCT 下基底细胞癌纵切面图像可表现为灰色小叶状结构异常、肿瘤边缘镶边特征等。有研究提取鲜红斑痣患者光动力治疗前后的扩张血管管径及深度、表皮层及真皮浅层组织结构的散射系数等参数分析，结果显示 OCT 有助于无创性评估光动力治疗鲜红斑痣疗效，OCT 可评估和观察皮肤病疗效并提供参考依据。

第三节 皮肤老化的临床评估

皮肤老化由日光照射、自然老化等各种内外因素引起的在临床、组织学或生理功能上出现的衰退现象，表现为皮肤弹性降低、失去光泽、皱纹增多、皮肤干燥等。临床评估皮肤老化重点在临床表现上，对几种皮肤老化指标进行详细的划分、量化、标准化处理，可得到客观的结果。虽然临床评估方法的可重复性和一致性尚有不足，但实用性强、操作简单。皮肤老化的定量检测主要有图像分析法和描述性评分法两大类。

一、皮肤老化的定量检测

通过相应设备可对某部位的皱纹长度、深度、宽度等进行定量分析，其中常用的皮肤表面分析系统（VC20Plus）内部有一个紫外光源皮肤图像 CCD 系统，可采集到皮肤表面的活动状态图像（黑白视频信号），将该信号输入到测试系统的数字处理器进行处理，计算出暗像素、亮像素数量及其比例，可得出评估皮肤状况的各个参数，比较常用的参数有 4 个：① SEr：粗糙度参数，数值越小代表皮肤越粗糙；② SEsm：平滑度参数，与皱纹的深度和形式成反比，SEsm 值越大，皮肤越光滑；③ SEsc：皮屑参数，SEsc 值越小，皮肤皮屑越少；④ SEw：皱纹参数，与皱纹的数量和深度成正比，SEw 值越高皮肤皱纹越多。

（一）图像分析法

图像分析法是一种基本的临床评估工具，广泛用于皮肤老化的临床研究中。研究者可用该方法准确地描述受试者的皮肤特征，测定皮肤老化指数和老化临床征象。

《皮肤老化图谱》是通过图片来描述皮肤老化的临床特征，对每一项特征制定评估标准，一项研究共招募亚洲受试者 800 名，男女受试者各 400 名，年龄 20 ～ 80 岁，于欧莱雅研发中心两大实验室——中国浦东实验室和日本川崎实验室，拍摄受试者照片。在标准照片模式下采集面部、颈部皮肤等部位的多方位高清图片，在受过专业培训的专家团队的判断下，随机对采集的每张图片对照标准图片进行评分，最后以肉眼来综合判断，制定能用于判断皮肤不同部位皮肤老化的临床分级体系（包括眼角、下眼睑皮肤等），建立皮肤老化图谱。

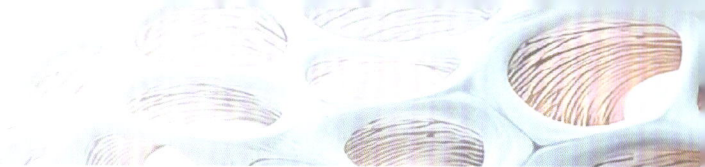

（二）皮肤老化分级方法

描述性评分方法多用于临床评估皮肤病的治疗效果，也常用于评估皮肤老化严重程度。描述性评分法利用描述性语言，通过专业的语言来定义多种皮肤老化参数的各个等级。

1. Dr.Glogau 皮肤老化分级法　临床上使用较早，是一种对光老化进行诊断和评估的分级方法。针对全面部，Dr.Glogau 皮肤老化分级法对皮肤光老化引起的尤其是皱纹的整体情况进行分级，早期在临床上帮助医生诊断患者皮肤老化程度，并通过该方法为患者选择最合适的治疗方法。该方法是为白种人皮肤特点而设计，并不适合有色人种。2002 年在国际皮肤科大会上，欧莱雅发布了中国人皮肤类型报告，通过对居住在哈尔滨、沈阳、苏州、北京 4 个城市的 2000 名 25 ~ 60 岁女性皮肤调查，发现中国女性在皮肤老化的过程中首先出现的老化问题是色素增生性皮损，会随着皮肤老化逐渐增多。有研究显示，白种人皮肤出现皱纹的年龄比中国女性早 10 年。因此，Dr.Glogau 皮肤老化分级法并不适用于中国女性。

2. 面部皱纹量表（facial wrinkle scale，FWS）　为四分量表，以对某个部位皱纹的严重程度为依据，分为 4 级 0 ~ 3 分（表 5-3-1）。FWS 广泛用于评估面部各个部位的皱纹，尤其是眉间纹、鱼尾纹等的老化评估方式，许多研究都会将其作为治疗的主要评分标准，用来判断所采取的治疗手段是否有效。该方法是主观评分量表，不能避免主观性，对于一些细微的差异没办法做出较好的区分。

表 5-3-1　面部皱纹量表

评分 / 分	皱纹程度	描述
0	无	肉眼未见皱纹
1	轻度	肉眼见皱纹
2	中度	肉眼见明显皱纹，不过从表面可见皱纹的底部
3	重度	肉眼见明显皱纹，且皱纹深不见底，从表面看不到皱纹的底部

3. Fitzpatrick 皱纹量表（modified Fitzpatrick wrinkle scale，MFWS）　按照皱纹严重程度分为 4 级 0 ~ 9 分，分别为无（0 分）、轻度（1 ~ 3 分）、中度（4 ~ 6 分）、重度（7 ~ 9 分）（表 5-3-2）。

4. 图像尺评估　西方人认为，光老化主要以皱纹为主，而东方人的光老化主要是色素改变。韩国 Chung 认为，皱纹和色素改变在东方人的光老化中同等重要，他改良 Griffiths 和 Larnier 的评估方法，认为皱纹与色素呈正相关，即随患者皱纹加深，色素也会相应增加，评估东方人的面部皮肤光老化程度应结合色素和皱纹两个指标。

表 5-3-2　Fitzpatrick 皱纹量表

评分 / 分	皱纹程度	描述
0	无	无皱纹，皮纹连续
1 ~ 3	轻度	有细小皱纹及轻微凹痕
4 ~ 6	中度	皱纹清晰可见，皱褶深度 1 ~ 2 mm
7 ~ 9	重度	皱纹明显，皱褶深度 > 3 mm

图像尺评估方法将皱纹分为 8 级 0 ~ 7 分，0 分为无，1 分为无 / 轻，2 分为轻，3 分为轻 / 中，4 分为中，5 分为中 / 重，6 分为重，7 分为极重；将色素分为 6 级 0 ~ 5 分，0 分为无，1 分为轻，2 分为轻 / 中，3 分为中，4 分为中 / 重，5 分为重。

5. 其他评估方法　Aizen 等在评估受试者面部鱼尾纹时制定了新的评分方法，共 1 ~ 6 级，除了对每一个评分等级进行语言描述外，还通过比较参考照片，取得较好的重复性和一致性。该评分方案得到 200 例不同场所的研究证实，重复率可达 74%。

继 Aizen 后，Johnson 药物研究所在研究外源性老化的表现时，使用等级描述评分方法反映被测试人群整体光老化的水平。研究所根据受试者的临床表现，将光老化分为 4 级 0 ~ 9 分，0 分为无损伤，1 ~ 3 分为轻度损伤，4 ~ 6 分为中度损伤，7 ~ 9 分为重度损伤（表 5-3-3）。

尽管描述性评估方法相对简单，但不同观察者的经验和语言表达水平存在差异，使描述性评估方法主观性较强，需要描述者有经验。

表 5-3-3　Johnson 药物研究所描述的光老化评估方法

临床表现	描述
浅皱纹	目测浅皱纹的数量和深度，一般好发于眼周和口周，较深皱纹距眼睛和口唇的距离略远
深皱纹	目测深皱纹的数量和深度，深皱纹一般好发于前额、眉间、下颌、口唇和眼周，较浅皱纹距眼睛和口唇距离近
斑驳状色素沉着	目测色素沉着的面积、颜色深度、分布均匀等，浅色、片状、斑驳状色素沉着和光化性色素斑（包括黄褐斑）的严重程度，不包括色素痣、雀斑、太田痣等色素性损害
面色发黄	目测评估面部色调变化，可分为粉红、玫瑰红、黄色或苍白色

注：每一参数单独评估，光老化的类型根据参数的严重程度进行评估

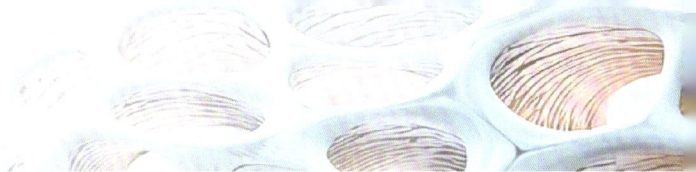

二、体外检测方法

（一）细胞生物学

细胞生物学常利用人皮肤角质形成细胞和成纤维细胞来进行抗衰功效的评估。成纤维细胞存在于皮肤真皮中，其活性不仅会影响胶原纤维的分泌，还会影响胶原纤维的数量和质量。成纤维细胞受到损伤，会导致胶原纤维的降解与合成失调、胶原纤维结构紊乱等，继而出现皮肤弹性降低而产生皱纹。在皮肤老化研究中，常用体外培养成纤维细胞研究皮肤老化的机制。实验室可用正常的成纤维细胞，也可用经紫外线或者过氧化氢损伤后的成纤维细胞，与一定浓度的活性物质共同培养，通过 MTT 法（检测细胞存活和生长的方法）检测细胞活性和增殖能力，酶组织化学法检测谷胱甘肽过氧化物酶（GSH-Px）和超氧化物歧化酶（SOD）活性等，用酶联免疫吸附测定法（ELISA 法）测定丙二醛（MDA）、透明质酸含量，用 ELISA 法和蛋白质免疫印迹法（Western blot）测定胶原纤维含量，用流式细胞仪检测活性氧水平。

（二）非创伤性仪器法

皮肤老化在外观上表现为皮肤色素斑、表面粗糙、纹理加深、皱纹和皮肤松弛，用仪器测定皮肤状态和使用产品前后相关参数的变化，可反映化妆品的抗衰老效果，因此常用皮肤弹性和皱纹这两个指标来评估。

1. 皮肤弹性测定　主要有吸力法、压力法、扭力法和测量弹性切力波传播速度法。常用的是吸力法，原理是通过吸力和拉伸进行光学测定，通过加载负压可将测试皮肤区域吸入特定测试探头内（有非接触式发射器和接收器光学测试系统），测试结束后可得到一条皮肤拉伸度和时间的关系曲线，从而获得皮肤弹性相关参数。该方法的优点是操作简单快速，测量不受皮肤厚度影响，是研究皮肤老化的重要指标，缺点是无法对较硬皮肤完成测量。皮肤弹性测量通常会用 Cutometer（MPA580，德国 Courage+Khazaka 公司）测量，一般选择参数 R2 值来进行表示，因为 R2（R2= 无负压力时皮肤回弹量 Ua/ 有负压力时最大拉伸量 Uf）最接近皮肤弹力真实状态，测量 3 次取均值；也可用其他指标来表示，如 R0、R5、R7、R9、Q1、Q2 等，对研究延缓皮肤老化有参考价值。

2. 面部皮肤成像系统　VISIA 皮肤检测仪（简称 VISIA）是美国 Canfield 公司研发的皮肤分析仪器，已发展至第 7 代，VISIA 是对皮肤表层色素斑、深层色素斑、血管扩张、皮肤纹理、毛孔、皮脂等进行定量分析的仪器。它能储存和量化皮肤斑点、

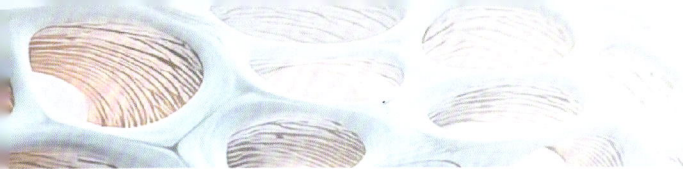

血管性病变、皱纹、皮肤质地及油脂分泌情况，经过标准对焦，使同一患者面部检测位置位于同一水平，避免因为位置偏差导致的误差。VISIA 含斑点、皱纹、纹理、毛孔、紫外线色素斑、棕色斑、红血丝及卟啉油脂 8 项皮肤指标，可分析同一患者不同时期的变化，得出数值差异，评估治疗效果，指导下一步治疗。因此，VISIA 更多地作为检测治疗效果的定量标准。除此之外，VISIA 还有许多功能，例如通过对皮肤浅层与深层的检测分析得出皮肤真表皮间的差异，通过对皮肤状况的判断评估皮肤年龄与实际年龄等。

VISIA 应用多光谱成像技术和软件科技，对人体面部进行全方位拍摄与图像分析，得出精确参数值；用 RBX 技术把 RGB 图像转换成 RBX（红棕 X）的色彩空间，让红色和棕色分别代表血红素和黑色素，可精确观察。

VISIA 临床上可定量检测皮肤各种指标，用多光谱成像技术中的标准光、紫外线、偏振光分别测量皮肤的表层及深层。标准光即同肉眼观察到的表皮情况；偏振光因自动过滤了外界色差阴影、面部油脂及反射光等带来的干扰，准确显示皮肤表面和皮下的细节；UV 光用系统发出的微量紫外线光束探测皮肤深层结构。VISIA 的 RBX 技术让皮肤深层的色素及血红素能更加直观地以棕色与红色展示出来，清晰简便。近年来 VISIA 的应用越来越广泛，如面部皮损治疗前后的效果比较、预测色素深浅、药物效果观察等方面均应用 VISIA。VISIA 还有以下几个强大的功能。

（1）定量分析功能：VISIA 拥有强大的图像采集功能，通过一次拍照可得到斑点、皱纹、纹理、毛孔、紫外线色素斑、棕色斑、红血丝及卟啉油脂 8 个指标，用特征计数、分值、百分位数等数值定量显示皮肤表面和皮下的真实状况。特征计数表示同一分析区域里皮肤指标的个数，分值表示选定区域里皮肤指标的面积和强度，百分位数表示测试者在同年龄层同性别人群中优于其他人。对于肉眼观察无法判断的色素性疾病或炎症性疾病，研究者还可通过 VISIA 分析判断色素的深浅及皮肤深层血管的分布情况，从而指导治疗方案。

（2）数据比对功能：VISIA 拥有庞大的数据储存系统，可比较同一患者治疗前后、8 项指标、表皮层与真皮层、左右面、正面等数值，还能进行同龄人皮肤斑点、血管性病变、皱纹、质地和油脂分泌等指标比较。在点阵激光、光子祛红、化妆品功效评估等方面，VISIA 均显示出较好的应用价值，例如观察紫外线色素斑及棕色斑的数据变化判断面部色素性疾病的治疗情况、观察红色区判断炎症性疾病的恢复情况、观察纹理及毛孔判断痘坑及毛孔粗大患者的治疗效果、观察紫质可判断痤疮患者的细菌及油脂变化。通过对患者多种皮肤特征的定量分析，VISIA 可作为激光美容及其他治疗效果的动态衡量标准，在诊断、指导治疗和疗效评估等方面均有意义。

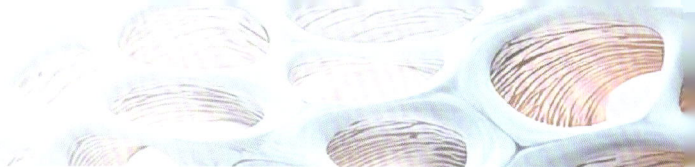

（3）三维观察功能：VISIA 拥有三维镜查看功能。三维镜可立体显示患者皮肤质地，如皱纹、瘢痕、色素痣、皮肤干或油等，可对注射填充、抗衰除皱前后的效果进行检测比较，还可直观分析色素痣、痘坑、瘢痕等的深度。

第四节　常见皮肤症状与皮肤病的检测评估

一、皮肤刺激症状

皮肤刺激等皮肤不良反应的症状，临床表现为瘙痒（43.40%）、灼热感（23.68%）、紧绷感（11.79%）、干燥（10.75%）、疼痛（7.45%）、其他（2.92%），皮损形态主要表现为红斑（35.27%）、丘疹（16.80%）、水肿（9.63%）、其他（17.78%）。

（一）皮肤红斑

外部刺激会引起皮肤出现红斑反应，第一种解释为轴突反射，即人体皮肤的传入神经纤维受到有害刺激，这些纤维通过主要脊髓产生动作电位对警报做出反应，导致神经肽（P/降钙素基因相关肽）产生；神经肽触发血管扩张，皮肤出现红斑症状。第二种解释为红斑是晒伤等皮肤炎症反应的产物，紫外线、可见光、红外线等都是导致皮肤出现红斑的外部刺激。

（二）皮肤瘙痒

瘙痒是一种搔抓刺激皮肤神经纤维引起的不舒服感觉，非疾病的瘙痒可能是单纯皮肤脱水，又因寒冷和干燥天气而加剧，或随着年龄的增长而加剧。

非常干燥的皮肤常伴有剧烈的瘙痒，瘙痒导致抓挠，引发典型的"瘙痒/抓挠循环"并进一步破坏表皮屏障，特别是特应性皮炎。这一皮肤不适状态在生理学归因于表皮分化和脂质成分改变以及角质层 pH 增加，使屏障功能受损、角质层含水量降低、角质形成细胞异常脱屑及 TEWL 升高。此症状与年龄无关，角质层脂质成分和天然保湿因子水平发生季节性变化都可能导致皮肤干燥症状的季节性恶化。

（三）敏感性皮肤

敏感性皮肤为皮肤受到外界微小刺激后，出现阵发性或周期性灼热、阵发性发红、刺痛、瘙痒及紧绷感，伴或不伴持续性红斑，是一种不同皮肤刺激状态的复杂的生物学机制。在间充质干细胞外泌体未应用之前，临床常外用功效性化妆品修复屏障功能，起到舒缓作用。

细胞生物学法：通过在体外培养特定的细胞，在特定的刺激物诱导下建立模型，采用分光光度法、图像分析技术等手段，以动态的观点研究化妆品对细胞和细胞器结构和功能的影响，从而评估化妆品的舒缓功效。该方法可考察细胞的整体水平、亚显微水平、分子水平等三个层次，常用于活性成分的作用的机制研究。

以细胞炎症模型试验为例，通常选择检测白细胞介素（interleukin，IL）如IL-6、IL-8、IL-1β 和肿瘤坏死因子（TNF-α）等炎症因子，一氧化氮（NO）、前列腺素 E2（prostaglandin E2，PGE2）、内皮素 -1（endothelin-1，ET-1）等炎症介质，COX-2、5-LOX、诱导型一氧化氮合酶（induciblenitricoxidesynthase，iNOS）等炎症相关酶，以及核因子 -κB、MAPK 通路相关蛋白的表达来全面评估化妆品对炎症的作用。表 5-4-1 是常用于化妆品舒缓功效评估的细胞模型、关键测试指标和检测方法。

表 5-4-1　常用于皮肤功效评估的细胞模型

作用途径	细胞模型	测试指标	检测方法
炎症	LPS 诱导巨噬细胞炎症模型 /UVB 诱导角质形成细胞模型	IL-6，IL-8，IL-1β，TNF-α 等炎症因子 NO，PEG2，ET-1 等炎症介质 COX-2，5-LOX，iNOS炎症相关酶，核因子 -κB，MAPK 信号通路相关蛋白	ELISA，Western 免疫印迹法，qRT-PCR 等 Western 免疫印迹法、qRT-PCR、免疫荧光等
	肥大细胞脱颗粒、组胺释放实验	细胞脱颗粒情况 组胺释放	显微镜观察 ELISA
皮肤屏障	细胞划痕试验（角质形成细胞 HaCaT）	细胞迁移率	显微镜拍照，用 ImageJ 分析图片
	角质形成细胞模型	屏障相关基因蛋白表达（Cldns4/Cldns1）	免疫组化、免疫荧光
神经	辣椒素受体（TRPV1）表达抑制试验（角质形成细胞）	TRPV-1 蛋白表达	免疫细胞化学 / 免疫荧光、qRT-PCR 或 Western 免疫印迹法

注：ELISA：酶联免疫吸附法；IL：白细胞介素；TNF：肿瘤坏死因子；PGE2：前列腺素E2；ET-1：内皮素-1

（四）三维重组皮肤模型替代法

三维重组皮肤模型（3D-RHEmodel）是将人正常皮肤细胞培养于特殊的插入式培养皿中得到皮肤组织模型，具有完整三维解剖结构，高度模拟人体皮肤。皮肤模型

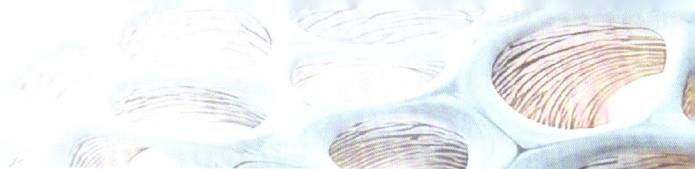

从表皮模型（仅含表皮角质形成细胞）发展到简单全层皮肤（含角质形成细胞和成纤维细胞）的多细胞共培养复层皮肤体系（还包括黑色素细胞、脂肪细胞和 Langerhans 细胞等）。研究显示，皮肤模型在组织结构、组织活力、基因蛋白表达以及相关细胞因子表达方面与人体皮肤高度一致。三维重组皮肤模型因种类多样全面、试验周期短、实验条件可控、受待测样品剂型影响小，结果易于定量，成为化妆品功效评估方面的热点。

用 3D 皮肤模型评估化妆品的舒缓功效时，可选择表皮模型或全皮模型，用或不用表面活性剂（十二烷基硫酸钠，sodiumdodecylsulfonate，SDS）刺激造模，观察组织形态、细胞活力，通过检测炎症因子、炎症介质等的分泌情况以及相关基因的表达情况来评估化妆品对炎症的作用，定量分析组织中角质层细胞间脂质、天然保湿因子以及检测屏障相关蛋白（如转谷氨酰胺酶 1）和中间丝相关蛋白（如丝聚蛋白、兜甲蛋白、内皮蛋白）等的表达情况来评估化妆品对皮肤屏障的作用，从而评估化妆品的舒缓效果。

二、人体功效评估测试

人体功效评估测试是以人为研究对象，通过主观、半主观和客观仪器评估的方式，对受试者使用测试样品前后皮肤的生理物理参数进行评估，获取实验数据，从而评估产品功效的方法。在研究中，人体功效评估测试通常结合产品开发需求、配方中功效成分的起效机制以及实验室试验的结果，有针对性地选择主客观评估指标，互相关联印证来综合评估化妆品的舒缓效果。

（一）主观评估法

主观评估包括专家评估和受试者的自我评估。对于舒缓功效评估，专家评估通常是由医生 / 专家对受试者皮肤状态进行视觉主观评估，主要考察皮肤的红斑、鳞屑等肉眼可观察到的症状或体征。受试者的自我评估即灼热、刺痛、瘙痒、紧绷等主观感受或主观症状的反馈，以上症状为绝对的主观感受，因此相对于其他舒缓功效更依赖受试者的自我评估结果。常用舒缓功效的主观评估法包括分级评估法、视觉模拟评分法等。

1. 分级评估法　是对症状进行量化分级评估，常采用无（0 分）、轻度（1 分）、中度（2 分）、重度（3 分）的分级评分方式，或依据由轻到重的症状描述分级。有研究用分级评分法研究受试者面部敏感性皮肤的疗效，记录治疗前后主观症状（灼热、痒痛及紧绷感等），由专人评估客观体征（皮肤潮红或红肿、丘疹、脓疱、干燥、脱屑、色素沉着、皮肤萎缩和毛细血管扩张等），按 4 级评分法进行评分，并根据总积分计算疗效指数和有效率判定产品有效性。

2. 视觉模拟评分法（visualanalog scale，VAS）　是临床研究中广泛应用的主观自评方法，在主观症状评估方面具有明显的优势。VAS 采用长度为 10 cm 的卡尺，让受试者根据自身感受移动游动标尺，评估症状的严重程度（0 ~ 10 分），0 分代表无症状，10 分代表症状最严重。在评估某项症状或者整体疗效时，VAS 直接量化主观症状，避免描述性分级所导致的歧义或理解偏差，评分值可精确到小数点后 1 位，对症状评估更精准。

（二）半主观评估法

半主观评估法即通过皮肤对某种化学探头的刺激反应来评估皮肤敏感状况。其中乳酸刺痛试验、辣椒素试验已广泛用于敏感性皮肤的判定，乳酸刺痛试验适用于识别脆弱的皮肤屏障和面部血流量增强的敏感性皮肤患者。Chen 等研究显示，二甲基亚砜（DMSO）试验有利于评估皮肤血管反应性的敏感性皮肤，十二烷基硫酸钠刺激模型适用于评估皮肤屏障受损的敏感性皮肤。因此建议结合主观、半主观、客观仪器评估多项测试来综合判定敏感性皮肤。

三、消费者使用测试

消费者使用测试是在客观和科学方法基础上，对消费者使用产品的情况进行有效收集、整理和分析的过程。消费者调查容易操作、方式灵活、试验周期较短，且能获取消费者的直接反馈。

消费者使用测试需要充分结合产品设计、功效宣称需求，设计合适的测试方案。建议设置对照组，阐述对照组的设定和选择等试验设计的基本原则，采用随机分组、盲法等减少或控制偏倚，针对性地筛选合适的目标人群参加。受试者人数根据试验目的和统计学原则设定，并考虑可能的失访量，也可根据受试者的年龄、性别等进行设置。评估形式包含面谈、调查问卷、消费者日记等，不得使用诱导性用语，确保消费者能够真实客观地反映测试结果，产品功效的内容需在问卷及面谈问题中体现。

舒缓功效化妆品的受试者测试应当选择皮肤处于刺激状态的人，通过考察受试者使用后皮肤刺激状态改善的主观评估结果来评估化妆品的效果，并综合考察使用感受等。由于皮肤刺激状态主要基于主观感受，因此用问卷量表来量化主观感受，评估使用进展和效果。舒缓功效可参考针对敏感性皮肤和瘙痒感的现有量表。

针对敏感性皮肤常用量表有量化皮肤敏感程度改善情况的皮肤敏感量表 -10

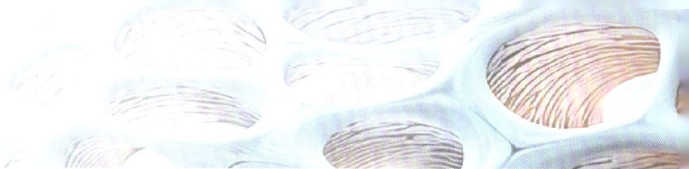

（sensitive scale-10，SS-10）、考察敏感程度对生活质量影响的敏感皮肤负担（burdenofsensitiveskin，BoSS）。

针对瘙痒感常用量表有一维考察瘙痒程度的视觉模拟量表（visualanalog scales，VAS），综合考察近 2 周内瘙痒程度、持续时间、变化趋势、对生活的影响和部位分布 5 个维度痒量表。临床研究中常结合生活量表来更全面评估治疗效果，皮肤病生活质量指数（dermatologylifequalityindex，DLQi）是化妆品辅助治疗研究中应用较广的量表，身体皮肤不适指数量表（bodyskindiscomfortindex，BSDI）着重关注使用后皮肤不适（7 项特征 × 频率和强度）的改善。

四、客观仪器评估法

客观仪器评估法是使用专门量化皮肤指标的仪器，对受试者用化妆品前后的皮肤物理生理参数进行采集，并进行样本分析或统计分析，进而评估化妆品功效。

（一）皮肤红斑

红斑主要由皮肤炎症或血管反应引起，表示皮肤红斑程度的客观仪器常用的有光谱和图像评估。①评估化妆品功效评估的光谱仪器：三刺激值测量仪器，如美能达色度计，测试皮肤颜色 a*（从红色到绿色的皮肤色度）；窄带光谱仪，如 Dermaspectrometer 和 Mexameter，表示皮肤中血红蛋白含量。②图像评估：结合数字成像技术，无接触式采集测试区域图像并进行红斑程度相关量化指标的分析。常用的评估方法有数字彩色成像、偏振光成像、荧光成像、显微成像和光谱成像等。

评估面部状态改善的常用仪器是 VISIA 或 VISIA-CR。Wang 等使用 VISIA 拍摄面部照片，并分别使用 VISIA 和 IPP 进行分析，发现用 VISIA 和 IPP 分析红区结果与主观评估评分均有相关性（$P < 0.05$）。偏振光成像能更有效地显示测试区皮肤的微脉管系统的异质性，TiVi700 系统基于偏振光成像技术，利用血管中红细胞对绿光吸收的特性而得到皮肤组织中红细胞的分布具体图像，量化指标 TiVi-index 与组织中红细胞浓度呈线性相关。激光多普勒成像仪通过光学技术测定浅表皮肤血管内部移动的红细胞多普勒频移，可量化皮肤微循环。

（二）皮肤屏障

测量经表皮水分丢失（TEWL）表示角质层防止水分向外扩散的屏障功能，是监测受损皮肤屏障功能修护动力学的有效工具。基础科学证据显示，皮肤 pH 是皮肤屏障稳态、角质层完整性和抗菌防御的关键因素。有研究评估一款弱酸性（pH 5.5）无皂洗涤乳液对敏感性皮肤的影响以及对表皮屏障相关参数的影响，30 名敏感性皮肤受试者使用 21 天后，TEWL 升高、角质层含水量降低、pH 值升高、皮肤脂质含量减少、皮肤温度相似，并用 D-Squame 胶带连续剥离 20 次测量 TEWL 来量化角质层的完整性，用 D-Squame 胶带撕脱后光学光谱测量吸光度和总蛋白质测定量化角质层凝聚力，结果显示 21 天后角质层凝聚力下降。有研究评估与皮肤屏障功能密切相关的皮肤表面脂质，发现敏感性皮肤受试者皮肤中甘油磷脂、游离脂肪酸、神经酰胺等 11 种脂质成分与非敏感性皮肤受试者存在显著性差异，且外源性补充神经酰胺类（Cer/GlcCer）可通过上调脂质相关基因表达来修复屏障损伤，从而促进脂质合成和分泌。有研究观察女性敏感性皮肤面部皮肤微生物群分布与皮肤屏障之间的相关性，发现非敏感性皮肤组的 Shannon 多样性指数明显高于敏感性皮肤组，Spearman 相关分析显示微生物群属与皮肤屏障相关的生理参数包括皮肤水分、油脂含量、TEWL、皮肤表面形态之间有相关性（$P < 0.05$）。

（三）皮肤电流感觉阈值

皮肤电流感觉阈值可评估皮肤的神经敏感度，研究发现敏感性皮肤组的皮肤电流感觉阈值显著低于非敏感性皮肤组，且局部涂抹辣椒素前后敏感性皮肤组受试者皮肤电流感觉阈值变化大于非敏感性皮肤组。有研究显示敏感性皮肤的易敏感与无髓鞘 C 和有髓鞘 Aδ 两种神经纤维有关，辣椒素试验可反映皮肤神经敏感性的改变，皮肤电流感觉阈值测试可客观地反映皮肤神经敏感性改变的程度，辣椒素试验结合皮肤电流感觉阈值测试可评估皮肤神经敏感性。

第五节　色素性皮肤病的皮肤评估

正常人体皮肤颜色主要由表皮和真皮的色素决定，表皮中含有黑色素和黄色的胡萝卜素，黑色素吸收光谱较广，能吸收整个可见光和紫外线。真皮血管中有红色的氧合血红蛋白、蓝色的还原血红蛋白及黄色的胆色素。血管中氧、血红蛋白和还原血红蛋白比例不同，皮肤可呈现红色或紫色。此外还有一些发色团，如核苷酸、尿酸以及皮肤角质层厚度、湿润程度等均会影响肤色。色素性皮肤病是由于多种内外因素影响使皮肤黏膜色素含量增多或减少超过正常范围的常见皮肤病。皮肤色素增加以太田痣、黄褐斑、咖啡斑等常见，皮肤色素减少以白癜风、炎症后色素减退症等常见。

色素性皮肤病临床诊断主要依靠医生主观视觉判断，其次是皮肤活体组织检查。

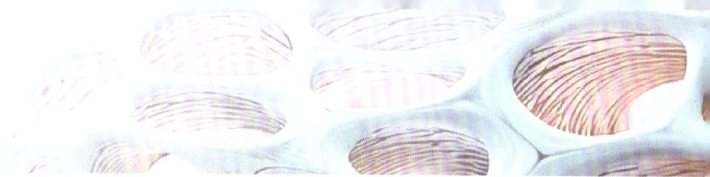

因人与人的视觉差异导致这些方法受主观影响较大，而且发生于面部的色素性皮肤病由于活检手术后形成瘢痕难以被患者接受，长期以来对这类疾病的判断和疗效评估缺乏统一标准，影响到进一步治疗计划的制订和实施。对皮肤颜色进行客观测量有助于了解皮肤的影响因素、美白祛斑产品的效果判断、皮肤病诊断以及效果判断等，因此皮肤颜色客观定量评估在皮肤科学和美容领域中具有重要意义，采用无创性定量评估皮肤病已成为发展趋向。

一、黄褐斑的定量评估方法

（一）黄褐斑面积和严重指数

按黄褐斑的面积、颜色深度和均匀性分别对左侧面颊和右侧面颊进行定量，黄褐斑面积和严重指数（melasma area and severity index，MASI）评分通常将面部划分为前额（F）、右面颊（MR）、左面颊（ML）和下颌（C）四个区域，分别赋予 30%、30%、30% 和 10% 的权重。颜色深度（D）和均匀性（H）评分范围为 0 ~ 4 分（0 为无，4 为最大）。

根据皮损累及左右面颊区域面积的百分比，分别计分（A）：1 分为 < 10%，2 分为 10% ~ 29%，3 分为 30% ~ 49%，4 分为 50% ~ 69%，5 分为 70% ~ 89%，6 分为 90% ~ 100%；颜色深度（D）的评分：0 为无，1 分为轻微，2 分为中度，3 分为明显，4 分为最大限度；均匀性（H）评分：0 为无，1 分为轻微，2 分为中度，3 分为明显，4 分为最大限度。

计算公式为：MASI= 前额 [0.3A（D+H）]+ 右面颊 [0.3A（D+H）]+ 左面颊 [0.3A（D+H）]+ 下颌 [0.1A（D+H）]MASI= 前额 [0.3A（D+H）]+ 右面颊 [0.3A（D+H）]+ 左面颊 [0.3A（D+H）]+ 下颌 [0.1A（D+H）]MASI= 前额 [0.3A（D+H）]+ 右面颊 [0.3A（D+H）]+ 左面颊 [0.3A（D+H）]+ 下颌 [0.1A（D+H）]

MASI 评分范围为 0 ~ 48 分，得分越高表示病情越严重。

（二）医生整体评估

医生根据黄褐斑治疗后色素残留情况进行评分（physician global assessment，PGA），共计 0 ~ 6 分，0 分为完全清除（100%）或仅残留极少的色素沉着，1 分为基本清除（≥ 90%），2 分为明显改善（75% ~ 89%），3 分为中度改善（50% ~ 74%），4 分为轻度改善（25% ~ 49%），5 分为无改善（< 25%），6 分为较治疗前加重。

（三）患者满意度评估

通过问卷形式调查患者对疗效的满意度，分为非常满意（改善＞75%）、满意（改善50%～75%）、一般（改善25%～49%）、不满意（改善＜25%），统计满意率。

二、仪器检测客观评估

近年来国外无创性皮肤检测技术迅猛发展，皮肤颜色的无创性评估更是研究的热点。

（一）共聚焦显微镜

反射式共聚焦显微镜（RCM）是采用RCM（Vivascope 1500，美国Lucid公司）成像系统对目标部位进行检查，VivaScan10.0软件获取图像。RCM的灰度图像是基于皮肤组织对光的折射率不同而呈现明暗不同的灰度图像。皮肤中黑色素和角蛋白的折射率较高，因此黑色素含量较高时，RCM图像呈现明亮的白色。在RCM图像中，黄褐斑皮损区域棘层下部及基底层色素含量显著增加，真表皮交界处及真皮可见圆形或椭圆形色素颗粒，有时可表皮近基底层黑色素细胞呈树枝状突起，其内充满色素颗粒，部分患者可见真皮乳头及真皮浅层散在高折光噬色素细胞和色素颗粒。使用RCM观察皮损处增殖的树突状黑色素细胞数量及真皮炎性细胞数量的变化，评估色素及炎症改善程度。

于双侧面颊皮损处选择对称性分布的色素沉着区域，分别测量无表情自然状态下该点距离同侧口角、外眦及耳廓下缘的距离，以固定随访时的检查部位，确保每次检查均位于同一位置。设定RCM标准成像方法：确定检查部位后，以蒸馏水作为黏合窗与组织之间的浸润液，固定 xy 方向上扫描范围为 8 mm×8 mm、单个扫描视场为 500 μm×500 μm，在正方形扫描范围内做两条对角线，分别选取对角线交点、交于左上方对角线的中点、交于右上方对角线的中点、交于左下方对角线的中点、交于右下方对角线的中点5个点为观察点。每个点在 z 方向上进行自动垂直测绘，每层扫描间距为 3.05 μm，扫描50层，深度共 152.5 μm，从角质层顶部开始垂直采图，直到真皮层结束。对采集的灰阶图像，仅保留棘层、真表皮交界处、真皮浅层的图像，利用ImageJ软件处理后获得灰度值，分别计算每个检测点棘层、真表皮交界、真皮浅层的灰度值的均值。以单个点的均值为基础，再计算5个检测点的棘层、真表皮交界、真皮浅层的灰度值的均值。临床观察者与RCM观察者之间盲评。

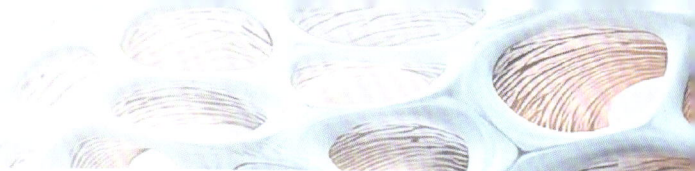

（二）皮肤颜色测量仪

已有多种皮肤颜色测量仪在临床广泛应用，如扫描式反射比分光光度仪、CIE $L*a*b*$ 三刺激色度仪、窄谱简易反射分光光度计等。日本率先推出用国际光学会色度系统（CIE：$a*$，$b*$，L）的皮肤颜色测量仪，如 CR 系列（CR-200、CR-300 等）和 CM 系列（CM-2600d、CM-2500d 等）。其基本原理是用可见光照射皮肤表面，然后逐点测量反射率，获得被测皮肤表面的分光光度曲线，将测得值转换成颜色空间系统值 CIEXYZ 或 CIEL$*a*b*$。德国 Gourage+Khazaca 公司系列皮肤颜色测量仪根据黑色素和血红蛋白的吸收光谱不同而选择特定波段光，根据对特定波段光的吸收和反射光的量计算黑色素和血红素值，可进行皮肤黑色素、红斑及血管病变的评估。有关文献报道分光光度计 CM-2600d 及皮肤黑色素和血红素测量仪 Mexameter MX18 能检测出皮肤颜色的性质，并能检测出细微的皮肤色素的改变，具有较好的灵敏性、重复性和精确性。

国内在该研究领域才刚起步，类似国产仪器的相关报道不多。赛维肤色测量仪（成都赛维芦荟制品公司）是一种可视化操作的皮肤颜色测量仪。与分光光度计 CM-2600d 及皮肤黑色素和血红素测量仪 Mexameter MX18 相比，赛维肤色测量仪能对皮肤表皮和真皮的色素进行定位定量检测，并有可视化操作和储存测量数据的优越性，能比较治疗前后皮损颜色的变化，操作界面能直观地显示出同一部位多次测量值的变化趋势曲线。

（三）皮肤镜

皮肤镜是一种无创性成像工具，通过放大镜头和偏振光技术，能直接观察皮肤表皮和真皮浅层的微细结构。原理主要是通过光学放大、偏振光、颜色过滤、数字化分析等多种技术原理相结合。皮肤镜采用高倍率光学放大镜头（通常为 10 ~ 100 倍放大），可清晰显示皮肤的表面结构，如色素沉着、毛细血管、网状结构等。这种放大可使肉眼无法看到的皮肤微观结构得以显现。偏振光能穿透角质层，使真皮层色素、血管、黑色素细胞等显现得更清晰，偏振光消除了表面反光，减少了皮肤表面光的散射，让观察者更容易看到皮下组织。皮肤镜常配备不同颜色的光源或滤镜，通过改变光的波长，可使某些结构更清晰。例如，红色滤光镜可增强血管的显示效果，而蓝光滤光镜则更适合观察色素沉着。数码成像拍摄的图像可储存并进行图像分析，计算机可对色素的分布、面积和深度等进行量化分析，有助于皮肤病的诊断、分级和治疗效果的评估。

皮肤镜下色素分布模式和皮损颜色与色素沉着的深度相关，表皮型黄褐斑在皮肤镜下可见深褐色至浅褐色、边界清晰的色素网，而真皮型在皮肤镜下呈不规则网状结构，皮损呈灰蓝色且边界不清，部分可见环状、弧形色素结构和无结构色素沉着区域；混合型黄褐斑可同时出现以上两种表现。黄褐斑的典型皮肤镜表现为假性色素网，在皮肤镜下可见淡褐色至深褐色或灰蓝色的斑片、点、小球以及弧形或环状结构，而毛囊及附属器周围不受累。其他皮肤镜特征包括毛细血管扩张以及毳毛增粗、变黑等。通过皮肤镜下色素和血管结构的减少来评估黄褐斑的初始治疗反应。治疗后可在皮肤镜下观察到皮损的颜色变浅、假网状模式减轻、局部色素结构消失以及血管扩张程度减轻等改变。皮肤镜还可观察到治疗前后皮损颜色的变化。有研究观察到，混合型黄褐斑皮损在治疗前呈褐色至深褐色，治疗后皮损表现为灰褐色，结合皮损颜色与色素深度的对应关系，提示尚未消除的色素主要位于真皮层。

（四）VISIA 数字皮肤分析仪

VISIA 数字皮肤分析仪是一种先进的皮肤成像分析系统，能够通过多光谱成像技术提供皮肤的详细信息，包括黄褐斑等色素性疾病的分析。VISIA 系统利用多种光源（包括标准白光、紫外线、偏振光等）对皮肤进行成像，这些不同的光源能够穿透皮肤的不同层次，从而观察和分析不同的皮肤成分。例如，标准白光可清晰显示表面色素斑，偏振光可渗透皮肤上层以观察深层色素和血管，而紫外线则能揭示肉眼无法观察到的紫外线色素斑，即更深层的黑色素沉着。正交偏振光观察真皮层肉眼不可见的棕色斑、深层血管，治疗前后数值来评估色素及血管改善情况。

VISIA 检测的特征计数提供了特定皮肤特征的总数量，不考虑每个离散皮损的大小或强度。而分值将皮损的总面积、密度以及强度作为考察因素，是一个综合考察指标。与 MASI 评分中的面积、色素深浅、均一度的要素相仿，因而可用 VISIA 检测指标代替 MASI 评分来评估黄褐斑的病情轻重。

参考文献

［1］ DOBOS G, LICHTERFELD A, BLUME-PEYTAVI U, et al. Evaluation of skin ageing: a systematic review of clinical scales[J]. Br J Dermatol, 2015, 172(5): 1249-1261.

［2］ LI Z, KOBAN K C, SCHENCK T L, et al. Artificial intelligence in dermatology image analysis: current developments and future trends[J]. J Clin Med, 2022,

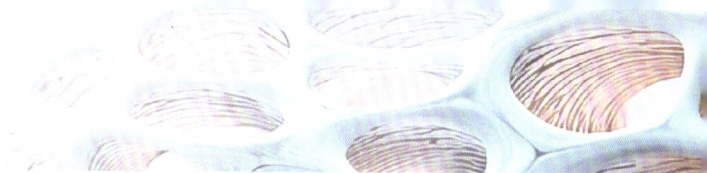

11(22): 6826.

［3］ MYER K, MAIBACH H. Stratum corneum evaluation methods: overview[J]. Skin Res Technol, 2013, 19(3): 213-219.

［4］ OBEAGU E I, OBEAGU G U. Breast cancer: a review of risk factors and diagnosis[J]. Medicine (Baltimore), 2024, 103(3): e36905.

［5］ ROURKE L, OBERHOLTZER S, CHATTERLEY T, et al. Learning to detect, categorize, and identify skin lesions: a meta-analysis[J]. JAMA Dermatol, 2015, 151(3): 293-301.

［6］ WANG S, YU R X, FAN W, et al. Detection of skin thickness and density in healthy Chinese people by using high-frequency ultrasound[J]. Skin Res Technol, 2023, 29(1): e13219.

［7］ 李庆文，涂颖．无创性皮肤检测技术在面部红斑评估中的应用进展 [J]. 中国皮肤性病学杂志，2023, 37(2): 235-239. DOI: 10.13735/j. cjdv. 1001-7089. 202203149.

［8］ 吴志华．现代皮肤科学 [M]. 北京：人民卫生出版社，2021.

［9］ 孙哲．基于多光谱成像技术的皮肤检测研究 [D]. 吉林：长春理工大学，2023.

［10］王雪，杨智，段晓霞，等．无创性检测技术在皮肤光老化中的应用 [J]. 中国皮肤性病学杂志，2021, 35(3): 333-338.

［11］张姗，刘洁．皮肤影像技术在黄褐斑诊断与评估中的应用 [J]. 皮肤科学通报，2022, 39(5): 404-409.

［12］中国中西医结合学会皮肤性病专业委员会色素病学组，中华医学会皮肤性病学分会白癜风研究中心，中国医师协会皮肤科医师分会色素病工作组．中国黄褐斑诊疗专家共识 (2021 版)[J]. 中华皮肤科杂志，2021, 54(2): 110-115.

第六章

再生疗法在抗衰老中的应用

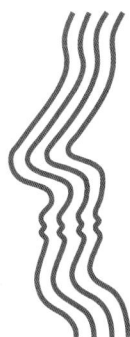

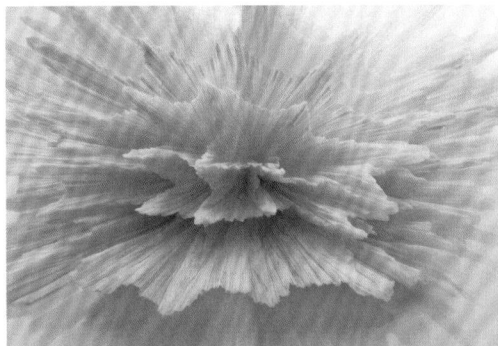

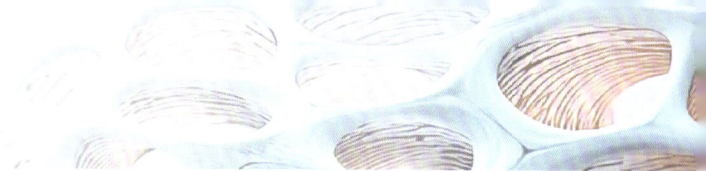

第一节　皮肤年轻化

一、概述

（一）皮肤老化的主要表现和成因

皮肤老化是人体不可逆的生理性过程，随着年龄增长，皮肤结构和功能逐渐退化，表现为一系列衰老外观及功能性变化。虽然个体老化过程受遗传、生活方式、紫外线照射与环境污染等因素的影响，但表现为以面部为主的色素沉着、皮肤松弛下垂、表面粗糙以及皱纹形成，是表皮与真皮层结构改变、细胞功能衰退和基质降解等生物学过程的外在体现。

1. **色素斑与色素沉着**　色素斑是皮肤衰老过程最直观的表现之一，常伴随皮肤整体色调的黯淡与肤色不均。随着年龄增长，黑色素细胞受紫外线照射、氧化应激和激素波动等因素影响，黑色素合成增强而降解能力下降，逐渐在面部、颈部、手背等暴露部位形成肉眼可见的斑点。这些色素斑不仅包括黄褐斑、晒斑、老年斑等，还涵盖脂溢性角化病等表皮角化性病变，呈现出从淡褐至黑色色泽不等的暗斑，同时伴随皮肤光泽下降与皮肤质地粗糙，使皮损呈乳头瘤状且颜色加深，进一步破坏皮肤的光泽与质感（图6-1-1）。脂溢性角化病患者通常有慢性低度炎症状态，炎性细胞因子如IL-6、TNF-α持续释放激活NF-κB信号通路，干扰黑色素代谢及表皮更新。研究显示，角质形成细胞异常增殖与分化不仅会使表皮肥厚，还影响表皮屏障脂质结构，改变皮肤对光线的反射方式，使皮肤从视觉上呈现浊色或暗哑状态。这类病灶即便尚未发展成明显色素斑，也可通过影响局部肤质与光泽，显著降低整体皮肤的通透感与亮度。

紫外线（UV）是色素斑及皮肤暗沉形成的重要外源因素，长期光照导致皮肤屏障功能下降、基底膜结构破坏，黑色素在角质层的转移及排除受到阻碍。角质层代谢周期延长，老化的角化细胞堆积加重表皮灰黄感，呈现暗、厚、粗的三重外观改变。UVB和UVA引起的氧化应激可促使皮肤中羰基化

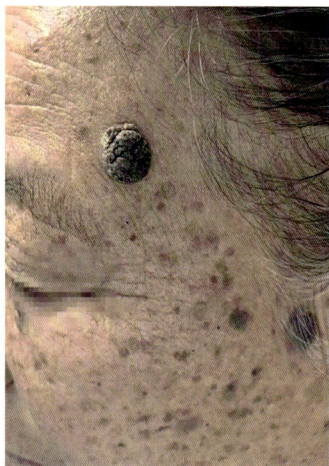

图6-1-1　脂溢性角化病典型临床表现

物质如脂褐素累积，这些氧化沉积不仅造成细胞损伤，还显著影响皮肤的透明度和色泽，使肤色整体趋于暗沉、灰、黄。

色素斑等相关皮肤问题高发不仅局限于高龄人群，随着环境污染、作息失调、内分泌紊乱等因素呈现普遍化，许多年轻人开始出现肤色暗沉、色素沉着等初老表现。

2. 皮肤松弛 是皮肤老化过程的核心表现之一，随着年龄增长，皮肤松弛现象愈加明显，不仅表现为皮肤松弛和下垂，更深层地反映出皮肤结构性支撑系统的整体衰退，特别在眼睑、面部、下颌缘、颈部等部位尤为显著。具体表现包括眼睑松弛及眼袋、颧脂肪垫（俗称苹果肌）下垂、下颌线模糊、下颌下脂肪堆积（俗称双下巴）形成、颈部皮肤皱褶增多等，严重时还可能导致面部轮廓不清晰，呈现出衰老面容（图 6-1-2）。

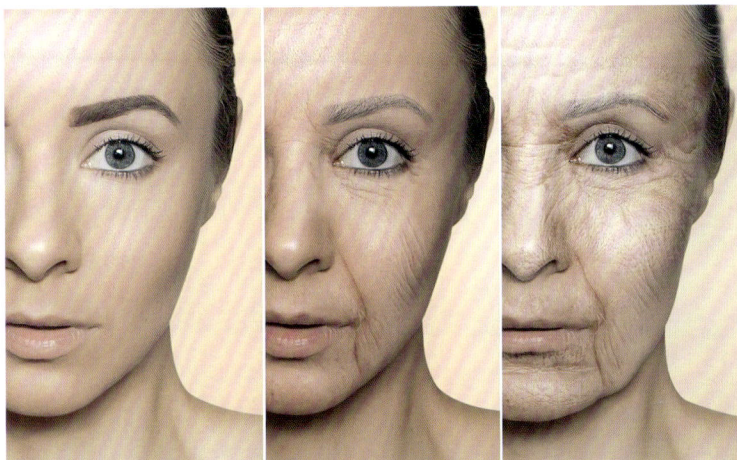

图 6-1-2 皮肤衰老的表现

造成皮肤松弛的根本机制在于真皮层和皮下结构的退化，尤其是胶原纤维与弹性纤维的降解。胶原纤维是维持皮肤紧致与厚度的主要结构蛋白，而弹性纤维则决定皮肤的弹性与回弹力。随着年龄增长，受自由基破坏、金属基质蛋白酶活性升高等因素影响，这两类关键纤维蛋白逐渐断裂、减少，皮肤张力系统瓦解，支撑力减弱，形成松弛、下垂的状态。

基底膜与表皮 - 真皮连接结构的损伤也是导致皮肤松弛的重要原因之一。基底膜的 IV 型胶原、层粘连蛋白、VII 型胶原等成分一旦受损，将破坏表皮与真皮的黏附结构，降低皮肤组织整体稳定性，加速面部下垂与皱褶出现。真皮乳头层与网状层胶原基质流失后，真皮厚度显著下降导致松弛程度加剧。

脂肪垫的重新分布与萎缩也是导致皮肤松弛的关键因素之一。在年轻时期，脂肪垫呈网状分布、层次清晰，能有效支撑皮肤结构。然而在衰老过程中，深层脂肪垫减

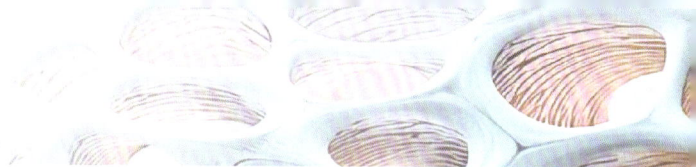

少，发生重力性下移或堆积，从而引起面部凹陷、轮廓模糊甚至双下巴等现象，加之皮肤附属组织如毛细血管、汗腺、神经末梢的老化萎缩，进一步削弱皮肤整体的韧性与弹性。

外界因素同样对皮肤松弛的形成与发展有推波助澜的作用。紫外线长期照射不仅引起色素沉着，还会激活皮肤的基质金属蛋白酶，分解胶原纤维与弹性纤维，加剧皮肤光老化。长期炎症与脂质代谢紊乱也会损伤皮肤屏障功能，加重真皮基质断裂及表皮松弛。快速减重导致的脂肪体积骤减、缺乏科学护肤手段、反复面部物理摩擦以及熬夜等不良生活习惯，均在长期作用下破坏皮肤组织的弹性与结构，进而诱发更严重的皮肤松弛。

慢性氧化应激与激素失衡也是促使皮肤松弛加剧的重要内因。雌激素水平下降影响胶原纤维的合成速度，降低皮肤修复能力，更易出现皮肤松弛与皱纹。因此皮肤松弛不仅涉及表皮层，还是一种深层结构性老化的综合表现，牵涉到细胞、基质、屏障、脂质和循环系统的多维度变化。

3. 皮肤粗糙　是皮肤老化过程中典型且容易被感知的外观变化之一（图 6-1-3）。

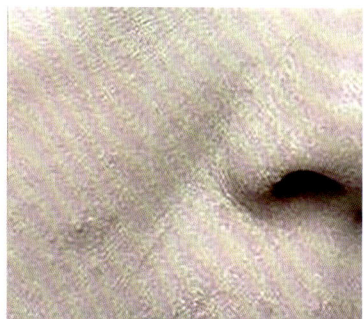

年轻皮肤光滑细腻的原因是因为表皮层的结构完整、适宜的水油平衡以及角质形成细胞的有序更新。随着年龄增长，这些系统性调节逐步紊乱，皮肤逐渐丧失原有的柔软度与平滑度，表现为粗糙、干燥、脱屑甚至触感刺涩等多种问题，尤其在面部、前额、鼻翼、下颌和手部等暴露区域更加明显。

图 6-1-3　皮肤粗糙

粗糙感首先与角质层结构异常和更新周期延长密切相关。正常皮肤角质层的更新周期约 28 天，随着皮肤老化，该周期明显变长，老化角化细胞不能及时脱落，堆积在皮肤表面，形成干燥、发灰、纹理模糊的皮肤状态，进而阻碍了水分的吸收与锁留。同时，角质层的天然保湿因子（如氨基酸、乳酸、尿素等）含量随着年龄递减，使皮肤无法维持所需的水合状态，出现紧绷、脱屑等问题。

皮肤屏障功能减退是皮肤粗糙的又一关键环节。角质层犹如砖墙结构的砖块，而细胞间脂质则是灰浆，两者协同形成紧密的防御屏障。随着皮肤老化或长期暴露于紫外线、污染环境下，这种脂质结构被破坏，尤其是神经酰胺等关键脂类比例失衡，使皮肤更容易发生水分丢失、炎症渗透及外界侵袭，加剧皮肤粗糙感与微损伤。

在脂溢性角化病等老年性皮肤病中，表皮角质形成细胞异常增殖，表面形成干燥粗糙的丘疹或乳头瘤状突起，进一步破坏皮肤原有的平整质感。这些结构性改变常呈黄褐色至灰黑色，使皮肤表面触感不均，视觉呈现出粗糙厚重感。某些类型的老年斑与粗糙皮肤交织存在，不仅削弱皮肤光泽度，还成为化妆遮盖难度最大的区域。

外部环境进一步加重皮肤粗糙的表现，紫外线可激发氧化应激反应，加剧角质层水分丢失，促进表皮蛋白糖化，生成糖化终末产物，使皮肤色泽发黄、弹性下降、表面变得干裂而无光泽。此外不良清洁习惯，如过度去角质或使用刺激性护肤品，均会破坏角质层屏障，加重皮肤干燥粗糙的问题。

随着年龄增长，皮肤表面的微循环功能减弱，血液供应不足，氧气与养分难以顺畅输送至表皮，这种养分缺失使皮肤代谢迟滞、修复缓慢，也是粗糙皮肤难以快速恢复的原因。炎症和微损伤在皮肤未能及时修复的背景下反复积累，使粗糙状态从短期问题演变为长期难解的皮肤问题。

皮肤粗糙不仅是表面质感的改变，更是皮肤结构、代谢与屏障系统全面老化的结果。只有从角质调节、水脂平衡、屏障重建和胶原再生等多个层面综合调理，才能有效缓解粗糙问题，恢复皮肤柔软光滑的健康质地。

4. 皱纹　是皮肤衰老过程中最早显现的表现，尤其是面部、颈部与手背等长期暴露于外界环境的部位，不仅影响面部轮廓和神态气质，还是衰老感知中最直观的信号。根据产生机制和表现方式，皱纹通常分为动态皱纹和静态皱纹两大类。动态皱纹多源于表情肌的反复收缩，例如笑容牵动下产生的鱼尾纹、额纹、眉间纹等，这些通常在年轻时仅在表情动作中出现；随着皮肤的弹性下降及结构支撑削弱，原本浅浅的表情纹会逐步固定，即便在静止状态下也可见皱褶，最终演变为静态皱纹（图 6-1-4）。

从皮肤结构看，皱纹的本质是真皮层胶原基质和弹性网架系统的破坏。年轻皮肤的真皮层富含 I 型胶原纤维和弹性纤维，形成致密、有序的网状结构，为皮肤提供支撑力与弹性储备。随着年龄增长，胶原纤维合成能力减弱，弹性纤维断裂并逐步退化，加上基质金属蛋白酶活性增加，使原有的真皮基质网架遭到破坏，皮肤失去结构性张力，最终出现表面塌陷，形成细纹与深皱纹。

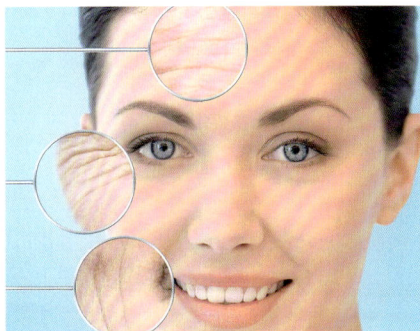

图 6-1-4　面部皱纹

除了内源性老化的自然过程，外部环境因素在皱纹形成中也起着重要的催化作用（图 6-1-5）。尤其是紫外线的 UVA 波段，其穿透力强，可直达真皮层，破坏胶原纤维与弹性纤维，诱导皮肤发生光老化反应。长期日晒还会诱发氧化应激反应，产生大量自由基，攻击细胞膜、DNA 及基底膜结构，促使皮肤提前老化。此外，不良生活

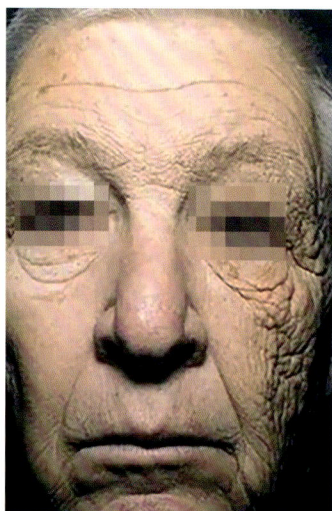

图 6-1-5 内源性老化（左面部）
和外源性老化（右面部）

方式同样会加速皱纹形成，例如吸烟会使毛细血管收缩、影响皮肤供氧，睡眠不足则降低细胞修复能力，而空气污染中的重金属微粒也会诱发慢性炎症与胶原降解，导致皮肤提早出现松弛与细纹。

在皮肤组织层面，随着基底膜逐渐变薄、断裂，表皮与真皮连接稳定性下降，表皮细胞代谢功能也随之减缓，使皮肤更新周期拉长，结构变得疏松，角质堆积，皱纹随之增多、加深。老化过程中表皮树突状细胞与朗格汉斯细胞数量减少，使皮肤免疫功能下降，进一步降低其修复及再生能力。

皮肤干燥同时与皱纹形成并存。随着角质层含水量减少、天然保湿因子含量降低，皮肤表面弹性不足、紧绷感增强，干纹、表情纹更易演化为永久性静态皱纹。随着皮肤氧化损伤加剧与脂质代谢失衡，角质形成细胞可能出现增殖异常或分化失调，形成表面粗糙、纹理突出的皮肤状态，进一步加深皱纹的视觉印象。

总的来说，皱纹并非单一的表皮问题，而是由真皮基质流失、屏障功能衰退、细胞老化、角质结构紊乱以及外界因素共同作用的结果。

（二）皮肤衰老的评估

在皮肤衰老表现中，皮肤暗沉、松弛、粗糙、皱纹是最直观且有代表性的四大核心特征。为了科学地识别老化状态、制定精准化干预方案、建立系统的皮肤评估模型尤为关键。通过专业仪器与多维度指标对这些老化特征进行量化分析，可更全面地揭示皮肤结构、功能与代谢的真实状态。

皮肤暗沉并非仅限于色素沉着或肤色变深，更是一种色调失衡、光泽流失与代谢障碍的综合反应。临床上常借助色差仪、Mexameter 或 VISIA 图像分析系统来测量皮肤亮度值（$L*$）、黑色素指数与色素分布不均的程度。若检测结果显示亮度降低、色差扩大、黄调或灰调偏重，往往提示黑色素代谢紊乱、自由基累积或微循环障碍，可能伴随角质堆积、屏障损伤等问题。对皮肤暗沉的科学识别，有助于判定色素沉着类型（表浅型、真皮型或混合型），从而确定是以美白抗氧化为主，还是以重建屏障、调节代谢为先。

松弛则是老化过程中深层结构退化的结果。评估皮肤是否松弛，需要综合分析皮肤支撑力与弹性网络的完整性。Cutometer 弹性仪可通过吸附 - 释放测试获得皮肤回弹率、抗张力等参数，而高频超声成像仪则用于评估真皮厚度与胶原密度、判断结构性松弛程度。面部轮廓的立体扫描（如 VECTRA）还能分析脂肪垫下移、下颌角模糊等现象（图 6-1-6）。通过这些定量手段，可将"松"的表现精确拆解为弹性下降、支撑减弱或脂肪重分布，从而指导选择紧致提拉、筋膜紧致或胶原再生等不同策略。

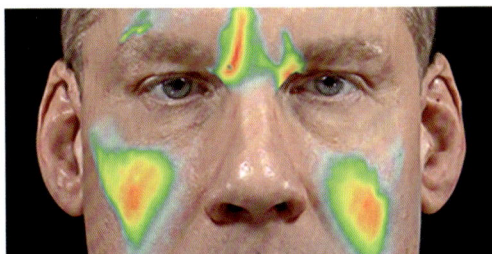

图 6-1-6　VECTRA 下的面部情况

皮肤粗糙体现的是皮肤表面质地与屏障功能的下降。年轻皮肤之所以光滑细腻，得益于角质层有序代谢与完好的水脂膜结构。随年龄增长，角质形成细胞代谢延缓、水分流失加剧，角化细胞堆积造成表面粗糙。Corneometer 含水量测试仪和 TEWL 经表皮水分丢失仪是常用工具，可分别评估表皮保湿能力与屏障完整性。若角质层水分低且 TEWL 指数高，提示皮肤屏障脆弱，是"干性粗糙"表现；若结合 PRIMOS 立体纹理扫描观察到 Ra、Rz 值升高，还可判定为"结构型粗糙"。识别皮肤糙感的具体原因有助于明确是应补水保湿、重建屏障，还是干预炎症、修复表皮代谢。

皱纹作为皮肤衰老的终极表现，既包括动态表情牵拉产生的皮纹，又涵盖胶原缺失、结构塌陷造成的深层静态皱纹。VISIA 或 Antera 3D 等皮肤成像系统，可清晰呈现皱纹长度、密度与深度，并自动标注其分布区域（图 6-1-7）。

PRIMOS 三维成像仪还可检测皮肤表面波动程度，准确测量皱褶宽度与沟槽深度。对于动态皱纹，其还可结合肌电图分析表情肌群的牵拉力，辅助判断是否适合进行肉毒毒素放松治疗或容量填充方案。科学测"纹"

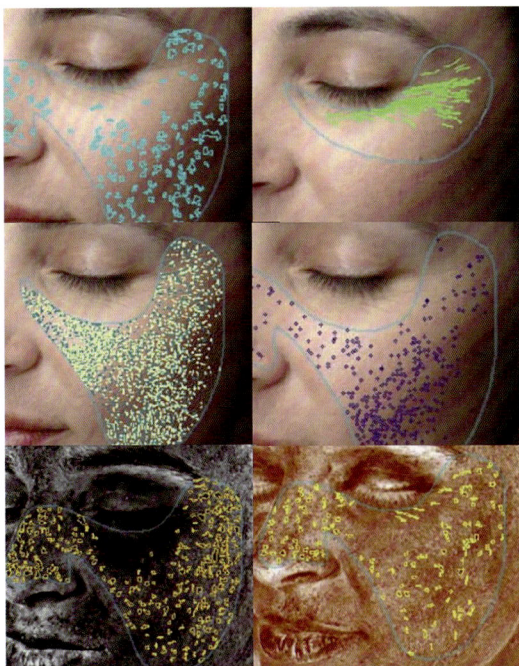

图 6-1-7　VISIA 的皮肤成像

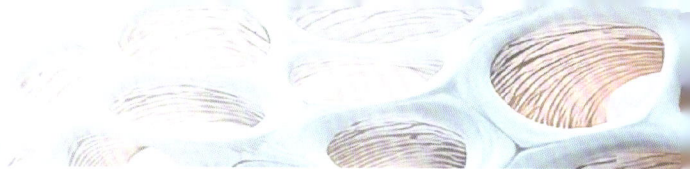

不仅是量化老化程度的基础，也为治疗前后的疗效对比提供标准化数据支持。

从"暗沉、松弛、粗糙、皱纹"四个维度出发，构建科学化皮肤老化评估体系，不仅有助于精准诊断不同类型的老化问题，还能根据评估结果进行个性化干预选择。例如，皮肤"暗沉"明显但结构尚可的个体可优先考虑抗氧化、美白与代谢调节，而"松弛"明显者则应加强胶原再生或筋膜层干预。随着皮肤科学与仪器技术的发展，未来将实现从视觉老化识别到生物分子层级追踪，再到智能化修复方案制定的闭环式管理，从根源延缓皮肤衰老过程，真正实现精准抗老。

二、一般治疗

1. 日常护肤　　在皮肤年轻化的综合管理中，日常护肤作为基础性环节，承担着维持皮肤屏障稳定、延缓老化进程的首要职责。其中保湿、防晒与抗氧化被认为是三大核心护肤策略，对皮肤的健康状态与结构完整性具有直接影响。

（1）保湿是维持皮肤正常功能的关键：其作用不仅局限于表皮层的水分补充，更关系到角质层的完整性、屏障功能的稳定以及皮肤对外界刺激的耐受力。随着年龄增长，皮肤中天然保湿因子含量逐渐下降，角质形成细胞间脂质减少，水分更易流失，进而导致皮肤干燥、紧绷、起屑甚至出现细纹。通过合理补充透明质酸、甘油、神经酰胺等成分，可在一定程度上修复角质屏障，增强皮肤保水能力，维持皮肤弹性与光泽。

（2）防晒是现代皮肤护理中最重要的抗衰策略之一：研究显示，UVA 和 UVB 是引起光老化的主要外部因素，长期暴露于紫外线下可导致皮肤中胶原纤维和弹性纤维降解，进而引起皱纹、松弛、色素沉着和毛细血管扩张等变化。通过日常应用物理与化学防晒剂，可有效屏蔽紫外线，减少自由基产生，保护皮肤免受光损伤，并在一定程度上减缓皮肤的衰老速度。

（3）抗氧化主要针对氧化应激反应在皮肤老化中的作用机制：自由基可通过破坏细胞膜脂质、蛋白质结构和 DNA，导致皮肤细胞功能异常，加速老化过程。外源性抗氧化剂如维生素 C、维生素 E、辅酶 Q10、谷胱甘肽等，能中和自由基，调节皮肤红氧平衡，减缓胶原纤维降解、抑制黑色素合成，从而有效改善肤色暗沉、细纹形成与弹性下降等问题。抗氧化策略的有效实施是建立皮肤内环境稳定、提高自我修复能力的重要保障。

2. 非侵入性治疗　　非侵入性治疗是皮肤年轻化管理的重要手段，因无需手术切开皮肤、创伤小、恢复快而受到广泛欢迎。此类治疗以激光与射频为代表，作用于皮肤表层或真皮层，刺激皮肤自我更新与再生。

激光治疗通过特定波长的高能量光束，分解表皮色素、改善肤色不均，同时激活真皮层胶原纤维生成，提高皮肤光泽与弹性，适用于色素斑、毛孔粗大、肤色暗沉等问题。射频则用射频波加热真皮层，使胶原纤维收缩重组，达到紧致提拉的效果，常用于轻中度松弛、面部轮廓模糊等表现。两种技术均为无创方式，适用于早中期皮肤老化人群，治疗后需注意防晒与基础修复护理。

3. 微创治疗 微创治疗介于非侵入治疗与手术之间，创口小、恢复期短，能作用于更深层组织，是医学抗衰的主力手段之一，包括注射类疗法与微针技术。

（1）肉毒毒素注射：通过阻断乙酰胆碱释放，暂时放松表情肌群，有效平滑动态皱纹，如额纹、鱼尾纹和眉间纹。其效果通常维持 3 ~ 6 个月，适合表情过度引起的动态皱纹改善。

（2）透明质酸注射：用于填充面部凹陷、修饰轮廓，同时通过吸水作用改善皮肤干燥与细纹，常用于鼻唇沟纹（俗称法令纹）、颧脂肪垫（俗称苹果肌）、泪沟等部位。由于透明质酸会被自然代谢，需定期补充维持效果。

（3）富血小板血浆（PRP）注射：利用患者自身血小板中富含的生长因子，激活皮肤修复机制，促进胶原生成与组织再生，适用于痤疮凹陷性瘢痕、毛孔粗大、皮肤粗糙等问题，且安全性高、排异风险低。

（4）微针治疗：通过多针头设备在皮肤表层制造微小通道，刺激皮肤启动修复与胶原再生机制，适用于改善皮肤色素沉着、毛孔粗大、肤质粗糙与细纹。其虽属微创，但创口细微、恢复期短、操作灵活，可配合多种活性成分导入，提高疗效。

三、AIE 再生疗法抗衰老的应用

（一）外泌体在皮肤年轻化的应用

随着再生医学和抗衰老研究的不断发展，外泌体作为细胞外囊泡，以其独特的生物活性分子传递功能，在皮肤年轻化和光老化修复领域展现出卓越的临床应用潜力。特别是源自人脂肪间充质干细胞和人脐带间充质干细胞的外泌体，因其所携带的多种信号分子、蛋白质与非编码 RNA，通过抗氧化、抗炎及调节细胞外基质重塑等多种机制，从细胞层面改善皮肤衰老问题，在改善核心衰老表现的治疗中发挥出系统性再生修复的调控优势。

1. 皮肤暗沉的修复机制 在针对皮肤暗沉与色素沉着方面，外泌体通过转运抗氧化酶（如超氧化物歧化酶 SOD、过氧化氢酶 CAT）与抗炎性细胞因子，有效减少紫外线辐射诱导的氧化应激。氧化应激是黑色素代谢失衡的重要诱因，促进黑色素生成通路（如 MITF-TYR 轴）持续激活。研究显示，外泌体处理后可显著降低 DNA 损伤

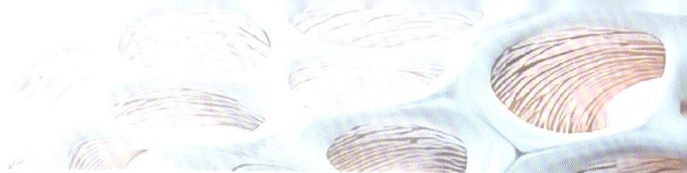

标志物 γ-H2AX 的表达，减轻 UVB 诱导的 ROS 积累与色素沉着。

此外，外泌体的 miRNA 与蛋白质信号分子还直接参与调节黑色素合成、转运与分布过程，发挥分子级美白效果。例如，部分来源的外泌体可下调黑色素细胞中酪氨酸酶、多巴色素变换酶等关键合成酶的表达，降低黑色素生成速率；同时还可抑制微管介导的黑色素转移至角质形成细胞的过程，从源头减少黑色素颗粒向表皮的沉着。有研究显示，外泌体可通过抑制 p38 MAPK 通路与 MITF（microphthalmia-associated transcription factor）表达，阻断紫外线诱导的黑色素合成信号链，从而实现深层提亮与均匀肤色的美白效果。

通过恢复黑色素细胞的代谢稳态、减少自由基攻击频率与抑制黑色素上调信号，外泌体不仅能有效改善肤色不均、暗沉发黄等问题，更具备淡化色素斑、提亮肤色、提高皮肤通透感的整体美白功效。其作用既涵盖炎症性色素沉着、老年斑等病理性色素沉着，也可用于色调偏暗、光泽不足等生理性肤色暗沉的功能性调节，在日常光老化防护与色素型皮肤的年轻化管理中表现出广泛适应性。

2. 面部松弛的修复机制　在改善松弛方面，外泌体通过调控 TIMP1-MMP 通路，有效干预真皮层胶原降解过程。基质金属蛋白酶（MMP-1、MMP-3、MMP-9 等）在光老化及自然衰老过程中活性升高，持续分解 Ⅰ 型与 Ⅲ 型胶原纤维，破坏胶原网架结构，导致皮肤失去支撑，表现为下垂、轮廓松弛与弹性降低。外泌体中富含的组织金属蛋白酶抑制因子可直接抑制 MMP 活性，同时通过 TGF-β 信号通路激活成纤维细胞合成新生胶原，协同重建真皮张力网络，显著提高皮肤紧实度，减轻下颌缘模糊、面部下垂等结构性衰老表现。

更重要的是，外泌体在面部结构提高中展现出多层次的改善支撑作用。衰老不仅影响皮肤表层弹性，还涉及皮下脂肪垫的重力性下移及筋膜系统的松弛。研究显示，外泌体可促进脂肪前体细胞分化及细胞外基质的重构，有助于恢复皮下脂肪的均衡分布，改善颧脂肪垫（俗称苹果肌）萎缩、鼻唇沟纹加深等问题。同时，其具有调节 SMAS 层与真皮连接区稳定性的能力，可通过上调胶原Ⅶ型与层粘连蛋白，强化基底膜带结构，增强表皮–真皮–筋膜之间的机械黏附，从而带动整体组织的"向上支撑"，形成自然的提拉效果。

这一结构提高不仅局限于重建胶原纤维，更是外泌体在面部年轻化中对多层次老化结构（皮肤–脂肪–筋膜）协同修复能力的体现，具有非手术方式下的内源性提拉潜力。通过这种"由下而上"的系统再生，外泌体疗法为面部轮廓管理、松垂改善与立体结构修复提供了可靠的细胞级干预方案。

3. 改善皮肤粗糙　针对皮肤粗糙问题，外泌体调控角质层更新节律与屏障脂质合成。老化皮肤普遍存在角质形成细胞代谢延迟、屏障脂质（如神经酰胺、胆固醇）合成下降等问题，导致水分丢失增加、皮肤干燥起皮、触感粗糙。外泌体通过调节角蛋白（KRT1/KRT10）与表皮屏障蛋白（filaggrin、involucrin）表达，促进角质形成细胞的正常分化，恢复皮肤的屏障功能。同时，内源性抗炎成分可抑制 IL-1β、IL-6 等炎症因子，缓解慢性皮肤炎症反应，提高表皮微环境稳定性。外泌体在改善粗糙纹理、提高水润质感及重塑肤质方面具有显著优势，尤其适用于光老化伴随屏障功能受损者。

4. 改善皱纹　外泌体不仅作用于表皮皱纹，还通过深入调节 Notch 信号通路以抑制细胞衰老信号的持续激活。Notch1 信号在皮肤衰老过程中呈持续高表达，诱导下游衰老相关基因（P16、P21、P53、HES1）过度激活，加速表皮细胞与成纤维细胞的老化。外泌体可通过上调 TIMP1，间接抑制 Notch 激活相关剪切酶 ADAM10 的活性，从而抑制 Notch 通路异常激活，延缓皮肤细胞衰老程序。这一通路的精准调控不仅有助于延缓静态皱纹的形成，更对长期 UV 暴露后形成的真皮性皱纹有明显缓解作用。

综上所述，外泌体在皮肤年轻化的治疗价值体现在可通过抗氧化、抗炎、抗酶解等多路径协同作用，从分子到结构、从表层到深层全面干预皮肤老化进程。通过重构皮肤微环境、激活细胞再生机制及抑制老化信号通路，外泌体不仅可针对皮肤暗沉、松弛、粗糙与皱纹等多种衰老表现分层修复，还为未来个体化、精准化皮肤抗衰干预提供高度生物安全性与多靶点治疗。

5. 外泌体与传统皮肤年轻化方法的对比优势　与传统皮肤年轻化治疗方法相比，外泌体疗法在问题皮肤修复与再生作用能力、抗氧化与抗炎调控作用能力、皮肤组织的重建、作用范围和安全性等方面展现出显著优势（表 6-1-1）。

表 6-1-1　外泌体在皮肤年轻化治疗的优势比较

	传统方法	外泌体治疗优势
修复与再生能力	多局限于表层（如激光剥脱），仅改善局部结构，难以深入真皮及筋膜层	可跨表皮渗透至真皮及筋膜层，激活成纤维细胞，合成 I / III 型胶原与弹性纤维，结构重塑更深层
抗氧化与抗炎调控	表层抗氧化剂（维生素 C）作用短暂，不能调节深层氧化应激与慢性炎症	转运 SOD、GSH 等抗氧化酶，抑制 TLR4/NF-κB 通路，提高 IL-10，清除自由基与缓解炎症
结构重建能力	效果短暂，需反复注射，不能抑制胶原降解	激活胶原合成、抑制 MMP，提高真皮胶原密度 30% 以上，疗效维持时间为传统方法 2 ~ 3 倍
侵入性与相容性	多为有创操作，可能产生红斑、肿胀、色素沉着等不良反应，部分材料与皮肤组织相容性差	无创导入，天然来源，无免疫排斥，适合敏感性皮肤与术后皮肤，恢复期更短并发症少

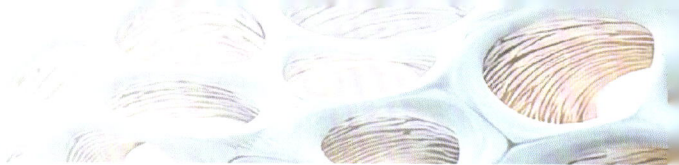

（1）组织修复与再生能力：传统方法如透明质酸填充和激光治疗多局限于皮肤表层或局部结构改善，而外泌体通过其天然膜融合特性，能够穿透表皮直达真皮层及皮下组织。其携带的 miRNA（如 miR-21、miR-146a）和生长因子（如 TGF-β、VEGF）可精准调控成纤维细胞活性，激活胶原纤维（Ⅰ／Ⅲ型）与弹性纤维合成，同时通过 TIMP1-MMP 通路抑制基质金属蛋白酶对胶原的降解来实现真皮结构重塑。此外，外泌体还可促进脂肪前体细胞分化和筋膜层结构稳定，从皮肤-脂肪-筋膜多层面恢复面部支撑力，解决传统方法难以改善的深层松弛问题。

（2）系统性抗氧化与抗炎调控：传统抗氧化产品（如维生素 C）仅能中和表皮自由基，而外泌体通过转运超氧化物歧化酶、谷胱甘肽等内源性抗氧化酶，深入真皮层清除活性氧，显著降低紫外线诱导的 DNA 损伤标志物 γ-H2AX 表达；同时通过抑制 TLR4/NF-κB 通路减少促炎性细胞因子（IL-6、TNF-α）释放，并上调抗炎性细胞因子 IL-10，改善慢性炎症微环境。这种双重调控不仅延缓光老化进程，还可缓解敏感性皮肤的红肿问题，为传统治疗后的皮肤提供持续保护。

（3）长效胶原重建与结构稳定性：透明质酸填充虽能快速填补凹陷，但需频繁注射以维持效果；外泌体则通过靶向调控成纤维细胞功能，促进胶原持续生成并减少分解。研究显示，外泌体治疗后真皮胶原密度可提高 30% 以上，且效果维持时间较传统方法延长 2 ~ 3 倍；通过激活 Notch 信号通路抑制细胞衰老相关基因（P16、P53），延缓胶原流失，形成"内源性抗衰"的长效机制。此外，外泌体还可修复基底膜带结构（如胶原Ⅶ型），增强表皮-真皮黏附力，提高皮肤整体紧致度。

（4）非侵入性与高生物相容性：相较于激光、射频等可能引起色素沉着、瘢痕的侵入性治疗，外泌体疗法无须有创操作，通过局部涂抹或微针导入即可实现高效渗透，尤其适合敏感性皮肤及术后修复。天然来源（如脐带间充质干细胞）的生物相容性显著降低过敏风险，且无免疫排斥反应。临床数据显示，外泌体联合微针治疗可缩短 50% 恢复期，同时减少传统激光治疗后的色素沉着等并发症。

（二）临床研究案例

例 1：女，41 岁。以面部皮肤粗糙、细纹及色素斑增多来医院就诊。既往体健，无整形美容治疗史，既往 1 个月内未使用任何药物治疗。诊断：面部皮肤老化。

临床观察：①左面部行 AIE 再生疗法，每次 0.5 mm 微针导入 2 mL，15 天 1 次，共治疗 3 次；右面部接受安慰剂，每次 2 mL，0.5 mm 微针导入治疗，15 天 1 次，共治疗 3 次。②根据《女性面部皮肤衰老临床症状量化评分表》评估，该患者面部治疗前评分为 12 分，术前面部粗糙、局部细纹、色素斑明显。治疗 3 次，左面部评分为 6 分，面部肤质细腻、细纹减轻、色素斑减少，AIE 再生疗法治疗效果明显；右面部评分为 10 分（图 6-1-8）。

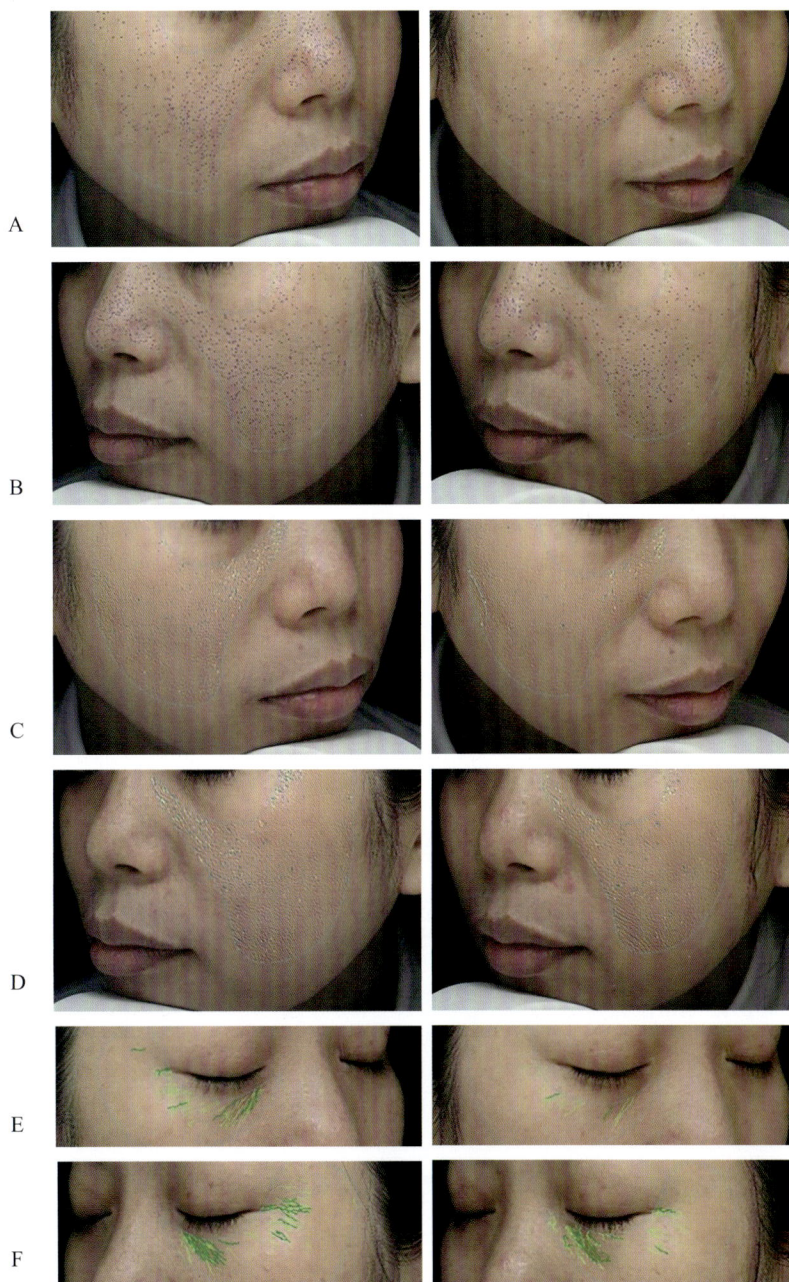

图 6-1-8　AIE 再生疗法及安慰剂半侧面部对照抗衰老治疗临床研究（曾倩雯　提供）

注：A. 左面部接受 AIE 再生疗法治疗 3 次后，皮肤毛孔明显缩小；B. 右面部接受安慰剂治疗 3 次后，皮肤毛孔无明显变化；C. 左面部接受 AIE 再生疗法治疗 3 次后，皮肤纹理明显减轻；D. 右面部接受安慰剂治疗 3 次后，皮肤纹理无明显变化；E. 左面部接受 AIE 再生疗法治疗 3 次后，眶周皱纹明显减轻（绿色线）；F. 右面部接受安慰剂治疗 3 次后，眶周皱纹无明显变化（绿色线）

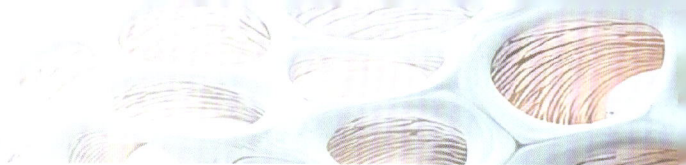

例2：女，34岁。因面部敏感伴毛孔粗大、鼻唇沟纹明显，要求改善。既往体健，无整形美容治疗史，既往1个月内未使用任何药物治疗。检查见面部肤色暗沉萎黄、颧脂肪垫移位，鼻唇沟纹明显伴口角囊袋，下颌缘线模糊，毛孔粗大伴油脂分泌旺盛，双侧颧骨微潮红，乳酸不耐受，口周散在红色炎性丘疹及淡褐色素斑点。诊断：面部皮肤老化。

临床观察：AIE再生疗法行全层灌注治疗，面部韧带、皮下、真皮及表皮全层导入21 mL，1个月后面部丰盈饱满，轮廓线条流畅，鼻唇沟纹及口角囊袋明显减轻，毛孔细腻皮肤弹性较前增加（图6-1-9）。

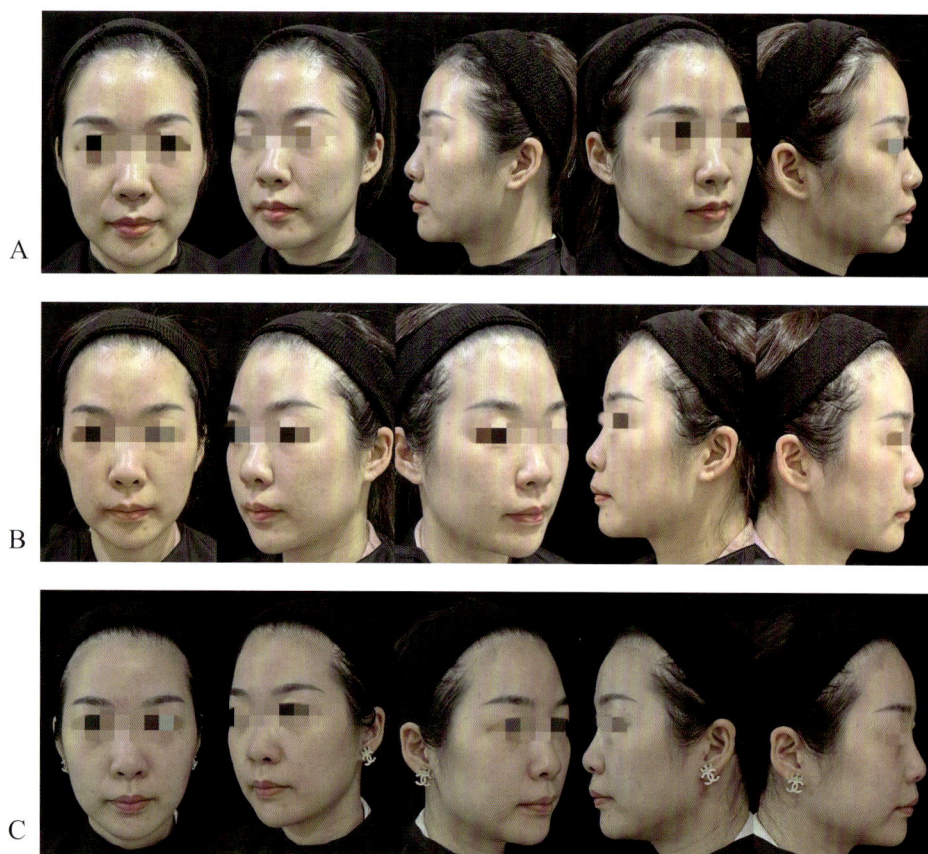

图6-1-9 AIE再生疗法全层灌注抗衰老临床研究（王竞 提供）

注：A. AIE再生疗法治疗前，可见皮肤暗沉萎黄、颧脂肪垫移位，鼻唇沟纹明显伴口角囊袋，下颌缘线模糊，毛孔粗大伴油脂分泌旺盛，双侧颧骨微潮红，乳酸不耐受，口周散在红色炎性丘疹及淡褐色素斑点；B. AIE再生疗法治疗7天后，肤色较前均匀提亮，鼻唇沟纹较前明显减轻，口角囊袋有所改善，下颌缘线较术前清晰，自述油脂分泌减少；C. AIE再生疗法治疗15天后，面部皮肤呈现柔嫩光泽感，鼻唇沟纹进一步减轻，口角囊袋改善明显，下颌缘线锐利清晰，自述皮肤的敏感情况较前明显改善；D. AIE再生疗法治疗30天后，面部丰盈饱满、轮廓线条流畅，鼻唇沟纹及口角囊袋明显减轻，毛孔细腻皮肤弹性较前明显增加，自述皮肤抵抗力较前明显增强；E. AIE再生疗法治疗30天后，VISIA显示皱纹较前明显减轻，皮肤纹理改善显著，整体年轻化

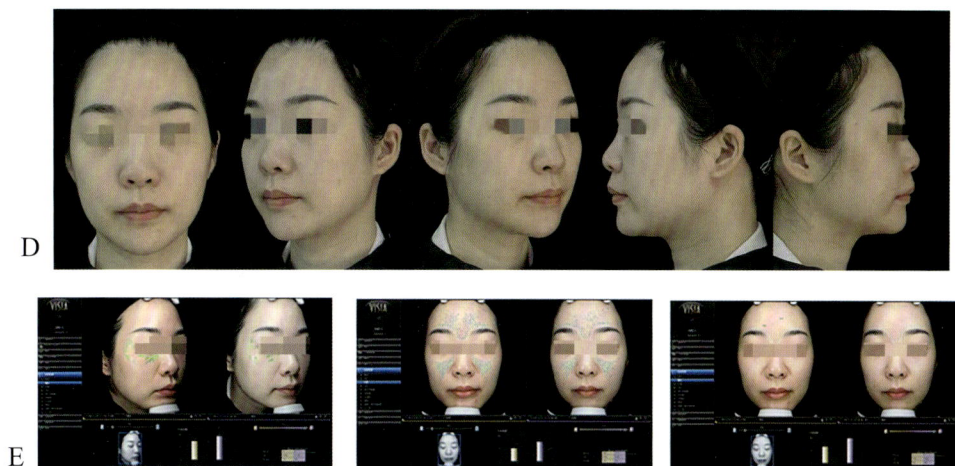

D

E

图 6-1-9　（续）

例3：男，40岁。因毛孔粗大、水油失衡就诊，临床诊断为毛孔粗大、面部皮肤老化。

临床观察：①全面部黄金微针术后即刻导入 AIE 再生疗法 6 mL，间隔 14 天，0.5 mm 微针导入 AIE 再生疗法 6 mL，共治疗 2 次。②患者术前面部明显毛孔粗大、水油失衡，皮肤松弛、暗沉。治疗 2 次后，面部毛孔明显缩小、皮肤紧致、肤质细腻、肤色均匀（图 6-1-10）。

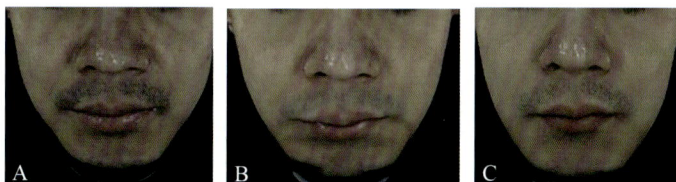

A　B　C

图 6-1-10　AIE 再生疗法联合黄金微针抗衰老治疗临床研究（贾淇媛　提供）

注：A. 治疗前，患者面部明显毛孔粗大、水油失衡，皮肤松弛、暗沉；B. 治疗1次后，患者面部毛孔缩小，肤色明显提亮；C. 治疗2次后，患者面部毛孔明显缩小、皮肤紧致、肤质细腻、油脂分泌减少

相关研究显示，外泌体在皮肤年轻化领域有较大潜力，核心优势在于通过多靶点、全层次的生物调控机制，从分子层面逆转皮肤衰老进程。外泌体携带的活性成分（如 miRNA、生长因子、抗氧化酶）能穿透表皮直达真皮层，精准激活成纤维细胞功能，促进胶原纤维与弹性纤维的持续再生，同时抑制基质金属蛋白酶对细胞外基质的降解，从而长效改善皮肤松弛、皱纹等结构性衰老问题。针对皮肤暗沉与粗糙，外泌体通过清除自由基、抑制黑色素合成通路（如 MITF-TYR 轴）及调控角质形成细胞分化，实现肤色均匀提亮与肤质细腻化的双重修复。相较于传统方法（如透明质酸填充、激光治疗）的局部性与短暂性，外泌体从真皮重塑到表皮屏障修复的系统性作用，为皮肤提供由内而外的"细胞级年轻化"，且具备非侵入、低风险、兼容性高的临床应用特性。

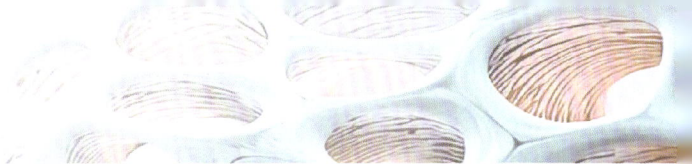

未来，随着外泌体技术的优化与临床验证的深入，其应用场景将加速拓展。一方面，外泌体可与光电治疗、微针等现有技术协同，通过增强术后修复效率、延长疗效维持时间，成为综合抗衰方案的核心组分；另一方面，工程化外泌体的开发（如靶向递送特定 miRNA 或抗衰蛋白）将进一步提高治疗的精准性，针对光老化、敏感性皮肤等复杂问题提供个性化解决方案。此外，外泌体在预防性抗衰中的潜力亦不容忽视，通过日常护肤产品的整合可构建"防护 - 修复 - 再生"一体化体系，从源头延缓衰老进程。作为连接基础研究与临床转化的桥梁，外泌体正推动皮肤年轻化从表层修饰迈向深层再生，为抗衰医学开启全新的生物治疗时代。

第二节　眶周年轻化

一、概述

（一）眶周定义

1. 概述　"眶周"是指围绕眼眶周围的区域，包括上眼睑、下眼睑、内外眦和泪沟等部位。这一区域的解剖结构复杂，涵盖皮肤、肌肉、脂肪、血管和骨骼等多层次的组织结构。由于眼睛在面部的重要地位以及眼周皮肤的特殊性，眶周区域的衰老和变化往往是面部衰老最早且最明显的表现。

从历史上看，眶周美学在不同文化和时代的审美观念中占据了重要地位。在古埃及，强调眼部美观是提高面部整体美感的重要手段，描绘精致眼线的"荷鲁斯之眼"便是例子。在古希腊与罗马，面部美学强调对称和比例，而明亮、有神的眼睛和紧致的眼周皮肤是年轻与健康的象征。在现代社会，随着医学技术的进步，尤其是整形美容和抗衰老技术的发展，眶周年轻化成为临床治疗和美容实践的重要课题。

2. 眶周解剖与生理特性　眶周区域是面部最脆弱的衰老敏感区，独特的解剖结构与生理特性决定其易损性与衰老显著性。从解剖层面看，该区域皮肤厚度仅 0.3 ～ 0.5 mm，为面颊或额部皮肤的 1/3 ～ 1/2，其中眼睑表皮层厚度不足 50 μm，真皮层胶原密度显著低于其他面部区域。其薄弱的皮肤屏障更易受到紫外线、干燥环境及氧化压力的直接侵袭。皮下组织中，眼轮匝肌的环形分布与频繁收缩均会导致动态皱纹（如鱼尾纹）早期形成；而眶隔脂肪垫的分布与眶隔筋膜的张力密切相关，随着年龄增长，筋膜弹性下降及脂肪垫重力性位移最终引起眼袋膨出与泪沟凹陷的结构性塌陷。

从生理机制而言，眶周衰老是多重因素协同作用的结果。真皮层 I 型胶原纤维以每年约 2% 速度流失，弹性纤维因长期光老化发生断裂与钙化，导致皮肤支撑力显著下降，加速眼睑松弛与静态皱纹的加深。此外，密集的血管网络虽为代谢提供基础，但随年龄增长，真皮浅层毛细血管密度减少 30% ~ 40%，微循环障碍导致局部血供不足、代谢废物堆积，进而形成顽固性黑眼圈与肤色暗沉。脂肪组织萎缩与异位同样不可忽视，眶周皮下脂肪体积每年减少约 1.13%，同时真皮 - 皮下交界处的锚定纤维（如 VII 型胶原）减少，加剧脂肪垫下移与泪沟的形态学改变。更值得注意的是，薄弱的表皮屏障使自由基更易穿透，诱发线粒体 DNA 损伤及炎症因子（如 IL-6、MMP-1）的过度表达，进一步加速光老化进程，形成"氧化 - 炎症 - 结构破坏"的恶性循环。

这些复杂的解剖与生理特性使眶周成为最早显现衰老征象的区域，且修复难度远超其他面部部位。针对性的年轻化策略需兼顾真皮胶原重塑、微循环改善、脂肪结构复位及氧化应激调控，从而实现从表层到深层的系统性修复。

3. 眶周美学的演变　在现代审美标准中，眶周年轻化与眼部的明亮紧致是评判面部美感的重要指标。眼睛不仅是面部的"灵魂之窗"，又是个体情感与状态的直观表达。研究显示，眶周衰老的迹象（如鱼尾纹和眼袋）往往与疲惫、压力和衰老相联系，而紧致光滑的眶周则是年轻、活力和健康的象征。

随着医学美容学的不断发展，针对眶周衰老的治疗手段在不断进展。从早期的外科手术（如眼袋切除和拉皮术）到现代的非侵入性治疗（如激光、射频、微针治疗等），再到再生疗法（如外泌体、干细胞和 PRP 注射等），人们对眶周年轻化的理解和解决方案逐渐丰富。这些技术目标不仅是改善眼周的外观，还包括通过再生与修复机制恢复眼周皮肤的弹性、厚度和健康。

（二）眶周衰老的表现

眶周衰老是面部衰老过程中较为显著的表现之一，典型症状主要包括眼周皱纹（尤其是鱼尾纹）、泪沟凹陷和眼袋膨出。这些表现往往是由于眼周皮肤较为薄弱、脂肪移位、胶原纤维减少、皮肤弹性下降等多种因素共同作用所致。

1. 眼周皱纹　作为眶周衰老的核心表征，其形态与形成机制呈现多层次、多维度的病理特征，反映皮肤结构从表皮到深部组织的系统性退化（图 6-2-1）。动态皱纹（如鱼尾纹）集中分布于外眦区域，其形成与眼轮匝肌的频繁收缩密

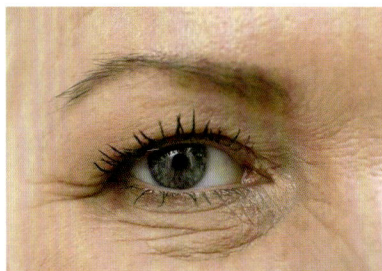

图 6-2-1　眼周皱纹

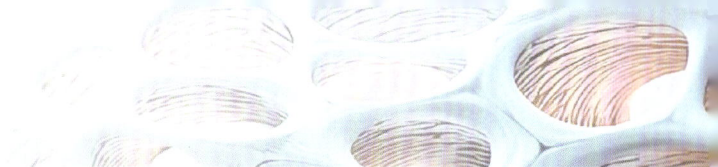

切相关；细纹（如干纹）则多见于下睑及内眦区域，与表皮屏障功能受损直接相关。皮肤因慢性干燥形成细密网状纹理，触感粗糙且易伴脱屑症状。

静态深纹通常沿眶下缘及泪沟区域分布，本质是真皮 - 皮下交界结构的塌陷性改变。随着年龄增长，真皮乳头层与网状层的连接松散化，加之脂肪垫重力性下移，形成不可逆的沟壑样皱纹。此类皱纹往往与眼袋膨出、泪沟凹陷形成"三联征"，加剧面部倦怠感。光老化皱纹则表现为皮肤表面的不规则交叉纹路，其成因与紫外线（UVA/UVB）的深层损伤密切相关，常伴随表皮增厚及局灶性色素沉着，形成"皮革样"粗糙外观。这些皱纹类型不仅独立存在，更常交织叠加，构成眶周衰老的复杂表象，需通过靶向胶原再生、屏障修复及逆转光损伤等综合策略干预。

2. 泪沟凹陷　是眼周衰老的另一个常见表现，指下眼睑内侧至眼眶区域的凹陷（图 6-2-2）。随着年龄增长，眼周皮下组织和脂肪逐渐减少，导致泪沟处皮肤失去支撑，形成明显的阴影。这种凹陷不仅使面部显得疲惫、憔悴，还会加深面部的衰老感。泪沟凹陷通常伴随着眼袋和黑眼圈的出现，因此在整体面部年轻化治疗中常需综合考虑。

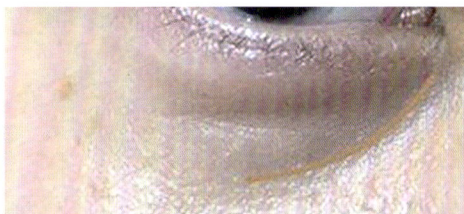

图 6-2-2　泪沟凹陷

3. 眼袋　主要与皮肤松弛、脂肪移位以及眼部下方组织的膨隆有关。随着皮肤老化，眼周皮肤失去弹性，眼眶内的脂肪组织逐渐向外凸出，形成袋状突起，即眼袋（图 6-2-3）。此外，液体在眼部下方的堆积（水肿）也可能导致眼袋加重，尤其是在睡眠不足或疲劳情况下。眼袋出现通常是眼部老化过程的重要节点，显著增加了面部的老态感，并常难以通过简单的护肤手段改善。

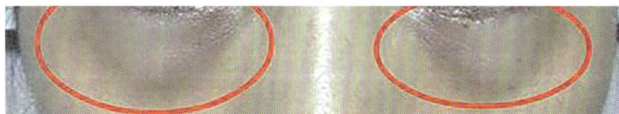

图 6-2-3　眼袋

4. 上眼睑松弛下垂　是眶周衰老的重要表现之一（图 6-2-4），其成因与皮肤支撑结构的系统性退化密切相关。弹性纤维因光老化发生断裂与钙化，导致皮肤张力显著降低；同时眼轮匝肌的肌纤维密度下降及眶隔筋膜松弛，进一步削弱对上睑组织的支撑力，形成皮肤冗余、皱褶增多的松弛外观。眉脂肪垫的萎缩与重力性位移加剧了上睑下垂的视觉表现，严重时可遮挡部分视野，形成"耷拉眼"的老态特征。这样的表现不仅影响眼部美观，还与眼袋、泪沟等结构共同构成眶周衰老的复合征象。

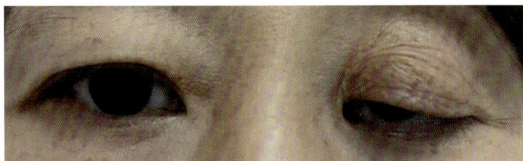

图 6-2-4　上眼睑松弛下垂

（三）眶周衰老的成因

1. 自然衰老　是眶周区域老化的核心驱动因素，主要由时间累积及细胞外基质的渐进性降解引起。随着年龄增长，表皮基底层干细胞的有丝分裂活性降低，角质形成细胞更新周期延长，导致表皮层变薄，真表皮连接逐渐扁平化，削弱了表皮与真皮间的结构黏附力。真皮层成纤维细胞功能衰退，其合成胶原纤维（Ⅰ型胶原占主导）、弹性纤维及透明质酸的能力显著下降。胶原纤维的减少直接导致皮肤支撑力减弱，而弹性纤维的断裂与钙化则使皮肤回弹能力丧失，形成静态细纹与动态皱纹。此外，真皮基质中糖胺多糖（如透明质酸）的流失进一步降低皮肤的水合能力，加剧干燥与松弛现象。

眼周皮下脂肪组织的衰老表现为脂肪细胞的萎缩与分布异常。随着年龄增长，脂肪小叶间隔的结缔组织支撑力减弱，导致眶隔脂肪移位下垂，形成眼袋。同时，脂肪细胞体积缩小及局部脂肪吸收引起泪沟区域的容积缺失，加重凹陷外观。真皮乳头层微血管网络的退化则间接影响脂肪代谢，减少营养供应与废物清除效率，加速脂肪组织的功能衰退。这些变化共同导致眶周轮廓的立体感丧失，呈现疲惫与衰老的特征。

值得注意的是，紫外线诱导的氧化应激可通过激活基质金属蛋白酶（MMP-1）加速胶原降解，与内源性衰老协同加剧眶周皮肤的结构塌陷。然而，自然衰老的核心仍在于基因调控下的细胞功能退行性改变以及细胞外基质成分的不可逆流失。

2. 外界因素影响　除自然衰老外，外界环境与生活习惯对眶周衰老的加速作用主要通过破坏皮肤屏障、诱导氧化应激及干扰细胞修复机制等途径加剧衰老进程。

（1）紫外线：UVA 和 UVB 是光老化的主要诱因。UV 辐射穿透表皮后直接损伤真皮成纤维细胞，激活基质金属蛋白酶（MMP-1、MMP-3），加速Ⅰ型和Ⅲ型胶原纤维降解，并破坏弹性纤维的网状结构，导致皮肤松弛与皱纹加深。同时紫外线诱导活性氧大量生成，引起脂质过氧化反应，破坏角质层脂质屏障功能，加剧皮肤干燥

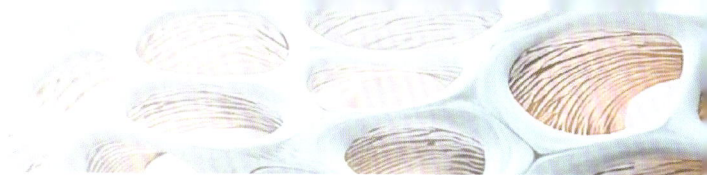

与炎症反应。UVB 刺激黑色素细胞过度活跃，促使酪氨酸酶活性增强，导致眼周色素沉着（如晒斑、黄褐斑），形成肤色不均与暗沉。光老化与自然衰老协同作用，进一步削弱眼周皮肤的结构完整性。

（2）睡眠不足：睡眠问题通过多重机制加速眶周衰老。①睡眠不足导致皮质醇水平升高，抑制胶原合成并促进其分解，同时生长激素分泌减少，削弱夜间皮肤修复能力。②眼部微循环障碍是核心问题：睡眠不足引起血管舒张因子（如 NO）失衡，导致毛细血管通透性增加，血浆蛋白外渗至组织间隙，形成局部水肿与眼袋。此外，缺氧状态下乳酸堆积加速自由基生成，攻击血管内皮细胞，引起慢性炎症与色素沉着（如黑眼圈）。长期睡眠不足还会降低皮肤角质层含水量，削弱屏障功能，使眼周更易受外界刺激与氧化损伤。

（3）遗传因素：遗传背景通过调控皮肤基质成分与代谢效率影响眶周衰老进程。例如，胶原纤维基因（如 COL1A1、COL3A1）的多态性可导致胶原纤维合成速率下降或结构异常，使皮肤提前失去弹性。部分个体因遗传性脂代谢紊乱（如脂蛋白脂肪酶活性不足）导致眶隔脂肪易堆积或异常移位，加重眼袋与泪沟凹陷。此外，基因调控的抗氧化酶（如超氧化物歧化酶 SOD、谷胱甘肽过氧化物酶 GPx）活性差异，决定个体清除自由基的能力，影响紫外线与氧化应激的损伤程度。遗传因素亦通过调控血管内皮生长因子（VEGF）表达，影响眼周微血管密度与稳定性，进而关联黑眼圈与水肿易感性。

（四）眶周衰老的评估

眶周衰老的评估需结合临床评估、影像学评估与生理学评估，以量化皱纹、松弛、色素变化及结构塌陷的严重程度。

1. 临床评估　根据《人体皮肤衰老评价标准》，临床观察重点包括鱼尾纹分级、眼袋形态及泪沟凹陷深度。鱼尾纹以眼外眦为起点，采用 4 度（无、轻、中、重）9 级评分系统（表 6-2-1），通过高清图像对比皱纹长度、密度及静态/动态表现（图 6-2-5，图 6-2-6）。

表 6-2-1　鱼尾纹 4 度 9 级评分

严重程度	评分	描述
无	0	皮肤光滑无皱纹
轻	1	皮纹稍加深
	2	皮纹明显
	3	1～2 条浅表皱纹

严重程度	评分	描述
中	4	≥3条浅皱纹
	5	1～2条中等程度皱纹
	6	≥3条中等程度皱纹
重	7	1～2条深度皱纹
	8	≥3条深度皱纹

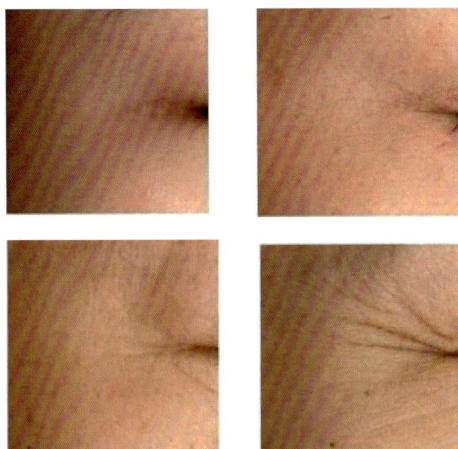

图 6-2-5　鱼尾纹 4 度评估（无、轻、中、重）

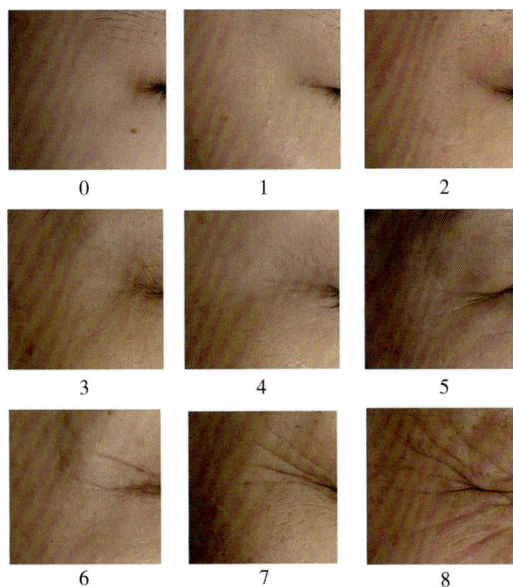

图 6-2-6　鱼尾纹 9 级评估（0～8 级）

　　眼袋则依据膨出程度与皮肤下垂范围分为 4 度 6 级（表 6-2-2），结合三维皮肤成像技术量化容积变化（图 6-2-7，图 6-2-8）。

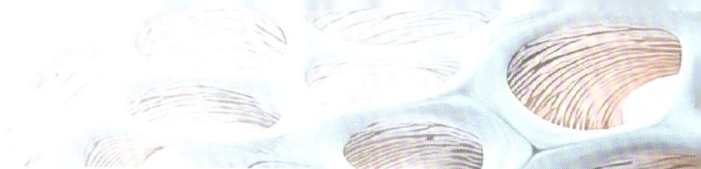

表 6-2-2　眼袋 4 度 6 级评分

严重程度	评分	描述
无	0	眶下皮肤紧致、光滑
轻	1	眶下皮肤轻度松弛
	2	眼袋轻度膨出，眶缘到眼袋下缘距离 ≤ 0.5 cm
中	3	眼袋轻度膨出，眶缘到眼袋下缘距离 0.5 ~ 1 cm
	4	眼袋中度膨出，眶缘到眼袋下缘距离 1 ~ 1.5 cm
重	5	眼袋重度膨出，眶缘到眼袋下缘距离 ≥ 1.5 cm

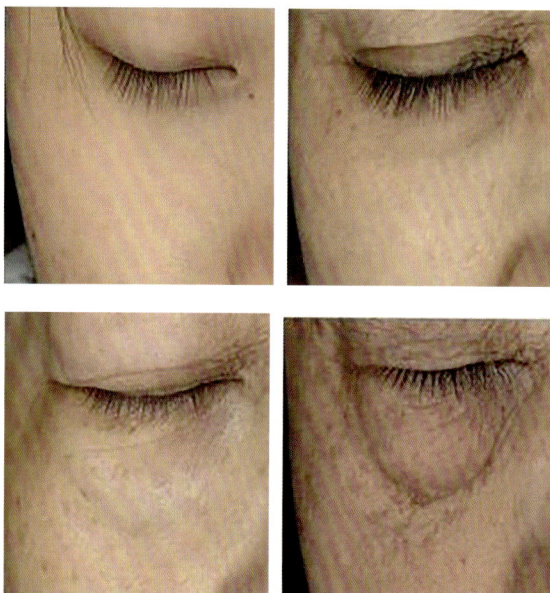

图 6-2-7　眼袋 4 度评估（无、轻、中、重）

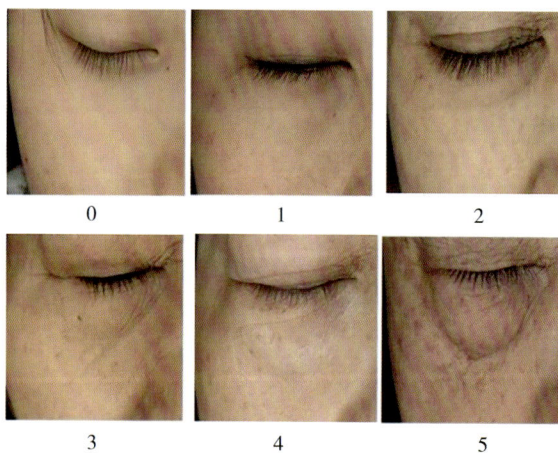

图 6-2-8　眼袋 6 级评分（0 ~ 5 分）

2. 影像学评估　高频超声（> 20 mHz）可检测眶周真皮厚度、胶原密度及皮下脂肪分布，光老化区域常表现为真皮弹性纤维紊乱与胶原降解（图 6-2-9）。

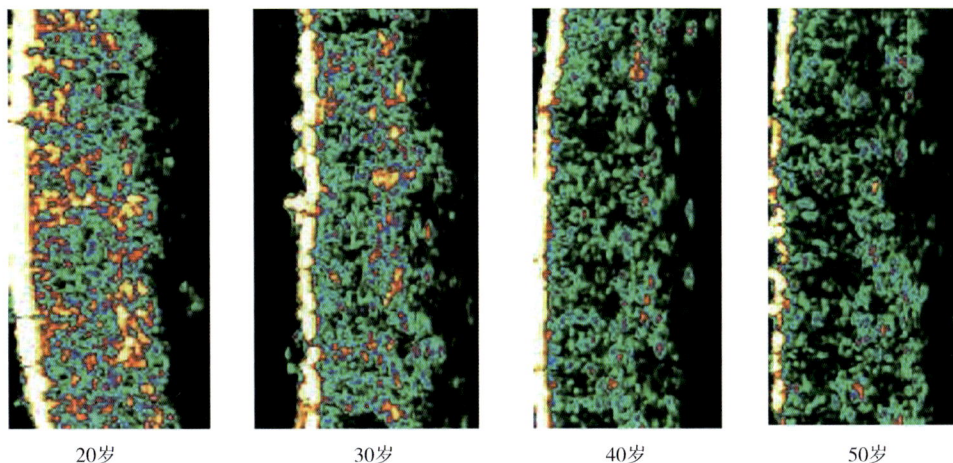

| 20岁 | 30岁 | 40岁 | 50岁 |

图 6-2-9　皮肤超声诊断仪及其成像（真皮致密度从高到低）

光学相干断层扫描能分层显示表皮 – 真皮连接扁平化程度，评估基底层活力与微结构损伤。此外，多光谱成像技术通过分析 $L*a*b*$ 色度参数，量化黑眼圈色素类型（血红素主导的青紫色或黑色素沉着的棕褐色），并结合 ITA°（个体类型角）判断光老化等级（图 6-2-10）。

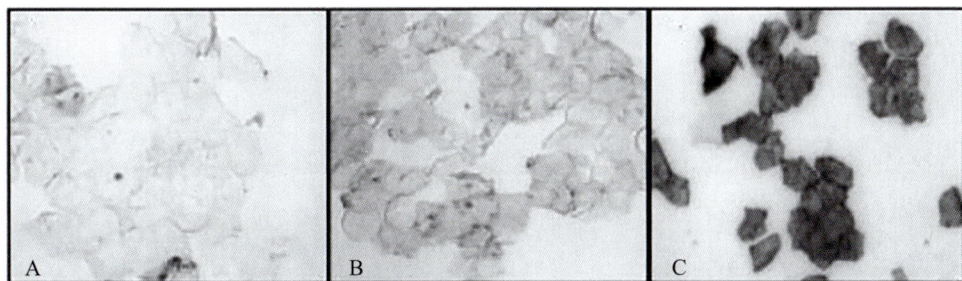

图 6-2-10　表皮角质形成细胞平均 **AGEs** 染色强度

注：A.强度3.56；B.强度9.53；C.强度14.43

3. 生理学评估　经表皮水分丢失（TEWL）反映眶周屏障功能，衰老皮肤因角质层脂质流失常显示 TEWL 值升高。皮肤弹性仪通过负压吸附测量回弹力，眼周弹性下降与动态皱纹深度呈正相关（表 6-2-3）。

在组织学层面，活检可明确真皮胶原 / 弹性纤维比例、脂肪小叶间隔完整性及微血管退化程度，重度衰老标本中可见乳头层毛细血管襻缩短、胶原嗜碱性变及弹性纤维钙化（图 6-2-11，图 6-2-12）。

表 6-2-3　皮肤衰老生理学评估

参数	与中国人皮肤衰老关系
角质层含水量	先升高，25 岁达到高峰，后持续降低
pH 值	年轻偏低，50 岁后明显升高
各向异性	年龄越大，各向异性指数增加，皮纹密度降低
皮肤弹性	随年龄增大而持续降低
皮脂分泌	青春期显著升高，保持分泌量到 35 ~ 40 岁，后急速下降

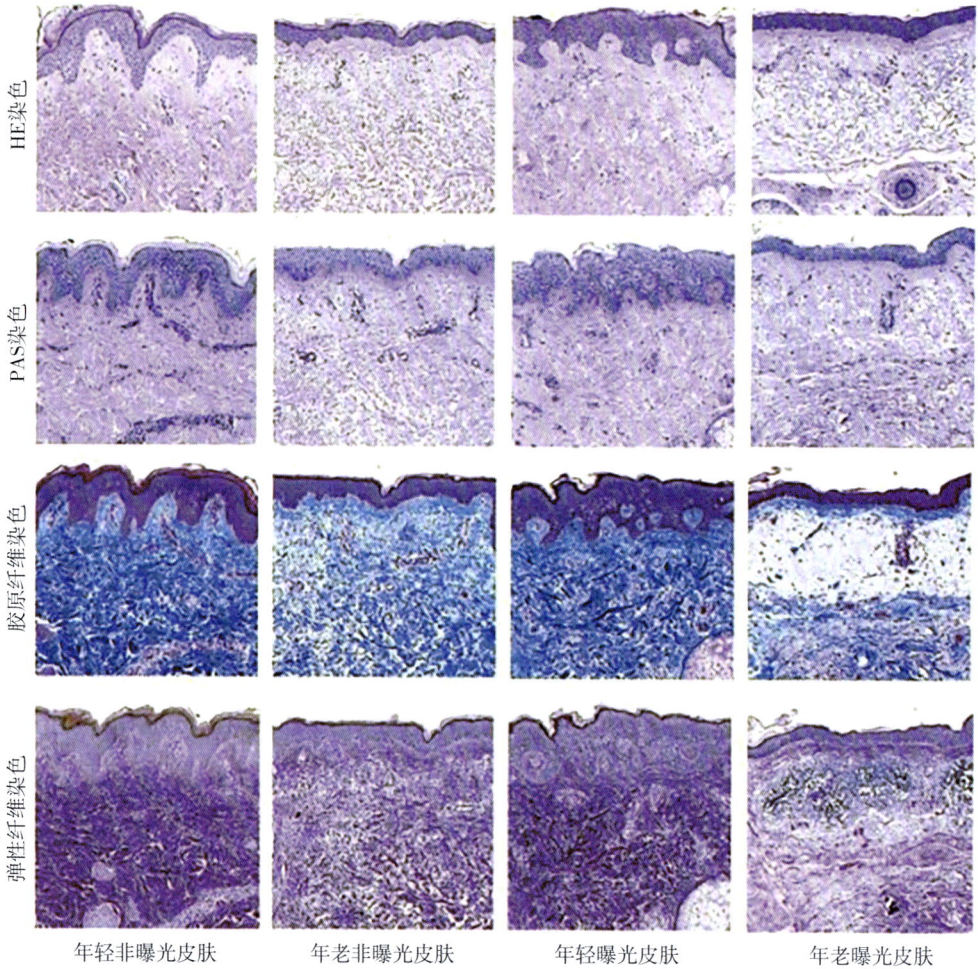

图 6-2-11　年轻皮肤（29 岁）和重度衰老皮肤（88 岁）面部皮肤
（曝光部位，光老化）和腹部皮肤（非曝光部位，自然衰老）组织病理变化

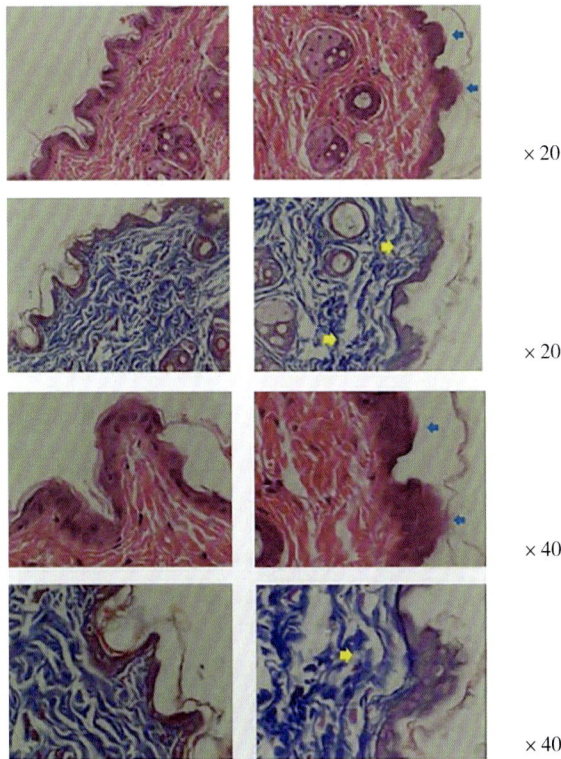

图 6-2-12　正常与光老化病理变化（HE 染色）

注：蓝色箭头表示角质形成细胞核增大，表皮增厚；黄色箭头表示胶原纤维变性与破坏

二、一般治疗

1. 日常护理　通过基础性干预为眶周皮肤提供必要的维护，作用聚焦于表皮屏障强化与浅层功能改善。保湿护理以透明质酸、神经酰胺等成分为核心，通过增强角质层水合作用减少水分流失，缓解因干燥引起的细纹与紧绷感。补充神经酰胺有助于稳定细胞间脂质结构，改善屏障功能，但其作用多局限于表皮层，难以深入真皮改善胶原流失或脂肪组织重塑。

功效性眼霜的活性成分（如视黄醇、多肽及抗氧化剂）通过不同机制作用于皮肤表层与浅层真皮。视黄醇可轻微刺激胶原再生，多肽可能短暂提高皮肤紧致度，而抗氧化剂（如维生素 C、E）则部分中和自由基，减缓氧化应激对皮肤的累积损伤。物理防晒剂（如二氧化钛、氧化锌）通过物理阻隔减少紫外线对角质层与真皮浅层的直接破坏，对预防光老化相关色素斑与皱纹有一定效果，但无法修复已形成的深层结构损伤。

生活习惯调节对眼周状态的改善作用较为间接。充足睡眠可维持局部微循环稳

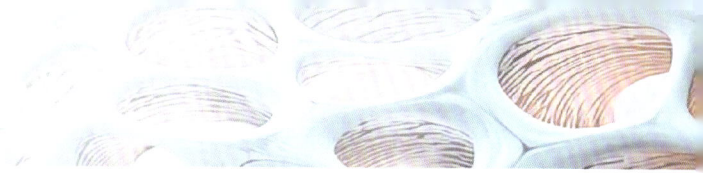

定、减少因血流淤滞导致的黑眼圈，避免外力摩擦或过度牵拉有助于降低表皮机械性损伤风险，均衡饮食则为皮肤代谢提供基础营养支持。然而，上述措施对真皮层胶原降解、脂肪移位或骨骼支撑力下降等衰老核心机制缺乏针对性干预，其效果受限于个体差异与衰老进程的不可逆性。

2. 非侵入性治疗 通过能量技术作用于眼周组织，以激光与射频为代表，主要针对表皮及真皮浅层结构进行干预。激光治疗利用特定波长光束选择性穿透皮肤，通过光热效应促进老化角质剥脱、刺激成纤维细胞活性，从而诱导胶原纤维再生，改善细纹、色素沉着及轻微松弛。不同波长的激光可针对性处理色素斑或表皮粗糙问题，但作用深度受限于真皮乳头层，对深层脂肪移位或骨骼支撑缺失缺乏有效干预。

射频疗法通过电磁波产生的热能作用于真皮深层，促使胶原纤维收缩与重塑，短期内提高皮肤紧致度并减轻动态皱纹。其优势在于非侵入性加热可避免表皮损伤，但能量分布均匀性及组织耐受度影响疗效稳定性。对于皮肤较薄或敏感区域，过度热能可能引起短暂水肿或红斑，且疗效持续时间有限，需定期维持治疗以巩固效果。

总而言之，非侵入性治疗在改善表浅皱纹、轻度松弛及肤色均质化方面有效，但受限于能量穿透深度与组织再生能力，难以逆转深层结构衰退或容积缺失，需联合其他手段综合实现年轻化目标。

3. 微创治疗 通过局部精准治疗来干预和改善眼周的衰老。透明质酸利用高亲水性特性，通过注射填充泪沟凹陷，短期内恢复眼周容积与轮廓流畅性，效果通常维持 6 ~ 12 个月，受个体代谢差异影响需重复注射，且无法刺激深层胶原再生或改善皮肤弹性。肉毒毒素注射通过抑制神经肌肉接头的乙酰胆碱释放，减少眼轮匝肌过度收缩，从而淡化动态性鱼尾纹，效果持续 3 ~ 6 个月，长期使用可能导致肌肉适应性减弱，且对静态皱纹及皮肤松弛无显著改善。

富血小板血浆（PRP）自体血清注射通过浓缩血小板释放生长因子（如 PDGF、VEGF），刺激局部胶原合成与微血管新生，改善皮肤粗糙与轻度色素沉着，但其活性成分半衰期短，对严重真皮基质流失或脂肪移位的修复效果有限。微针治疗通过机械穿刺形成微创通道，诱导创伤修复反应，促进胶原再生并增强透皮吸收效率，可改善表浅细纹与肤色不均，但需多次治疗以维持效果，且无法改善深层脂肪下垂或骨骼支撑力下降。

以上方式是目前最常见的改善眶周的治疗，虽然能针对性改善特定衰老问题（如容积缺失、动态皱纹或表皮质地），但作用深度、持久性及对多维度衰老机制的覆盖仍存在局限性，需结合其他手段实现综合年轻化目标。

三、AIE 再生疗法在眼周年轻化的应用

（一）外泌体在眼周年轻化的新进展

近年来，外泌体技术在眼周年轻化的应用展现出令人瞩目的潜力，凭借其独特的抗炎、抗氧化及促进皮肤再生的生物活性，外泌体为眼周区域的抗衰治疗提供多元、干预深层、安全温和的治疗方案，在改善眼周皱纹、泪沟凹陷、眼袋膨出及上眼睑松弛等典型衰老表征方面表现出显著疗效。结合微针及物理导入等手段，外泌体可在提高局部肤质、减少色素沉着与提高皮肤弹性等方面实现协同增效，构建出系统性、个性化的眼周年轻化策略。

1. 抗氧化与抗炎　眼周皮肤由于解剖结构特殊（表皮薄、毛细血管丰富）且长期暴露于紫外线和环境污染中，极易发生氧化应激与慢性炎症反应，加速光老化进程并诱导表情纹形成。外泌体中富含超氧化物歧化酶（SOD）、谷胱甘肽过氧化物酶（GPx）等天然抗氧化酶类，可有效清除 ROS、抑制脂质过氧化链反应，减少线粒体 DNA 损伤。研究显示，经外泌体处理后，皮肤细胞内 8-OHdG 等氧化应激标志物下降幅度超过 40%，真皮层胶原降解及弹性纤维断裂现象显著缓解。

在抗炎调控方面，外泌体携带 miR-146a、miR-21 等功能性 miRNA，可通过抑制 NF-κB 与 MAPK 等经典炎症通路，显著下调 IL-6、TNF-α 及 MMP-1 等炎症因子的表达，从而改善因机械刺激、激光治疗或接触性过敏引起的眼周炎症状态。miR-155 的负调控还可减少中性粒细胞浸润、降低血管通透性，缓解眼袋浮肿与红斑。与此同时，外泌体中热休克蛋白 HSP70 等修复性蛋白能够稳定细胞膜、调节炎性介质释放，协助修复表皮屏障，重建皮肤耐受性并恢复眼周光泽感。

2. 细胞再生与胶原重塑　眼周衰老常伴随真皮胶原丢失、弹性纤维断裂及脂肪组织萎缩、移位，表现为泪沟加深、眼袋膨出及皮肤松弛。外泌体可通过活化成纤维细胞及脂肪前体细胞，实现皮肤与软组织的同步再生。其内含 EGF、TGF-β、IGF 等生长因子可有效激活成纤维细胞，提高 I 型与 III 型胶原纤维的合成水平，实验数据显示胶原分泌量可提高 2.5 倍，并上调弹性纤维基因表达，恢复真皮网架结构的稳定性。同时 miR-29 家族可抑制 MMP-3、MMP-9 等降解酶活性，增强新生胶原的保留与结构持久性。

针对泪沟凹陷与眼袋形成问题，外泌体中脂联素与瘦素等脂肪因子可激活 PPAR-γ 通路，诱导脂肪干细胞分化，促进局部脂肪填充，修复组织容积缺损。外泌体亦可抑制 HSL 等脂解酶活性，稳定脂肪垫结构。临床研究显示，外泌体干预后泪

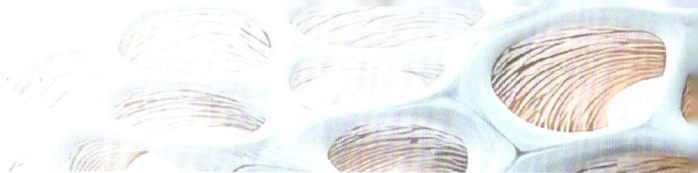

沟区域容积恢复率达 35% ~ 50%，眼袋膨出幅度可减少 20% ~ 30%。

3. 上眼睑松弛的干预机制　主要源于弹性纤维断裂、眼轮匝肌无力及筋膜结构松弛。外泌体疗法通过多靶点、多机制干预策略，在增强皮肤弹性、修复肌肉结构与稳定筋膜支撑方面展现出显著优势。

外泌体富含 TGF-β 与 miR-29a，可直接刺激真皮成纤维细胞合成弹性纤维并促进其交联重组，研究显示，治疗后弹性纤维密度提高 40% ~ 50%，皮肤回弹力增强、冗余皱褶显著减少。此外，IGF 与 miR-133b 等成分可激活肌肉卫星细胞，促进眼轮匝肌纤维再生，并抑制蛋白降解通路、提高肌肉张力与功能。临床数据显示上睑抬升力提高 15% ~ 20%，动态性睑下垂明显改善。

在筋膜重建层面，外泌体可激活筋膜胶原合成，增强眶隔稳定性，防止脂肪外突；同时通过脂肪代谢调控因子（如 PPAR-γ）促进脂肪体积稳定，缓解因脂肪萎缩引起的上睑凹陷。外泌体还可通过层粘连蛋白与 IV 型胶原重建基底膜结构提高 DEJ 锚定力。研究显示，外泌体处理后 DEJ 波浪状结构恢复率达 70%，可显著降低上睑层间滑移所致的松弛风险。

4. 非热微针与外泌体联合治疗的优势　非热微针技术通过机械穿刺形成微米级通道，在不引起热损伤的前提下显著提高外泌体及活性分子的透皮效率，展现出在改善眶周衰老的复杂问题的独特优势。

（1）精准传递：依据眼周组织层次不同，微针深度可定向输送外泌体至真皮、皮下或筋膜层。非热微针穿透至真皮乳头层后，外泌体的转化生长因子 -β 与 miR-29a 可直接激活成纤维细胞，促进 I 型胶原纤维合成量提高 2 ~ 3 倍，同时抑制基质金属蛋白酶（MMP-1/MMP-3）的降解活性，重建真皮网状结构。临床数据显示，联合治疗 4 周后，鱼尾纹深度减少 35% ~ 50%，静态纹面积缩小 20% ~ 30%。

对于泪沟凹陷容积缺失问题，非热微针穿透至皮下脂肪层后，外泌体的脂联素与 PPAR-γ 通路激活剂可靶向作用于脂肪干细胞，促进其分化为成熟脂肪细胞，增加局部脂肪体积。研究显示，联合治疗可恢复泪沟区域 30% ~ 45% 容积，同时通过刺激 VII 型胶原生成，加固真皮 - 皮下交界锚定结构、减少凹陷复发。针对眼袋膨出，非热微针将外泌体递送至眶隔筋膜层后，其携带的组织金属蛋白酶抑制剂与弹性纤维特异性 miRNA 可增强筋膜胶原密度、抑制脂肪向前膨出。此外，外泌体通过调控激素敏感性脂肪酶活性，减少脂肪细胞异常分解，稳定眶隔脂肪垫体积，使眼袋膨出程度降低 25% ~ 40%，且效果维持时间延长 12 ~ 18 个月。

治疗上眼睑松弛下垂兼顾皮肤弹性、肌肉功能与筋膜支撑力，非热微针穿透至肌层后，外泌体的胰岛素样生长因子与 miR-133b 可激活肌卫星细胞、促进肌纤维再生，提高眼轮匝肌收缩力 15% ~ 20%；同时弹性纤维再生使上睑皮肤回弹力增强 50%，显著减少冗余皱褶。

（2）无创修复：眶周皮肤薄且敏感，传统热损伤治疗易引起红斑、水肿及屏障损伤。非热微针联合外泌体通过多机制实现无创修复。首先非热微针避免热能刺激，减少术后中性粒细胞浸润，而外泌体 miR-146a 与抗炎蛋白（如热休克蛋白 HSP70）进一步抑制 NF-κB 通路，使促炎性细胞因子（IL-6、TNF-α）表达量下降 60% ~ 70%，显著降低治疗区红肿风险；其次，微针通道直径仅 50 ~ 100 μm，表皮层可在 24 小时内完成自愈，避免经表皮水分丢失（TEWL 值升高 < 10%），外泌体的神经酰胺与胆固醇同步修复脂质屏障，提高角质层水合度 15% ~ 20%，缓解术后干燥与脱屑。此外，联合治疗无须停工期，术后仅需 48 小时即可恢复日常护肤，对比传统激光或射频，患者满意度提高 40%，尤其适合需频繁社交活动的人群。

（3）整体改善：外泌体与微针协同作用于皮肤各层结构，实现从表皮保湿、真皮再生、脂肪复位到筋膜支撑的立体重塑。临床病例显示，泪沟患者治疗后真皮胶原密度提高 25%、皮下脂肪体积增加 30%、筋膜张力增强 20%，实现功能与结构同步改善。功能强化方面，外泌体 VEGF 与 eNOS 可改善微循环、提高代谢能力，使肤色明亮度提高 50%；同时通过透明质酸合成酶上调，增强角质层锁水功能，减少皱纹。在维持方面，外泌体通过表观遗传机制延长成纤维细胞功能期（如 DNA 甲基化调控），胶原生成维持时间 6 ~ 12 个月，微针治疗每 4 ~ 6 个月 1 个周期，可稳定疗效、减少重复干预需求。

（二）临床研究案例

例 1：女，46 岁。以眼周细纹影响美观 6 个月来医院就诊。既往体健，无整形美容治疗史，1 个月内未使用任何药物治疗。根据中国抗衰老促进会发布的《人体皮肤衰老评价团体标准》（TB/ZGKSL 001—2022）评估，该患者左右侧眼周皱纹治疗前等级为中度 6 分，术前内眦放射状细纹、眶下细纹及鱼尾纹明显。诊断：眼周老化。

临床观察：①左、右侧眼周治疗前眼周皱纹评分为中度 6 分，接受 AIE 再生疗法，每次各 1 mL，0.5 mm 微针导入治疗，15 天 1 次，共治疗 3 次。②治疗 3 次，左右侧眼周皱纹评分均为轻度 3 分，眼周细纹减轻，AIE 再生疗法治疗效果明显（图 6-2-13）。

例 2：女，56 岁。眼下睑膨出伴皮肤松弛 10 余年，来医院就诊。既往体健，无整形美容治疗史，1 个月内未使用任何药物治疗。检查见双下眼睑膨出，伴下眼睑皮肤松弛、细小皱纹形成。诊断：衰老型眼袋。

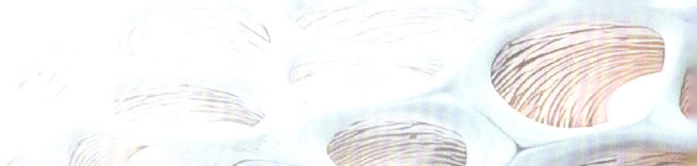

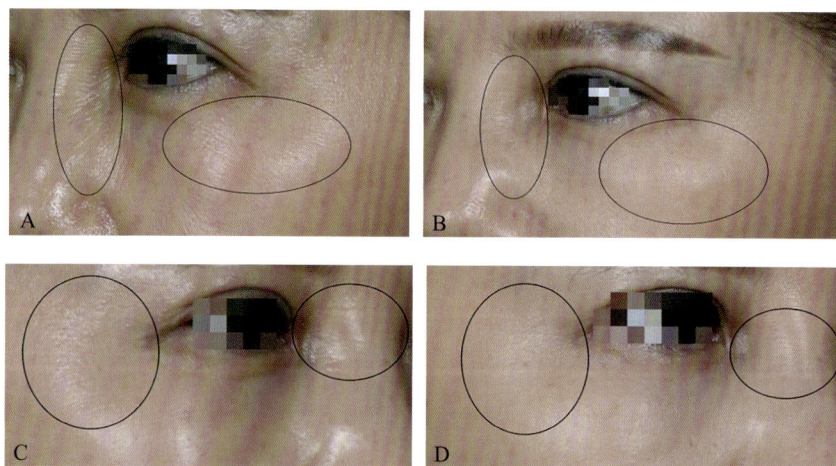

图 6-2-13　AIE 再生疗法治疗眼周老化临床研究（叶瑞雅　提供）

注：A. 右眼周接受AIE再生疗法治疗前（框内）；B. 右眼周接受AIE再生疗法治疗3次后，细纹明显减轻（框内）；C. 左眼周接受AIE再生疗法治疗前（框内）；D. 左眼周接受AIE再生疗法治疗后细纹明显减轻（框内）

　　临床观察：①左、右眼周均接受 AIE 再生疗法治疗，每次各 1 mL，联合射频微针涂抹导入治疗（射频微针治疗参数：功率 5 W，脉宽 80 ms，针长 1.3 mm，间隔频率 0.5 s），共治疗 2 次。②该患者术前渐进性出现下睑膨出，伴下睑皮肤松弛、细小皱纹形成，自觉外观呈现疲惫状态，且于睡眠不足时上述症状显著加剧；治疗 2 次，下睑突出明显恢复，皮肤紧致平整，细纹明显淡化（图 6-2-14）。

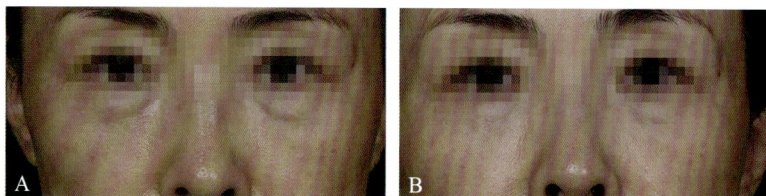

图 6-2-14　AIE 再生疗法治疗衰老型眼袋临床研究（苑凯华　提供）

注：A. 眼周接受AIE再生疗法联合射频微针治疗前，下睑眶内脂肪膨出伴皮肤松弛、细小皱纹形成；B. 眼周接受AIE再生疗法联合射频微针治疗2次后，下眼睑脂肪膨出明显改善，细纹明显淡化

　　例3：女，48 岁。患者于 8 年前接受激光眼袋切除术，术后渐进性出现下睑细纹数量增多，伴轻度下睑皮肤松弛来医院就诊。既往体健，曾多次行肉毒毒素注射及水光针治疗，但疗效欠佳，症状持续存在。检查见下睑细纹数量增多，伴轻度下睑皮肤松弛。诊断：下睑细纹。

　　临床观察：①左、右眼周均接受 AIE 再生疗法，每次各 1 mL，0.25 mm 微针导入治疗,30天1次,共治疗3次。②治疗3次后,细纹改善且肤质光滑水润(图6-2-15)。

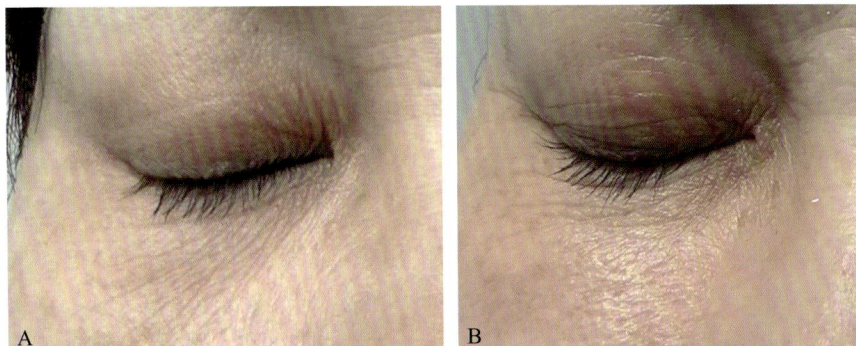

图 6-2-15　AIE 再生疗法治疗下睑细纹临床研究（苑凯华　提供）

注：A. 眼周接受AIE再生疗法治疗前,下睑细纹较多,伴轻度下睑皮肤松弛；B. 眼周接受AIE再生疗法治疗3次后,细纹改善且肤质光滑润泽

　　临床观察显示,脐带间充质干细胞外泌体通过激活多种信号通路参与调控成纤维细胞增殖能力,恢复细胞外基质成分,降低活性氧水平,进而逆转皮肤老化、减轻皱纹。相较于传统的光电治疗方式,脐带间充质干细胞外泌体微针导入治疗具有疼痛感小、恢复期短、维持时间长等优势,且治疗后无任何不良反应,是一种安全有效的治疗方法。

　　外泌体作为再生医学领域的前沿技术,近年来在眶周年轻化治疗中展现出显著的临床应用潜力。大量研究显示,外泌体可通过多重机制协同调节老化进程,包括激活成纤维细胞功能、调控胶原代谢、抑制氧化应激及炎症反应等,从系统层面干预眼周衰老的主要病理环节。临床实践显示,经过 3 ~ 6 次外泌体治疗后,患者在皮肤松弛、静态皱纹等结构性老化表现方面获得明显改善,真皮层厚度与弹性恢复能力显著提高。

　　针对眼周常见的色素沉着问题,外泌体通过靶向抑制酪氨酸酶活性和黑色素合成相关信号通路,有效减缓黑色素生成,并促进其向角质层的排出,从而淡化黑眼圈及紫外线诱导性色素斑。同时,外泌体中的功能性因子可激活表皮细胞代谢、增强局部微循环、提高角质层更新速率,进一步改善肤色均匀度与明亮感。

　　在皮肤屏障修复方面,外泌体富含的神经酰胺、透明质酸合成酶和胆固醇调控因子可有效重建角质层脂质结构,增强水合能力和保湿功能。临床结果显示,经外泌体干预后,角质层含水量显著上升,皮肤表面粗糙度下降、触感更加细腻,呈现由内而外的健康光泽与紧实感。

　　外泌体与非热微针的联合治疗进一步拓展疗效,非热微针通过形成可控微通道,有效提高外泌体在眶周不同组织层级（表皮 - 真皮 - 皮下 - 筋膜）的递送效率,实现结构层次间的协同修复作用。在真皮层,外泌体可促进胶原和弹性纤维合成,提高组

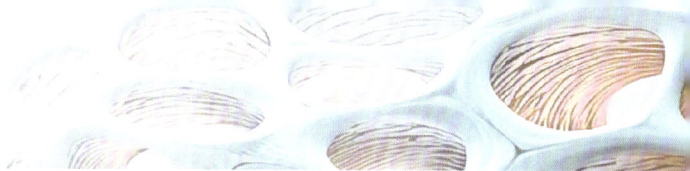

织弹性与张力；在皮下组织，外泌体可调控脂肪前体细胞分化与容积恢复，缓解泪沟与凹陷；在筋膜层，外泌体可增强胶原沉积与张力维持，提高眶隔支撑力。与传统热能治疗相比，该联合方案具有低创伤、高靶向、炎症反应轻微等优势，可同步改善眼周细纹、肤色暗沉与弹性下降等多重衰老表现，显著提高患者满意度与治疗依从性。

从基础研究到临床转化，外泌体正在引领眶周年轻化步入以"细胞外信号调控"为核心的生物精准治疗新阶段，为追求自然、长效、安全抗衰效果的个体提供了新的医学路径与技术支撑。

参考文献

［1］ AL-MASAWA M E, ALSHAWSH M A, NG C Y, et al. Efficacy and safety of small extracellular vesicle interventions in wound healing and skin regeneration: a systematic review and meta-analysis of animal studies[J]. Theranostics, 2022, 12(15): 6455-6508.

［2］ ARCELUS J, KAMARUDDIN K, BOUMAN W P. Dermatological aspects of gender affirming medical treatment in transgender and gender diverse people: a systematic review[J]. Int J Transgend Health, 2024: 1-18.

［3］ DAVIES O G, WILLIAMS S, GOLDIE K. The therapeutic and commercial landscape of stem cell vesicles in regenerative dermatology[J]. J Control Release, 2023, 353: 1096-1106.

［4］ GALATOIRE O, MORAX S. Periocular aging: physiopathogenesis, clinical aspect, and treatment[J]. Ann Dermatol Venereol, 2009, 136 Suppl 4: S137-141.

［5］ LI Y, CAI L, ZHANG X, et al. Types of periocular wrinkles based on anatomical and contractile characteristics of participating periocular muscles: a modified classification method and personalized injection technique[J]. J Cosmet Dermatol, 2022, 21(11): 5591-5600.

［6］ MA H, CHEN Y, CAI X, et al. Effect of aging in periocular appearances by comparison of anthropometry between early and middle adulthoods in Chinese Han population[J]. J Plast Reconstr Aesthet Surg, 2019, 72(12): 2002-2008.

［7］ MUPAS-UY J, KITAGUCHI Y, TAKAHASHI Y, et al. Age-related eyelid changes[J]. J Cosmet Med, 2017, 1(1): 16-24.

［8］ OLUMESI K R, GOLDBERG D J. A review of exosomes and their application in cutaneous medical aesthetics[J]. J Cosmet Dermatol, 2023, 22(10): 2628-2634.

［9］ RAMESH S. Foundational Papers in Oculoplastics. 2022.

［10］SEMSARZADEH N, KHETARPAL S. Rise of stem cell therapies in aesthetics[J]. Clin Dermatol, 2022, 40(1): 49-56.

［11］VASHI N A, DE CASTRO MAYMONE M B, KUNDU R V. Aging differences in ethnic skin[J]. J Clin Aesthet Dermatol, 2016, 9(1): 31-38.

［12］VYAS K S, KAUFMAN J, MUNAVALLI G S, et al. Exosomes: the latest in regenerative aesthetics[J]. Regenerative Medicine, 2023, 18(2): 181-194.

［13］陈光宇，罗盛康，洪伟，等 . 胶原纤维眶周填充的操作规范专家共识 [J]. 中国医疗美容，2022, 12(9): 1-8.

［14］冯龙飞，王向义，欧阳学平 . 人文医学：美容医学学科的灵魂和生命线 [J]. 中华医学美学美容杂志，2019, 25(3): 254-255.

［15］郎恂，李利，钟佳璇，等 . 面部年轻化射频技术在国内应用新进展 [J]. 中国美容整形外科杂志，2023(6): 345-349.

［16］刘媛媛，张星月，张名望，等 . 外泌体在皮肤抗衰及年轻化领域研究进展 [J]. 实用皮肤病学杂志，2023, 16(1): 33-37.

［17］李宏强，陈大召，彭庆磊，等 . 眶周老化分级的研究进展 [J]. 中国美容医学，2022, 31(9): 198-202.

［18］刘莹，王大勇，闫西忠 . 自体高密度脂肪移植在眶周年轻化治疗中的应用 [J]. 中国医疗美容，2022, 12(9): 12-14.

［19］人体皮肤衰老评价标准：T/ZGKSL 001—2022[S].

［20］师茸，薛琨，杜宝林 . 自体脂肪颗粒与透明质酸对眶周年轻化的疗效比较观察 [J]. 中国医疗美容，2020, 10(9): 51-54.

［21］宋添力，刘绪，黄胜 . 眶周色素沉着的中、西医发病机制及治疗的研究进展 [J]. 中国中医眼科杂志，2023, 33(9): 873-876.

［22］王新宇，孙海洋 . 探讨脂肪干细胞胶 (SVF-gel) 联合 A 型肉毒毒素在改善眶周年轻化中的应用 [J]. 江西医药，2022, 57(3): 264-266.

［23］王向义，欧阳学平，丁亚宁，等 . 当代中国医学美学与美容医学整体学科的兴起和发展 [J]. 中华医学美学美容杂志，2019, 25(6): 528-529.

［24］杨扬 . 皮肤再生医学相关技术在皮肤科学的应用前景 [J]. 中国美容医学，2019, 28(7): 170-173.

［25］中国整形美容协会面部年轻化分会，中国整形美容协会抗衰老分会，中国整

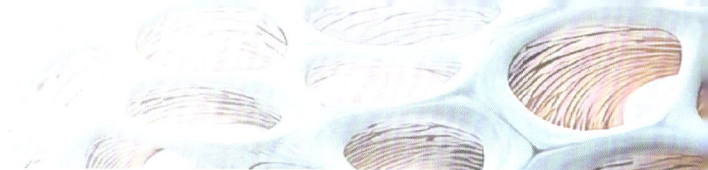

形美容协会医美线技术分会 . 中国人群中面部年轻化治疗专家共识 [J]. 中华
医学美学美容杂志 , 2020, 26(1): 1-7.

[26] 中国抗衰老促进会 .《人体皮肤衰老评价团体标准》(TB/ZGKSL 001—2022)
2022.09.01

[27] 中国整形美容协会面部年轻化分会 , 中国整形美容协会抗衰老分会 , 中国整
形美容协会医美线技术分会 . 中国人群中面部年轻化治疗专家共识 [J]. 中华
医学美学美容杂志 , 2020, 26(1): 1-7.

第七章

再生疗法在炎症性皮肤病治疗中的应用

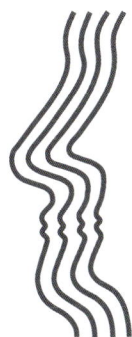

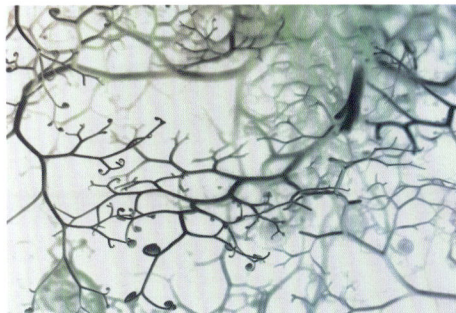

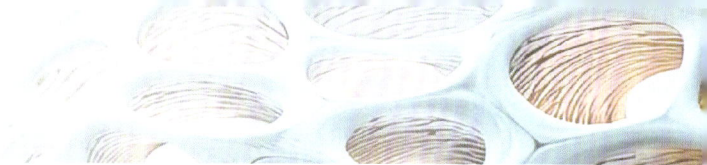

第一节　敏感性皮肤综合征

一、概述

近年来，国内外已将敏感性皮肤定义为皮肤受到外界微小刺激后，出现阵发性或周期性灼热、阵发性潮红、刺痛、瘙痒及紧绷感，伴或不伴持续性红斑的一种综合征，最易发生于面部。其发生是累及皮肤屏障—神经血管反应—固有免疫炎症的复杂过程，皮肤微生态紊乱也参与其中；因此，敏感性皮肤不是单纯的皮肤表现，是多个系统参与的复杂疾病。敏感性皮肤综合征（sensitive skin syndrome，SSS）是指个体在面部或其他部位皮肤出现紧绷、刺痛、灼热、麻刺、疼痛和 / 或瘙痒等主观不适感，尽管外观上可能无明显炎症或病变。该综合征也被称为高反应性、不耐受性或易激惹性皮肤。多种因素可能诱发症状，包括物理因素（如紫外线、热、寒冷、风）、化学因素（如化妆品、肥皂、水、污染物）以及心理因素（如压力或内分泌变化）。研究显示，约 50% 女性和 40% 男性有敏感性皮肤，面部是最常见的受累部位。值得注意的是，一些在其他部位耐受较好的产品可能在面部引起刺激反应，尤其是眼睑区域更敏感。一项研究显示，70% 反应性面部皮肤患者也出现了手部、头皮、足部、颈部、躯干或背部等部位的受累现象，生殖器皮肤敏感的发病率常被低估，一项研究显示56% 的人有生殖器皮肤敏感。

二、SSS 的病因与流行病学

调查显示，SSS 的发生与年龄、皮肤类型、性别密切相关。SSS 更常见于年轻人，干性皮肤患 SSS 的风险较高，女性较男性更易出现 SSS，且严重程度高于男性。此外，疲劳、睡眠障碍、进食量减少、吸烟、压力较大、遗传特异性体质（如特应性皮炎）等更易出现 SSS，女性还与怀孕、痛经、口服避孕药相关。

（一）病因与易感因素

1. 环境　已确定多种外部因素可能引起皮肤敏感，阳光、风、空调、温度变化、暴露于水、空气污染或灰尘均可引起 SSS，与无 SSS 的人相比，患有 SSS 的人因环境条件引起皮肤敏感不适的可能性高 2 ~ 3 倍。

2. 心理因素　是引起敏感性皮肤的因素之一。在法拉奇报告的研究中，51% 受访者将压力确定为皮肤刺激的发病因素。在有自觉皮肤敏感的受试者中，63%认为应激是诱发因素，而无 SSS 的受试者仅 24%。在美国和法国等地的报道中，因心理因素诱发的皮肤刺激占较大比例，61%～69%皮肤敏感受访者认为心理压力过大。

3.生活方式　个人生活方式和习惯方面与引起 SSS 症状有关。71% 的 SSS 患者认为，穿着与皮肤产生摩擦的粗糙织物是诱因，而非敏感患者的比例为 13%。差异有统计学意义。使用化妆品也是一种诱因，Brenaut 等的荟萃分析显示，与无 SSS 的人相比，SSS 患者因化妆品引起的不愉快感觉可能性大于 7 倍。除了面部和眼部化妆品外，其他面部产品（如洗面奶、保湿霜和收敛剂）已确定为触发症状。与非敏感个体相比，每类产品在 SSS 个体中引起不愉快的症状比例更高。

4.种族与遗传　Jourdain 等对旧金山人群的面部皮肤敏感女性进行了研究，该研究特别选择 4 个种族相等数量的人。研究显示，4 个种族人群中认为有面部皮肤敏感的女性比例之间无差异（非裔美国人 52%、亚洲人 51%、欧美人 50%、西班牙裔 54%）；然而与白种人相比，非裔美国人在生殖器区域感知的 SSS 比例更高，Fitzpatrick 皮肤分型的 Ⅰ～Ⅳ 型人群发生皮肤敏感的比例较高。皮肤白皙、易晒伤、易脸红、易潮红、皮肤干燥也与 SSS 有关。与深色皮肤相比，皮肤白皙的人报告 SSS 几乎是深色皮肤的 2 倍，具有特应性皮炎的人或皮肤干燥的人更有可能患 SSS。Misery 等对儿童 SSS 患病率的研究显示，如果母亲患有 SSS，则孩子发生 SSS 风险大于 3 倍（OR=3.5）。该研究显示，SSS 存在家族因素。

（二）流行病学

1.地理分布　研究人员多是基于问卷调查的方法来评估 SSS 患病率。文献报道的研究结果占 23%～90%，差异较大。流行病学调查结果显示，在接受调查的人群中，只有 23.0%、40.0%、24.0% 的人有各种程度的皮肤敏感症状；只有 7.0%、13.0%、5.0% 的人有"非常"或"中等"的皮肤敏感症状。中国女性 SSS 发生率 36.1%，但各地 SSS 发生率差异较大，上海为 43.02%、广州为 25.00%、北京为 17.12%、扬州为 44.92%，其中女性为 44.62%，男性为 45.49%。

2.性别　自首次发现 SSS 以来，人们已知与男性相比，女性更容易患上这种疾病。在对全球数据进行的荟萃分析研究中，Chen 等确定"中度"或"重度"SSS 女性患病率为 45%（95%，CI 36%～55%），男性为 33%（95%，CI 24%～42%）。在 5 个国家的调查数据中，55% 女性声称有过皮肤敏感，而男性为 45%。

雌激素对皮肤的整体状况有影响，真皮和表皮对雌激素高度敏感。随着雌激素水平降低，皮肤胶原纤维和脂质含量降低，导致皮肤更薄、更干燥。水结合能力也降低，

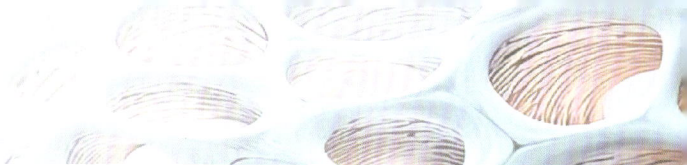

皮肤的屏障功能受到影响，导致屏障功能和弹性降低；血管舒缩功能、血液循环和伤口愈合也受到影响。2010 年发表的一项研究中，皮肤敏感的女性中，60% 人反映月经周期有刺激。Falcone 等研究显示，与症状强度较低的女性相比，大多数围绝经期症状较强烈的女性认为，她们的皮肤在月经周期的某些阶段更敏感，然而绝经前和绝经后女性的 SSS 患病率似乎无差异。

3. 年龄　研究显示，与年长受试者相比，年轻人的 SSS 患病率较高。在中国进行的一项 23 113 人的研究中，不同年龄组的 SSS 患病率稳步下降，从 21 ~ 30 岁年龄组的 65.8% 下降到 71 ~ 80 岁年龄组的 29.3%。生殖器部位 SSS 从 30 岁≤受试者的 53% 增加到≥ 50 岁受试者的 66%。

儿童也患 SSS。Misery 等的研究纳入 608 例至少有 1 名小于 6 岁儿童的母亲，研究人员发现"非常敏感"或"敏感皮肤"的患病率在女孩中为 58.2%，在男孩中为 48.7%。

4. 身体部位　皮肤敏感是一种综合征，可能波及身体多个部位皮肤。面部是皮肤敏感的最常见部位，可能与面部使用的护肤等产品种类较多有关（尤其是女性），加上面部皮肤屏障较薄、神经末梢密度较高。身体不同部位皮肤有可能出现 SSS，比如生殖器部位皮肤。Ya-Xian 等研究不同身体部位的角质层厚度，显示生殖器部位棘层细胞数量最少，其次是面部、颈部、头皮、躯干、四肢，手掌和足底皮肤最厚。在中国 369 名受试者的研究中，35.77% 受试者头皮敏感。一些研究人员对手、足、颈部、躯干、背部、生殖器和腿部进行观察，这些部位有可能是皮肤敏感部位。角膜相当于表皮，许多人会出现眼睛干涩、对眼部区域使用的某些化妆品敏感、对隐形眼镜不耐受以及眼睛或眼睑不适。Misery 等对 2048 名受试者开展调查，显示 52.2% 人诉眼睛敏感，女性更常见（女性为 57.2%，男性为 47.3%，$P < 0.001$）。多因素分析显示，SSS 与眼睛和眼睑的敏感均有相关性。

三、SSS 的病理生理与发病机制

研究显示，SSS 的形成涉及多维度生理系统的协同作用，主要包括表皮屏障功能异常、神经血管高敏反应、免疫炎症激活以及微生态失衡 4 大核心机制。

（一）病理生理

SSS 的角质层变薄、角质形成细胞数量减少，从而导致水溶性化学物质的透皮渗透率较高，皮肤更易受到化学刺激。此外，角质层细胞间脂质不平衡导致屏障功能下降。通过高精度质谱分析显示，患者面部皮脂呈现特征性改变，神经酰胺、甘油磷酸乙醇胺等保护性脂质显著减少，而葡萄糖酰神经酰胺等异常成分占比升高。这种脂质代谢紊乱通过拉曼光谱检测进一步证实，表现为神经酰胺/脂肪酸比例失调。

角质形成细胞和表皮内神经末梢蛋白质激活或过度激活，特别是瞬时受体蛋白家族（TRPs）和其他感受受体如 TRPV1 和 ASIC3 等感受蛋白过度表达导致皮肤的神经感觉功能障碍。免疫组织化学研究显示，SSS 表皮内神经纤维数量显著减少，显示 Aβ 或 C 纤维数量发生改变，与对照组相比，SSS 组热痛阈值显著降低，表皮内神经纤维的减少和 C 纤维的改变可引起神经末梢的过度反应。

SSS 受试者对特定化学刺激的血管反应增加，即使无红斑或无其他炎症体征的患者也表现出真皮的血管反应过度。表皮屏障不仅角质层受损，严重的 SSS 皮肤屏障受损可达棘细胞 3 层。当皮肤屏障受损后，一方面，物理或化学的外界有害因素反复刺激皮肤微循环血管，使其收缩能力下降，继而出现持续扩张现象，表现为皮肤潮红；另一方面，由于表皮的营养主要由棘层细胞供应，当屏障损伤到棘层时，表皮自身的营养供应能力下降。为了帮助棘层细胞提供营养和组织修复，真皮乳头层的毛细血管会自主向上迁移出现增生扩张现象，最终形成明显的毛细血管扩张，即红斑。

（二）发病机制

1. **表皮屏障功能失衡**　研究显示，SSS 与皮肤屏障受损有直接关系。SSS 经表皮水分丢失（trans epidermal water loss，TEWL）增加，角质层含水量降低。最新研究证实，SSS 皮损中紧密连接蛋白 -5 表达下降，结构不完整，表皮通透屏障功能不健全。由此可见，当皮肤屏障功能受损时，表皮渗透性增加，外界化学、抗原物质、微生物更易侵入皮肤，引起炎症，导致 SSS。

2. **神经血管高敏反应**　瞬时受体电位香草酸亚型 1 受体（transientreceptorpotentialcation channel，subfamily V，member 1，TRPV-1）广泛表达于皮肤伤害性感觉神经末梢以及角质形成细胞和肥大细胞上。皮肤屏障受损后对皮肤神经末梢的保护减少，> 42℃、酸性环境（pH < 5.9）、辣椒素、紫外线以及内外源性炎症介质通过激活 TRPV1，热觉以及化学性刺激的感觉传入，引起灼热、阵发性潮红、疼痛、瘙痒等症状。TRPV1 也被炎症介质显著上调。TRPV-1 引起肥大细胞分泌内皮素（endothelin，ET）、ET-1 诱导肿瘤坏死因子（TNF）-α 和白细胞介素（IL）-6 分泌，并促使血管内皮生长因子（vascular endothelial growth factor，VEGF）产生，使血管反应性增高，引起血管扩张。

研究显示，SSS 与周围感觉神经纤维（C 和 Aδ）的激活有关，SSS 的活检组织中表皮内神经纤维密度显著降低，C 纤维发生改变，与对照组比较，SSS 组的热阈值显著降低。SSS 血管密度更高且浅表微血管更接近表皮，受到外部刺激后更易导致血

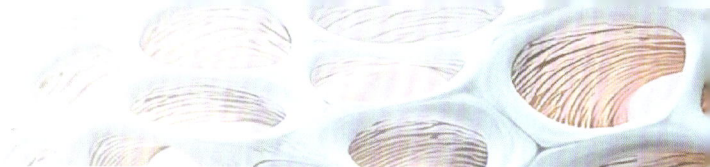

管过度反应和炎症介质释放。在涂抹化学试剂后，与正常人群相比，SSS 表现出较强的血管舒张性，显示 SSS 存在血管高反应性。

3. 免疫炎症激活　TRPV-1 诱导肥大细胞脱颗粒的同时促进神经递质，如血管活性物质肠多肽、P 物质和降钙素基因相关多肽等释放，引起神经源性炎症反应。ET-1 还促进感觉神经末梢附近的角质形成细胞、肥大细胞释放 IL-23 和 Ⅱ -31，并激活抗原提呈细胞和 T 淋巴细胞；IL-1、IL-8、TNF 以及前列腺素 PGE2 和 PGF2 释放，从而引起皮肤免疫炎症反应。

4. 皮肤微生态失衡　微生态紊乱成为 SSS 发生机制之一。研究显示，SSS 真菌及细菌菌落在系统发育上比健康人群更有多样性，放线菌门、变形菌门和拟杆菌门的比例较低，属于厚壁菌门的乳酸杆菌更丰富，担子菌门的马拉色菌属的丰度明显低于健康人群，毛霉菌属较丰富，而表皮葡萄球菌的减少与女性乳酸刺痛试验有关。

四、临床表现与诊断

（一）临床表现

SSS 是皮肤受到温度、季节变化、化学、精神等一些微小刺激后出现不同程度的灼热、阵发性潮红、刺痛、瘙痒及紧绷感等症状，伴或不伴红斑。因此，SSS 临床上主要以主观症状如灼热、阵发性潮红、刺痛、瘙痒及紧绷感等为主，也可出现持续性红斑（图 7-1-1）。

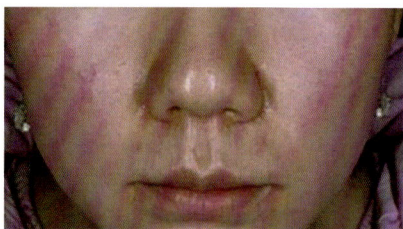

图 7-1-1　敏感性皮肤综合征临床表现

依据乳酸试验、辣椒素试验结果，SSS 分为完全型和不完全型。完全型 SSS 面部皮肤有灼热、阵发性潮红、刺痛、瘙痒及紧绷感等自觉症状，还可出现持续性红斑，或乳酸刺痛试验及辣椒素试验均为阳性；不完全型 SSS 面部皮肤以某一种或几种自觉症状为主。乳酸试验为阳性的 SSS 常表现为灼热、刺痛、瘙痒，辣椒素试验为阳性的 SSS 主要以灼热、阵发性潮红、红斑为主。

依据是否合并其他疾病分型，SSS 可分为原发性和继发性。原发性 SSS 不伴有其他疾病，主要因一些微小刺激使皮肤出现不同程度的灼热、阵发性潮红、刺痛、瘙痒及紧绷感等症状；继发性 SSS 往往伴发痤疮、特应性皮炎、脂溢性皮炎、接触性皮炎等面部皮肤病及一些系统性疾病（如红斑狼疮、皮肌炎等）。

（二）诊断

SSS 的诊断需满足主要条件，同时满足至少一条次要条件。

1. 主要条件　皮肤受到外界微小刺激时易出现灼热、阵发性潮红和 / 或刺痛、瘙痒及紧绷感等症状，伴或不伴持续性红斑。

2. 次要条件　敏感量表评估，SS-7 得分＞ 5 分或 SS-10 得分＞ 13 分或 SS-14 得分＞ 18 分；乳酸刺痛试验评分≥ 3 分；辣椒素试验≥ 3 分。玫瑰痤疮、脂溢性皮炎、激素依赖性皮炎、接触性皮炎、特应性皮炎及肿胀性红斑狼疮等面部皮肤病伴有 SSS 症状，此时可诊断为继发性 SSS。

（三）评估方法

敏感性皮肤的评估方法主要有主观、半主观以及客观评估。

1. 主观评估　敏感性皮肤的临床判定主要依据个体对微弱刺激源（如情绪波动、温度变化、紫外线暴露等）引起的皮肤主观感知症状，包括灼热感、阵发性潮红、刺痛、瘙痒及紧绷感等特征性反应，因此国际通用标准化的自我感知评估量表作为重要诊断工具。

（1）敏感评分量表：用多个敏感量表，例如敏感量表 7（SS-7）、敏感量表 10（SS-10）和敏感量表 14（SS-14）等。其中 SS-7 包括 7 个问题，该量表主要强调皮肤对外界刺激的敏感度。SS-10 通过对敏感性皮肤主观症状（皮肤过敏、刺痛、灼热感、紧绷、瘙痒、疼痛、皮肤不适以及是否有潮红、发红）进行评分，主要针对敏感性皮肤的临床症状严重程度进行评估。SS-14（表 7-1-1）是基于鲍曼敏感性皮肤问卷编制的一套适用于中国人敏感性皮肤的华西问卷，问卷包括 14 个问题，其中 11 个问题针对引起敏感性皮肤的原因，剩余 3 个选项针对自身及其家族是否有过敏史及面部现患疾病史。该量表不仅可评估是否为敏感性皮肤，还可依据其分值对敏感性皮肤进行严重程度评估。

表 7-1-1　敏感量表 14（SS-14）

编号	问题	选项
Q1	您脸上是否会不明原因地出现红斑、潮红、丘疹、瘙痒、紧绷、脱屑、刺痛等症状	A. 从来不会 B. 偶尔会，每年少于 3 次 C. 经常会，每年 3 ~ 6 次 D. 非常频繁，每年＞ 6 次

编号	问题	选项
Q2	环境温度变化或空调房时或刮风时面部出现红斑、潮红、丘疹、瘙痒、紧绷、脱屑、刺痛等症状	A. 从来不会 B. 偶尔会，很快会恢复正常 C. 经常会，症状不严重 D. 每次都会，症状较严重
Q3	在污染严重的环境里（如粉尘严重的房间、沙尘暴的季节、雾霾严重的户外）面部出现红斑、潮红、丘疹、瘙痒、紧绷、脱屑、刺痛等症状	A. 从来不会 B. 偶尔会，很快会恢复正常 C. 经常会，症状不严重 D. 每次都会，症状较严重
Q4	季节变化时面部是否会出现红斑、潮红、丘疹、瘙痒、紧绷、脱屑、刺痛等症状	A. 从来不会 B. 偶尔会，很快会恢复正常 C. 经常会，症状不严重 D. 每次都会，症状较严重
Q5	运动、情绪激动、紧张时面部是否出现红斑、潮红、丘疹、瘙痒、紧绷、脱屑、刺痛等症状	A. 很少 B. 偶尔，但很快就消退了 C. 经常会，症状不严重 D. 每次都会，症状较严重
Q6	吃辛辣、热烫、饮酒或其他刺激性的食物时面部是否出现红斑、潮红、丘疹、瘙痒、紧绷、脱屑、刺痛等症状	A. 从来不会 B. 偶尔会，很快会恢复正常 C. 经常会，症状不严重 D. 每次都会，症状较严重
Q7	对着镜子仔细看面部	A. 没有红血丝 B. 有轻微红血丝，少于面颊 1/4 C. 有较多红血丝，约占面颊 1/4 ~ 1/2 D. 有大量红血丝，大于面颊的 1/2
Q8	您曾因为使用某种化妆品（如洁面产品、保湿霜、美白霜、防晒霜、彩妆、洗发或者护发产品等）出现面部红斑、潮红、丘疹、瘙痒、紧绷、脱屑、刺痛等症状	A. 从不 B. 偶尔，症状不明显 C. 经常会，症状不严重 D. 每次都会，症状较严重
Q9	月经周期变化会引起面部红斑、潮红、丘疹、瘙痒、紧绷、脱屑、刺痛等症状（男性选 A）	A. 从不 B. 偶尔，症状不明显 C. 经常会，症状不严重 D. 每次都会，症状较严重
Q10	剃须后出现面部红斑、潮红、丘疹、瘙痒、紧绷、脱屑、刺痛等症状	A. 从不 B. 偶尔，症状不明显 C. 经常会，症状不严重 D. 每次都会，症状较严重

编号	问题	选项
Q11	佩戴金属饰品（如项链、耳环、戒指、眼镜、皮带、手表等）部位是否出现红斑、潮红、丘疹、瘙痒、紧绷、脱屑、刺痛等症状	A. 从不 B. 偶尔 C. 经常会 D. 每次都会
Q12	有无过敏性疾病史（如哮喘、过敏性鼻炎、湿疹、荨麻疹等）	A. 无 B. 有
Q13	父母或亲兄弟姊妹是否患有过敏性疾病（如哮喘、过敏性鼻炎、湿疹、荨麻疹等）	A. 无 B. 有
Q14	面部现在是否患有痤疮、玫瑰痤疮、面部皮炎或脂溢性皮炎等皮肤病	A. 无 B. 有

总分在 12 ~ 17 分则皮肤耐受性好，18 ~ 23 分为轻度敏感，24 ~ 32 分为中度敏感，33 ~ 42 分为重度敏感。

（2）微小刺激与敏感性皮肤主要症状的评估量表：基于不同刺激所引起敏感性皮肤的症状不同，Corazza Monica 设计了另一种自评量表，该量表包括 10 个问题，根据所有选项的总和（基于问卷的皮肤敏感性得分）计算出累积得分，然后再要求指定上述每种刺激引起的症状 / 感觉：灼痛、疼痛、瘙痒和 / 或刺痛（允许多重回答）进行评分。可明确引起敏感性皮肤不同临床症状的诱因。

（3）BoSS（burden of sensitive skin）问卷：由 14 个问题组成，分为 3 个维度，包含自我护理、日常生活、面部外观等，每个问题按照 5 分计算。该量表不仅可评估敏感性皮肤的严重程度，还可评估敏感性皮肤人群的心理和社交等方面的影响。

2. 半主观评估 刺激试验作为一种半主观的方法目前已经被广泛用于敏感性皮肤的判定，常用的有乳酸刺痛试验、辣椒素试验等。由于各种化学刺激及传导通路产生的机制不同，可有助于诊断不同类型的敏感性皮肤。

（1）乳酸刺痛试验（lactate sting test）：在室温下，将 10% 乳酸溶液 50 μL 涂抹于鼻唇沟及任意一侧面颊，在 2.5 min 和 5 min 时询问受试者的自觉症状，按 4 分法进行评分（0 分没有刺痛感，1 分轻度刺痛，2 分中度刺痛，3 分重度刺痛）。将两次分数相加，总分 ≥ 3 分为阳性。乳酸试验分数 ≥ 3 分仅可用于识别主观症状主要表现为灼热、刺痛和瘙痒的敏感性皮肤受试者。

（2）辣椒素试验（capsaicin test）：常用来评估神经源性敏感性皮肤的方法。将直径为 0.8 cm 的两层滤纸放置于一侧鼻唇沟外约 1 cm 处及任意一侧面颊，将 0.001% 辣椒素 50 μL 置于滤纸上，询问受试者的感觉（1 分为勉强可觉察，2 分为轻度可觉察；3 分为中度可觉察，4 分为重度可觉察，5 分为疼痛）。如果受试者的灼痛感持续 > 30 s，

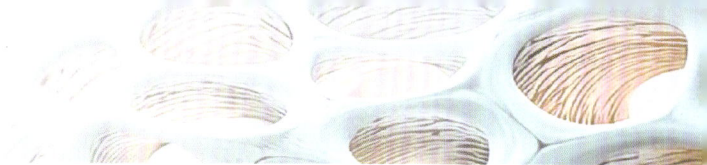

且程度 ≥ 3 分为阳性。辣椒素试验对于主观症状为灼热、阵发性潮红及客观体征为红斑的敏感性皮肤有诊断价值。

3. 客观评估　应用无创性皮肤检测技术可客观评估敏感性皮肤的皮肤屏障功能、红斑及毛细血管情况血管状态、神经敏感性等方面，客观评估敏感性皮肤的生理功能状态，辅助诊断和制定个性化的护理方案。

综上所述，SSS 的无创性皮肤检测项目及指标见表 7-1-2。

表 7-1-2　无创性皮肤检测项目及指标

检测项目	评估指标 / 参数	敏感性皮肤变化	检测原理与说明
经表皮水分丢失（TEWL）	$g/(h \cdot m^2)^{-1}$	升高	反映皮肤屏障功能完整性，TEWL 值升高表示角质层屏障功能受损
角质层含水量	水合状态	降低	使用电阻法或电容法测量角质层的水合状态，值降低表示皮肤干燥
皮肤表面 pH 值	pH 值	升高	正常皮肤 pH 为 4.5 ~ 6.5，敏感性皮肤 pH 升高影响屏障功能和微生态平衡
皮脂分泌量	$\mu g/cm^2$	降低	皮脂减少导致皮肤保护膜薄弱，易受外界刺激
红斑指数（EI）	无单位（相对值）	升高	通过分光光度计测量皮肤红斑程度，反映毛细血管扩张和炎症状态
皮肤敏感度检测	血流变化、血红蛋白浓度等	血流增加，氧合血红蛋白升高	用偏振光光谱成像原理检测皮肤血流和血红蛋白变化，评估皮肤敏感度
皮肤镜检查	血管形态评分（－至 3+）	血管扩张，呈网状或树枝状	观察皮肤表面血管形态，评估血管扩张程度和模式
激光共聚焦显微镜	表皮厚度、血管扩张等	表皮水肿，小血管扩张	提供皮肤微观结构图像，观察表皮和真皮层的变化
电流感觉阈值（CPT）	μA（微安培）	阈值降低	通过不同频率的电流刺激，评估感觉神经纤维的敏感性，敏感性皮肤患者阈值降低

五、SSS 的一般治疗

中国敏感性皮肤临床诊疗指南（2024 版）认为敏感性皮肤的治疗原则为去除诱因、加强健康教育、控制症状、促进皮肤屏障修复、减轻炎症反应、降低神经血管高反应性，以提高皮肤的耐受性为目的。

（一）健康教育

敏感性皮肤极易反复发作，心理疏导和健康教育十分重要。应尽可能避免各种触发因素，如日晒、进食辛辣食物、饮酒、情绪波动、密闭的热环境等，避免滥用化妆品及频繁调换化妆品，避免过度清洁。定期治疗与随访，在医生指导下配合治疗，保持耐心、树立信心，使皮肤能维持在一个良好的状态。

（二）合理护肤

修复受损的皮肤屏障是治疗敏感性皮肤的基础措施，因此合理护肤尤为重要，患者要遵循适度清洁、舒缓保湿、严格防晒的原则。

1. 清洁 可用清水或温和产品洁面，早晚各 1 次，避免用刺激性洁面类护肤品。

2. 补水 面部清洁后如果红斑较明显时可每晚用舒缓类保湿面膜外敷 5 ~ 7 天，镇静皮肤，减轻红斑反应。红斑及自觉症状减轻后可在每日早晚面部清洁后选用具有修复皮肤屏障、保湿、抑制炎性细胞的舒缓类保湿水加强面部皮肤的补水。

3. 保湿 可选用具有修复皮肤屏障、降低神经血管高反应、抑制炎症细胞的舒缓类保湿霜加强皮肤护理，每天 2 ~ 3 次，保持皮肤润泽。待敏感性好转后，可选用具有降低 TRPV1 受体活性、降低血管高反应性的祛红类功效性护肤品，预防面部红斑的产生。

4. 防晒 敏感性皮肤耐受性差，容易对防晒化妆品产生刺激反应，最好选择遮盖式防晒，建议选择太阳伞和防晒衣的紫外线防护系数（UPF）＞ 25、UVA 透过率＜ 5% 标识的产品。如需使用防晒类化妆品时，应在红斑改善后选择无乙醇、无香精、无高致敏性原料和添加保湿、舒缓成分的防晒剂。在使用新的防晒产品前，可在耳后或局部小范围试用，无不适反应后再正常使用。

（三）药物治疗

敏感性皮肤存在神经血管高反应性，灼热、阵发性潮红的患者还可口服卡维地洛抑制灼热、红斑，但需注意监测血压，低血压或口服药物期间血压过低的患者则不宜口服卡维地洛治疗；灼热、刺痛、瘙痒及紧绷感显著的患者可选择抗炎、抗组胺类药物治疗；伴有焦虑、抑郁状态的患者可酌情使用抗焦虑和抑郁类药物。合并有其他面部皮肤病，如玫瑰痤疮、激素依赖性皮炎的敏感性皮肤在积极治疗原发病基础上加强皮肤护理。

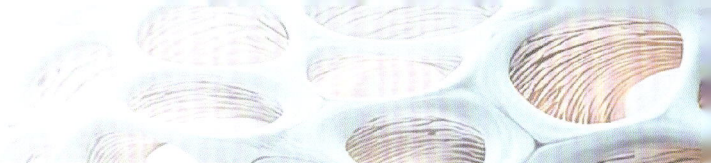

（四）物理治疗

1.冷喷、冷膜及冷超　对热刺激敏感的患者，可通过低温物理作用，收缩扩张的毛细血管，达到减轻炎症的目的。常用温度 0 ~ 4℃，每次不超过 10 min。

2.低能量激光/光疗法（low-level laser / light therapy，LLLT）　可利用低能量激光/光的光生物学调控作用（光调作用）诱导光生物刺激级联反应，改善皮肤屏障功能，抑制炎症的作用，加速背根神经节神经元突起的生长，并通过提高细胞色素 C 氧化酶来调节神经纤维的功能。可针对 SSS 发病的多个环节进行有效治疗。

（1）红光和黄光：红光具有抗炎和促进皮肤屏障修复的作用，可用于乳酸可用于辣椒素试验阳性的敏感性皮肤。黄光或红光（LED 光）治疗时遮盖双眼，距面部 15 cm，照射 10 min，强度不超过 50 mW/cm^2，可在黄光治疗结束后即刻行红光治疗。治疗间隔为 1 周，5 次为 1 个疗程。低能量强脉冲光可在敏感性皮肤自觉症状消退后选择使用。

（2）强脉冲光（IPL）：通过选择性光热作用，作用于黑色素及血红蛋白，促进胶原的合成和重排，同时可有效杀灭面部寄生菌。590 nm 滤光片有较好的光调作用，根据患者不同的皮损特点、肤色、个体反应等因素选择合适的治疗参数，选择的原则为低能量、长脉冲宽度、多脉冲次数，根据患者对治疗的反应调节能量，每次增加不超过 2 J/cm^2，能量可逐渐增加，每 3 周治疗 1 次，5 次为 1 个疗程。治疗时以患者感觉无症状或轻微发热为宜，治疗的终点反应为无反应或轻微发红。强脉冲光中 AOPT 技术使每个子脉冲的能量可调、首个脉冲能量小，进一步减轻了表皮的刺激反应，相对传统的 OPT 技术，其治疗精准性更好，更适合敏感性皮肤的治疗。治疗后 3 ~ 5 天需每晚用舒缓类面膜湿敷 10 ~ 15 min，减轻皮肤炎症反应，随后每日早晚清洁皮肤后，外搽舒缓类保湿水及保湿霜，加强皮肤保湿，保持皮肤润泽。

3.强脉冲光及高能量激光　可在敏感性皮肤自觉症状消退后选择使用。精准脉冲光（delicate pulse light，DPL）中的 500 ~ 600 nm 包含 2 个氧合血红蛋白的吸收峰，修复皮肤屏障后，对于敏感性皮肤的潮红可采用低能量、长脉宽多次治疗，治疗的终点为无反应或轻微发红，可有效改善敏感性皮肤的红斑。脉冲染料激光（pulsed dye laser，PDL）（595 nm）和 M22 血管滤波模式（530 ~ 650 nm 和 900 ~ 1200 nm）可有效改善伴有毛细血管扩张的红斑、灼热等症状。在敏感性皮肤炎症反应轻微时，皮肤镜下可见毛细血管扩张呈树突状或条索状时，可采用 PDL 改善毛细血管扩张。但需注意术后皮肤护理，可每晚用舒缓类面膜湿敷，以减轻炎症反应。

六、AIE 再生疗法治疗 SSS

AIE 再生疗法是一种用间充质干细胞 / 干细胞外泌体来促进组织修复和再生的皮肤黏膜的治疗方法，核心是用 Active Intelligent Exosome 活性智能外泌体及递送系统的细胞间通信能力，携带和传递蛋白质、核酸、脂质等生物活性分子，或携带治疗性分子（如蛋白质、RNA 或药物）来促进组织修复和再生，能针对特定的疾病或损伤组织进行主动的靶向递送和智能响应。

（一）治疗机制

外泌体能促进组织再生，抑制有害免疫反应和神经元再生，具有重要的生物学功能，从抗炎、修复皮肤屏障、改善神经血管刺激这三个核心角度改善敏感性皮肤，多靶点作用模式为敏感性皮肤提供了综合性的治疗策略。

1. 通过抗炎及免疫调节作用抑制炎症级联反应　间充质干细胞外泌体通过参与调节敏感皮肤中多种炎症免疫因子、信号通路和非编码 RNA。外泌体释放的抗炎性细胞因子（如 GM-CSF）可加速炎症细胞的清除，清除炎症微环境，缩短炎症期，为皮肤修复创造有利条件。N2 亚型中性粒细胞具有抗炎和促进组织修复功能，2024 年杨蓉娅等进行 AIE 外泌体驱动中性粒细胞向 N2 促血管生成表型转换的研究，将中性粒细胞与 AIE 外泌体共培养后显示 AIE 外泌体可诱导中性粒细胞向 N2 亚型转化。2016年，Li 等研究人脐带间充质干细胞（hUMSCs）对糖尿病大鼠烧伤模型中炎症反应的影响，显示 hUMSCs 外泌体的内源性 miR-181c 可通过抑制 Toll 样受体 4（TLR4）信号通路，减轻脂多糖介导的炎症反应，减少中性粒细胞和巨噬细胞等炎症细胞的数量，降低炎性细胞因子 TNF-α 和 IL-1β 的表达，并促进抗炎性细胞因子 IL-10 的表达，从而抑制炎症反应。此外，包裹在骨髓 MSC 外泌体中的 miR-155 可促进内毒毒素诱导的炎症反应，而 miR-146a 则抑制炎症反应，两者协同调控炎症基因的表达。Cha 等研究显示，扁桃体来源间充质干细胞（T-MSCs）能有效地减轻小鼠 TLR7 介导的皮肤炎症反应，同时伴随肥大细胞数量增加。

2. 修复皮肤屏障　外泌体通过促进屏障关键蛋白合成，提高丝聚蛋白和透明质酸水平，增强角质层结构，减少水分流失（TEWL 值降低），从而强化皮肤"防护墙"。2016 年 Hu 等研究显示，脂肪来源间充质干细胞外泌体（ASCs-Exo）可剂量依赖性地刺激成纤维细胞增殖、迁移，胶原合成，并促进 cyclin 1、N-calcium、黏蛋白、胶原纤维Ⅰ型、胶原纤维Ⅲ型、增殖细胞核抗原表达，从而促进皮肤创面愈合。2022年中山大学第三医院 Congxiu 等研究显示，AIE 外泌体显著促进成纤维细胞的增殖，

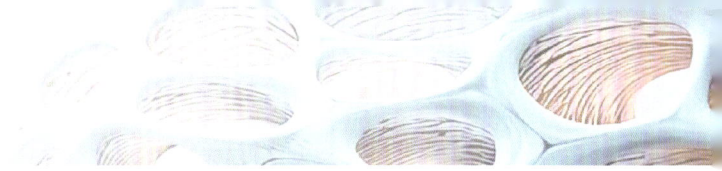

且呈时间和剂量依赖性（图 7-1-2）。

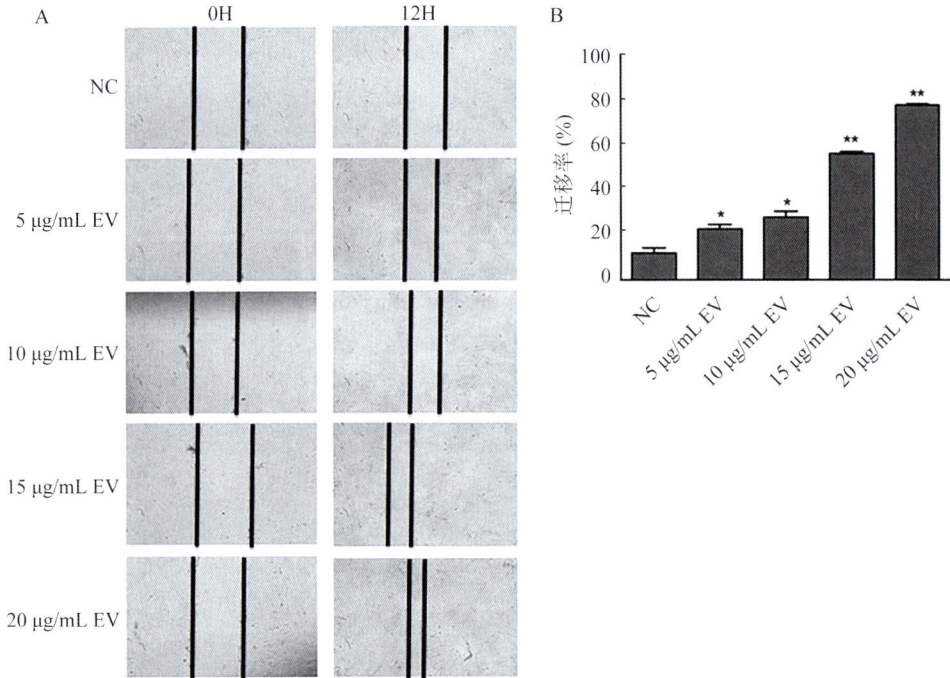

图 7-1-2　AIE 外泌体对成纤维细胞迁移的影响

注：A. 不同浓度的AIE外泌体（5、10、15、20 μg/mL）处理后成纤维细胞的微观特征；B. 与空白对照组（NC）相比，成纤维细胞划痕实验的迁移率；EV：细胞外囊泡；* $P<0.05$，** $P<0.01$

CCK-8 结果显示，AIE 外泌体显著促进成纤维细胞的增殖，且呈时间和剂量依赖性（$P<0.01$）（图 7-1-3）。

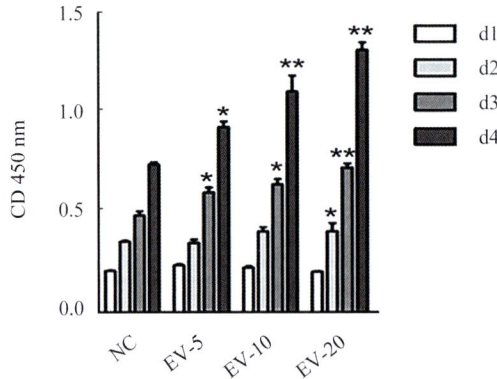

图 7-1-3　与空白对照组（NC）相比，AIE 外泌体对成纤维细胞增殖的影响

注：EV：细胞外囊泡，* $P<0.05$，** $P<0.01$

同时外泌体携带的脂质成分可补充皮肤角质层脂质双分子层,修复脂质屏障,改善皮肤干燥、脱屑等症状,可解释 hMSC 外泌体对敏感皮肤的真皮和表皮修复效应的机制。

3.改善神经血管刺激,调节高反应性　SSS 患者不论是否出现红斑,均有皮肤血管高反应性和神经感觉功能障碍。2020 年 Yu 等研究显示,脂肪来源外泌体通过抑制 TRPV4/Ca^{2+} 通路,在减轻肺内皮损伤和炎症反应方面发挥保护作用。进一步的体内数据证实,TRPV4 和 ROCK1 在神经病变过程中起着重要作用。2020 年 Li 等研究显示,BMSC 外泌体可通过抑制降钙素基因相关多肽阳性神经来缓解慢性疼痛;降钙素基因相关多肽阳性神经是 TRPV 激活的关键效应器,hMSC 外泌体通过调节皮肤免疫和抑制神经血管高反应性来改善敏感皮肤患者的临床症状和皮疹,但机制需进一步研究。外泌体中的 miRNA(如 miR-21)可抑制血管内皮生长因子的过度表达、调节血管舒缩功能、减少血管扩张和红斑形成,此外其促血管生成作用在修复期可改善局部微循环、加速组织修复。

外泌体通过"屏障修复 - 免疫调节 - 神经血管稳定"三位一体的协同机制,显著改善 SSS 的临床症状(皮疹、干燥、红斑)及生理指标(TEWL、pH、水合作用)。其生物活性成分(miRNA、蛋白质等)具备多靶点调控能力,为无创、安全的治疗策略提供理论依据,但部分机制(如 TRP 通道的直接作用)需深入研究。

(二)临床应用研究

中山大学第三医院皮肤科用 AIE 外泌体治疗敏感性皮肤的临床试验。入组敏感性皮肤女性患者 22 例,年龄 18 ~ 55 岁,均签署知情同意书。患者均反复出现干燥、刺痛、灼痛、瘙痒等不适症状,5% 乳酸刺痛试验评分≥ 3 分;患者每天早晚各一次面部涂抹 1 mL AIE 外泌体,使用 7 天、14 天、28 天后,观察皮肤粗糙度、鳞屑、红斑等症状,检测经表皮水分丢失、水合作用、皮脂、pH 和 L*a* 值等指标。28 天后,所有指标均恢复正常。研究人员认为 AIE 外泌体可通过修复皮肤屏障、调节真皮免疫和抑制神经血管高反应性来改善皮肤敏感状况(图 7-1-4)。

(三)临床研究案例

患者,女,29 岁。面部反复泛红、瘙痒数年来医院就诊。既往体健,无整形美容治疗史,1 个月内未使用任何药物治疗。检查见患者面部红斑、炎症明显。诊断:敏感性皮肤。

临床观察:①全面部 0.5 mm 微针行 AIE 再生疗法 2 mL,治疗 1 次。②治疗 1 次

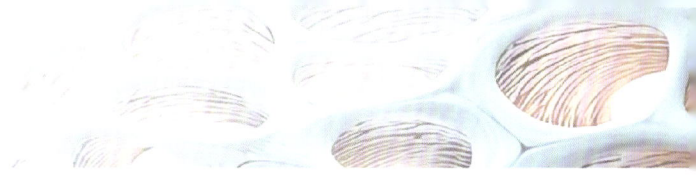

后，面部红斑症状明显好转，肤色恢复正常（图 7-1-5）。

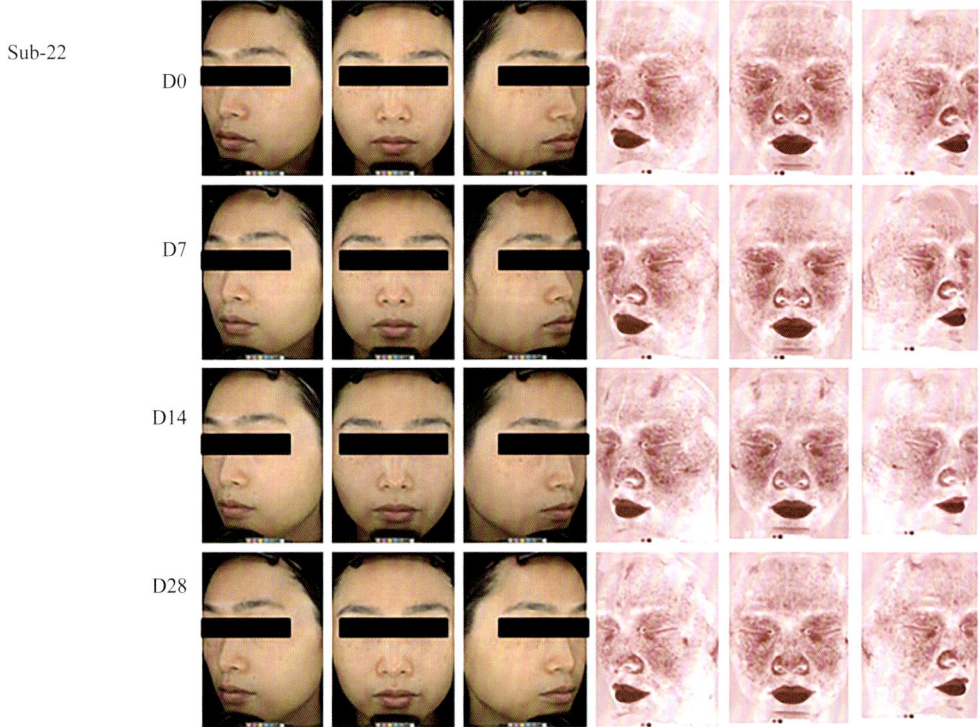

图 7-1-4　22 号敏感性皮肤患者在 0 天（D0）、7 天（D7）、14 天（D14）、28 天（D28）使用 AIE 再生疗法的临床（左图）和 VISIA 检测（右图）的比较观察，28 天后红斑恢复正常，VISIA 下红色区域改善

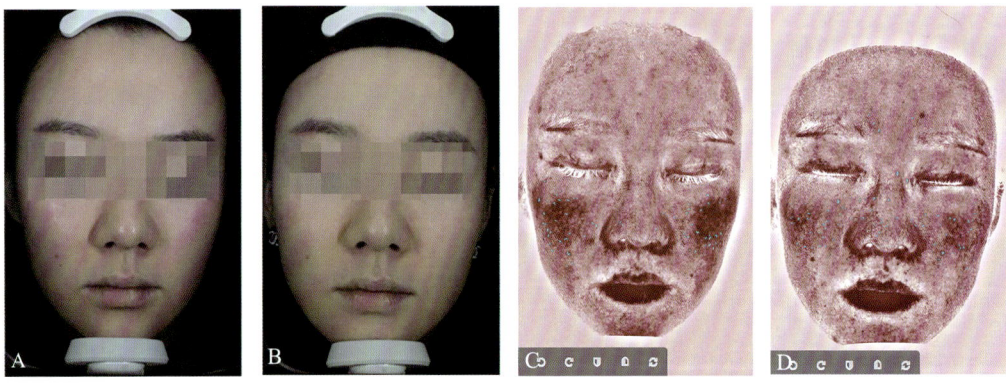

图 7-1-5　AIE 再生疗法治疗敏感性皮肤临床研究（戴琛华　提供）

注：A. 治疗前，患者面部红斑、炎症明显；B. AIE 再生疗法治疗 14 天后，面部红斑消退、皮肤恢复正常；C. 治疗前，VISIA 下患者面部红色区炎症明显；D. AIE 再生疗法治疗后，VISIA 下患者面部红色区炎症明显好转

第二节　特应性皮炎

一、概述

特应性皮炎（atopic dermatitis，AD），旧称"异位性皮炎""遗传过敏性皮炎""特应性湿疹"，是一种常见的慢性、复发性炎症性皮肤病，具有较高的终生患病率，为15%～20%。AD多起病于儿童期，临床特征为周期性反复发作的湿疹样皮损，表现形式包括红斑、渗出、水疱、结痂、脱屑、皲裂和苔藓样变等，常伴有剧烈瘙痒和显著的不适感（图7-2-1）。这些皮肤症状不仅严重影响患儿或患者的生活质量，还可能引发一系列心理和社会功能障碍，如睡眠障碍、自尊心受损、情绪焦虑以及学习效率或工作能力的下降。

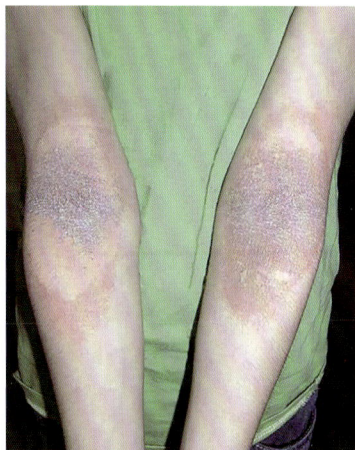

图 7-2-1　特应性皮炎的典型临床表现

AD的临床表现具有高度的异质性，从轻微的膝、肘、屈侧处湿疹到广泛分布的红斑，再到局限于手部的湿疹，可能包含多种亚型，每种亚型的病理机制虽有所区别，但又相互重叠。自2000年以来，研究者对AD病理生理学的认识已经从主要强调IgE介导的过敏反应、Th2细胞介导的免疫反应和表皮屏障缺陷，转变为更综合的模式。该模式认为不同程度的表皮屏障破坏、不同T细胞亚群的激活以及皮肤共生菌群的失调是AD发病的主要驱动因素。这些因素相互作用导致了AD多样化的临床表现。AD与过敏性鼻炎等特应性合并症密切相关，但这些疾病的具体机制间的关联尚未完全阐明。此外，AD还与关节炎和炎症性肠病等其他炎症性疾病的发病风险增加有关，并常共现心理障碍。

AD给患者及家庭带来了重大的心理和经济负担，在全球范围内导致了显著的医疗费用增长。AD的异质性和发病机制的复杂性会导致术语使用混乱，不同文献中将（特应性）湿疹、AD、儿童湿疹等术语作为同义词使用。此外，AD存在多套诊断标准和测量工具，只有少数被证实具备足够的有效性、可靠性或易用性。为了解决这些问题，全球多方利益相关者发起了"统一湿疹结果衡量标准（HOME）倡议"等共识项目，旨在制定统一的诊断和评估标准。目前，虽然药物和许可的治疗方案有限，

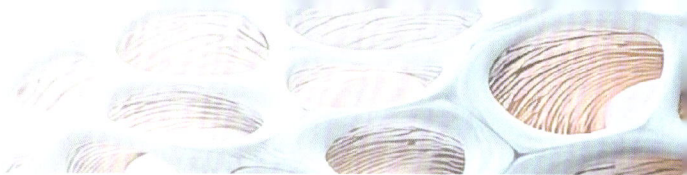

但随着分子和临床研究的深入，新的治疗方法正在不断地开发和被批准，为 AD 患者带来了新的希望。

因此 AD 是一种复杂且多面的疾病，需要综合考虑遗传、环境、免疫和心理等多方面因素。随着对 AD 更深层次理解的不断积累，未来的治疗策略有望更加个性化和精准，从而更有效地改善患者的生活质量。

二、流行病学

AD 是一种常见的慢性炎症性皮肤病，在全球范围内具有较高的患病率和显著的疾病负担。传统上 AD 主要发生于儿童，尤其是 7 岁以下的幼儿，患病率可高达 25%。研究显示，约 80% 的患者在 6 岁之前即出现临床症状，婴儿期是最常见的发病阶段。然而近年来的流行病学数据指出，AD 在成人群体中同样广泛存在，成人患病率一般在 7% ~ 10%，且部分患者在成年期初发或复发，提示 AD 不仅限于儿童时期，亦可能为一种终身性疾病。据世界卫生组织《全球疾病负担研究》报告估算，全球至少有 2.3 亿人受到 AD 的影响，AD 已成为导致非致命性皮肤病负担的主要原因之一。在部分国家，尤其是经济发达地区，其终生患病率甚至超过 15%。

AD 的病程具有高度异质性，既可呈持续多年不愈的慢性过程，也可表现为周期性的反复发作与缓解。早期的出生队列研究曾指出，超过一半的患儿在成长过程中可自然缓解甚至痊愈，但这些研究往往受到样本量有限及随访时间较短等因素的限制。相比之下，近年来的大规模研究显示，AD 的年患病率稳定维持在 10% 左右。在发达国家，儿童期与成年期的 AD 患病率相近，成人年患病率甚至可达 14.6%。这些数据提示，AD 不仅可能持续存在至成年期，也可能在成年后新发，或在长期无症状后复发，呈现出终身性疾病的特征。

国际儿童哮喘和过敏症研究（The International Study of Asthma and Allergies in Childhood，ISAAC）为了解儿童 AD 发病率的全球趋势提供了重要的流行病学依据。该研究采用标准化问卷工具，在相隔 5 ~ 10 年的两个时间点，对多个国家和地区的 6 ~ 7 岁儿童及 13 ~ 14 岁青少年进行系统调查，收集其 AD 症状的相关报告。ISAAC 研究结果显示，不同国家和地区间 AD 的发病率存在显著差异，即使在基因背景相似的人群中也可观察到明显的流行病学差距。

三、病因及发病机制

AD 是一种由遗传易感性、免疫系统紊乱、表皮屏障功能障碍及皮肤微生态失衡等多因素相互作用引发的慢性、复发性炎症性皮肤病。其病因及发病机制复杂，至今仍未完全明确。

（一）病因

1. 遗传易感性　AD 与遗传相关的研究已有很多报道。父母一方患 AD 的子女发病率增加 1 倍，父母双方均患 AD 时，子女的发病率增加 2 倍。同卵双生的共同发病率明显高于异卵双生，前者为 0.77，后者为 0.15。父母均患有 AD 的子女发生 AD 的危险性要比双亲中患有其他特应性疾病如过敏性哮喘过敏性鼻炎的子女发生 AD 的危险性高。这些报道均显示某些特异性基因与 AD 相关。

近来因基因组学、连锁分析及相关研究，我们对 AD 的遗传背景有了更多了解。已证明许多基因与 AD 的发病有关。全基因组关联研究（GWAS）和靶向高通量测序揭示了多个与 AD 易感性相关的基因位点，这些基因主要涉及先天免疫应答、T 细胞活化和 Th2 细胞分化等功能通路。然而，这些已知遗传变异仅能解释不超过 20% 的整体遗传度，提示 AD 的遗传基础具有高度复杂性，可能涉及多基因累积效应、基因 - 基因及基因 - 环境相互作用。此外，表观遗传机制（如 DNA 甲基化、组蛋白修饰、非编码 RNA 调控）也可能通过调控炎症相关基因的表达，进一步影响 AD 的发生发展，成为遗传易感性的重要补充机制。

2. 环境因素　AD 的环境因素包括居住在城市环境、紫外线照射不足或气候干燥、摄入高糖和多不饱和脂肪酸的饮食（西方国家较典型）、5 岁前反复接触抗生素、家庭规模较小以及较高的家庭教育水平。其他因素如母亲产后吸烟、长期纯母乳喂养、儿童常规疫苗接种、病毒或细菌感染、空气污染物、农场环境以及家中是否有带毛宠物等，现有的研究结果尚不一致，尚不足以得出明确的结论。

3. 食物　接近 40% 中度到重度 AD 患儿由食物过敏原引起皮损。对食物过敏的婴儿及儿童用食物过敏原进行点刺试验，可出现阳性反应，或测出对这些过敏原的特应性 IgE。常引起过敏的食物有花生、蛋、牛奶、小麦及大豆。在 AD 患者皮损中分离出抗食物过敏原的特异性 T 细胞，提示食物过敏原与皮肤炎症的关系。此外在 AD 鼠模型中曾证明口服食物过敏原后可导致湿疹样的皮肤病变。

4. 局部微环境　研究显示，皮肤微生物群的组成和多样性与 AD 的发病密切相关。AD 患者皮肤的微生物生态系统显著失衡，尤其以金黄色葡萄球菌（staphylococcus aureus，S. aureus）的过度定植最为突出。研究显示，AD 患者病变皮肤上的金黄色葡萄球菌流行率（70%）高于非病变皮肤或健康皮肤（39%）。其产生的毒素、超级抗原及生物膜结构可直接诱导皮肤炎症，激活 TLR 通路并促进 Th2 偏向免疫反应，加剧皮肤损伤和过敏反应。AD 活动期常伴微生物多样性降低，皮肤菌群向 S. aureus 优

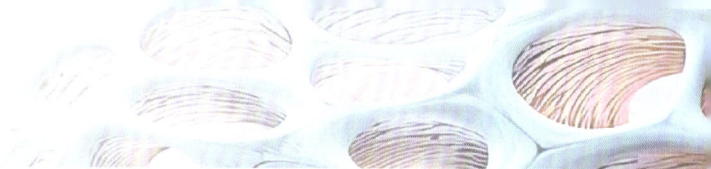

势菌种倾斜，随着治疗和病情缓解，菌群结构逐步恢复正常。皮肤微生态的改变既可能是 AD 的发病诱因，也可能是疾病过程的继发反应，反映了宿主与微生物之间高度动态的双向调控关系。针对微生态的干预措施，如局部抗菌剂、益生菌以及外泌体等新型治疗手段，正在成为 AD 精准治疗的重要探索方向。

5. **皮肤屏障功能障碍**　皮肤的屏障功能障碍增加了环境接触的刺激物及过敏原穿透进入皮肤而激发 AD 炎症或致敏。干性皮肤因皮肤屏障功能减弱 AD 易发，其原因是皮肤透皮水分丢失增加和水保留降低，各种表面类脂质降低，甘油二酯及过氧化脂增加，角层中神经酰胺降低而使表皮层的屏障作用减弱。神经酰胺是角质形成细胞分化的产物，是角质层层板样类脂质的主要成分，分泌在细胞外空隙，围绕在角质形成细胞周围。AD 的皮肤与正常人对照神经酰胺的含量降低，故皮肤的屏障功能降低，使大分子物质易于进入体内，增加经表皮水分丢失。

（二）病理机制

1. **表皮屏障功能受损**　表皮屏障功能障碍是 AD 最核心的病理生理改变之一，其机制涉及遗传缺陷、免疫调节异常以及环境因素的多重作用。其中最具代表性的遗传因素是丝聚蛋白（filaggrin）基因突变，导致皮肤屏障结构松散、水分流失增加，并使皮肤更易受到过敏原、病原体及化学刺激物的侵袭。

AD 患者常表现为显著瘙痒，这一症状可引发反复搔抓行为，造成皮肤微损伤，诱发免疫反应，皮肤中的白细胞会因接触刺激物、过敏原和 / 或微生物产物而被激活聚集，形成"痒 - 抓"循环，进一步加重屏障破坏，导致 AD 发展（图 7-2-2）。

从机制来看，瘙痒的诱导与多种炎症介质相关，其中组胺是最早被认识的瘙痒介质，可激活表达 H1、H4 受体及 TRPV1 通道的感觉神经元。但在 AD 中，非组胺通路的瘙痒诱导机制更具重要性。角质形成细胞释放的 TSLP 可激活表达 TRPA1 的神经元，2 型细胞因子（如 IL-4、IL-13、IL-31）则通过 IL-4Rα 和 JAK1 等通路激活感觉神经，诱发强烈瘙痒感。IL-31 在 AD 中尤为关键，其由 Th2 细胞分泌，作用于表达 IL-31Rα 和 TRPV1 的神经元，促进神经纤维生长与分支，强化瘙痒传导。

此外，IL-4、IL-13、IL-33 等 2 型细胞因子可显著抑制表皮结构蛋白与脂质合成，加剧屏障功能障碍。在分子与组织学层面，无论病变还是非病变皮肤均表现出 pH 升高、保水性下降、蛋白酶 / 蛋白酶抑制剂失衡、脂质组成紊乱、紧密连接蛋白表达减少及金黄色葡萄球菌的异常定植。这些改变不仅破坏皮肤结构完整性，也为免疫炎症反应提供持续的激活信号。

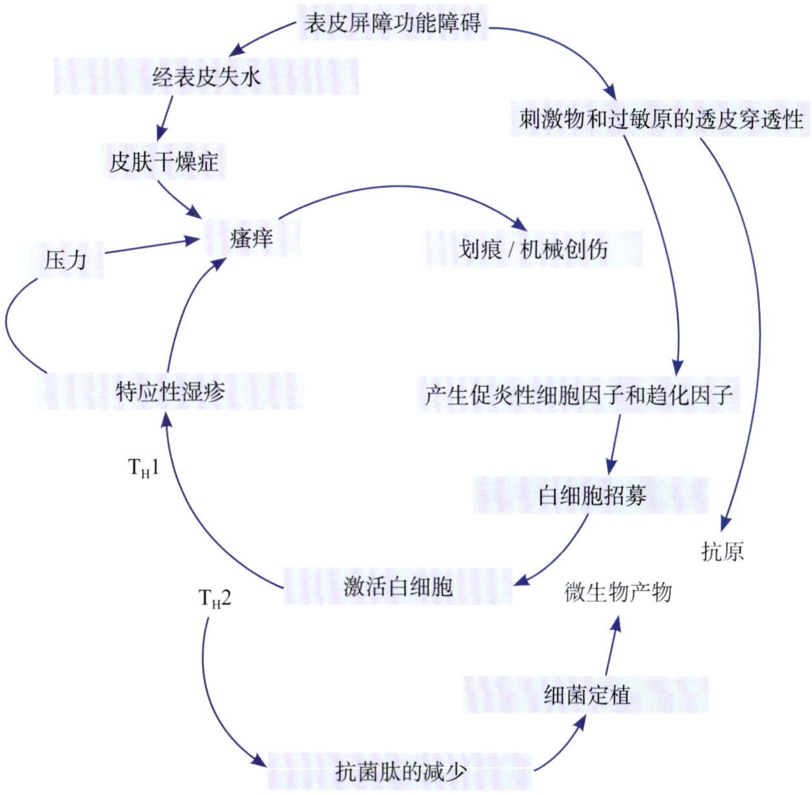

表皮屏障功能障碍

经表皮失水

刺激物和过敏原的透皮穿透性

皮肤干燥症

瘙痒　　　　划痕/机械创伤

压力

特应性湿疹　　　产生促炎性细胞因子和趋化因子

T_H1

白细胞招募

抗原

激活白细胞　　微生物产物

T_H2

细菌定植

抗菌肽的减少

图 7-2-2　特应性皮炎屏障功能障碍的发病机制

2. 炎症与免疫反应　AD 的皮肤炎症反应具有典型的多层次调控特征，涉及血液循环中的免疫因子、局部组织结构与细胞构成的改变，以及分子水平的基因表达动态。整体上，AD 的皮肤炎症反应呈现多因素介导特征，是由表皮屏障功能障碍、免疫细胞激活以及炎性细胞因子的级联释放所共同驱动的免疫反应过程。

（1）免疫反应：屏障破坏使皮肤暴露于外源抗原与刺激物，角质形成细胞因而释放一系列"警报素"，如 IL-1β、IL-25、IL-33 和 TSLP 等。这些分子可激活皮肤局部的炎性树突状细胞，引导初始 T 细胞向 Th2 方向分化。活化的 Th2 细胞进一步释放 IL-4 和 IL-13，激活 JAK-STAT 信号通路，促使 B 细胞发生 IgE 类转换，并产生抗原特异性 IgE 抗体，引发血液 IgE 水平增高，加剧过敏性炎症反应。

（2）皮肤组织学特征：在病变部位，免疫细胞大量浸润是 AD 炎症的重要组织学特征，尤以 CD4⁺ T 细胞为主，朗格汉斯细胞等树突状细胞亚群亦显著增多。朗格汉斯细胞可通过延展树突穿越表皮紧密连接，摄取并呈递抗原，增强局部免疫反应。即使在临床无皮损的皮肤中，亦可观察到轻度的海绵样变和 T 细胞浸润，提示炎症过程可能在临床前即已启动。研究显示，AD 病变皮肤中存在能识别过敏原、微生物

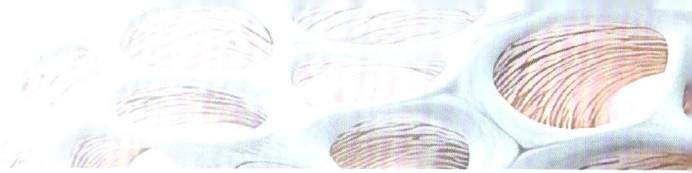

抗原和自身抗原的抗原特异性 T 细胞克隆，但在慢性皮损中这些 T 细胞的比例较低。通过 T 细胞受体（TCR）β 链测序的研究显示，无论是非皮损性还是皮损性 AD 皮肤中的 T 细胞浸润都是高度多克隆，AD 的免疫反应涉及广泛的 T 细胞群体。

（3）分子机制：转录组学研究进一步揭示了 AD 病灶皮肤中显著的基因表达改变。与角质形成细胞分化和屏障维持相关的结构蛋白（如 filaggrin、loricrin 等）基因表达下降，而 Th2 及 Th22 相关细胞因子基因（如 IL-4、IL-10、IL-13、IL-22）则显著上调。Th1 和 Th17 细胞相关因子虽在急性期表达较低，但在慢性期中可能上调，提示 AD 的免疫表型具有动态演变特征（表 7-2-1）。

表 7-2-1　特应性皮炎风险因素的基因位点

基因	染色体	蛋白质	功能
COL29A1	3q21	XXIX 型胶原蛋白，α1	未知；可能是表皮的完整性和功能
EMSY	11q13.5	EMSY	未知；可能有表皮免疫功能
丝聚蛋白	1q21	Filaggrin	表皮完整性
RAD50	5q23-q31	RAD50	核酸酶（DNA 修复）
SPINK5	5q31-q32	LECTI	丝氨酸蛋白酶抑制剂
IL4	5q31.1	白细胞介素 -4	适应性免疫反应，先天免疫反应
IL4RA	16p12.1-p11.2	白细胞介素 -4 受体	适应性免疫反应，先天免疫反应
IL5	5q31.1	白细胞介素 -5	适应性免疫反应
IL13	5q31	白细胞介素 -13	适应性免疫反应
IL18	11q22.2-q22.3	白细胞介素 -18	适应性免疫反应
GM-CSF	5q31.1	粒细胞 - 巨噬细胞集落刺激因子	生长因子
CCL5	17q11.2-q12	CCL5/RANTES	免疫应答
FCεRI	1q23	高亲和力 IgE 受体	适应性免疫反应

四、AD 诊断标准

（一）世界各国诊断标准

1. Hanifin 和 Rajka 标准　是 1980 年由 Hanifin 和 Rajka 总结报道，是国际通用的最早的 AD 诊断标准。Hanifin 和 Rajka 标准内容包括 4 条主要指标和 23 条次要指标。其中主要指标包括：①瘙痒症状表现；②存在典型皮疹形态及分布，成人可伴有屈侧苔藓化或条状表现，而儿童则表现为面部及伸侧受累；③伴有慢性皮炎、慢性复发性皮炎；④患者存在个人（或者家族）特应性病史。次要指标包括血清 IgE 升高、干皮病、掌纹征、毛发角化病等。AD 的临床诊断需符合 3 条主要指标或者＞3 条次要指标。实际上，Hanifin 和 Rajka 标准几乎汇总所有 AD 临床表现，其标准对之后的 AD 临床诊断标准形成起到深远的影响。Hanifin 和 Rajka 标准具备较高的敏感度（87.9%～96.0%）和特异度（77.6%～93.8%），Hanifin 和 Rajka 标准目前是临床重要的 AD 诊断"金标准"，但是因有较多内容，不容易记忆，而且临床操作不太方便，部分次要指标发生率非特异，存在较大的主观成分，故该标准仅用于部分临床研究。

2. Williams 标准　1994 年，英国 AD 诊断标准工作组对 Hanifin 和 Rajka 标准作进一步修改及简化，提出 Williams 标准。Williams 标准主要内容有患者务必有皮肤瘙痒史，同时患者需满足下述 3 个及以上条件，包括：①伴有屈侧皮肤受累史，如肘窝皮肤受累史、腘窝皮肤受累史、踝前或颈周皮肤受累史；②伴有个人哮喘病史，或者过敏性鼻炎史；③伴有全身皮肤干燥史；④可见屈侧湿疹；⑤ 2 岁前发病。Williams 标准保留了 Hanifin 和 Rajka 标准基本特征中的重要特征瘙痒、个人/家族特应性疾病史及屈侧皮炎，而对于特异性不高的次要特征（干皮病、掌纹征、毛发角化病等）基本舍弃。Williams 标准的诊断重点十分明确，而且诊断内容十分简练，在临床工作中应用省时方便，而且具有较高的敏感性、特异性。因此在临床操作及流行病学调查中，Williams 标准均得到广泛应用。但是，Williams 标准对皮疹部位为屈侧及发病年龄在 2 岁前过于强调，从而降低了成人 AD 诊断敏感性。欧洲 AD 工作组/欧洲皮肤性病学会（ETFAD/EADV）湿疹工作组在 2009 意见论文中提出的标准主要是指 Hanifin 和 Rajka 诊断标准，其补充说明中又提及了英国 AD 诊断标准工作组制定的 Williams 标准。Williams 标准中内容指标更加有效且简单，而且具有较高敏感性、较高特异性，在调查使用当中更为适合。

3. 其他　日本皮肤病学会对于 AD 诊断治疗指南标准以 Hanifin 和 Rajka 标准 4 项中的前 3 项作为主要指标，同时将 Hanifin 和 Rajka 标准中次要指标的 2、3 项舍弃，即共 3 条指标，包括瘙痒症状、典型皮损形态及分布、慢性病程（或慢性复发性病程），另外增加 7 个临床类型（辅助诊断、合并症、鉴别诊断）。

（二）国内指南概述

为了规范和指导 AD 的诊断和治疗，中华医学会皮肤性病学分会免疫学组分别于 2008 年和 2014 年制定了我国第 1 版和第 2 版 AD 诊疗指南。在 2020 年，中华医学会皮肤性病学分会免疫学组和 AD 协作研究中心组织相关专家对 AD 指南进行修订，修订标准强调，如果患者表现为湿疹样皮损则应当怀疑有 AD，需详细询问病史、家族史，结合临床表现和全面体检进行诊断；必要时进行外周血嗜酸性粒细胞计数、血

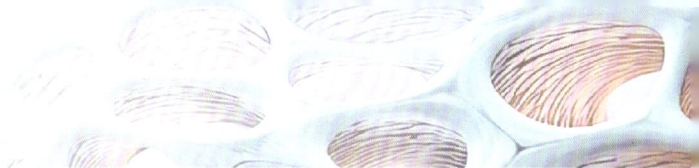

清总 IgE、过敏原特异性 IgE、嗜酸性粒细胞阳离子蛋白及斑贴试验等检测。AD 是一种异质性疾病，表现多种多样，有典型表现者诊断并不困难，但临床上有部分患者临床表现不典型，勿轻易排除 AD 的诊断，应当仔细检查和问诊，必要时进行长期随访。

1. 基于国外常用的诊断标准（Hanifin-Rajka 标准和 Williams 标准） 张建中等结合国际的诊断标准的优势提出的中国 AD 诊断标准：①病程超过 6 个月的对称性湿疹；②特应性个人史和 / 或家族史（包括湿疹、过敏性鼻炎、哮喘、过敏性结膜炎等）；③血清总 IgE 升高和 / 或外周血嗜酸性粒细胞升高和 / 或过敏原特异性 IgE 阳性（过敏原特异性 IgE 检测 2 级或 2 级以上阳性）。符合第 1 条，另外加第 2 条或第 3 条中的任何 1 条即可诊断 AD。此标准在诊断青少年和成人 AD 方面敏感性高于 Hanifin-Rajka 标准和 Williams 标准。

2. 姚志荣等提出的中国儿童 AD 临床诊断标准 ①瘙痒；②典型的形态和部位（屈侧皮炎）或不典型的形态和部位同时伴发干皮症；③慢性或慢性复发性病程。同时具备以上 3 条即可诊断 AD。典型的形态和部位（屈侧皮炎）包括儿童面部和肢端受累。诊断标准简单、容易掌握，而且属于无创的客观诊断标准。其他非典型的形态和部位包括：①典型的湿疹样皮疹，发生在非屈侧部位（头皮皮炎、眼睑湿疹、乳头湿疹、外阴湿疹、钱币状湿疹、指尖湿疹、非特异性手部或足部皮炎 / 特应性冬季足、甲或甲周湿疹和身体其他部位的湿疹样皮疹）；②非典型湿疹样皮疹，单纯糠疹、唇炎、耳下和耳后 / 鼻下裂隙、痒疹、汗疱疹、丘疹性苔藓样变异。此标准的敏感性也高于Hanifin-Rajka 标准和 Williams 标准。目前，这项诊断标准在中国的成年患者中也得到验证，显示出同样的敏感性和诊断效能。

3. AD 严重度的评估方法 常用的有 AD 评分（SCORAD）、湿疹面积和严重程度指数评分（eczema area and severity index，EASI）、研究者整体评分法（investigator global assessment，IGA）、瘙痒程度视觉模拟尺评分（visual analogue scales，VAS）等。根据 SCORAD 评分，将病情分为轻度（SCORAD 0 ~ 24 分）、中度（SCORAD 25 ~ 50 分）、重度（SCORAD > 50 分）。疾病严重度评估可作为制定治疗方案的依据。

（三）AD 的鉴别诊断

AD 的鉴别诊断包括脂溢性皮炎、接触性皮炎、银屑病、鱼鳞病、疥疮、副银屑病、嗜酸性粒细胞增多性皮炎、皮肤 T 细胞淋巴瘤、Netherton 综合征、高 IgE 综合征、朗格汉斯细胞组织细胞增生症、Wiskott-Aldrick 综合征、AD 样移植物抗宿主病等。

AD 需与具有湿疹表现的遗传性疾病如着色干皮症、鱼鳞病、Netherton 综合征、高 IgE 综合征、X 连锁免疫缺陷综合征等鉴别。2017 年中国儿童 AD 诊疗共识指出，儿童期 AD 应结合不同临床症状表现开展相应临床鉴别诊断项目：①如果患儿主要表现为红斑、鳞屑，则首先进行接触性皮炎、扁平苔藓、毛发红糠疹、疥疮、银屑病、鱼鳞病、玫瑰糠疹等鉴别；②如果患儿主要表现为丘疹、结节、水疱或脓疱，则首先与新生儿痤疮、毛发苔藓、结节性痒疹、线状 IgA 大疱性皮病、脓疱型银屑病、疱疹样皮炎、慢性家族性良性天疱疮、嗜酸性粒细胞增多症、高 IgE 综合征等鉴别；③如果患儿主要表现为红皮病，则首先与红皮病型银屑病、脂溢性皮炎、毛发红糠疹、皮肤 T 细胞淋巴瘤、高嗜酸细胞综合征、Omenn 综合征、Netherton 综合征、葡萄球菌性烫伤样皮肤综合征等鉴别。

五、AD 的治疗

AD 治疗的目标是减少瘙痒、建立持续的疾病控制，使患者能够在家庭、工作和学校充分发挥功能。要实现这些目标，通常需要采取多步骤的干预措施，以避免相关诱因、改善皮肤屏障、使皮肤菌群失调正常化并减轻炎症反应。如果治疗能与正规的患者和护理人员治疗教育计划相结合，就能取得最佳疗效。

治疗方法的选择主要基于疾病的严重程度，并根据患者年龄、是否存在与上皮相关和与上皮无关的合并症、依从性问题和成本等因素进行调整。随着成本更高的靶向单克隆抗体和小分子拮抗剂的开发、许可和处方对市场产生影响，抗体类药物会大幅增加。

（一）基础治疗

1. 合理的洗浴　不仅可去除皮肤表面污秽痂皮，还可降低皮肤表面金黄色葡萄球菌定植数量。建议洗浴温度 32 ~ 37℃，洗浴时间 5 ~ 10 min。推荐使用低敏无刺激的洁肤用品，其 pH 值最好接近正常表皮 pH 值（4.5 ~ 6.5）。如皮损有感染倾向，可在盆浴时加入次氯酸钠（0.005% 漂白粉浴）以抑制细菌活性，有助于病情缓解。洗浴频度以每日或隔日 1 次为宜。

2. 外用保湿润肤剂　是 AD 的基础治疗，有助于恢复皮肤屏障功能。保湿润肤剂不仅能阻止水分丢失，还能修复受损的皮肤屏障，减弱外源性不良因素的刺激，从而减少疾病的发作次数和严重度。建议患者选用适合自己的保湿润肤剂，建议足量多次使用，沐浴后应立即使用。冬季根据皮肤干燥情况可选用富含油脂类的润肤剂。

3. 避免各种机械、化学物质刺激　如搔抓、摩擦，毛织物、酸性物质、漂白剂等刺激，及时清除汗液对皮肤的刺激；避免饮酒和辛辣食物；避免过度干燥和高温等刺激，适宜居住温度为 18℃ ~ 22℃；控制环境中致敏物，如尘螨、动物皮屑、花粉等。

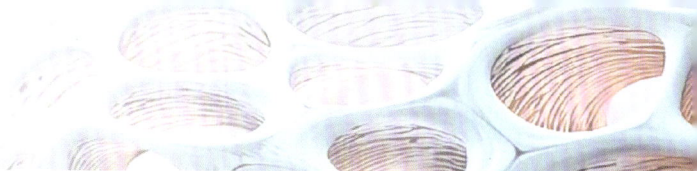

据研究，5 岁以下儿童常见食物过敏原为牛奶、鸡蛋、小麦、花生、大豆，5 岁以上儿童常见食物过敏原为坚果、贝壳类和鱼，青少年和成人食物过敏少见，个别人有花粉相关食物过敏，如桦树花粉相关的食物（如苹果、芹菜、胡萝卜和榛果）。如果食物和皮疹间的因果关系明确，建议避食 4 ~ 6 周，观察皮疹改善情况，如患者既往无严重过敏反应史，必要时进行食物激发试验。除非明确食物和发疹之间的因果关系，否则不推荐盲目避食，过度避食可导致营养不良。变态反应性接触性过敏反应在 AD 患者中常见，发生率为 6% ~ 60%，接触致敏物为镍、新霉素、香料、甲醛、防腐剂、羊毛脂和橡胶等。建议 AD 患者尽可能避免接触上述致敏物。

（二）局部治疗

局部治疗是轻度至中度 AD 患者的主要方法。含有非水性润肤剂（软化皮肤）、闭塞剂（形成物理屏障，有助于保持湿度）和保湿剂（吸水）已广泛使用，每天使用可改善屏障功能、减少 AD 症状和体征以及减少外用糖皮质激素需求等益处。高危婴儿（至少有一名一级亲属患有任何一种特应性疾病）从出生起每天使用润肤剂，可减少婴儿注意力缺失症的发展。一些处方润肤器械含有甘草次酸、神经酰胺或棕榈酰乙醇酰胺等可能改善皮肤屏障的添加剂，已获得美国食品药品监督管理局（FDA）的批准，认为可以改善皮肤屏障功能。然而，根据为数不多的头对头试验（随机对照试验的一种），对于这些已获批准的外用药是否优于其他价格较低的外用药，目前尚无共识。

1. 外用糖皮质激素　广泛认可为一线抗炎治疗方法，在已确诊的 AD 患者中间歇使用，例如每周 2 次用于高危皮肤部位可减少疾病复发。糖皮质激素对适应性免疫系统有多方面的影响，可降低金黄色葡萄球菌的水平，但对皮肤屏障功能有影响。糖皮质激素类药物根据其药效分为不同等级，从极低或最低药效到极高药效，以血管收缩试验为基础，药效越高，血管收缩越强；测量血管收缩是指示抗炎药效的高通量生物试验。药效的选择取决于疾病活动、患者年龄和解剖位置。低效糖皮质激素适用于轻度疾病、幼儿以及桡屈侧和面部皮损。间歇性使用糖皮质激素的风险较小，然而长期使用会导致局部不良反应，如皮肤变薄、紫癜、膨胀纹、毛细血管扩张（蜘蛛网状静脉）、色素沉着和痤疮样皮疹。

2. 外用钙调磷酸酶抑制剂　是一类独特的类固醇节约型外用抗炎药物，于 2000 年年初获得美国 FDA 批准，用于 2 岁以上儿童和成人的短期和慢性间歇性用药。目前仅有他克莫司软膏和吡美莫司乳膏两种经美国 FDA 批准的钙调磷酸酶抑制剂。钙调磷酸酶抑制剂可抑制皮肤 T 细胞的活化和增殖，上市后研究显示其还具有修复表皮屏障的作用。2005 年美国 FDA 就钙调磷酸酶抑制剂可能会增加患淋巴瘤的风险发布了黑框警告。对约 4000 篇文章进行的荟萃分析发现，严重 AD 患者患淋巴瘤的风险略有增加，但钙调磷酸酶抑制剂和糖皮质激素的使用似乎并未显著增加总体风险。钙调磷酸酶抑制剂通常用于治疗糖皮质激素局部不良反应风险较大的解剖区域，如面部和柔嫩皮肤。然而，钙调磷酸酶抑制剂的使用受到以下因素的限制：临床疗效较差（低于或等于中效糖皮质激素）、使用第 1 周经常出现烧灼感或瘙痒（尤其是他克莫司）、成本高、管径小，从而有效限制了可治疗的体表面积。

3. cAMP 特异性 3',5'- 环磷酸二酯酶 4（PDE4）抑制剂 2016 年，美国 FDA 批准了一种新的局部抗炎类药物，能抑制细胞内 cAMP 特异性 3',5'- 环磷酸二酯酶 4（PDE4）。克立硼罗软膏是该类药物中的第一种，也是迄今为止唯一获批的药物，已批准治疗年龄 ≥ 2 岁的轻度至中度注意力缺失症患者。通过抑制 PDE4，克立硼罗可促进第二信使 cAMP 的活性，从而减少促炎性细胞因子的产生。这种疗法的理论依据来自几项研究，这些研究显示由于 PDE4 活性增加，AD 患者的白细胞对 cAMP 反应迟钝。无严重不良反应的报告，主要不良反应是用药部位有灼热或刺痛感。治疗 AD 的总体作用尚待确定，但可为轻度至中度 AD 患者或解剖敏感部位提供一种局部非甾体抗炎药物选择。

4. 光疗 如果局部治疗无法控制病情，则考虑短期光疗（通常为 4 ~ 8 周）。对光疗治疗 AD 的随机对照试验荟萃分析显示，窄谱紫外线 B（NB-UVB）光和长波紫外线 A1（UVA1）光最有效。光疗存在一定风险，包括光损伤、局部红斑和触痛、色素沉着，根据累积剂量的不同还会增加皮肤恶性肿瘤和白内障形成的风险。光疗的使用最常见的限制因素是治疗中心的距离、占用工作或家庭时间、费用以及同时使用光敏药物治疗。当局部疗法和光疗失败或无法接受或不切实际时，需要进行系统治疗。

（三）全身免疫抑制剂

1. 常用的全身非生物疗法 包括非特异性免疫抑制剂环孢素、硫唑嘌呤、甲氨蝶呤和霉酚酸酯。在对 34 项随机对照和非对照试验进行的系统综述中，环孢素在成人和儿童的疗效结果显示，接受环孢素治疗的患者在治疗 6 ~ 8 周后，病情平均比基线指标改善了 55%。在生物制剂出现之前，环孢素是治疗严重、难治性 AD 的最有效药物，因此在许多欧洲国家和日本被许可用于短期治疗。环孢素的使用受到潜在毒性的限制，尤其是肾毒性，因此大多数指南均不建议连续治疗 1 ~ 2 年以上。

硫唑嘌呤和甲氨蝶呤都是治疗重症 AD 的有效而安全的疗法，即使对儿童也是如此。在一项非劣效性试验中，92% 用甲氨蝶呤患者和 87% 用环孢素患者在第 20 周时达到了基线 EASI 降低 50% 的效果。在另一项小型随机对照试验中，甲氨蝶呤和硫

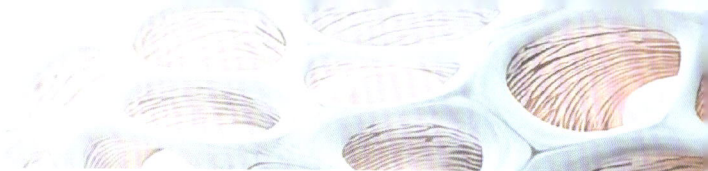

唑嘌呤均可在第 12 周时使临床评分降低 40% ~ 50%。在随访时间超过 2 年患者中，20% 因疾病得到控制而中断治疗，20% 因缺乏疗效而中断治疗，9% 因不良反应而中断治疗。所有仍在接受治疗的患者在治疗第 2 年时均出现了 EASI 降低 50% 的反应，服用甲氨蝶呤和硫唑嘌呤的患者中分别有 100% 和 94% 出现了 EASI 降低 50% 的反应。

霉酚酸酯是另一种治疗急性髓系白血病的药物，安全性更高，由于疗效有限，因此是三线治疗药物，或在使用另一种更有效的全身治疗方法达到疾病控制后作为维持治疗的最佳选择。

2. 全身免疫调节生物制剂　杜匹鲁单抗是第一个获得美国 FDA 和欧洲药品管理局（EMA）批准治疗中重度成人注意力缺失症的生物制剂，是一种针对 IL-4Rα 的全人源单克隆抗体，可阻断 IL-4 和 IL-13 的信号传导。其目前正在进行试验，以评估在儿童注意力缺失症以及成人哮喘、鼻息肉病或慢性鼻窦炎、嗜酸性粒细胞性食管炎和斑秃治疗的安全性和有效性。根据 EASI 和研究者总体评估，杜比鲁单抗治疗成人注意力缺失症可显著改善疾病的严重程度。在 Ⅱ b 期试验中，接受杜匹单抗治疗的患者中有 62% 在 16 周后达到了 EASI 降低 75% 的反应，而安慰剂组仅有 15%。这些早期数据得到了两项大型Ⅲ期随机对照试验的支持。当杜比鲁单抗与糖皮质激素联用时，获得 EASI 降低 75% 反应的患者比例进一步增至约 65%，而仅接受糖皮质激素治疗的患者比例仅为 22%。最常见的不良反应是眼部不适（干眼症、结膜炎、睑缘炎）和鼻咽炎，多达 20% 患者报告了这些不良反应，多达 10% 患者报告了注射部位反应。

六、外泌体治疗 AD

（一）治疗机制

近年来，间充质干细胞（mesenchymal stem cells，MSCs）在 AD 治疗的应用受到广泛关注。研究显示，MSCs 具备独特的免疫抑制和免疫耐受特性，能够通过多种机制调节机体的免疫微环境。多项人体临床试验如人脐带间充质干细胞（hUC-MSCs）、骨髓来源干细胞（BM-MSCs）以及人脐带血来源干细胞（hUCB-MSCs）无细胞条件培养基的治疗方式，均观察到 AD 患者症状的显著改善。与此同时，MSCs 衍生外泌体在动物模型及早期临床研究中也展现出良好的治疗潜力。作为 MSCs 的有效替代物，外泌体在促进血管生成、胶原合成和调控炎症反应等方面具有显著优势，成为炎症性皮肤病研究中的热点，在治疗皮肤病中显示出促进血管新生、胶原合成、调节炎症的能力。

AD 的发病机制涉及免疫系统的异常激活，尤其是 IgE 水平升高和嗜酸性粒细胞浸润，在氧化应激、细胞因子释放及皮肤屏障损伤中起关键作用。与 Th2 细胞相关的细胞因子（如 IL-4、IL-5、IL-13、IL-22、IL-31）在 AD 皮损中显著升高，是推动炎症反应持续的核心因子。此外，AD 患者常伴有神经精神、心血管、代谢甚至肿瘤等多系统并发症，进一步加重了疾病负担。AD 广泛的流行率（影响约 10% 的儿童和 2% 的成年人）凸显其公共卫生意义。因此，AD 的治疗策略亟须从单一的皮肤护理和局部抗炎治疗向更系统化和个性化的综合干预模式转变，注重患者全身健康状态和潜在系统性合并症的识别与管理。

1. 皮肤屏障修复　干细胞外泌体能够有效抑制炎症反应并促进皮肤屏障功能的修复，为 AD 提供了一种新型的生物治疗策略。研究显示，脂肪来源干细胞外泌体（ASC-Exo）经静脉或皮下注射可显著降低血清 IgE 水平，减轻由屋尘螨诱导的 NC/Nga 小鼠 AD 症状、免疫细胞浸润以及 IL-4、IL-23、IL-31 和 TNF-α 的表达。此外，ASC-Exo 还可通过增强角质层水合作用，刺激神经酰胺合成，降低多种炎性细胞因子（包括 IL-5、IL-13、IL-17、IFN-γ、TSLP）的表达，从而修复恶唑酮诱导的 AD 小鼠模型中的表皮屏障。深度 RNA 测序分析亦显示，干细胞外泌体能够调节 AD 相关异常基因的表达，恢复皮肤屏障功能、脂质代谢、细胞周期及炎症通路的稳态（图 7-2-3）。

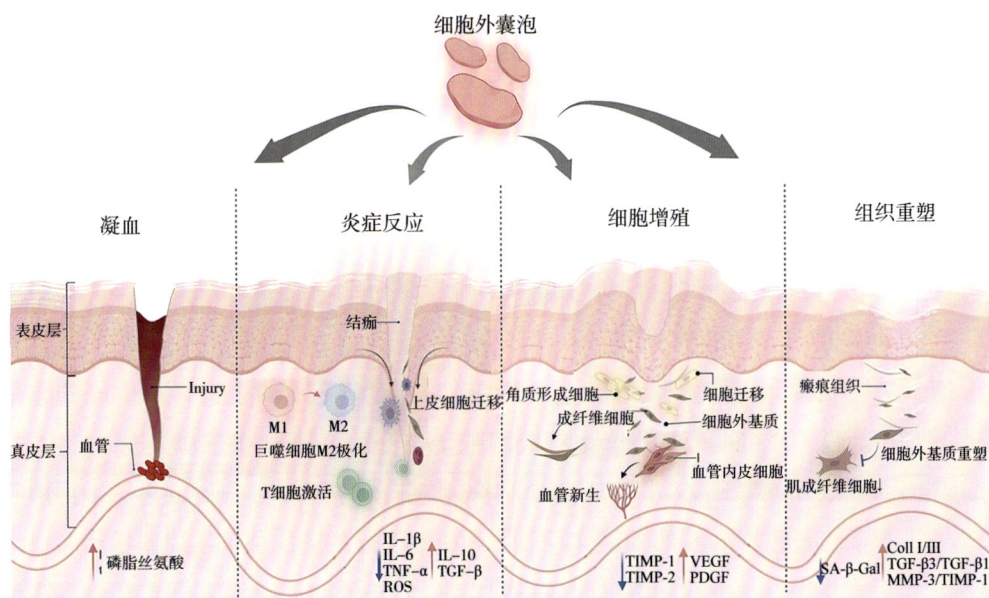

图 7-2-3　间充质干细胞外泌体参与组织修复的机制

注：IL：白细胞介素；ROS：活性氧自由基；TGF-β：转化生长因子-β；TIMP：人基质金属蛋白酶抑制剂；VEGF：血管内皮生长因子；PDGF：血小板源生长因子；SA-beta-Gal：细胞衰老β-半乳糖苷酶；Coll Ⅰ/Ⅲ：胶原蛋白Ⅰ/Ⅲ；MMP-3：基质金属蛋白酶

2. 炎症抑制与免疫调节 MSCs 通过分泌细胞外囊泡（外泌体）调节免疫细胞的功能，外泌体中的活性分子具有与 MSCs 相似的免疫调节能力。例如，脐带间充质干细胞外泌体（hUCMSC-Exo）中的 WNT4 可促进皮肤细胞增殖、迁移和血管生成，从而改善 AD 的皮肤表现。在小鼠模型中，ASC-Exo 的应用显示剂量依赖性的治疗效果，能显著降低血清 IgE 水平、平衡 Th1/Th2 免疫反应并抑制嗜酸性粒细胞活性。Shi 等报道，通过 miR-147a 过表达的干细胞外泌体可靶向 VEGF-A 和 MEF2A-TSLP 轴，显著抑制 DNCB 诱导的炎症、细胞凋亡和血管生成。此外，其机制包括抑制 IL-4、IL-31、IL-23 和 TNF-α 等因子的表达，阻断 IgE 同种型转换通路，从而有效减轻 AD 症状（图 7-2-4）。

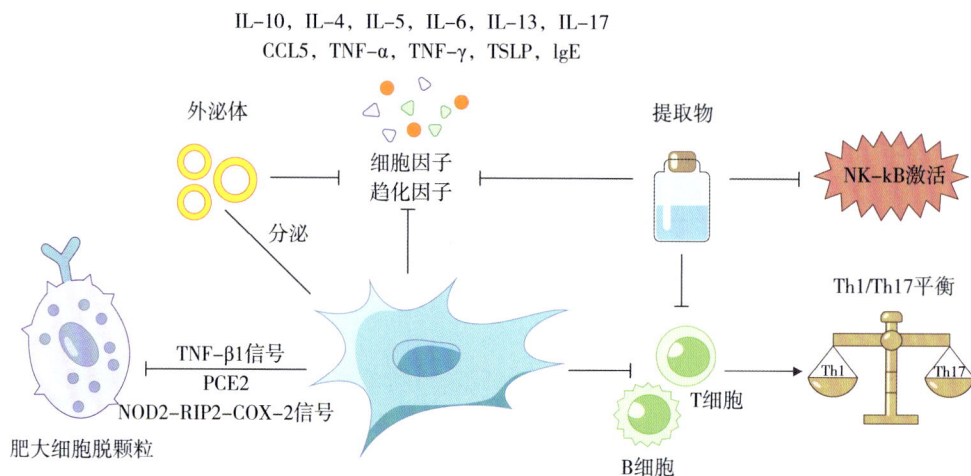

IL-10，IL-4，IL-5，IL-6，IL-13，IL-17
CCL5，TNF-α，TNF-γ，TSLP，lgE

外泌体　　　细胞因子趋化因子　　　提取物　　　NK-kB激活

分泌

TNF-β1信号
PCE2
NOD2-RIP2-COX-2信号

肥大细胞脱颗粒　　　T细胞　　　Th1/Th17平衡

B细胞

图 7-2-4　间充质干细胞外泌体的免疫调节作用

注：TSLP：胸腺基质淋巴细胞生成素；IL-4：白细胞介素-4；CCL-5：趋化因子配体

3. 多种来源外泌体的治疗潜力 不仅 MSCs，其他皮肤成分细胞或 iPSC 衍生干细胞（iMSCs）也为外泌体治疗提供了多种可能性。Yoo 等报道，真皮成纤维细胞外泌体可恢复 DNCB 处理的角质形成细胞中与屏障功能相关的关键标志物（如 filaggrin、LOR、IVL、HAS1），从而改善 AD 皮肤损伤。Yoon 等研究显示，局部应用来自 IFN-γ 诱导的 iMSCs 的外泌体可改善烟曲霉诱导的 AD 小鼠的皮肤症状和组织结构，包括表皮增厚、炎症细胞浸润、经表皮水分丢失及血清 IgE 水平。Roh 等构建的 AD 样三细胞共培养模型显示，ASC-Exo 可抑制促炎性细胞因子（IL-6、IL-1β、IL-1α），并上调 IL-10 表达，缓解颗粒物诱导的炎症反应和屏障损伤。Jang 等制备的人真皮成纤维细胞新生儿来源外泌体（HDFn-Ex）被证实可通过上调 PPARα，调节丝聚蛋白、透明质酸合酶（HAS1/2）的表达，减轻 DNCB 诱导的皮肤病理变化和炎症反应。

（二）临床研究案例

患儿，女，12 岁。以小臂湿疹样皮损、明显干燥瘙痒加重 6 个月来医院就诊。5 岁时患有湿疹，皮损瘙痒时好时坏。皮肤科检查见手臂干燥性红斑。临床诊断：AD。

临床观察：①小臂皮损处接受 AIE 再生疗法每次各 2 mL，涂抹导入治疗，共治疗 6 次。②治疗 6 次，干燥性红斑瘙痒明显减轻，AIE 再生疗法治疗效果明显（图 7-2-5）。

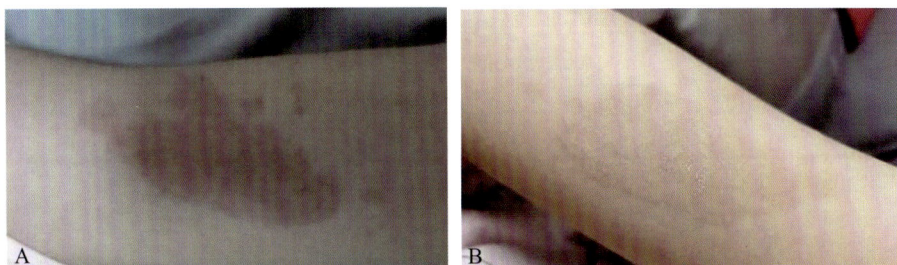

图 7-2-5　AIE 再生疗法治疗特应性皮炎临床研究

注：A. 治疗前，患儿手臂干燥性红斑伴瘙痒；B. AIE再生疗法治疗6次后，皮肤瘙痒减轻，皮损好转，红斑基本减退

讨论：临床研究显示，脐带间充质干细胞外泌体通过多种途径抑制免疫炎症反应、修复受损的皮肤屏障、维持细胞内环境稳态，进而改善 AD。相较于传统的外用激素药膏等治疗方式，脐带间充质干细胞外泌体治疗具有无刺激性、维持时间长等优势，且治疗期间未报告有不良反应，是一种安全有效的治疗方法。

第三节　接触性皮炎

一、概述

接触性皮炎（contact dermatitis）是一类因皮肤或黏膜接触外源性物质所致的非感染性炎症性疾病，临床上表现为红斑、水肿、丘疹、水疱、糜烂、脱屑等多形性皮损，常伴瘙痒、灼热或疼痛感。根据发病机制不同，接触性皮炎又分为刺激性接触性皮炎（irritant contact dermatitis）、过敏性接触性皮炎（allergic contact dermatitis）、光接触性皮炎（photo contact dermatitis）以及蛋白质接触性皮炎（protein contact

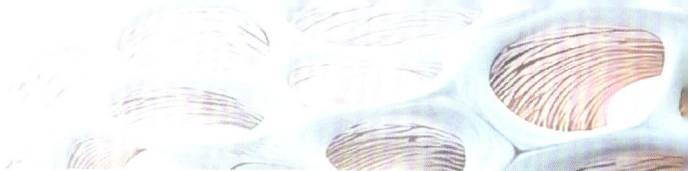

dermatitis）等多个亚型。

临床上，接触性皮炎的皮损多局限于接触部位，但在过敏性反应剧烈或持续接触可疑物质的情况下可扩展至远隔区域，甚至发生系统性反应。急性期主要表现为红斑、水疱、渗出等湿疹样改变，慢性期则以干燥、脱屑、皲裂及苔藓样变为主。某些特殊类型，如空气传播型、光敏型及系统性接触性皮炎的表现更为复杂，因不同亚型临床形态常有重叠，明确的暴露史及斑贴试验等辅助检查对于诊断至关重要。

接触性皮炎在一般人群中常见，亦是职业性皮肤病的首要类型。高发职业包括建筑、金属加工、美容美发、医疗卫生、食品处理和清洁服务等。发病受职业接触、性别、年龄、遗传背景、皮肤类型及环境因素等多种变量影响。近年来，随着护肤品成分复杂化、新兴职业暴露及儿童接触频率增加，人群的实际患病率易被低估。

治疗方面，以脱离致敏原、局部抗炎为基本原则，急性期可用糖皮质激素或钙调磷酸酶抑制剂，慢性期则应重视皮肤屏障的修复与维持。近年来，干细胞外泌体（尤其是间充质干细胞来源）因在调控 Th1/Tc1 细胞、诱导 Treg 免疫耐受、抑制 STAT1 信号及促进皮肤再生等方面展现出多靶点、低免疫原性和良好生物相容性的特性，成为接触性皮炎免疫治疗的前沿方向。动物模型与初步临床研究已证实，缓解炎症、减少淋巴细胞浸润及改善皮肤微环境方面的潜力，未来有望成为治疗方法的重要补充或替代方案。

二、病因及发病机制

（一）病因

接触性皮炎的本质是皮肤对外源性物质的一种非感染性免疫反应，所接触的物质种类、浓度、持续时间及个体易感性决定了最终是否诱发炎症或过敏。其主要病因可归纳为以下四类。

1. 化学刺激物　如酸、碱、溶剂、洗涤剂、肥皂、金属离子、染发剂及橡胶添加剂等。

2. 光敏物质　某些感光染料、植物成分或药物，需在紫外线作用下激活引起反应。

3. 蛋白质类抗原　主要来源于食物、动物源性成分，是蛋白质接触性皮炎的致敏原。

4. 职业或环境暴露　包括频繁接触洗涤剂、清洁剂、食品、橡胶、油类、金属等高风险职业环境。

（二）发病机制

不同类型的接触性皮炎具有各自独特的免疫学特征与发病机制。

1. 刺激性接触性皮炎（ICD）　最常见类型，占所有接触性皮炎的 75% ~ 80%，主要由化学物质、物理刺激或环境因素直接损伤皮肤屏障，引起先天性免疫介导的炎症反应。初始损伤引起角质形成细胞释放细胞因子（如 IL-1α、TNF-α）、趋化因子（如 IL-8）和 ROS，激活先天免疫系统中的中性粒细胞与巨噬细胞，产生局部炎症。反复或高剂量暴露可导致不可逆性组织损伤。

2. 过敏性接触性皮炎　属于 IV 型迟发型超敏反应，涉及初次致敏与再次接触两阶段过程。首次接触时，半抗原与皮肤蛋白结合形成抗原复合物，由朗格汉斯细胞提呈至淋巴结，激活特异性 T 细胞；再次暴露后，记忆 T 细胞在皮肤激活并释放炎性细胞因子，诱发临床症状。近年来研究发现，先天性免疫系统在过敏性接触性皮炎的诱发期发挥重要调控作用，包括树突状细胞、巨噬细胞、NK 细胞和 IL-1β、IFN-γ、TNF-α 等信号分子的协同作用。此外，STAT1/JAK、NF-κB、MAPK 等信号通路以及特异性 miRNA 的调控参与接触性皮炎的发生发展。

3. 光接触性皮炎　光刺激性与光过敏性接触性皮炎是光介导下的变态反应。光刺激性反应机制类似刺激性接触性皮炎，而光过敏性反应属于 IV 型超敏，与刺激性接触性皮炎机制相似，但需紫外线激发致敏原的免疫活性。

4. 蛋白质接触性皮炎　可能同时涉及 I 型和 IV 型超敏反应。即刻反应由 IgE 介导，产生瘙痒、风团等症状。迟发性反应由 T 细胞介导，表现为湿疹样改变。此类反应常见于频繁接触天然蛋白的职业群体。

（三）致敏机制

接触性皮炎是一种由变应原特异性 T 细胞介导的延迟型过敏反应。病程可分为致敏期和诱发期，致敏是过敏性接触性皮炎和光过敏性皮炎形成的核心环节，该过程包括抗原的形成、识别、提呈免疫记忆的建立。

1. 半抗原转化与复合物形成　大多数致敏物质为小分子半抗原，需通过化学氧化、光激活或酶促反应（如 CYP450 系统）转化为能与皮肤蛋白形成共价键的反应性分子，接触性变应原（半抗原）与皮肤蛋白结合形成抗原，通过朗格汉斯细胞（LC）等抗原提呈细胞（APC）识别并吞噬后提呈至 T 细胞，产生对应的记忆 T 细胞。

2. 免疫识别与初次致敏　朗格汉斯细胞摄取半抗原 - 蛋白复合物并迁移至区域淋巴结，通过 MHC II 提呈抗原，诱导 CD4$^+$ T 细胞分化为记忆性 Th1 细胞。在再次暴露时，

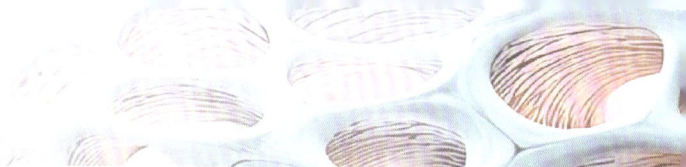

记忆 T 细胞被激活，大量募集 CD4$^+$ 及 CD8$^+$ 效应 T 细胞浸润皮损处，分泌细胞因子（如 IL-2、IFN-γ、TNF-α 等）导致局部炎症反应。

3. 再次接触与应答激活　记忆 T 细胞迅速迁移至皮肤，释放 IFN-γ、IL-17、TNF-α 等炎症因子，先天性免疫与适应性免疫协同作用。皮肤中 LC、树突状细胞、巨噬细胞、中性粒细胞和固有淋巴细胞等先天性免疫细胞通过模式识别受体（TLR、NLR 等）感知损伤相关分子模式（DAMPs），级联产生 TNF-α、IFN-α、IFN-γ、IL-1β、IL-6、IL-12 等炎症因子。这些早期炎症信号有助于促进 Th1 型辅助性 T 细胞和 Tc1 型细胞毒性 T 细胞的分化，使其分泌大量 IFN-γ 和 TNF-α，引起更广泛的炎症反应。IFN-γ 又通过 JAK/STAT1 信号通路诱导 IFN-γ 诱导型趋化因子 CXCL9、CXCL10、CXCL11 的表达，在皮损部位形成趋化梯度，招募更多 CXCR3$^+$ 的 Th1/Tc1 细胞进一步加剧炎症，激活角质形成细胞和内皮细胞，形成红斑、丘疹、水疱等病变。

此外，慢性接触性皮炎常伴随角质层屏障破坏、神经炎性细胞因子（如 TSLP、IL-16）的上调等，使免疫反应更加复杂。并非所有个体暴露于半抗原都会产生致敏反应，Treg 细胞的活性、抗原剂量与暴露方式等因素共同决定是否发展为临床过敏或形成免疫耐受。如 TNCB、尿酚等强致敏原可诱导细胞内 UPR 通路、ATP 释放、透明质酸降解，释放 DAMPs，激活 Toll 样受体，进一步加剧炎症。

三、流行病学

根据现有流行病学数据，刺激性接触性皮炎占接触性皮炎病例的 75% ~ 80%，常由反复接触肥皂、清洁剂、溶剂、灰尘、油脂等弱刺激物引起。过敏性接触性皮炎占 20% ~ 25%，多由金属离子、染发剂、防腐剂、香料等致敏原引起。研究显示，在北美和欧洲等发达国家，成人刺激性接触性皮炎年患病率 15% ~ 20%。在中国，特别是某些制造和手工业密集的地区，职业性接触性皮炎的发病率高达 49.5%，远高于英国报告的 5.7%。这种差异与劳动保护制度差异、皮肤类型、紫外线暴露程度、防护产品使用习惯及光斑贴试验等诊断手段的普及率不同有关。

接触性皮炎的性别和年龄分布有显著特点，女性发病率普遍高于男性，这种差异与女性在职业与家庭生活中更多接触清洁剂、护肤品和染发剂等高风险物质密切相关，而非皮肤结构的固有差异。刺激性接触性皮炎在儿童群体中长期被认为发病率较低，但近年研究显示儿童接受斑贴试验的阳性率可高达 54% ~ 65%，甚至高于成人，提示该群体对致敏原具有较高的生物学反应性，但因筛查不足常被低估。老年人因皮肤屏障功能减退、表皮脂质含量下降，在长期或高强度暴露下也更容易发生刺激性或过敏性皮炎，且临床表现可能不典型，增加误诊与漏诊风险。

职业暴露是接触性皮炎的主要危险因素之一，尤其是从事医疗卫生、美容美发、建筑、金属加工、清洁服务、食品加工业等职业群体。这些行业的从业者频繁接触染发剂（对苯二胺）、金属（镍、铬）、橡胶促进剂、食品蛋白、环氧树脂等常见致敏或刺激物，容易诱发刺激性接触性皮炎，甚至蛋白质接触性皮炎。芬兰一项职业登记研究显示，蛋白质接触性皮炎在食品行业中的发病率约占职业性皮肤病的11%，但其他国家对此类疾病的流行病学调查相对不足。近年来随着防护意识提高和法规限制（如欧盟对铬、镍含量的限制）加强，一些强致敏原的暴露率有所下降，与此同时，医护人员和餐饮业者因反复洗手、使用乙醇消毒剂和佩戴手套等操作，刺激性接触性皮炎的发病率反而增加。特别是COVID-19疫情期间，手部皮炎在医疗群体中呈爆发性增长，暴露了当前手部防护和皮肤健康管理的不足。

此外，接触性皮炎的地理和种族差异值得关注。研究显示，深色皮肤个体（非洲裔）因角质层厚、表皮结构紧密，对某些化学刺激的抵抗力较强，刺激性接触性皮炎发病率较低，但对某些金属过敏原如镍的反应可能更强烈。城市化进程加速和消费品种类增多使城市居民暴露于各类护肤品、香料、防腐剂的机会显著增加，从而提高刺激性接触性皮炎风险；而农村人口则更多暴露于农药、化肥等引起刺激性接触性皮炎的环境因子。此外，"天然"产品和有机护肤理念的流行也带来了新的过敏原，如某些植物精油和天然提取物，其潜在致敏性正在被逐步揭示。

四、临床表现

接触性皮炎是一种由外源性物质引起的炎症性皮肤病，临床表现因病程阶段、致病类型、接触方式和个体易感性差异而呈现出较强的多样性与非特异性特征。其主要表现为局部皮肤的红斑、水肿、瘙痒、干燥、脱屑，以及严重情况下的糜烂、水疱、皲裂和苔藓样变等。

1.临床表现分期　在急性阶段，接触性皮炎多以红斑、水肿和灼热感发病，随后出现丘疹、水疱或小片状糜烂。水疱破裂后可形成渗液和结痂，常伴有显著的瘙痒或刺痛感。皮损局限于接触部位，但在某些情况下可向邻近或远端区域扩展，尤其是过敏性接触性皮炎在持续接触或系统性致敏情况下更易出现扩展性病变（图7-3-1）。随着病程进展或反复暴露，皮损可进入亚急性或慢性阶段，此时皮肤表现为干燥、脱屑、皮肤增厚及角化过度，表面粗糙并可伴有皲裂，常见于慢性刺激或反复过敏接触的患者。慢性期还常见苔藓样变，表现为皮肤纹理加深、色素沉着和持续性瘙痒。

2.临床表现与亚型鉴别　接触性皮炎的临床表现在不同亚型之间有一定差异，但亦存在重叠，仅凭肉眼观察难以准确区分。刺激性接触性皮炎通常局限于反复接触部位，如手指、掌背、指缝，表现为干燥、红斑、轻度脱屑，有时可伴微裂和刺痛感，严重者可见深裂、糜烂或硬化斑。过敏性接触性皮炎则常伴随明显水疱、渗出和丘疹，并常超越初始接触区域向外扩展，瘙痒感较为显著。蛋白质接触性皮炎表现为即刻或迟发性反应的混合型湿疹，起病较为隐匿，常见红斑、丘疹、渗出及继发苔藓样变。

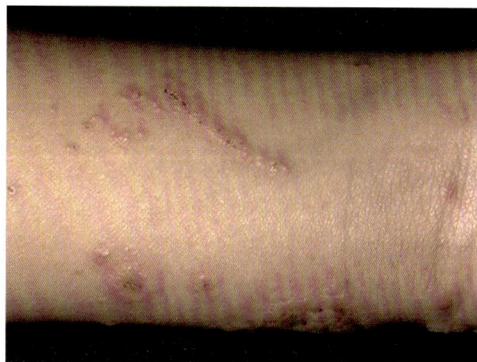

图 7-3-1　过敏性接触性皮炎的皮肤表现　可见红斑、水肿和水疱同时出现

　　在手部皮炎的临床鉴别中，某些体征对识别不同接触性皮炎亚型有参考价值。刺激性接触性皮炎常累及手指背侧、指缝间以及掌背，但这些解剖部位并非刺激性接触性皮炎诊断的必要条件。在临床病例中，刺激性接触性皮炎与过敏性接触性皮炎常于手部共存，尤其常见于工作接触暴露物质情况下。因此，明确患者接触史、进行详细的职业环境分析以及开展斑贴试验等辅助检查，对于准确识别致病机制和指导干预措施有重要意义。

　　此外，某些特殊类型（如空气传播型接触性皮炎、光接触性皮炎及系统性过敏性接触性皮炎）的临床表现更复杂。空气传播型常累及面部、颈部、手臂等暴露部位，典型表现为暴露部位的对称性红斑、水疱或脱屑，非暴露部位耳后及下颌区域未受累。光接触性皮炎在阳光照射部位出现红斑、水肿、水疱，边界与衣物遮挡区一致。系统性过敏性接触性皮炎可引起远离接触部位的广泛湿疹样反应，甚至伴有多形红斑、血管性水肿或全身瘙痒性丘疹。

　　3. 鉴别诊断　某些非接触性皮肤病在临床上与刺激性接触性皮炎易混淆，或作为基础疾病与其共存，包括皮肤 T 细胞淋巴瘤、早期银屑病、慢性苔藓样皮炎及某些副肿瘤性皮肤病等。上述疾病在表现为难治性、广泛性或非典型湿疹样皮损时，应考虑鉴别。对于长期不缓解或反复发作的疑难病例，尤其是在规范治疗与避免接触过敏物质后仍无明显改善，应结合皮肤活检、免疫组化和其他系统性检查进行鉴别诊断。值得注意的是，接触性皮炎在组织病理学上并无特异性改变，特征性但非特异性的改变（如海绵形成、表皮水肿、真皮浅层淋巴细胞浸润等）需结合临床病史和暴露史综合判断。

五、诊断标准

诊断依赖于临床表现、全面的接触物评估和斑贴试验（过敏性接触性皮炎和光敏性接触性皮炎）或皮肤点刺、皮刺试验（蛋白质接触性皮炎），刺激性接触性皮炎是排除性诊断。接触性过敏是通过斑贴试验反应呈阳性来确定的，过敏性接触性皮炎和接触性过敏之间的区别在于，接触性过敏的患者因为接触引起过敏的过敏原而患上过敏性接触性皮炎，斑贴试验反应阳性。但是，接触过敏者并不一定对该过敏原产生过敏性接触性皮炎。

1. 斑贴试验　过敏性接触性皮炎和刺激性接触性皮炎的诊断测试依靠斑贴试验，而蛋白质接触性皮炎的诊断则采用刺入试验、刺穿试验，有时还需检测特异性血清 IgE 水平。在所有情况下，这些检查都要与临床表现和接触物评估相结合才能作出诊断。接触物评估有助于确定哪些物质用于检测，并根据确定的过敏物质制订避免计划。刺激性和光刺激性接触性皮炎的诊断完全依赖于临床表现、刺激物暴露评估以及排除过敏性接触性皮炎，皮肤活检对诊断接触性皮炎的价值有限，但在某些情况下有助于鉴别诊断。

接触物评估用于确定相关暴露的物质，全面了解患者病史以及不同职业、工作环境和产品的暴露知识；不同类型产品的成分标签是信息的主要来源，尤其涉及化妆品时，但是，产品成分标签提供的信息可能不完整。

斑贴试验是诊断接触性过敏的金标准，个体是否存在接触过敏（某种物质过敏）并不足以确定是否患有过敏性接触性皮炎，还需评估过敏原的当前相关性以及与临床的关系，如剂量和暴露物质时间的分布以明确诊断。在怀疑全身性过敏性药物反应的病例中，进行斑贴试验需要特殊的专业知识，因为斑贴试验可能会激发疾病。在这种情况下进行斑贴试验前，应参考医学文献和相关指南。有些物质在暴露于光线后会变成过敏原，导致过敏体质的人患上光敏性接触性皮炎，在怀疑存在这些过敏原的情况下，可进行光斑贴试验。

2. 皮肤点刺试验　用于评估速发型 I 型过敏性免疫反应，这种反应通常是蛋白或化学品引起。典型的临床反应是接触性荨麻疹反应，表现为在接触致敏物质的部位出现即刻（1 小时内）、短暂（持续 < 24 小时）荨麻疹。在皮肤反复接触 I 型过敏原的情况下，有可能出现水疱和慢性皮炎。在疑似接触蛋白质的病例中，可用食物蛋白的标准溶液进行皮肤点刺试验，但更常用食物进行点刺试验。

3. 只有在进行详尽的分析，并检测出皮炎部位接触的相关刺激物能部分或完全解

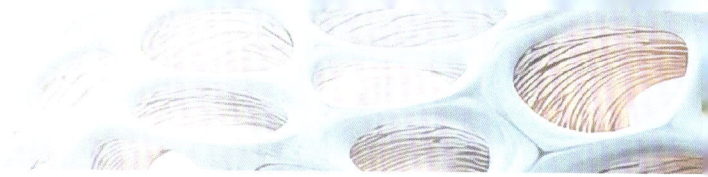

释疾病后，才能诊断刺激性接触性皮炎接触刺激物与疾病发生或恶化之间存在时间关系，多数情况下需通过斑贴试验排除过敏性接触性皮炎，因为无独特的临床或组织学特征可鉴别，过敏性接触性皮炎还常与刺激性接触性皮炎同时存在，在这种情况下应进行详尽的暴露物评估，并确定这两种疾病是否相关。通过不同的暴露物，最好是通过暴露干预后的长期观察。过敏性接触性皮炎和刺激性接触性皮炎比例为 5% ~ 50%，如果有典型的临床表现（手部湿疹），同时对患者处理过的食物进行刺入试验呈阳性，可诊断为蛋白质接触性皮炎。

六、一般治疗

对于许多明确有接触性过敏原、刺激物、蛋白质接触性过敏原和光接触性过敏原的患者而言，仅靠局部避开过敏原就能治愈疾病。当接触性皮炎持续存在时，可采取循序渐进的方式进行医疗管理，从最小不良反应治疗开始，必要时逐步过渡到不良反应可能更严重的治疗方法。治疗过程中，医生会根据患者的具体情况和过敏原的类型，制订个性化的治疗方案，以期达到最佳的治疗效果（图 7-3-2）。

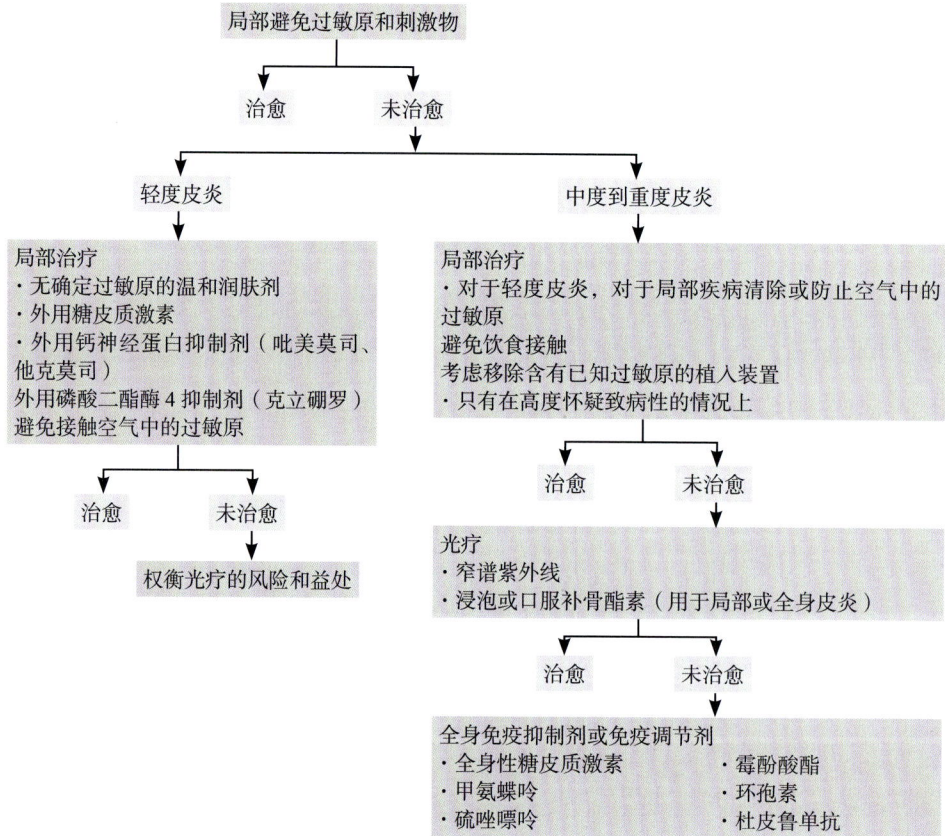

图 7-3-2 接触性皮炎的一般治疗方案

1. **外用药治疗**　外用糖皮质激素是治疗各种接触性皮炎的主要药物。尽管钙调磷酸酶抑制剂（他克莫司和吡美莫司）和外用磷酸二酯酶抑制剂可治疗过敏性接触性皮炎。在选择外用疗法时必须了解载体的非活性成分，因为可能存在个体的接触性过敏原。偶然用含有接触性过敏原的外用药物可能会导致顽固性皮炎，继发于外用糖皮质活性成分的过敏性皮炎也可能发生，但这种情况少见。因此在使用外用药之前，患者应进行过敏原检测，以避免不必要的过敏反应。

2. **光疗**　对于外用药治疗无效的顽固性接触性皮炎，可换用光疗，主要是窄谱UVB或补骨脂素加UVA（PUVA）。紫外线可诱导活化的T细胞凋亡，增加Treg细胞活性和数量，降低抗原提呈细胞的反应性。PUVA是一种光化学疗法，其中补骨脂素是光敏性化学物质，口服或外用与DNA相结合。虽然补骨脂素与光刺激性接触性皮炎反应有关，但光敏特性也可在受控环境下作为一种治疗选择，用UVA并逐渐延长照射时间，一旦病情得到缓解，患者就像使用其他形式的紫外线治疗一样，每周减少治疗剂量。光疗是一种有效的治疗方法，但需在专业医生的指导下进行，以避免过度暴露于紫外线带来的风险。

3. **系统治疗**　针对顽固性接触性皮炎的全身治疗包括系统用糖皮质激素、环孢素、甲氨蝶呤、硫唑嘌呤、霉酚酸酯和度普利尤单抗，未来可能的治疗方法包括JAK抑制剂和其他阻断接触性皮炎中各种炎症级联的生物疗法。个别患者还可能有特定的全身治疗禁忌证，较新的治疗方案如度普利尤单抗对其他潜在的并发症（如特应性皮炎和哮喘）有益。系统治疗通常用于外用药治疗无效或病情严重的患者，但需在医生的严格监控下进行，以确保治疗的安全性和有效性。

七、AIE再生疗法治疗接触性皮炎

（一）治疗机制

相较于干细胞疗法，干细胞来源外泌体具有独特的应用优势。外泌体源自天然细胞，尺寸小、生物相容性高且免疫原性极低，几乎不会引起移植排斥或肿瘤形成。外泌体含有丰富的功能性活性分子（miRNA、蛋白质等），能稳定地穿越生物屏障并实现对特定组织或细胞的递送。研究显示，外泌体具有较强的定向靶向能力，可在体内有效累积于病灶部位。外泌体携带多种活性成分，可同时调控多个炎症和修复通路，体现出"多靶点"治疗优势。MSC-外泌体可在不同水平上抑制IFN-γ/TNF-α、上调IL-10并促进组织再生，兼具免疫调节和修复功能。干细胞外泌体结合了干细胞疗法的治疗潜能与纳米递送载体的优点，为接触性皮炎等免疫介导皮肤病提供了安全高效

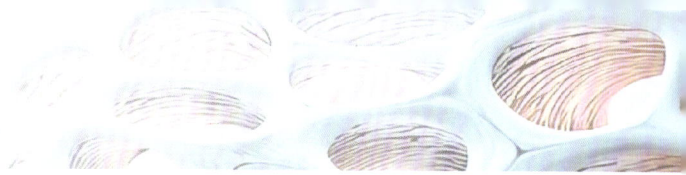

的新型治疗手段。

1. 多靶点免疫调节机制 MSC 来源的外泌体富含功能性 miRNA、蛋白质和脂质等生物活性分子，能被靶细胞摄取并调控基因表达。研究显示，MSC-外泌体的 miR-146a、miR-181a、miR-150 等是关键的功能成分，可靶向炎症相关信号通路；miR-146a 表达受 STAT1 和 IFN-γ 调控，过表达可抑制靶基因的表达，减少细胞迁移及周期活性；miR-181a 和 miR-150 则通过靶向 JAK/STAT 通路抑制树突状细胞的活化和促炎反应。这些 miRNA 通过水平转移的方式，使 MSC-外泌体能下调宿主细胞内 STAT1 信号通路的活性，从而减弱 IFN-γ/TNF-α 等促炎性细胞因子的表达。

MSC-外泌体可显著抑制 Th1 型和 Tc1 型细胞的分化活化，减少 IFN-γ、TNF-α、IL-1β 等促炎性细胞因子分泌，同时促进调节性 T 细胞（Treg）和抗炎性细胞因子 IL-10 表达。研究显示，在接触性迟发型超敏小鼠模型和体外 T 细胞实验中观察到，MSC-外泌体处理组 CD8$^+$ IFN-γ$^+$（Tc1）和 CD4$^+$ IFN-γ$^+$（Th1）细胞比例显著下降，而 CD4$^+$ CD25$^+$ Foxp3$^+$ Treg 细胞比例及 IL-10 水平显著上升。此外，荧光示踪实验显示，MSC-外泌体能被 CD3$^+$ T 细胞直接摄取，并在体外使 STAT1 蛋白水平下降。Song 等指出，MSC-外泌体可通过 miRNA 介导的途径在转录后水平抑制 STAT1 及其磷酸化形式。

综上所述，MSC-外泌体通过多重 miRNA 和蛋白质协同作用，抑制 Th1/Tc1 介导的促炎反应并增强 Treg/IL-10 免疫抑制信号，从而实现对接触性皮炎炎症反应的多靶点调控。

2. 动物实验研究结果 在接触性迟发型超敏小鼠模型中，间充质干细胞（MSC）来源的外泌体治疗表现出明确的抗炎疗效。静脉注射人脐带 MSC-外泌体后，受试小鼠耳部肿胀和组织病理损伤显著减轻，炎症细胞（包括淋巴细胞）浸润显著减少。有研究显示，相较于对照组，MSC-外泌体组接触性迟发型超敏小鼠的 CD8$^+$ IFN-γ$^+$ 细胞比例降低、CD4$^+$ IFN-γ$^+$ 细胞比例下降、TNF-α 和 IFN-γ 水平下调，而 Treg 和 IL-10 水平升高。体外研究还显示，MSC-外泌体可直接作用于 CD3$^+$ T 细胞，减少 STAT1 信号活性，抑制 Th1/Tc1 细胞分化；MSC-外泌体能通过免疫调节作用有效防治接触性迟发型超敏模型的炎症反应。

此外，有研究探索了外泌体与传统治疗的联合效果。Golubinskaya 等将 MSC-外泌体制备成局部外用乳膏，与地塞米松合用治疗刺激性接触性皮炎模型，发现该联合制剂疗效优于单用含氟替卡松的治疗方案。特别是，与仅用糖皮质激素组相比，MSC-外泌体处理组皮损处淋巴细胞浸润率显著更低，显示外泌体不仅可单独发挥免疫调节效应，还可与糖皮质激素等常规抗炎药联合使用，协同抑制过敏反应并降低炎症程度。

综合来看，动物实验提供了强有力的证据，支持 MSC- 外泌体在接触性皮炎中的抗炎作用及与现有疗法联用的优势。

3. 治疗考虑因素

（1）局部外用制剂：考虑到接触性皮炎局限于皮肤，MSC- 外泌体外用制剂（如乳膏、凝胶或敷贴）的开发是可行的给药途径。已有研究将 MSC- 外泌体添加到皮肤用药基质中，与糖皮质激素联用实现了对皮损的高效靶向治疗。目前已有 I 期临床试验评估 MSC- 外泌体外用的安全性。这些研究提示，通过外用剂型直接将 MSC- 外泌体递送至皮损部位，可获得快速、持久的免疫调节效果。

（2）治疗时机选择：针对接触性皮炎的不同临床阶段灵活调整给药时机。急性发作期应尽早施以 MSC- 外泌体，以迅速抑制 Th1/Tc1 介导的急性炎症。而在慢性期或复发期，可间歇性应用外泌体以控制持续性炎症并促进组织修复。未来可结合生物标志物（如皮肤炎症因子水平）监测来确定最优干预窗口，实现个体化精准给药。

（3）与常规治疗联合：MSC- 外泌体可与现有治疗手段联合使用以增强疗效、减少药物用量。与局部或系统性糖皮质激素合用时，可在保持抗炎效应的同时减少激素剂量及不良反应。此外，可考虑联合局部保湿、屏障修复或光疗等基础治疗，共同缓解瘙痒、修复屏障并减轻复发风险。

（二）临床研究案例

患者，男，45 岁。就诊前 1 年居住在装修后的新房，不久面部出现红斑，伴眉间鼻部及口周脱屑，曾短期外用糖皮质激素软膏有效；停药后复发。检查见面部红斑伴毛细血管扩张，眉间鼻部及口周脱屑，右侧面颊部可见条形色素沉着。诊断：接触性皮炎，炎症后色素沉着。

临床观察：①全面部行 AIE 再生疗法水光方式导入 4 mL，治疗 1 次。② 14 天后面部红斑基本消退，肤色基本恢复正常（图 7-3-3）。

A   B

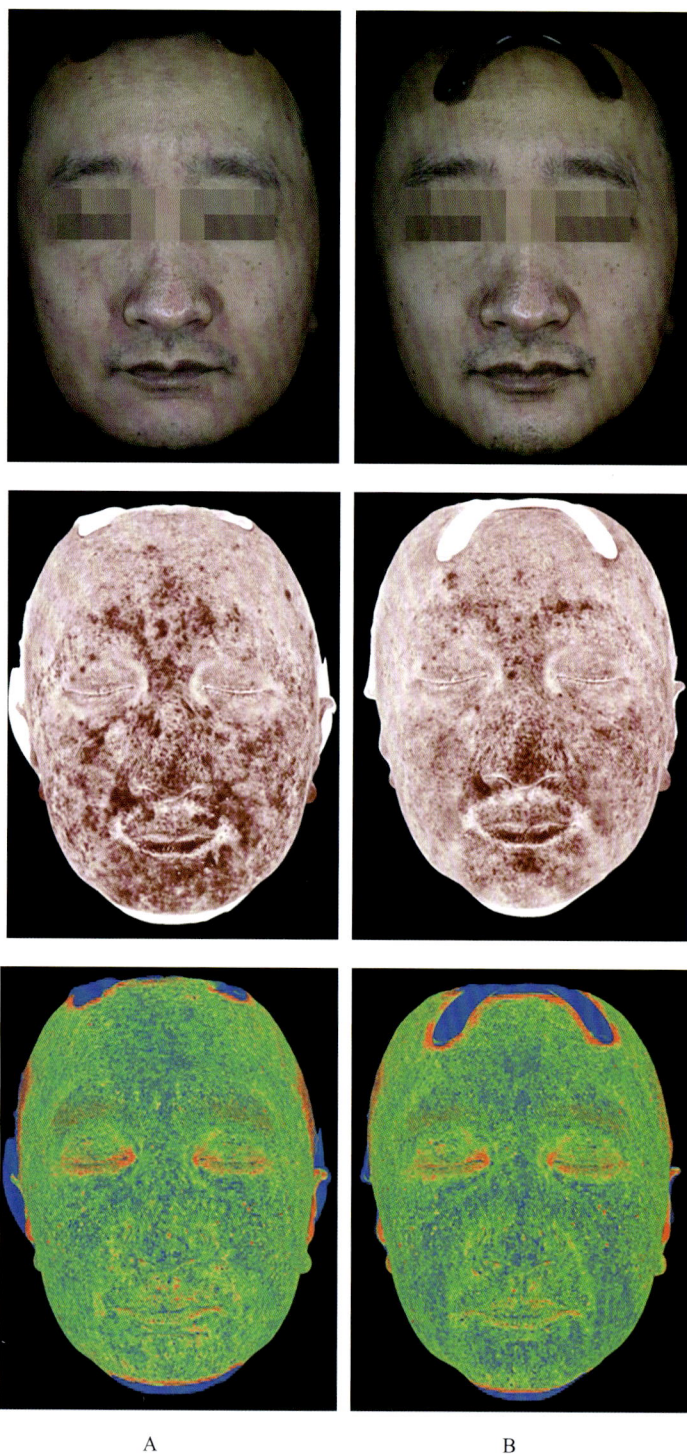

图 7-3-3　AIE 再生疗法治疗接触性皮炎临床研究（朱麟　提供）

注：A. 治疗前，面部红斑伴毛细血管扩张，尤其在眉间、口周及鼻旁；B. AIE再生疗法治疗后，红斑明显减轻，肤质更白皙细腻，皮肤基本恢复正常

第四节　激素依赖性皮炎

一、概述

激素依赖性皮炎（steroid-dependent dermatitis）又称糖皮质激素诱导性皮炎（glucocorticoids induced dermatitis）、局部糖皮质激素戒断皮炎（topical corticosteroids withdrawal dermatitis）、红色皮肤综合征（red burning skin syndrome），面部出现瘙痒、灼痛等症状，已成为皮肤科常见病。根据国内指南，激素依赖性皮炎是指患者长期使用含有糖皮质激素制剂后，一旦停止用药，原有皮肤病便会复发或加剧，导致患者不得不反复使用激素，形成一种顽固性皮炎，常见于面部。该指南特别强调激素依赖性皮炎发生与长期使用外用激素的"长期性"以及由此产生的"依赖性"紧密相关，这种不良现象与局部糖皮质激素引起的不良反应（即正常用药导致）有所区别。国外对该病的命名尚未统一，称为激素诱导玫瑰痤疮样皮炎（corticosteroid-induced rosacea-like dermatitis）、玫瑰痤疮样类固醇皮炎（steroid dermatitis resembling rosacea）、类固醇性玫瑰痤疮（steroid-rosacea），并将外用糖皮质激素后局部皮炎及对激素的依赖定义为不良反应。在国内专著中，上述激素诱导玫瑰痤疮样皮炎与激素依赖性皮炎已定义为两个不同的疾病。

二、病因

长期外用糖皮质激素不当是激素依赖性皮炎的主要原因，包括：①错误选择糖皮质激素制剂，不同化学结构、基质、部位及个体差异均能影响药物的吸收及作用强度；②用药时间过长，使用高效糖皮质激素时间＞20天，低、中效糖皮质激素＞2个月；③滥用、长期使用含糖皮质激素或成分不明的化妆品，停用后毛细血管扩张、痤疮样皮疹、毳毛等症状加重。

激素依赖性皮炎多发生于面部，也可发生于颈部、前胸、外阴、前臂等皮肤柔嫩部位，皮损表现为：①潮红，皮纹消失，表皮萎缩、毛细血管扩张；②丘疹、痤疮样改变；③干燥、脱屑、龟裂、结痂；④对外来刺激敏感，刺痛、烧灼感或肿胀感；⑤色素沉着或色素减退斑。

临床发现激素依赖性皮炎的病理表现与亚急性皮炎相似，异质性可能与原发疾病不同有关，表现为表皮角化不全，棘层肥厚，细胞间或细胞内水肿，部分海绵形成；

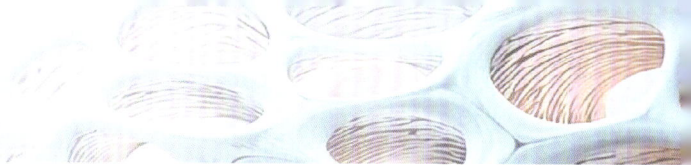

真皮乳头水肿，浅层毛细血管扩张、充血，真皮血管毛囊皮脂腺周围较多淋巴细胞、中性粒细胞、组织细胞浸润，偶见多核巨细胞。

三、发病机制

激素依赖性皮炎的发生机制尚未十分明确，继发于外用糖皮质激素的皮肤物理屏障功能异常以及炎性细胞因子表达、神经内分泌紊乱以及感染相关的免疫异常等可能参与发病。

1. 表皮屏障功能受损　长期外用糖皮质激素可从五个方面导致表皮屏障功能受损。

（1）抑制角质形成细胞分裂及成熟，使角质形成细胞层数减少。

（2）导致表皮内神经酰胺、胆固醇及游离脂肪酸等角质层脂质的合成减少，引起角质形成细胞套膜结构缺陷，经表皮水分丢失增多，表皮渗透屏障修复延迟，使角质层"砖墙结构"受到破坏。

（3）超微结构下，可见角质形成细胞间板层脂质数量及颗粒层的膜被颗粒数量降低。

（4）降低桥粒密度的同时升高皮肤表面pH值，从而降低角质层完整性/内聚力，导致皮肤抗微生物屏障、渗透屏障功能及抵御紫外线的能力降低。

（5）皮肤屏障受损可活化IL-6、IL-1α、TNF-α及粒细胞集落刺激因子等炎性细胞因子，进一步诱发并加重皮肤炎性反应。

2. 皮肤神经-免疫-内分泌系统的紊乱　长期外用糖皮质激素可造成皮肤的类固醇合成功能受到抑制，持续过量糖皮质激素通过透皮系统吸收，可导致糖皮质激素对下丘脑-垂体-肾上腺轴（HPA）抑制；突然停止外用糖皮质激素后形成戒断现象，产生对外源糖皮质激素的依赖。此外，激素依赖性皮炎患者表皮内糖皮质激素受体-α密度增高，但与糖皮质激素的亲和力下降，迫使糖皮质激素用量增加。外用糖皮质激素刺激真皮血管内皮细胞，可能因类固醇使血管收缩而导致局部代谢产物如NO等堆积，停用药后糖皮质激素的血管收缩作用解除，出现毛细血管扩张。

3. 色素沉着或脱失　外用糖皮质激素可能通过不同途径影响黑色素细胞及黑色素小体，通过抑制酪氨酸酶活性而抑制黑色素合成，使黑色素细胞变小，常用于治疗部分色素沉着性疾病。而白癜风患者外用糖皮质激素3个月后，皮损处黑色素细胞聚集，大小、形态及电镜下黑色素颗粒均正常，常用于治疗白癜风。潘炜华等研究发现，外用高强度糖皮质激素30天后停药，香猪表皮MART-1染色阳性细胞出现上移，并随用药时间延长黑色素细胞增多并不断上移，但原因是糖皮质激素不良反应还是激素依赖性皮炎尚不明了。

4.真皮萎缩，炎症反应加剧　糖皮质激素主要通过结合成纤维细胞胞质内糖皮质激素受体 -α 抑制有丝分裂和 DNA 合成而减少成纤维细胞增殖。糖皮质激素受体 -α 是核激素受体超家族的成员，由热休克蛋白 90、亲免蛋白、亲环素蛋白及钙网蛋白组成的蛋白复合体，与配体结合后迁往细胞核内与特定 DNA 序列——糖皮质激素反应元件结合后发挥效应。外用糖皮质激素可剂量依赖性及时间依赖性下调糖皮质激素受体 -α 及上调糖皮质激素受体 -β 表达，突然停用糖皮质激素时，造成内源性糖皮质激素不能正常地发挥生物学效应。长期应用强效糖皮质激素可抑制成纤维细胞有丝分裂和 DNA 合成、减少胶原和酸性黏多糖合成，使胶原原纤维间黏附力减弱，这种不良反应使激素依赖性皮炎更加复杂。由于胶原减少使血管显露，同时糖皮质激素刺激真皮血管内皮细胞，造成毛细血管和小动静脉扩张，突然停药后，代谢产物 NO 堆积加重血管异常扩张，因此激素依赖性皮炎患者常表现为较显著的皮肤菲薄和毛细血管扩张。

5.微生物增殖　糖皮质激素可抑制巨噬细胞及朗格汉斯细胞功能，导致 CD4$^+$/CD8$^+$ T 淋巴细胞比例失衡、Th 细胞功能失调，其免疫抑制作用促进面部酵母菌等微生物的异常增殖，当突然停用糖皮质激素后，这些微生物产生的大量超抗原介导的免疫反应因细胞因子释放而被激活，加剧原有皮损的炎症反应。停用糖皮质激素后，原被抑制的 IV 型超敏反应激活，毛囊周围抗原释放是导致激素依赖性皮炎患者毛囊蠕形螨（D.folliculorum）大量增殖的原因。病理表现为特征性的上皮样肉芽肿，强效糖皮质激素还可使皮脂腺增生、毛囊上皮退化变性，停用后导致酒渣鼻样及痤疮样皮疹。由此可见，炎症反应加剧是激素依赖性皮炎重要临床表现之一，患者多因难以忍受停用糖皮质激素的"反跳现象"而继续用药甚至使用更强效外用糖皮质激素，造成激素依赖性皮炎复杂化，给临床诊治带来困难。

四、临床表现与诊断

（一）临床表现

1.面部灼热　表现为遇热后面部发烫、烧灼、刺痛等感觉。

2.面部发红　激素依赖性皮炎初期表现是面部皮肤发红，以面颊为主，这种面部发红是动态的，常是遇热发红、遇冷消退；后期会出现红血丝、毛细血管扩张。

3.面部瘙痒　轻度瘙痒到重度瘙痒均出现，常搔抓、皮损加重。

4.面部干燥　面部总是觉得干燥，需要不断地"补水"，严重的可以有脱屑。

5.伴发症状　激素依赖性皮炎常伴发粉刺增多、痤疮、脂溢性皮炎、酒渣样皮炎等，严重会出现肿胀、渗出、结痂、皮肤垢着病的表现。

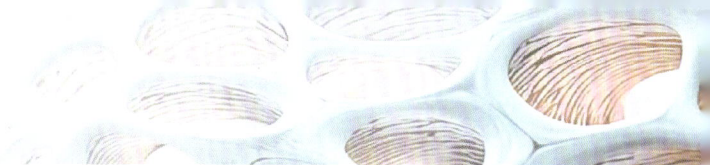

（二）诊断

国内学者大多将激素依赖性皮炎作为独立疾病，但诊断依据尚未完全统一。近年来，谢红付等提出新的诊断依据：①有玫瑰痤疮样皮损、接触性皮炎样皮损、湿疹样皮损，三种皮损之一；②停用激素 3 天后出现明显瘙痒、明显灼热、明显干燥感；③有＞8 周外用糖皮质激素药物或成分不明护肤品史。同时具备上述 3 个条件即可诊断为激素依赖性皮炎。

鉴别诊断：国内关于激素使用时间的长短、剂量叠加的标准界定等问题，意见尚不统一。因此，激素依赖性皮炎需与玫瑰痤疮、脂溢性皮炎、寻常痤疮、接触性皮炎、湿疹、头面部银屑病、颜面播散性粟粒性狼疮等相鉴别。激素依赖性皮炎还需与激素本身导致的过敏性皮炎相鉴别，另一鉴别难点是激素依赖性皮炎停止激素后的反跳与原发疾病的加重相鉴别。

五、一般治疗

（一）常规治疗

1. 心理疗法　旨在消除外用糖皮质激素的心理依赖。
2. 健康教育　建议避免食用刺激性食物，并确保充足的休息。
3. 日常护理　减少对皮肤的物理和化学刺激，用能恢复皮肤屏障功能的抗敏和保湿医学护肤品。

（二）局部治疗

推荐使用弱效激素替代高效激素，并逐步减少激素的用量和频率，直至完全停用。然而多项国内外研究显示，糖皮质激素的使用可能会延长原发病的病程。因此此方法应谨慎使用，建议仅在撤除激素后出现强烈反应时采用。使用其他药物替代原有激素，例如非甾体抗炎药氟芬那酸丁酯软膏和钙调磷酸酶抑制剂他克莫司软膏等，在治疗原发病的同时有效避免糖皮质激素的反跳现象，目前在临床上已广泛采用。外用保湿护肤品、外用 3％硼酸湿敷收敛皮肤、外用具有抗炎和抗感染作用的 0.75％甲硝唑及克拉霉素等，均可加速受损皮肤屏障系统的恢复。有研究显示，外用胶体燕麦、凡士林及具有抗炎作用的保湿剂能修复皮肤屏障，缓解激素并发症。

（三）系统治疗

1. 抗炎治疗 有研究者用羟氯喹 0.2 ~ 0.3 g，每日一次治疗激素依赖性皮炎患者 41 例，6 周后有效率达到 75.61%。有人等用雷公藤多苷 50 mg，每日 3 次治疗激素依赖性皮炎，8 周后单独口服雷公藤多苷有效率为 72.5%，配合外用他克莫司后有效率达到 76.9%。

2. 抗组胺治疗 伴有瘙痒症状的患者可口服抗过敏药物，通常选择二代抗组胺药，若瘙痒影响睡眠，则可在睡前口服一代抗组胺药。

3. 抗菌治疗 痤疮样皮炎或其他感染症状的患者可加服米诺环素或四环素、丹参酮、维胺酯及替硝唑等。有研究显示，用米诺环素治疗激素依赖性皮炎患者 42 例，100 mg，每日 2 次，连续 2 周后减量为每日 1 次，继续治疗 6 周。结果显示总有效率为 80.95%。

（四）物理治疗

1. 急性期治疗 可行冷喷、冷膜治疗，避免面部按摩。

2. 红光照射 有研究显示，用红光治疗 40 例激素依赖性皮炎，波长 630 nm，能量密度 80 mW/cm²，隔日照射 1 次，每次 20 分钟，每周 3 次，共治疗 4 周。结果显示有效率为 75.0%，复发率为 5.0%。

3. 强脉冲光治疗 有研究显示，用强脉冲光治疗激素依赖性皮炎 34 例，根据患者的皮肤类型、血管等情况，采用波长 560 nm 或 585 nm 的强脉冲光，选用 2 脉冲和 3 脉冲治疗模式，能量密度 20 ~ 26 J/cm²，其中 2 脉冲的脉宽分别为 2.2 ~ 2.6 ms、3.6 ~ 4.5 ms，延迟时间为 30 ~ 40 ms；3 脉冲的脉宽分别为 2.2 ~ 3.0 ms、3.6 ~ 4.5 ms 及 4.5 ~ 6.0 ms，延迟时间为 25 ms 和 30 ms，每 4 周治疗 1 次，连续治疗 5 个月后，显示强脉冲光可降低皮肤的敏感状态，有效率为 82.35%。

4. 氦氖激光治疗 有研究显示，用负离子冷喷后氦氖激光治疗激素依赖性皮炎 137 例，输出功率 25 mW，每区照射 15 分钟，照射距离 50 cm。结果显示 8 周时有效率为 86.13%，主要不良反应为照射后持续头痛 1 ~ 2 小时。

5. Q 开关激光大光斑低能量治疗 沈宝贤等用 Q 开关 YAG 激光仪治疗激素依赖性皮炎 47 例，光斑 8 ~ 10 mm，能量密度 0.3 ~ 0.6 J/cm²，频率 2 ~ 10 Hz，照射后冰敷 30 分钟，每 4 周 1 次，连续 3 次。结果显示有效率为 95.75%，复发率为 4.26%。

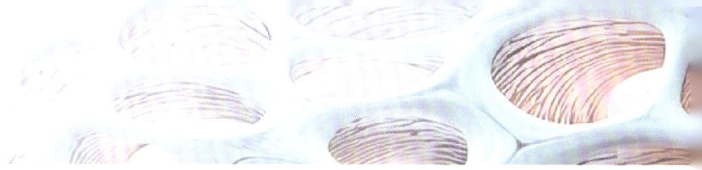

六、AIE 再生疗法治疗激素依赖性皮炎

激素依赖性皮炎发生机制复杂，涉及皮肤屏障破坏、免疫炎症反应异常、神经 - 内分泌轴失调、皮肤微生态紊乱等多个环节。治疗手段多以渐进停药、非激素替代治疗与支持性皮肤护理为主，但反跳现象明显、病程迁延、患者依从性差、临床处理难度大。近年来，干细胞来源外泌体（尤其是间充质干细胞外泌体，MSC-Exo）因天然免疫调节、抗炎修复与多靶点调控功能，显示出在激素依赖性皮炎治疗的巨大潜力。

（一）治疗机制

1. 皮肤屏障功能的修复作用　外泌体对皮肤屏障功能的修复是其基础作用机制之一。糖皮质激素可通过抑制角质形成细胞的分裂和分化、减少角质层脂质合成、破坏板层结构、降低角化桥粒密度等方式，导致皮肤"砖墙式"结构受损，经表皮水分丢失增加，pH 升高，渗透与抗微生物屏障均被破坏，从而诱发一系列继发性炎症反应。研究显示，MSC-Exo 富含多种调控角质形成细胞生长分化的信号分子、miRNA 与蛋白质，能激活 Wnt/β- 联蛋白与 TGF-β 通路，促进角质形成细胞和成纤维细胞的功能恢复，并上调神经酰胺与透明质酸合成，有效重建皮肤屏障，降低经表皮水分丢失。与此同时，外泌体可逆转长期糖皮质激素所致的真皮胶原减少与血管扩张，通过刺激Ⅰ型胶原、Ⅲ型胶原和弹性纤维合成，提高皮肤张力与厚度，改善皮肤菲薄和易激惹的状态。

2. 皮肤免疫系统调节作用　干细胞外泌体可同时靶向先天与适应性免疫通路，有效抑制炎性细胞因子表达并重建免疫耐受。糖皮质激素戒断后，皮肤常出现以 Th1 型和 Tc1 型 T 细胞为主的炎症激活状态，伴随 IL-1β、TNF-α、IFN-γ 等促炎性细胞因子大量释放。

（1）抑制炎症级联反应：MSC-exos 携带的 miRNA（如 miR-146a、miR-21）可靶向抑制 TLR4/NF-κB 通路，减少 IL-1α、IL-6、TNF-α 等促炎性细胞因子分泌，同时下调 Th17 细胞活性。

（2）诱导免疫耐受：外泌体通过递送 TGF-β 和 IL-10，促进局部调节性 T 细胞分化，抑制过度活化的 $CD4^+$ T 细胞，重建免疫耐受。

（3）平衡 Th17/Treg 比例：临床研究显示，MSC-exos 治疗可显著降低皮损 Th17 细胞比例（从 21.3% 降至 9.8%），同时升高调节性 T 细胞比例（从 6.5% 升至 12.1%），纠正免疫失衡。

3. 皮肤微生物感染的调控潜力　长期使用糖皮质激素可能导致皮肤微生态失

调，加重病情；抑制朗格汉斯细胞与巨噬细胞活性，破坏 CD4$^+$/CD8$^+$ 比例平衡，导致酵母菌、蠕形螨等微生物异常增殖。停药后，这些微生物释放的超抗原诱导Ⅳ型超敏反应，使皮损炎症显著加剧。外泌体通过以下机制间接调控微生物感染。

（1）调节微生物 - 宿主作用：外泌体携带的抗菌肽（如 β- 防御素）及免疫调节分子可抑制金黄色葡萄球菌等致病菌定植，同时促进益生菌（如表皮葡萄球菌）增殖、恢复皮肤菌群平衡。MSC-Exo 可通过增强皮肤天然免疫屏障功能、抑制炎性趋化因子及改善 Th1/Th2 平衡，有助于恢复皮肤表面微生态稳定，缓解由微生物激发的慢性炎症反应。

（2）增强先天免疫防御：MSC-exos 通过激活角质形成细胞的 TLR2/MyD88通路，上调抗菌蛋白 LL-37 表达，增强皮肤固有免疫应答。

（3）恢复炎症后色素沉着；糖皮质激素的免疫抑制作用同时，外泌体还可调节酪氨酸酶活性，改善因糖皮质激素干扰黑色素细胞功能而导致的色素异常，使皮肤恢复色泽均匀。

4. 治疗策略　干细胞外泌体的治疗策略应以局部外用为主，采用凝胶、乳膏或生物活性膜等给药形式，靶向递送至病损区域。建议分阶段干预，在急性反跳期，外泌体可与非激素类免疫调节剂（如他克莫司、吡美莫司）联合使用，快速缓解炎症并控制症状；在恢复期单独使用外泌体制剂，修复结构、调节免疫；在维持期则以间歇外用的方式巩固疗效、预防复发。此外，结合保湿屏障修复产品、舒缓护理与光保护可进一步提高疗效。

（二）临床研究案例

例 1：男，42 岁。面部潮红、紧绷、瘙痒、疼痛 6 个月来医院就诊。既往体健，1 个月内持续使用地奈德乳膏。检查见面部红斑、毛细血管扩张，有丘疹伴少许脱屑。诊断：激素依赖性皮炎。

临床观察：①全面部行 AIE 再生疗法涂抹导入 4 mL，间隔 15 天 1 次，共治疗 6次。②治疗 6 次后，面部潮红、瘙痒、紧绷症状减轻，肤色恢复正常（图 7-4-1）。

例 2：女，38 岁。因面部皮肤干燥、潮红发热，并反复皮肤红疹来医院就诊。半年前行"水光注射"，具体用药及治疗不详，术后第 2 天出现面部皮肤潮红、灼热、肿胀，无瘙痒渗出及疼痛，曾反复使用糠酸莫米松乳膏约 3 个月。曾于当地医美机构行光子嫩肤及舒敏之星治疗，效果较差，诉灼热感加重。检查见面部皮肤较薄、干燥，可见潮红伴毛细血管扩张，皮损呈弥散分布。诊断：激素依赖性皮炎。

临床观察：①全面部涂抹导入 AIE 再生疗法 4 mL，共治疗 1 次。②治疗 1 次后，

面部潮红、紧绷症状减轻，肤色改善（图 7-4-2）。

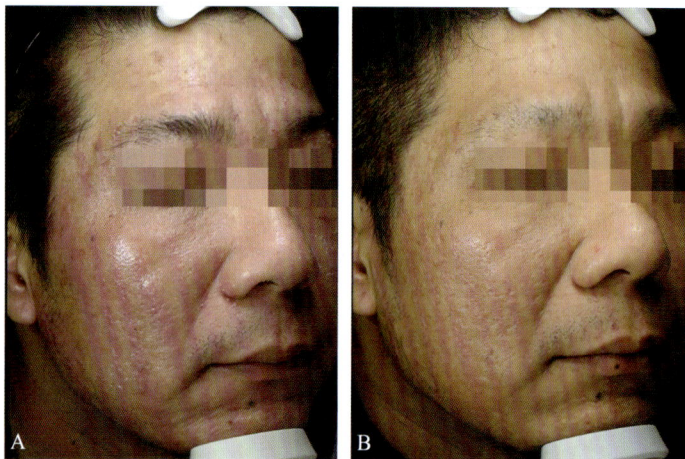

图 7-4-1　AIE再生疗法治疗激素依赖性皮炎临床研究（徐鸿斌　提供）

注：A. 治疗前，患者面部红斑、毛细血管扩张、丘疹伴少许脱屑；B. AIE再生疗法治疗6次后，面部红斑、紧绷症状减轻，肤色基本恢复正常

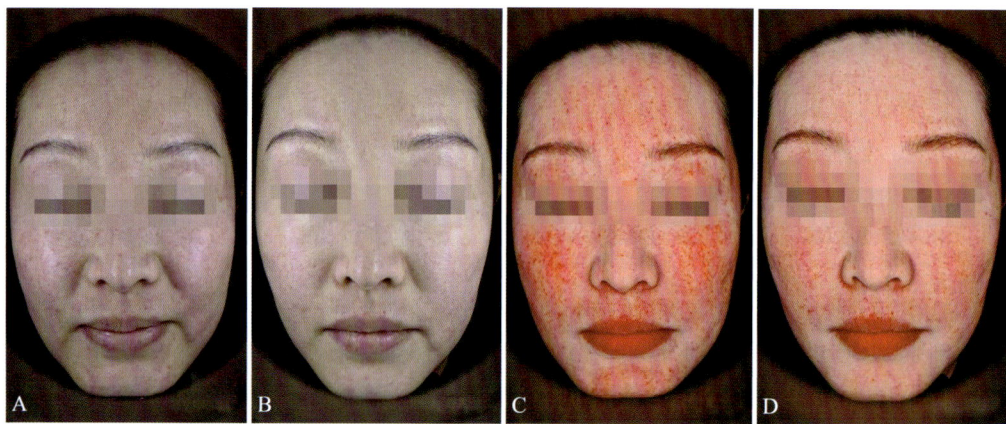

图 7-4-2　AIE再生疗法治疗激素依赖性皮炎临床研究（祁慧敏　提供）

注：A. 治疗前，患者面部红斑、毛细血管扩张、丘疹少许脱屑；B. AIE再生疗法治疗1次后，面部红斑、紧绷症状减轻，皮肤基本恢复正常；C. 治疗前VISIA下，红色区炎性状态明显；D. 治疗1次后，VISIA下，红色区炎性状态明显好转

第五节　脂溢性皮炎

一、概述

脂溢性皮炎（seborrheic dermatitis）是一种常见的慢性炎症性皮肤病，常见于年轻人，较少见于儿童。在青少年和成人中，脂溢性皮炎的临床表现可能从轻度头皮鳞屑到富含皮脂腺区域（头皮、面部、躯干）的弥漫性白色、淡黄色斑片不等。

脂溢性皮炎的发病机制尚不清楚，多种因素可能导致其发生发展，包括某些环境触发因素（低温、干燥等）、马拉色菌属的定植、皮脂腺活性异常以及免疫抑制、内分泌、神经源性和医源性因素等。脂溢性皮炎的诊断主要基于临床观察，目前治疗方案旨在调节皮脂分泌、减少马拉色菌属的定植以及有效控制炎症。对于轻中度脂溢性皮炎，局部治疗是主要治疗方法；在重度和/或耐药的情况下，可考虑超说明书使用一些局部和全身药物，或者使用 UVB 光疗进行物理治疗。

二、流行病学

基于不同国家的报道显示，脂溢性皮炎影响全球 1% ~ 5% 人群，男性患病率高于女性，常见伴皮肤微生物改变和/或皮脂异常的毛囊炎、足/甲癣、玫瑰痤疮、痤疮和银屑病等患者。

脂溢性皮炎的社会经济因素似乎与脂溢性皮炎患病率的差异无关，患病率最高的地区是撒哈拉以南非洲（低收入国家）、北美和西欧这两个高收入国家，仍需进一步研究种族和遗传学与脂溢性皮炎的关系。

年龄分布模式如图 7-5-1 所示，脂溢性皮炎全球流行率显示大约两个平台期，分别从出生到 5 ~ 9 岁和 25 ~ 29 岁到 55 ~ 59 岁，在年龄较大的阶段患病率明显上升。

三、发病机制

本病的发病原因尚不清楚。目前认为导致发病的三个主要因素有，马拉色菌定植、皮脂腺分泌脂质、潜在的免疫系统易感性。

脂溢性皮炎的生理病理学改变图 7-5-2。外源性因素有马拉色菌和其他微生物群、压力、皮肤和头发护理习惯不良、炎热潮湿的天气条件和某些药物等。内源性因素有男性、雄激素活性增加、皮脂腺活性高、脂质组成丰富，遗传学和免疫系统可能起作用。

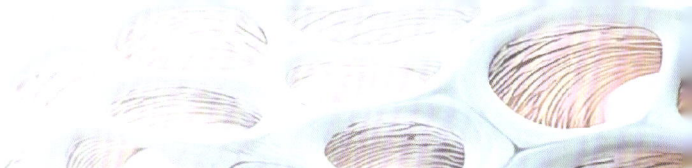

Seborrhoeic Dermatitis by sex and age 2019

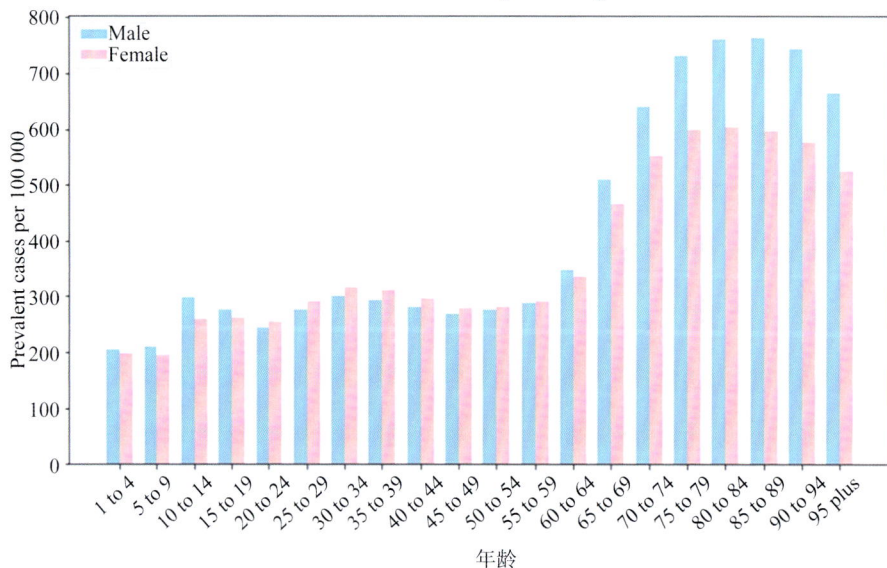

图 7-5-1　2019 年按年龄和性别排列的脂溢性皮炎全球流行率

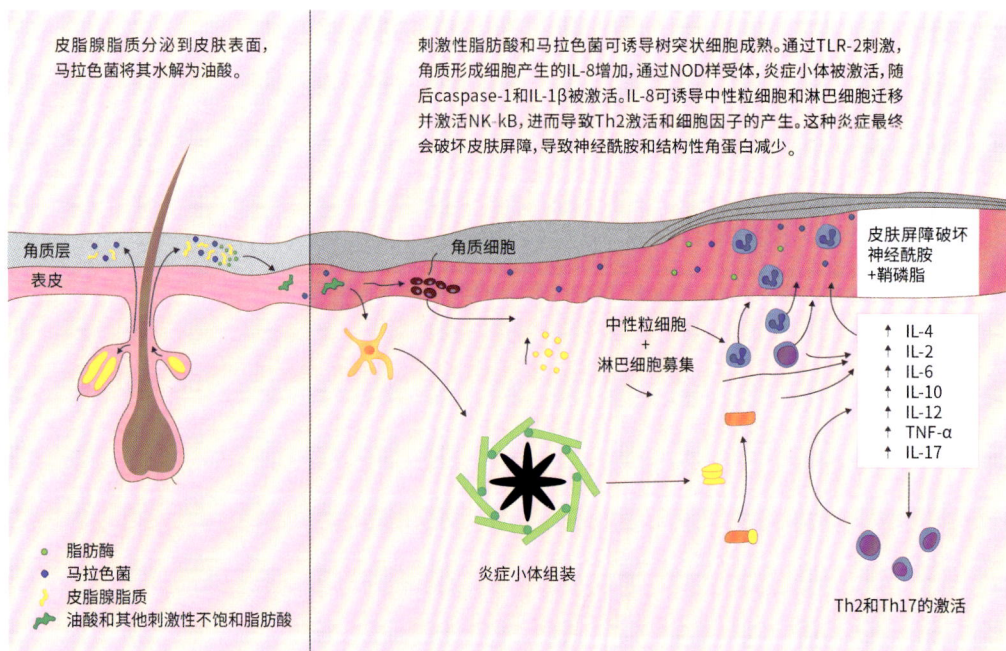

皮脂腺脂质分泌到皮肤表面，马拉色菌将其水解为油酸。

刺激性脂肪酸和马拉色菌可诱导树突状细胞成熟。通过TLR-2刺激，角质形成细胞产生的IL-8增加，通过NOD样受体，炎症小体被激活，随后caspase-1和IL-1β被激活。IL-8可诱导中性粒细胞和淋巴细胞迁移并激活NK-κB，进而导致Th2激活和细胞因子的产生。这种炎症最终会破坏皮肤屏障，导致神经酰胺和结构性角蛋白减少。

图 7-5-2　脂溢性皮炎生理病理学的最新解释

注：IL：白细胞介素；TNF：肿瘤坏死因子

1. 马拉色菌定植　脂溢性皮炎的发病与皮肤表面常驻真菌——马拉色菌属（*Malassezia*）的定植密切相关。研究认为，脂溢性皮炎可能是宿主对马拉色菌及代谢产物的免疫反应所致。表皮屏障功能障碍是致病过程的始发因素之一，这种障碍会导致皮肤微生态失衡，为马拉色菌的过度增殖创造条件。马拉色菌在富含皮脂的部位定植并分泌脂肪酶，将皮脂水解为游离脂肪酸和脂质过氧化物。这些代谢产物不仅具有较强的刺激性，可直接破坏角质层结构，还能穿透受损的表皮屏障，激活皮肤固有免疫反应，引发炎症级联反应。免疫系统随即产生包括 IL-1α、IL-1β、IL-2、IL-4、IL-6、IL-8、IL-10、IL-12、IL-17、TNF-α 和 IFN-γ 在内的多种促炎和免疫调节细胞因子。这些细胞因子可刺激角质形成细胞过度增殖与异常分化，加剧表皮结构损伤，进而诱发临床表现如红斑、瘙痒、脱屑等。此外，除马拉色菌外，诸如不动杆菌、葡萄球菌、链球菌、棒状杆菌和丙酸杆菌等皮肤常驻细菌亦可能通过水解皮脂、分泌促生长因子等机制，间接促进马拉色菌生长及致炎能力，进一步加重脂溢性皮炎的炎症反应。

2. 皮脂腺和脂质　本病是在皮脂溢出基础上发生的一种炎症，可能与皮脂分泌增多或化学成分的改变有关。研究发现在脂溢性皮炎患者表面类脂质分泌并不增加，但其组成中的胆固醇、甘油三酯增加而角鲨烯、游离脂肪酸减少。马拉色菌利用饱和脂肪酸，留下刺激性的不饱和脂肪酸，如油酸等。油酸是脂溢性皮炎炎症的主要触发因素，个体对这种刺激性游离脂肪酸的敏感性在脂溢性皮炎的发病中起着重要作用。

3. 遗传学　某些 HLA 亚型会增加脂溢性皮炎患病风险，已确定 11 种基因突变或蛋白质缺陷可诱发脂溢性皮炎或脂溢性皮炎样皮疹，大多数突变在免疫反应或表皮分化中起作用。与人类皮肤免疫受损相关的突变，如 ACT1（与 IL-17 受体相互作用激活 NF-κB 的接头分子，对皮肤真菌产生异常免疫反应）、C5（用于病原体的调理作用和形成有吞噬作用的膜攻击复合物）、IKBKG（IKK 复合体的调节亚基，导致 NK-κB 信号中断）、STK4（对维持淋巴细胞至关重要的激酶）、znf750（调节角质形成细胞终末分化的转录因子）等。

4. 与全身性疾病的复杂关系　脂溢性皮炎与多种疾病有关，其中最密切相关的是 HIV 感染和帕金森病。HIV 感染者中，脂溢性皮炎患病率为 20% ~ 83%，可能与免疫失调导致皮肤微生物群改变和炎症反应有关，皮损可扩散到非典型区域。帕金森病患者中脂溢性皮炎患病率约 60%，可能是副交感神经系统过度活跃，导致皮脂分泌增加。

四、诊断

根据典型临床表现和辅助检查，本病不难诊断。本病需与银屑病、玫瑰痤疮、体癣、玫瑰糠疹、系统性红斑狼疮、落叶型天疱疮等进行鉴别。

1. 临床特征　脂溢性皮炎临床表现为边界清楚的红色斑块上覆盖油腻的黄白色鳞

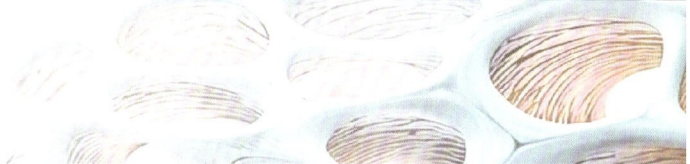

屑，头皮受累最常见，可能伴有瘙痒和暂时性脱发。根据炎症和鳞屑的严重程度可将脂溢性皮炎分为轻度、中度或重度。婴儿脂溢性皮炎通常在出生后第 3 ~ 4 周出现红斑和细小油腻鳞屑，主要累及尿布区域或头皮。儿童脂溢性皮炎通常是自限性的，而成人更趋于慢性。

2. 皮肤镜检查　对区分头皮脂溢性皮炎和银屑病或头癣等其他疾病至关重要。银屑病皮损中存在环状或发夹样血管，头癣中存在"逗号""开瓶器""锯齿形""莫斯电码"毛发。在脂溢性皮炎皮损中则可观察到分枝状和非典型血管，细小的白色、淡黄色鳞屑，白色无结构区域和蜂窝状色素网。

3. 组织学检查　脂溢性皮炎的组织病理学表现是非特异性的，在急性和慢性期不同。急性期主要为毛囊和血管周围炎症，常见海绵水肿、银屑病样增生以及围绕毛囊口的角化不全和毛囊角栓，结痂边缘可见中性粒细胞。在慢性期，银屑病样表皮增生和角化不全更明显，伴有浅表真皮小静脉扩张，海绵水肿轻微。

4. 仪器和/或实验室评估　皮脂、角质层水合作用、测量皮肤表面 pH 以及显微镜、培养鉴定在脂溢性皮炎的诊断中无临床意义，但在流行病学和病因遗传学研究中可提供有用信息。皮脂排泄过多和/或屏障功能改变，增加脂溢性皮炎皮损的经表皮水分流失（TEWL）和/或皮肤显示微生物失调。

五、一般治疗

（一）成人脂溢性皮炎的治疗

1. 成人头皮脂溢性皮炎的局部治疗　成人建议使用抗真菌药（如酮康唑、环吡酮胺、咪康唑等）、抗炎药（如戊酸倍他米松、丙酸氯倍他索等）和具有角质溶解剂/保湿剂特性的外用药（如丙二醇）治疗头皮脂溢性皮炎；此外，2.5% 二硫化硒洗发水（每周 3 次，持续 6 周）、2% 氟康唑洗发水（每周 2 次，持续 4 周）、1% 盐酸萘替芬凝胶（每周 2 次，持续 4 周）以及多种疗法的联合应用均可有效改善脂溢性皮炎（表 7-5-1）。

2. 成人非头皮脂溢性皮炎的局部治疗　建议外用抗真菌药（酮康唑、环吡酮胺、克霉唑）和抗炎药（琥珀酸锂/葡萄糖酸锂、吡美莫司/他克莫司）等治疗面部和/或其他部位的轻中度脂溢性皮炎。此外，替代的局部治疗方法还有 0.75% 甲硝唑凝胶（每天 2 次，持续 8 周）、1% 特比萘芬乳膏等（表 7-5-2）。

表 7-5-1　治疗成人头皮脂溢性皮炎的外用药

药物	剂量 / 剂型	用法 / 疗程	备注
酮康唑	1% ~ 2% 洗发水	每周 2 次，持续 4 周	2% 酮康唑洗发水每周 1 次，持续 6 个月，可预防复发
	2% 泡沫剂	每天 2 次，持续 4 周	每天 2 次，可连续使用长达 1 年，安全性较高
	2% 凝胶	每周 2 次，持续 4 周	疗效快，复发率低
	2% 发泡凝胶	每周 2 次，持续 1 个月→每周 1 次，持续 3 个月	可显著减少红斑
环吡酮胺	1% ~ 1.5% 洗发水	每周 3 次，持续 4 周	高浓度与低浓度的临床效果差异无统计学意义
	0.77% 凝胶	每天 2 次，持续 4 周	
咪康唑	2% 溶液	每天 1 次，持续 3 周	与 1% 氢化可的松溶液联合应用疗效更佳
戊酸倍他米松	0.12% 泡沫剂	每天 2 次，持续 4 周	不建议长期使用
丙酸氯倍他索	0.05% 洗发水	每周 2 次，持续 2 周	可单独使用，也可与抗真菌剂联合使用；避免长期使用
丙二醇	15% 溶液	每天 1 次，持续 3 周	显著减少环状假单胞菌计数

表 7-5-2　成人面部脂溢性皮炎的推荐外用药

药物	剂量 / 剂型	用法 / 疗程	备注
酮康唑	1% ~ 2% 乳膏 / 泡沫 / 凝胶	每天 2 次，持续 4 周	显著减少马拉色菌
环吡酮胺	1% 乳膏	每天 2 次，持续 4 周	—
克霉唑	1% 乳膏	每天 1 次，持续 3 周	—
琥珀酸锂 / 葡萄糖酸锂	8% 软膏	每天 2 次，持续 8 周	
吡美莫司 / 他克莫司	1% 乳膏 0.03% ~ 0.1% 软膏	急性期每天 1/2 次，持续 4 ~ 8 周，维持治疗每周 1 次，持续 12 周	与局部糖皮质激素相比，不良反应较少

3. 成人脂溢性皮炎的全身治疗　系统性抗真菌药（特比萘芬、伊曲康唑）主要用于急性和 / 或重度和 / 或耐药性成人脂溢性皮炎，治疗目标是迅速减轻症状，使用局部药物作为维持治疗。

特比萘芬是一种亲脂性抗真菌药，停药后仍能持续产生药效作用，一般可口服 250 mg/d，持续 4 ~ 6 周；也可每月前 12 天 250 mg/d，连续口服 3 个月（冲击方案），不良反应发生率较低。

伊曲康唑是一种亲脂性三唑类药物，有广谱抗真菌作用，可先口服 200 mg/d 连服 1 周，后续 2 个月每月前 2 天口服 200 mg/d；也可口服 150 ~ 200 mg/d，每周 1 次，

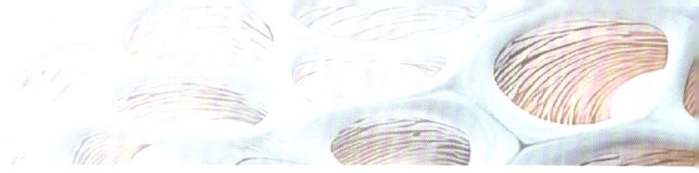

持续 2 ~ 3 个月。

4.成人脂溢性皮炎的物理治疗　有研究显示,窄谱UVB光疗(每周3次,最长8周)可有效改善重度脂溢性皮炎,6 例患者完全清除,12 例患者明显改善。

（二）婴儿脂溢性皮炎的治疗

婴儿头皮脂溢性皮炎可用富含润肤剂（乳木果油、甘油等）和植物油（橄榄油、琉璃苣油、杏仁油等）的婴儿洗发水,然后温和地去除鳞屑。婴儿非头皮区域的脂溢性皮炎皮损则可用天然抗炎/抗氧化剂（硬脂基甘草酸酯、芦荟、维生素 E、紫锥菊、乳铁蛋白）和/或润肤剂（透明质酸）作为凝胶或乳膏治疗。

六、AIE 再生疗法治疗脂溢性皮炎

（一）治疗机制

脂溢性皮炎的发病机制涉及皮脂分泌异常、马拉色菌定植、免疫失衡及皮肤屏障破坏等多个环节。外泌体携带蛋白质、miRNA 和脂质等活性成分,间充质干细胞来源的外泌体(MSC-Exos)作为一种含有多种再生修复与免疫调节因子的天然纳米载体,在脂溢性皮炎的治疗中展现出多重干预潜力。

1.通过调节炎症反应　间充质干细胞来源的外泌体（MSC-Exos）作为一种含有多种免疫调节因子的天然纳米载体,在脂溢性皮炎的治疗中展现出多重干预潜力。其所携带的 miRNA（如 miR-146a、miR-21）、蛋白质（如 TGF-β、HGF）和脂质等活性成分可通过调节局部免疫微环境发挥抗炎作用。一方面,外泌体可抑制 Toll 样受体介导的 NF-κB 和 MAPK 信号通路,降低促炎因子（如 IL-6、TNF-α）的表达,缓解马拉色菌引发的免疫失衡;另一方面,外泌体可诱导调节性 T 细胞（Treg）分化,促进 Th1/Th2/Th17 免疫轴的动态平衡,从而抑制过度的 T 细胞活化。此外,部分外泌体亦可由树突状细胞或 T 细胞自身释放,在免疫调节过程中起到自限性反馈的作用。

2.抑制马拉色菌增殖　马拉色菌(*Malassezia spp.*)是脂溢性皮炎的关键致病菌,其代谢产物（游离脂肪酸）可刺激皮肤炎症。虽然外泌体本身并不具备直接杀菌作用,外泌体中的某些成分可能具有抗真菌活性,直接抑制马拉色菌的生长,减少其在皮肤表面的定植。外泌体能够通过调节皮肤表面的微生物群落,改善表皮 pH 与脂质组成,恢复皮肤微生态平衡,减少马拉色菌和其他致病微生物的过度增殖,恢复正常菌群竞争优势,促进抗菌肽（如 β- 防御素、组织蛋白酶抑制素）的表达,增强皮肤天然免疫。外泌体中的 miRNA（miR-155）可抑制真菌脂质代谢相关基因表达,减少皮脂分解产生的刺激性物质。

3. 修复皮肤屏障功能　脂溢性皮炎患者的表皮屏障受损，导致水分流失和外界刺激物易感性增加。外泌体可以促进角质形成细胞增殖，外泌体中的表皮生长因子和成纤维细胞生长因子可加速表皮层再生，增强紧密连接蛋白（claudin-1、occludin）的表达。含有调控角质形成细胞分化的 miRNA（如 miR-34a、miR-21），从而改善油酸等不饱和脂肪酸对皮肤的刺激性，减少经表皮水分丢失与马拉色菌代谢产物的穿透，阻断"炎症—屏障破坏"恶性循环。

4. 调控脂质代谢　脂溢性皮炎患者皮脂组成异常（油酸增多，角鲨烯减少）加剧皮肤刺激与炎症。研究显示，外泌体可以作用于皮脂腺细胞，调节其脂质分泌功能，使皮脂的分泌更加有序和平衡，避免脂质过度分泌导致的皮肤问题，外泌体携带的 miR-203 可抑制脂质合成酶（FASN）活性，减少皮脂过度分泌，从而改善脂溢性环境。

（二）临床研究案例

患者，女，45 岁。因面部红斑、脱屑、瘙痒就诊。既往体健，1 个月内未使用任何药物治疗。检查见面部皮肤红斑脱屑，以鼻周为主。VISIA 下，可见面部红色区明显炎性状态。诊断：脂溢性皮炎。

临床观察：全面部行 AIE 再生疗法冷导，每次左右面部各 3 mL，间隔 3 天 1 次，共治疗 3 次。治疗 3 次后，红斑脱屑及瘙痒明显减轻（图 7-5-3）。

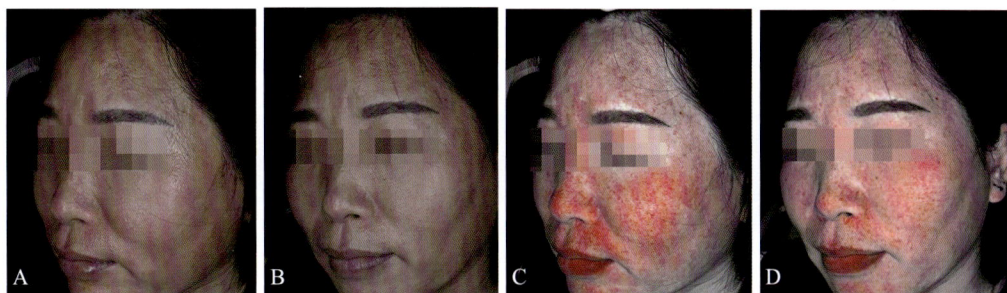

图 7-5-3　AIE 再生疗法治疗脂溢性皮炎临床研究（董冲　提供）

注：A. 脂溢性皮炎患者面部皮肤红斑脱屑，以鼻周为主；B. AIE再生疗法治疗3次后，面部红斑、潮红逐渐减轻，油脂分泌减少，肤色恢复正常；C. 治疗前VISIA下，可见面部红色区明显炎性状态；D. AIE再生疗法治疗3次后，VISIA下面部红色区炎性状态明显减轻

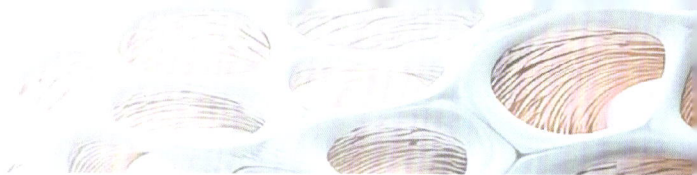

第六节　玫瑰痤疮

一、概述

玫瑰痤疮是一种好发于面中部的慢性炎症性皮肤病，表现为一系列可单独或同时发生、随时间推移而变化的体征和症状，临床表现为面部及口周红斑、丘疱疹，毛细血管扩张，自觉刺痛或烧灼感，鼻部赘生物。除皮肤表现外，部分玫瑰痤疮患者还有眼部症状。

面中部红斑及毛细血管扩张是玫瑰痤疮的常见特征，而面部红斑/潮红、丘疹脓疱、刺痛/烧灼感等皮肤敏感症状对患者生活质量影响较大。玫瑰痤疮在皮肤白皙的人群中较常见，但肤色较深的人也会患病（图 7-6-1，图 7-6-2）。

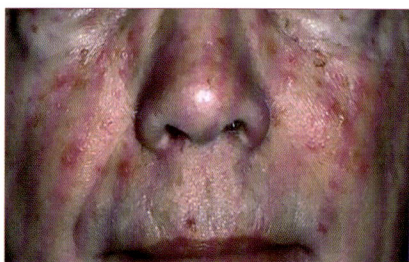

图 7-6-1　临床表现为面中部红斑的玫瑰痤疮

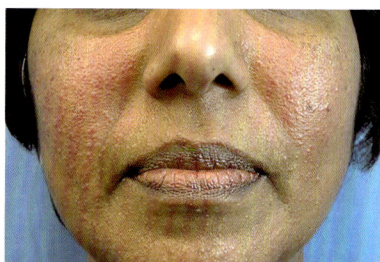

图 7-6-2　深色皮肤的玫瑰痤疮

二、玫瑰痤疮的流行情况

据统计，玫瑰痤疮影响 2%～10% 人，女性比男性更常见。有报告显示，仅美国有高达 1600 万人患有玫瑰痤疮。玫瑰痤疮主要见于皮肤白皙和 Fitzpatrick 分型为Ⅰ～Ⅱ型的高加索人，光敏性皮肤患病风险较大。有研究显示，玫瑰痤疮患病率约占普通人群的 5.46%、所有皮肤科门诊患者的 2.39%。

玫瑰痤疮在有色人种皮肤中的患病率尚不清楚，因 Fitzpatrick 分型Ⅳ～Ⅴ型人群中，有较大部分玫瑰痤疮患者未被确诊，其发病率可能被低估。肤色较深的患者需要更全面的临床诊断标准。

三、玫瑰痤疮的病因、发病机制与诱因

玫瑰痤疮的发病机制十分复杂，主要涉及皮肤屏障和通透性功能障碍、先天性和

适应性免疫系统以及神经血管系统（图7-6-3）。

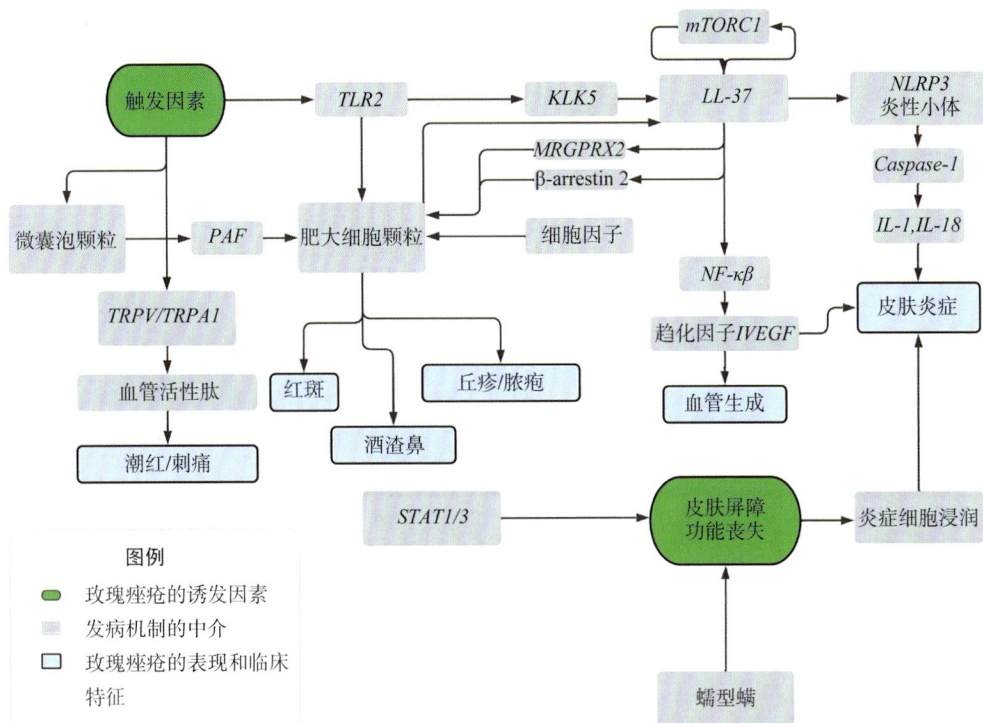

图 7-6-3　玫瑰痤疮发病机制

注：绿色表示诱因，灰色表示分子途径，蓝色表示症状及玫瑰痤疮表型

TLR2：Toll样受体2；PAF：血小板活化因子；TRPV/TRPA1：瞬态感受器电位阳离子通道V/A1；STAT1/3：信号传导及转录激活蛋白；KLK-5：激肽释放酶相关肽酶5；LL-37：抗菌肽-37；mTORC1：哺乳动物雷帕霉素靶蛋白1；MRGPRX2：Mas相关G蛋白偶联受体X；NLRP3：NOD样受体热蛋白结构域相关蛋白3

（一）病因与发病机制

1. 遗传因素　部分玫瑰痤疮患者存在家族聚集性。玫瑰痤疮相关基因主要包括HLA-DRA（DRB1*03：01，DRB1*02：01，DQA1*05：01）、BTNL2、PRELID2、KCTD16等。研究显示，在双胞胎患者中，遗传因素与后天环境因素共同导致发病，两者在风险因素占比各一半。

2. 皮肤屏障功能障碍　研究人员推测，皮肤屏障的破坏会促进细菌性皮肤定植，而受损皮肤和细菌定植的皮肤及其相关抗菌肽的结合可能会导致玫瑰痤疮发病。此外，STAT3过表达也与玫瑰痤疮的皮肤屏障功能障碍有关。因此，解决皮肤屏障缺陷是预防和治疗玫瑰痤疮不可或缺的一部分。

3. 天然免疫功能异常　天然免疫反应异常激活在玫瑰痤疮的炎症产生中发挥重要

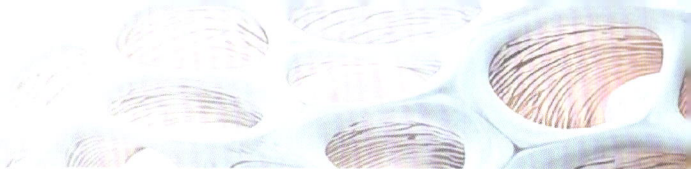

作用。玫瑰痤疮皮损中，多种天然免疫相关分子（如 TLR2、抗菌肽等）表达增加，多种免疫细胞如肥大细胞、巨噬细胞以及中性粒细胞等数量显著增加。多种外界因素如紫外线、病原生物定植或感染等可促进抗菌肽表达，还可通过 TLR2 途径、维生素 D 依赖 / 非依赖途径、内质网应激途径等多种途径直接或间接诱导 KLK5 活性增强，促进表皮抗菌肽转化为活化形式 LL-37 片段，后者可加重炎症反应、诱导血管生成，是导致玫瑰痤疮炎症反应发生发展的重要原因。

4. 神经血管调节功能异常 瞬时受体电位（TRP）通路对于调节离子跨细胞膜的驱动力至关重要。TRPV 与多种感觉神经病有关，可促进 5- 羟色胺和组胺引起瘙痒反应。TRPV4 上调与玫瑰痤疮潮红和刺痛表型有关，TRPA1 可增强炎症反应，TRPV2/TRPV3 的皮肤免疫标记和 TRPV1 的基因表达在玫瑰痤疮皮肤中显著增加。多种神经肽（如 P 物质、降钙素基因相关肽、血管活性肠肽等）不仅可引起神经源性炎症，还可诱发脉管舒缩调节紊乱，从而导致潮红、红斑等症状。精神因素（如抑郁、焦虑等）在一定程度上参与玫瑰痤疮的发生发展，与神经源性炎症机制密切相关。

5. NLRP3 炎症小体通路 NLRP3 是一种细胞内传感器，如微生物基序、内源性危险信号和导致其形成的环境刺激物等，在先天和炎症信号转导中起关键作用，可通过激活促炎性细胞因子 IL-1 参与多种炎症性疾病的发生发展（图 7-6-3）。组织素蛋白 LL-37 通过多种机制（包括 NLRP3 炎症小体通路的激活）作用，增强 IL-8、TNF 和环氧合酶的表达，与多种玫瑰痤疮表型均有关。

（二）诱因

玫瑰痤疮的诱因包括 PAMP、热量、紫外线。触发因素的主要分子包括 TLR2、TRPV/TRPA、微囊泡颗粒。TLR 可作为触发因素诱导 KLK5 激活，导致 LL-37 裂解成促炎片段，而 mTORC1 在反馈回路中与 LL-37 相互作用。LL-37 片段的下游作用包括肥大细胞活化、血管生成趋化因子释放、NLRP3 炎症小体活化。MRGPRX2 由 LL-37 激活、由 β-arrestin-2 调节，介导非 IgE 肥大细胞脱颗粒，而肥大细胞活化和脱颗粒与玫瑰痤疮表型、红斑毛细血管扩张型、PPR 有关。血管生成趋化因子包括 VEGF，可诱导玫瑰痤疮皮损的血管生成。NLRP3 在先天和炎症信号传导中通过多种细胞因子发挥作用。热量作为另一触发因素，通过 TRPV/TRPA 传感器，导致血管活性肽释放，引起潮红和刺痛。UVB 可诱导皮肤角质形成细胞释放微囊泡颗粒，通过促炎介质血小板活化因子导致肥大细胞脱颗粒。皮肤屏障功能障碍亦是玫瑰痤疮的关键因素之一，与蠕形螨皮肤定植和 STAT 转录因子上调有关，可导致免疫细胞浸润和皮肤炎症。

四、诊断

（一）国内外诊断标准

多个国家制定了玫瑰痤疮诊疗指南，如加拿大、瑞士、荷兰等，但国际上较为公认的诊断标准是美国国家玫瑰痤疮专家委员会提出的 2002 版和 2017 版标准，现以 2017 版为国际通用标准。2017 版诊断标准提出，面中部可能周期性加重的持续性红斑及增生肥大改变为玫瑰痤疮的 2 个诊断性特征，符合 ≥ 1 个特征可诊断玫瑰痤疮；阵发性潮红、丘疹和 / 或脓疱、毛细血管扩张、部分眼部表现（睑缘毛细血管扩张、睑缘炎、角膜炎、结膜炎和角膜巩膜炎等）为玫瑰痤疮的主要特征，≥ 2 个主要特征提示玫瑰痤疮。面部中央血管受累是玫瑰痤疮最基本的病理生理改变，结合国内研究显示，不同部位（面颊部、鼻部、口周）皮损有不同特征，在 2016 版中国玫瑰痤疮诊断标准的基础上，2020 年国内学者提出了分部位诊断标准，面颊部和鼻 / 口周部两个部位中只要 1 个满足诊断标准，即可诊断玫瑰痤疮。

诊断过程中需要排除其他诱因引起的阵发性潮红或持续性红斑，包括外用药物（如糖皮质激素类、维 A 酸类等）、系统药物（如烟酸、异维 A 酸等）、局部化学治疗或光电治疗、月经期或围绝经期症状和系统疾病（如类癌综合征、系统性肥大细胞增生症、一些腺体的髓样癌等）。

（二）实验室检查

玫瑰痤疮的辅助检查手段有限，部分检查结果可能不具备诊断特异性，需要结合临床表现综合诊断和评估。

1.皮肤镜 皮肤镜下，玫瑰痤疮呈红色或者紫红色背景上的多角形血管（图 7-6-4A）。丘疹脓疱表现为以毛囊为中心的脓疱，毛囊周围红晕（图 7-6-4B 中黑色箭头）。肉芽肿型玫瑰痤疮可出现橘色无结构区域（图 7-6-4C 中黑色箭头）。皮肤镜检查结合临床表现，有助于玫瑰痤疮的快速诊断。

2.反射式共聚焦显微镜（俗称皮肤 CT） 可表现为表皮萎缩变平或程度不一的海绵水肿，沿着毛囊皮脂腺单位向下的棘层增生及毛囊皮脂腺单位直径增大，大量扩张卷曲的血管，多为水平方向的血管扩张。部分患者可出现毛囊皮脂腺单位内定植的蠕形螨虫（图 7-6-5）。

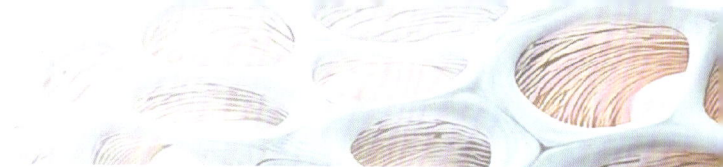

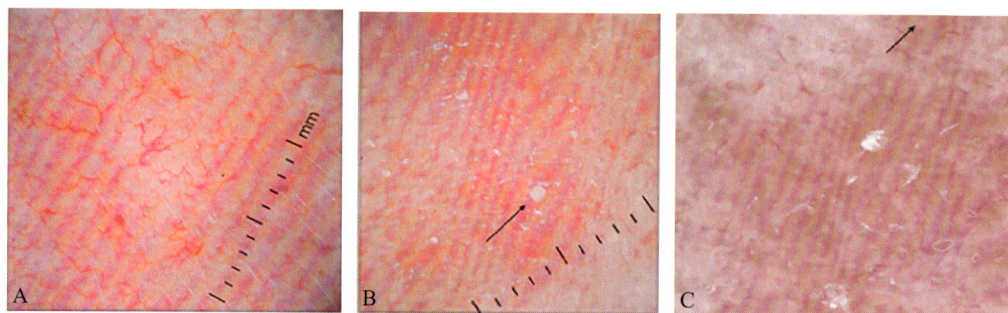

图 7-6-4　皮肤镜下玫瑰痤疮的典型表现

注：A.红色或者紫红色背景上的多角形血管；B.以毛囊为中心的脓疱，毛囊周围红晕（黑色箭头）；C.肉芽肿型玫瑰痤疮可出现橘色无结构区域（黑色箭头）

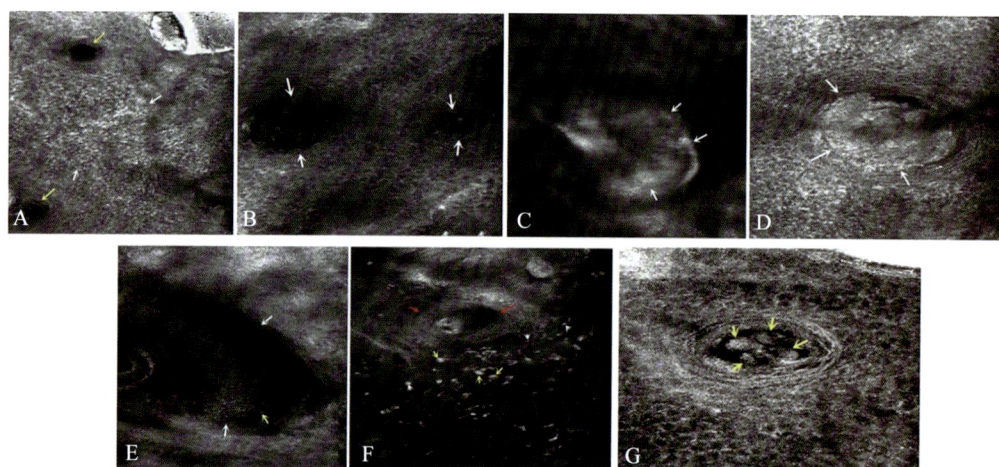

图 7-6-5　玫瑰痤疮在反射式共聚焦显微镜镜下表现

注：A.表皮（白色箭头）及毛囊（黄色箭头）发生改变；B.棘层内海绵状水肿，内有大小不等的低折射率水疱（白色箭头）；C.毛囊漏斗部扩张，内充满高折射率角质样物质（白色箭头）；D.毛囊周围脓肿形成，可见高折射率中性粒细胞聚集（白色箭头）呈漩涡状；E.毛囊周围血管明显增生扩张（白色箭头），可见大量低、中折射率细胞（黄色箭头）；F.毛囊角栓（红色箭头），在真皮浅中层及毛囊周围可见较多的炎症细胞（白色箭头），有的细胞较大（黄色箭头）；G.毛囊中可见到蠕形螨结构（黄色箭头）

3.组织病理检查　玫瑰痤疮的病理改变缺乏特异性，可用于鉴别诊断。不同皮损有各自的组织病理特点。红斑、毛细血管扩张型的玫瑰痤疮皮损，可见到真皮浅层扩张的血管、淋巴管，管周有轻中度淋巴细胞浸润，可见到少量浆细胞，是诊断玫瑰痤疮的一个重要线索；丘疹、脓疱型则有更加明显的浅层及中层血管周围及毛囊周围炎症细胞浸润，包括淋巴细胞、少数中性粒细胞及浆细胞；增生肥大表现的皮损则可见到皮脂腺增生肥大及不同程度纤维化（图 7-6-6）。

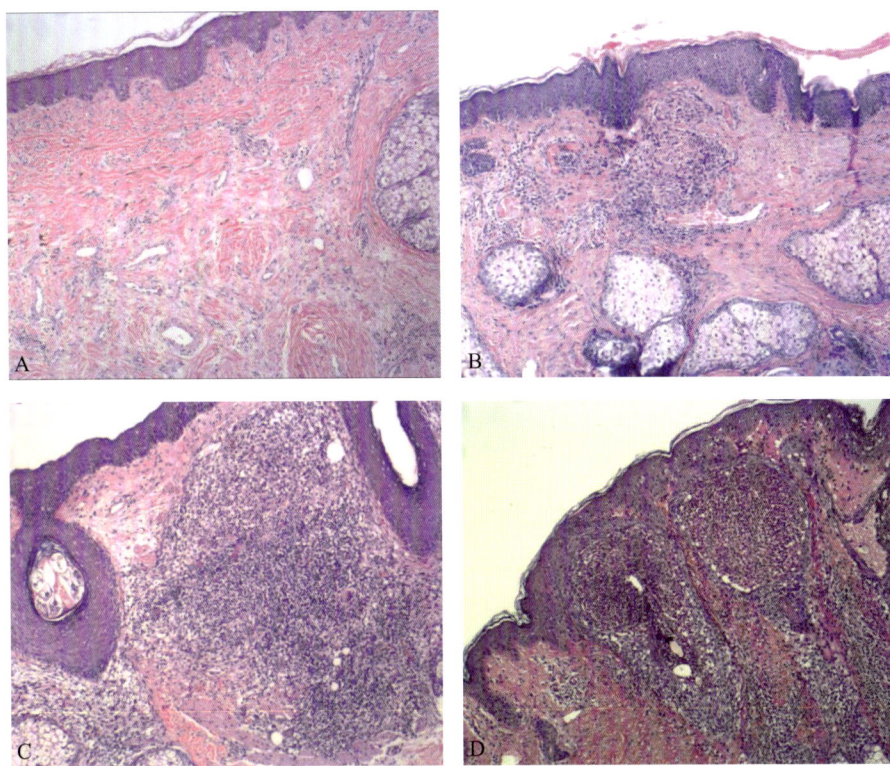

图 7-6-6　玫瑰痤疮组织病理表现

注：A. 红斑皮损显示，浅表血管扩张、内皮细胞突出、真皮上层水肿，表皮内海绵状增生和淋巴细胞外渗；B. 血管性红斑皮损显示，静脉和毛细血管形状特殊、增大；C. 脓疱型红斑皮损显示，左侧毛囊旁有大量中性粒细胞聚集、表皮水肿、致密淋巴细胞炎症和血管扩张；D. 脓疱性皮损显示，表皮层中性粒细胞聚集、嗜酸性粒细胞碎屑、基底膜破裂

4. **计算机辅助成像**　从整体上观察面部血管的分布情况，动态评估玫瑰痤疮患者面部红斑的严重程度及治疗前后的改善情况等，具有操作简单、评估直观等特点，但对于玫瑰痤疮的诊断需结合临床。

5. **其他**　皮肤超声、光学相干断层扫描和红外成像等多种新型皮肤检测设备均有助于玫瑰痤疮的诊断。

（三）严重程度评估

玫瑰痤疮的严重程度需基于不同皮损表现进行评估，已有多种相关量表和评估方法用于疾病的整体评估，包括阵发性潮红评估量表（flushing assessment tool, FAST；global flushing severity scale, GFSS）、持续性红斑评估量表（clinicians erythema assessment, CEA；patient self-assessment, PSA）、丘疹脓疱评估量表［炎症病灶计数和研究者整体评估（investigators global assessment, IGA）］。另外，针

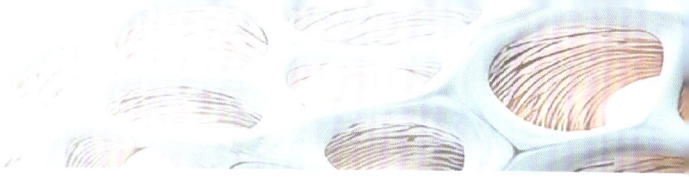

对玫瑰痤疮患者社会心理影响的评估量表包括玫瑰痤疮生活质量指数评分（rosacea quality of life index）和焦虑抑郁评分量表（depression anxiety stress scale，DASS；penn state worry questionnaire，PSWQ），国内学者已将中文版 Rosa QoL 量表予以临床应用，并验证其有效性。2019 年，国际玫瑰痤疮协作小组还提出玫瑰痤疮评估的监测工具，以皮损表现为基础，整体评估和监测玫瑰痤疮的严重程度。

五、一般治疗

目前已获得批准的疗法包括局部和口服药物治疗、激光、光疗以及其他外科手术，应结合每例患者的独特表现采取联合治疗方式治疗玫瑰痤疮。当前的药物治疗靶点主要包括组织素通路、瞬时电位受体通道、肥大细胞、NLRP3 炎症小体通路。未来可能致力于寻找治疗靶点的不同作用机制，例如 JAK/STAT 抑制剂可改善皮肤屏障功能障碍、TLR 拮抗剂可缓解抗菌肽介导的炎症反应。其他潜在治疗方法则针对不同的分子靶点，例如微囊泡颗粒介导的局部和全身炎症。目前已知的发病机制主要包括皮肤屏障功能障碍和环境 / 遗传触发因素（图 7-6-7）。

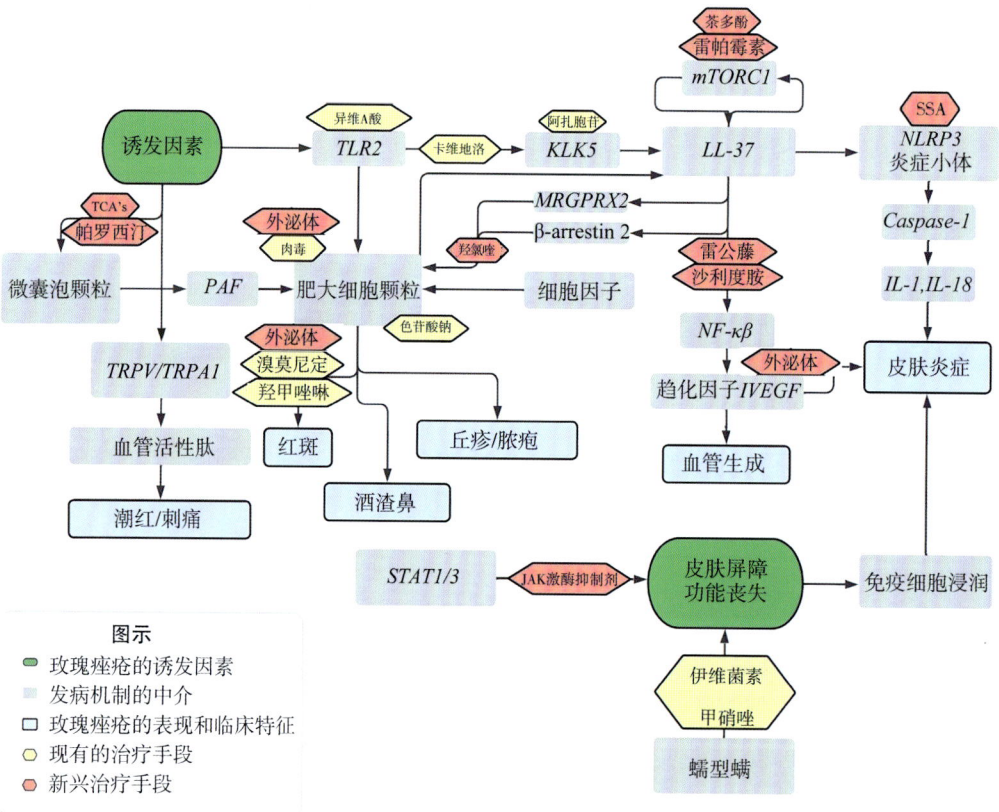

图 7-6-7　玫瑰痤疮发病机制和潜在的药物靶点黄色表示治疗方法，红色表示未来的治疗

（一）药物

1. **目前作用于导管素通路的 3 种药物**　异维 A 酸抑制皮脂腺功能并下调 TLR2 通路，卡维地洛能够下调 TLR2/KLK5/LL-37 通路，而 Aza 能够下调 KLK5。肉毒毒素和色甘酸钠是两种通过肥大细胞介导的疗法。肉毒毒素已被证明可以减少人和小鼠模型中的肥大细胞脱颗粒，色甘酸可作为肥大细胞稳定剂。溴莫尼定和羟甲唑啉是两种在治疗毛细血管扩张型痤疮中 α- 受体激动剂的疗法。溴莫尼定和羟甲唑啉则分别通过 α-2R 和 α-1R 产生激动作用。

2. **EGCG、雷帕霉素、雷公藤、沙利度胺**　作用于 LL-37 下游和上游靶点的四种潜在疗法。EGCG 和雷帕霉素分别通过 mTOR 和 mTORC1 途径调节和诱导角质形成细胞自噬，雷公藤和沙利度胺通过抑制 NF-kβ，释放各种细胞因子和趋化因子发挥作用。HCQ 可通过减轻 LL-37 介导的 GPCR MRGPRX2 激活来抑制肥大细胞浸润。SSA 则能够通过抑制 NLRP3 炎症小体的组装来治疗玫瑰痤疮。

3. **抗生素**　玫瑰痤疮的口服抗生素有四环素类药物，如多西环素和米诺环素等，在亚抗菌剂量下表现出抗炎活性，能够降低耐药发生率、调节 LL-37 通路、抑制基质金属蛋白酶并减轻炎症。荟萃分析显示，米诺环素是减少患者丘疹和脓疱的最有效和安全的抗生素。

（二）外用药

对于玫瑰痤疮的红斑丘疹，可使用溴莫尼定和羟甲唑啉进行局部治疗。溴莫尼定是一种 α-2R 激动剂，可减少炎症和水肿；羟甲唑啉作为一种 α-1R 激动剂，适用于减少伴或不伴丘疹脓疱病变的持续性面部红斑。

可使用多种外用药物治疗玫瑰痤疮的丘疹脓疱，如伊维菌素、壬二酸、甲硝唑、过氧苯甲酰等。伊维菌素可产生抗炎作用，下调 LL-37、IL-8、TLR-4 和 HBD-3，减少蠕形螨的作用尚在研究中；壬二酸作为美国食品药品监督管理局（FDA）批准用药，通过抑制激肽释放酶 -5 下调尿素通路；甲硝唑作为抗微生物和抗炎药，有助于维持皮肤屏障；过氧苯甲酰亦已 FDA 批准应用，但对玫瑰痤疮皮肤可能产生刺激，需通过封装载体给药。

（三）其他用药

玫瑰痤疮治疗的超适应证用药包括异维 A 酸、卡维地洛、色甘酸、肉毒毒素等。异维 A 酸是一种类视黄醇衍生物，主要治疗中重度寻常痤疮，但治疗丘疹脓疱型玫

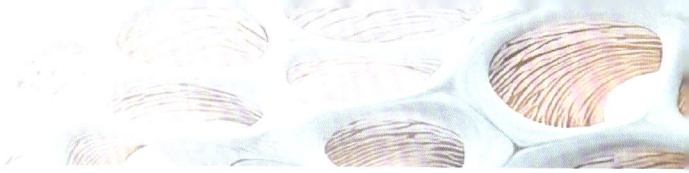

瑰痤疮显示出较好疗效，主要作用是抑制皮脂腺功能，但能下调 TLR-2 通路。卡维地洛是一种非选择性 β 受体阻断剂，具有 α-1 肾上腺素能拮抗活性；也是一种抗氧化剂，能够下调 TLR2/KLK5/ 抗菌肽通路，用于减轻持续性面部潮红和红斑。此外，色甘酸作为一种已知的肥大细胞稳定剂，是减轻红斑和潮红的症状可选择。肉毒毒素则通过阻断周围自主神经的乙酰胆碱受体、释放炎症介质抑制剂、减轻肥大细胞脱颗粒等机制来减轻潮红和炎症。总之，肾上腺素能介质、肥大细胞稳定剂、乙酰胆碱介质在内的超说明书用药已证明对玫瑰痤疮治疗有效。

（四）一般措施

皮肤屏障和通透性功能障碍在玫瑰痤疮的发病和疾病进展中起着重要作用，因此，多种治疗方法旨在恢复皮肤屏障，并被视为玫瑰痤疮治疗的一般措施。皮肤屏障治疗主要包括皮肤清洁剂、防晒霜和保湿剂，有助于减轻炎症、减少多种刺激性因素的相互作用。皮肤清洁剂旨在去除污染物和碎屑，同时保持生理 pH，因 pH 升高可能损害角质层、破坏皮肤的基本成分。紫外线与所有玫瑰痤疮的表现均有关，可能加重炎症，导致血管生成、毛细血管扩张和纤维化，因此需要用防晒霜进行适当防光。用于维持皮肤屏障的保湿剂包括润肤剂、保湿剂、可耐受的封闭剂等成分。已有研究显示，防晒和保湿在减少经表皮失水量方面的作用。总而言之，清洁剂、防晒霜、保湿剂在玫瑰痤疮的治疗中起着不可或缺的作用。

（五）在研治疗方法

1. JAK/STAT 抑制剂 有研究显示，STAT3 的过表达与玫瑰痤疮的皮肤屏障功能障碍密切相关，STAT1 介导皮肤中角质形成细胞免疫细胞相互作用，与皮肤屏障和免疫细胞活化有关，对玫瑰痤疮的发病有重大意义。因此，上述途径的抑制剂可能成为有效的治疗方法。JAK/STAT 信号转导在角质形成细胞相关皮肤病中起重要作用，该通路抑制剂在其他疾病（如银屑病和特应性皮炎）中已显示出疗效，有临床试验显示，JAK 抑制剂托法替尼可显著改善 72.4% 玫瑰痤疮患者的红斑。从理论上讲，JAK/STAT 抑制剂的疗效与改善皮肤屏障进而改善玫瑰痤疮症状有关。

2. LL-37 通路 抗菌肽 LL-37 是先天免疫系统的抗菌效应分子，在玫瑰痤疮中表现出表达、功能和加工缺陷。因 LL-37 及其相关效应子在玫瑰痤疮发病机制中起着重要作用，未来的治疗方法将更多针对其通路，如 mTORC1 和 TLR2 等进行研究。mTORC1 是雷帕霉素通路的靶标，通过反馈回路进行调节，过度激活会加重玫瑰痤疮症状，是玫瑰痤疮发展中血管生成所必需的。外用雷帕霉素能够通过其抗血管生成和抗增殖特性，显著改善玫瑰痤疮症状。西罗莫司作为一种 mTORC1 调节剂，有望成为玫瑰痤疮潜在疗法。mTOR 通路是角质形成细胞自噬的调节因子，而自噬可保护角质形成细胞免受炎症性疾病的损伤。EGCG 是一种天然多酚，作为多种皮肤炎症的潜在治疗方法，可通过诱导角质形成细胞自噬来减少玫瑰痤疮的炎症。沙利度胺能够减少通过 LL-37 诱导的细胞因子和趋化因子的产生，缓解玫瑰痤疮症状。此外，由于 TLR2 在玫瑰痤疮患者中的表达增加，有可能作为未来治疗的分子靶标。

3. 肥大细胞抑制剂　最近有研究显示，肥大细胞是玫瑰痤疮发病机制的关键一环，尤其是作为 LL-37 和 KLK5 的来源，针对其活化、脱颗粒和下游效应的干预措施可能有效减轻玫瑰痤疮的症状。抗疟药羟氯喹可通过缓解 LL-37 介导的激活来抑制肥大细胞浸润，改善玫瑰痤疮。青蒿素作为另一种抗疟药，已在小鼠模型中证实对玫瑰痤疮有效，可能通过与羟氯喹类似的肥大细胞介导机制起作用。最新研究则显示，MRGPRX2 作为一种由肥大细胞表达的 GPCR，与非 IgE 介导的肥大细胞脱颗粒有关，可被 LL-37 激活。

六、AIE 再生疗法治疗玫瑰痤疮

（一）治疗机制

玫瑰痤疮是慢性、复发性炎症性皮肤病，其发病机制涉及免疫紊乱、皮肤屏障损伤、炎症因子释放、神经血管异常等多重环节。外泌体作为一种天然纳米递送载体和生物调控因子，在玫瑰痤疮的免疫调节与抗炎作用、修复皮肤屏障功能、抑制血管生成与缓解红斑表现、协同或替代现有治疗方案方面具备治疗潜力。

1. 免疫调节与抗炎作用　在玫瑰痤疮的发病过程中，免疫异常与炎症反应是核心驱动因素。大量研究已证实，NLRP3 炎症小体、NF-κB 通路、TLR2 等参与促炎性细胞因子的激活与释放，从而引发皮肤局部免疫失衡。外泌体一方面能抑制肥大细胞的脱颗粒反应，减少组织中血小板活化因子（PAF）等促炎介质的释放，从而减轻面部血管活性增强导致的红斑与刺痛等症状。另一方面，外泌体可干预 TLR2 及其下游 NF-κB 信号通路，抑制 IL-6、TNF-α 等促炎性细胞因子的产生，从而阻断炎症反应的持续放大。此外，外泌体还能通过影响 mTORC1/LL-37 通路，有效抑制 NLRP3 炎症小体的激活，阻断 Caspase-1 介导的 IL-1β 和 IL-18 的成熟与释放，从而控制 SSA → NLRP3 → Caspase-1 →皮肤炎症的经典炎症通路。这些特性使外泌体成为调控玫瑰痤疮炎症反应的新型生物治疗手段。

2. 修复皮肤屏障功能　玫瑰痤疮患者通常伴有皮肤屏障功能障碍，表现为角质层

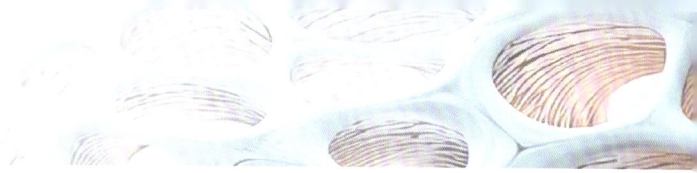

通透性增强、表皮屏障蛋白表达减少、经表皮水分丢失（TEWL）增加等。这种屏障受损状态不仅易导致皮肤对外界刺激的敏感性增强，也进一步促进炎性细胞因子的入侵与持续反应，加重病情。研究显示，干细胞来源外泌体中含有促进角质形成细胞分化与增殖的多种因子，如 TGF-β、KGF、miR-21 等。这些成分能有效诱导表皮结构重建、增加紧密连接蛋白（如 Claudin-1、ZO-1）的表达，从而增强皮肤的机械屏障功能。此外，外泌体还可促进上皮细胞迁移与伤口愈合，有助于恢复表皮完整性，减少外界刺激的入侵，对于缓解玫瑰痤疮反复发作及长期刺激造成的敏感状态具有重要意义。

3. 抑制血管生成与缓解红斑表现 异常血管扩张和新生血管生成是玫瑰痤疮中红斑持续存在和面部潮红症状的重要原因。血管内皮生长因子（VEGF）是该过程的关键介导因子，其表达受多种促炎通路调控，如 NF-κB、细胞因子刺激等。外泌体可通过递送抗血管生成的 miRNA（如 miR-15b、miR-20a 等），下调 VEGF 及其受体的表达，减少新生血管的形成。此外，外泌体还可通过干扰外周神经 - 血管轴和 TRPV/TRPA 信号，间接改善毛细血管扩张现象，从而缓解患者面部潮红、红斑及灼热等症状，为以红斑 - 血管为主要表现型的玫瑰痤疮提供一种新的治疗策略。

4. 协同或替代现有治疗手段 目前，治疗玫瑰痤疮的药物主要有伊维菌素、甲哌唑、四环素类抗生素以及激素类药物等，这些药物在缓解症状方面具有一定效果，但也存在不良反应、耐药性和复发率高的问题。随着对疾病分子机制的深入理解，JAK/STAT、TLR、NLRP3 等信号轴成为新兴的靶向治疗方向。外泌体可与传统药物联合使用，通过协同机制增强药效，减少药物使用剂量，降低不良反应。同时由于其优异的组织穿透力和靶向性，外泌体还可设计为靶向炎症部位的局部递送系统，提高治疗的精准性和有效率。因此，外泌体在玫瑰痤疮治疗中不仅有望成为替代方案，更可能发展为一种与现有疗法相辅相成的新型治疗平台。

（二）临床应用研究

1. 长沙某医院周佳等纳入女性（30 ~ 40 岁）玫瑰痤疮患者 78 例，其中丘疹脓疱型组 39 例、红斑毛细血管扩张型组 39 例。两组患者均接受微针导入 AIE 再生疗法，每月 1 次，连用 3 个月。观察并比较两组红斑评估量表、研究者整体评估得分、皮肤屏障功能指标、患者自我评估、临床疗效及不良反应率等。与治疗前比较，治疗 3 次后的两组红斑评估量表和研究者整体评估评分均明显降低，红斑指数、经皮失水量均明显降低，角质层含水量明显下降，差异均有统计学意义（均 $P < 0.05$）。治疗后，丘疹脓疱型组患者红斑评估量表评分、研究者整体评估评分低于红斑毛细血管扩张型组（均 $P < 0.05$）。红斑指数、经皮失水量评分低于红斑毛细血管扩张型组，角质

层含水量高于红斑毛细血管扩张型组（均 $P < 0.05$），患者自我评估评分高于红斑毛细血管扩张型组（$P < 0.05$），临床有效率高于红斑毛细血管扩张型组。两组不良反应发生率比较差异无统计学意义。多次 AIE 再生疗法治疗能够显著改善玫瑰痤疮患者的症状，改善皮肤屏障功能。与红斑毛细血管扩张型患者相比，AIE 外泌体治疗对丘疹脓疱型患者具有更好的临床疗效（图 7-6-8）。

治疗前　　　　治疗前　　　　治疗后　　　　治疗后

ETR组

PPR组

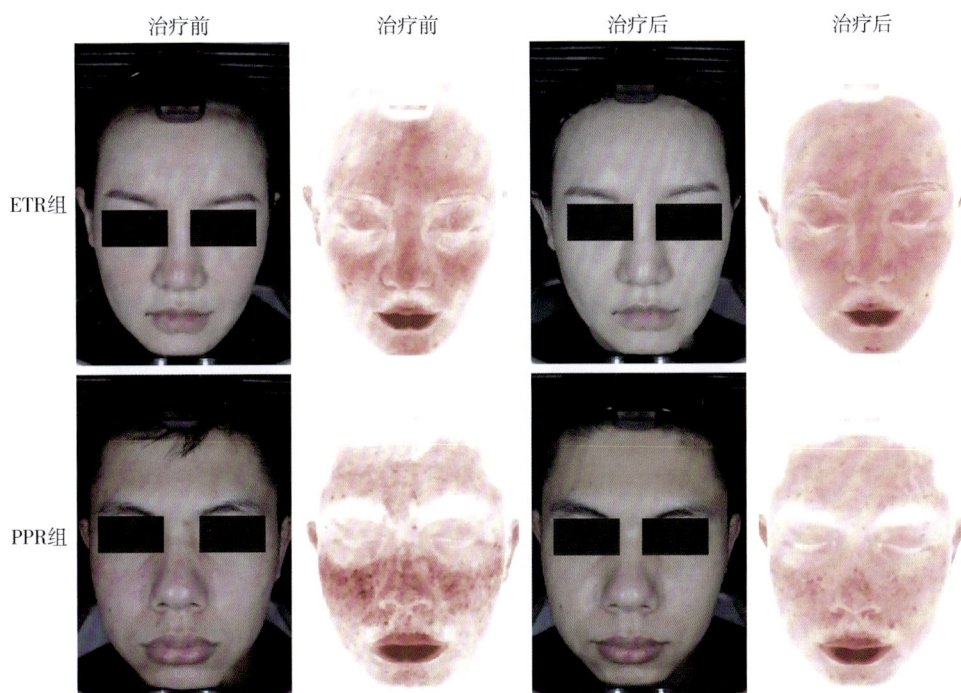

图 7-6-8　AIE 再生疗法治疗玫瑰痤疮临床研究（周佳　提供）

红斑毛细血管扩张型（ETR）组治疗前：患者面部反复面部红斑、潮红，炎性症状明显。VISIA 下患者面部红色区炎性状态明显；ETR 组治疗后：AIE 再生疗法治疗 3 次后，面部炎性状态明显好转，红斑潮红减退，肤色恢复正常。VISIA 下患者面部红色区炎性状态明显好转；PPR 组治疗前：患者面部反复面部红斑、潮红、丘疹，炎性症状明显。VISIA 下患者面部红色区炎性状态明显；丘疹脓疱型（PPR）组治疗后：AIE 再生疗法治疗 3 次后，面部炎性状态明显好转，红斑潮红减退，丘疹消退，肤色恢复正常。VISIA 下患者面部红色区炎性状态明显好转。

2. 临床研究案例　用 AIE 再生疗法单次治疗玫瑰痤疮患者即刻显示出抗炎、屏障修复、改善敏感状态的效果，经多次治疗，患者多年的皮肤瘙痒、红肿得到缓解。

患者，女，35 岁。以面部反复红斑、潮红、丘疹影响美观来医院就诊。既往体健，1 个月内未使用任何药物治疗。检查见面部红斑、潮红、丘疹，炎症明显。诊断：玫

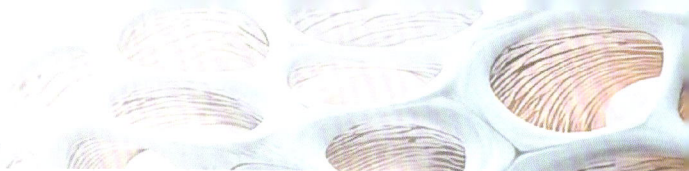

瑰痤疮。

临床观察：①全面部行 AIE 再生疗法涂抹导入 2 mL/ 次，同时联合 E 光、水杨酸、染料激光治疗，30 天 1 次，共治疗 2 次。②治疗 2 次，面部炎性状态明显好转，皮肤基本恢复正常（图 7-6-9）。

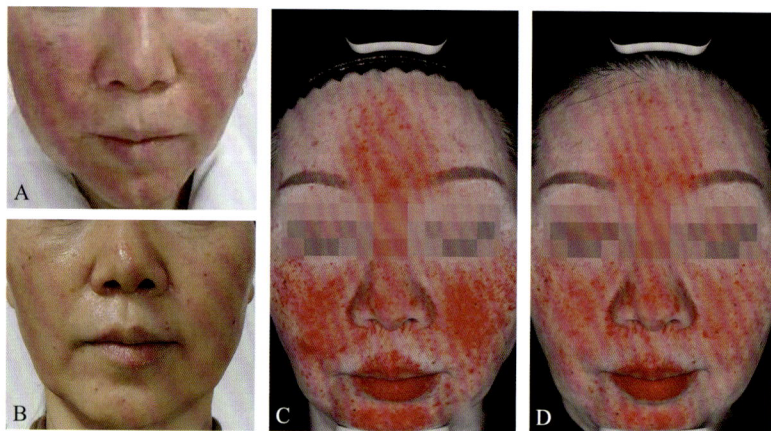

图 7-6-9　AIE 再生疗法治疗玫瑰痤疮临床研究（潘艳冰　提供）

注：A. 治疗前，患者面部红斑、潮红、丘疹，炎症明显；B. AIE 再生疗法治疗2次后，面部炎症明显好转，红斑减退，丘疹消退，皮肤恢复正常；C. VISIA下，患者面部红色区炎性状态明显；D. AIE再生疗法治疗2次后，VISIA下，患者面部红色区炎性状态明显好转

（三）讨论

外泌体中含有多种抗炎因子（如 TGF-10 等）可抑制炎症反应，减轻患者面部皮肤的红肿和炎症，从而改善症状。单次治疗即收到较好效果，并且即刻起效，多次治疗会带来更持久的效果。玫瑰痤疮患者皮肤屏障功能受损，外泌体修复皮肤免疫屏障，击退炎症，消除痒、红肿，修复皮肤物理屏障、细胞再生、恢复正常皮肤。通过增加皮肤的含水量和减少水分散失率，帮助改善皮肤屏障功能，从而减轻红斑评估和整体评估得分。

外泌体通过抑制炎性细胞因子、促进血管紧张度的调节以及修复受损皮肤屏障等途径，对玫瑰痤疮皮损产生治疗作用。玫瑰痤疮患者皮肤屏障功能受损，外泌体则能够快速修复皮肤免疫屏障，减轻炎症、消除瘙痒、红肿；修复皮肤物理屏障，诱导细胞再生，恢复健康皮肤。在滚针刺激下，具有活性的外泌体囊泡可直达真皮层，调节成纤维细胞增殖分化，促进胶原纤维、弹性纤维生成，一定程度上对抗皮肤光老化，从皮肤基底至表皮层进行修复，从根本上解决潮红、灼热及紧绷等皮肤屏障受损问题。

第七节　寻常痤疮

一、概述

寻常痤疮是一种毛囊皮脂腺单位慢性炎症性疾病，好发于青春期，是全球常见的皮肤病之一，主要累及面部等毛囊皮脂腺单位，临床主要表现为粉刺、丘疹、脓疱、囊肿或结节。其具有发病率高、病程长、易复发甚至遗留严重瘢痕的特点，不仅给患者身心健康和容貌带来较大影响，还易产生抑郁、焦虑、自卑等心理负担，影响患者的生活质量。

临床医师在治疗痤疮的方法选择上有较大差异，有些治疗方法疗效不佳，缺乏循证医学证据支持，个别方法甚至对患者造成损害。

二、流行病学

青少年的患病率随着时间推移持续增长，大多数人在青春期会出现痤疮，男性略高于女性（95%：85%），近20%患者有中重度痤疮（表7-7-1），多达50%患者成年后仍有痤疮。全球疾病负担研究显示，痤疮是2010年全球第八大流行疾病（图7-7-1）。

不同文献报告的痤疮发病率差异较大，中国人的痤疮发病率为8.1%。荟萃分析得出的数据是，中国大陆痤疮发病率为39.2%，而中国痤疮治疗指南则指出＞95%人有过不同程度痤疮皮损。另一项荟萃分析结论显示，不同人群的痤疮发病率，男性（39.7%）高于女性（35.7%）、中国南方（46.3%）高于北方（34.2%），中小学生（50.2%）高于大学生（44.5%）。

表 7-7-1　寻常痤疮严重程度与临床表现

严重程度	临床表现
Ⅰ度（轻度）	散发至多发的黑头粉刺，可伴炎性丘疹散在分布
Ⅱ度（中度）	Ⅰ度＋炎症性皮损数目增加，出现浅在性脓疱，但局限于颜面
Ⅲ度（重度）	Ⅰ度＋深在性脓疱，分布于颜面、颈部和胸背部
Ⅳ度（重度~集簇性）	Ⅲ度＋结节、囊肿，伴瘢痕形成，多见于躯干部

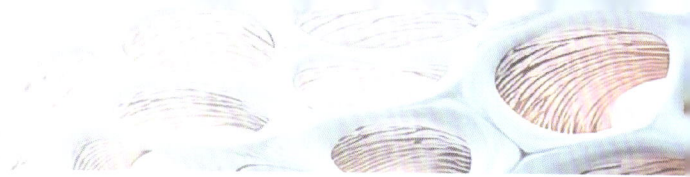

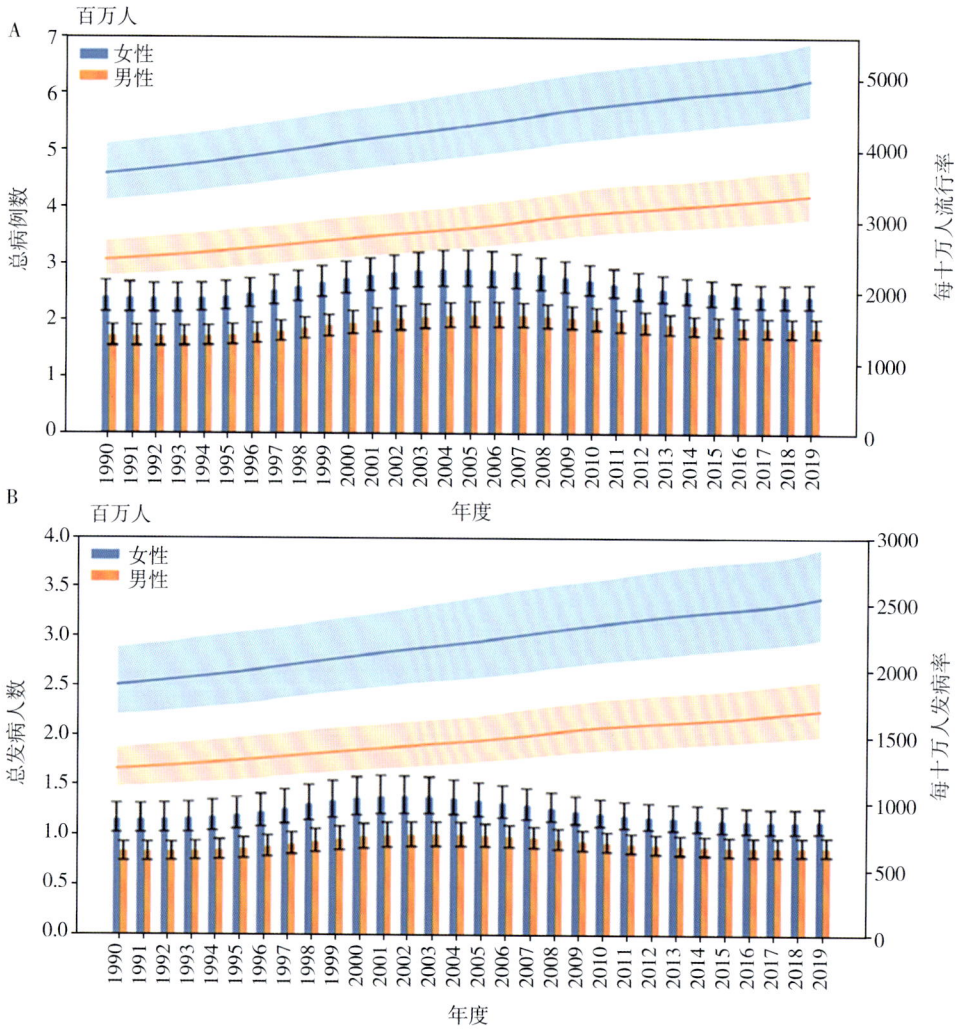

图 7-7-1 1990—2019 年中国寻常痤疮发病趋势

注：A. 患病人数和患病率；B. 发病人数和发病率

三、病因、发病机制、病理生理变化

（一）病因

痤疮的发生受到多种内在与外在因素的综合影响，主要包括激素因素、遗传因素、生活方式与饮食、皮肤微生物因素等。

1. 激素因素 青春期开始后，体内雄激素（如脱氢表雄酮、雄烯二酮和睾酮）水平升高是痤疮发生的重要诱因。雄激素促进皮脂腺发育和皮脂合成，局部皮脂腺还可合成包括雄激素、雌激素和糖皮质激素在内的多种类固醇激素，进一步增强皮脂腺活性。

2. 遗传因素　家族聚集现象在痤疮患者中较为常见，双胞胎研究也证实了遗传易感性的重要性。目前已识别出多个痤疮相关的基因多态性位点，提示遗传可能通过调控激素受体表达、脂质代谢及免疫反应等多途径影响痤疮易感性。

3. 生活方式与饮食　高糖、高脂、高碳水化合物饮食可促进胰岛素与 IGF-1 的分泌，激活下游脂质合成和炎症信号。此外长期精神压力、作息不规律、睡眠不足、城市噪声等环境因素与痤疮的发作密切相关。吸烟通过诱导氧化应激和脂质过氧化，可能加重皮肤炎症和粉刺形成。

4. 皮肤微生物因素　痤疮丙酸杆菌是痤疮发病过程中关键的微生物，其代谢产物和抗原可激活皮脂细胞和免疫细胞，诱导炎症反应（图 7-7-2）。

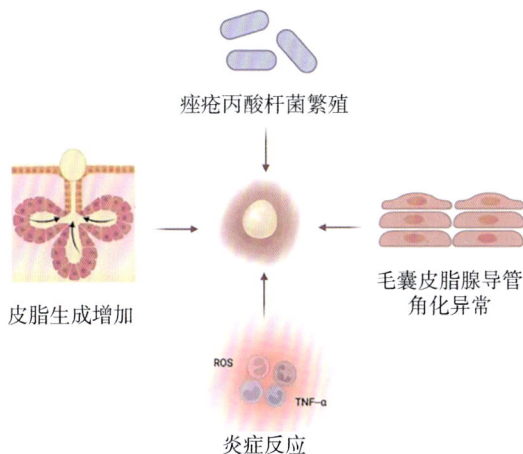

图 7-7-2　痤疮发病的 4 个关键因素

（二）发病机制

痤疮的发生是一个多因素驱动的连续过程，主要涉及皮脂腺功能亢进、毛囊角化异常、微生物感染与免疫炎症反应相互作用的病理链条。

痤疮初发于毛囊皮脂腺单位，随着皮脂腺分泌增加和毛囊上皮角化过度，脱落角质与皮脂混合形成角栓，堵塞毛孔，形成闭合性粉刺（白头）或开放性粉刺（黑头）。黑头粉刺的颜色并非由污垢所致，而是皮脂氧化和色素沉着的结果。随着粉刺体积增大，毛囊结构破裂、皮脂和角质外泄，激活免疫反应，引发丘疹、脓疱、结节或囊肿等炎性皮损（图 7-7-3）。

A 皮肤皮脂单位
毛孔
皮脂腺 毛囊

B 皮脂腺过度分泌皮脂

C 塞子-黑头
粉刺形成（开放粉刺-黑头）粉刺靠近毛孔

D 塞-白头
粉刺形成（闭合性粉刺-白头）粉刺形成于毛囊内

E 阻塞的毛囊皮脂腺单位内皮脂物质堆积

F 丙酸杆菌过度生长

G 毛囊单位的炎症和肿胀-痤疮

H 毛囊单位破坏导致瘢痕

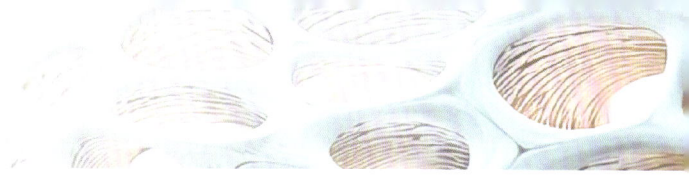

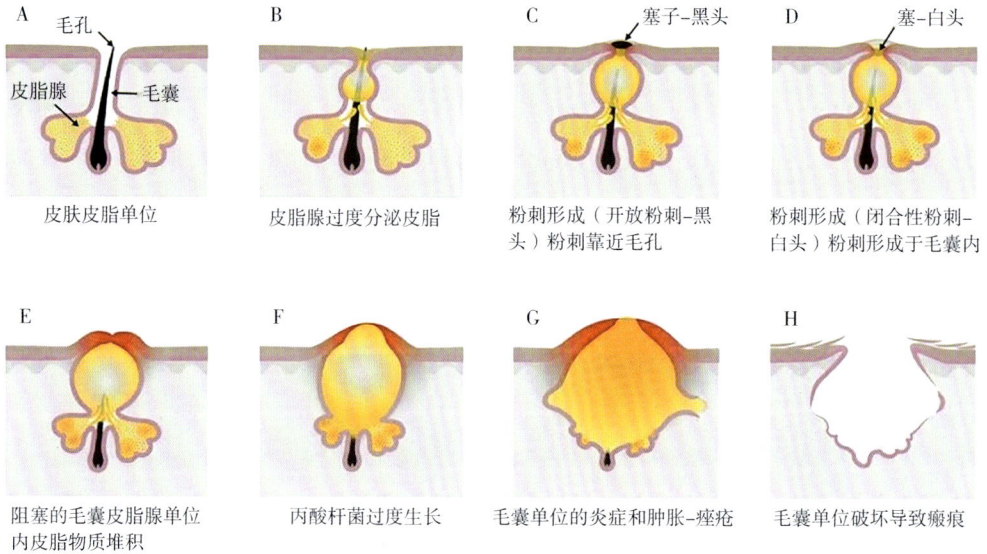

图 7-7-3　痤疮皮损的形成

注：A. 含有皮脂腺单元，包括毛囊和皮脂腺，皮脂腺产生皮脂；B. 皮脂腺分泌油脂过多；C. 黑头粉刺形成丘疹；D. 白头粉刺形成丘疹；E. 脓疱形成；F. 结节或囊肿形成；G. 痤疮炎症加重；H. 囊肿性痤疮的瘢痕形成组织病理表现

　　痤疮的发生发展是多种因素协同作用的结果：皮脂腺分泌的过度活跃和脂肪酸组成改变、毛囊上皮角化异常、激素和神经肽信号失衡、局部炎症激活以及先天性与适应性免疫障碍。这些变化综合作用于毛囊皮脂腺单位，使正常毛孔转变为微粉刺，并最终形成不同类型的痤疮皮损。

　　此外，痤疮丙酸杆菌及其抗原可通过激活 Toll 样受体（特别是 TLR2）启动免疫级联反应，增强炎症过程。上述机制与遗传、光照、不健康饮食等因素构成痤疮的复杂发病网络。

（三）病理生理变化

　　痤疮的病理生理变化包括皮脂代谢异常、激素失衡、神经肽信号、炎症反应、微生物参与等多个层面（图 7-7-4）。

　　1.皮脂代谢异常　皮脂腺分泌的皮脂主要由甘油三酯、蜡酯、角鲨烯、游离脂肪酸、胆固醇及其酯类组成。其生成受雄激素、胰岛素样生长因子（IGF-1）等多种信号通路调控。雄激素可通过 Wnt/β-catenin 和 PI3K/Akt 通路影响皮脂腺细胞的增殖与分化，并促进脂质合成。IGF-1 则通过 mTORC1 路径上调脂质合成调节因子 SREBP-1，诱导皮脂大量生成，并激活 NF-κB 通路，引起促炎性细胞因子表达。

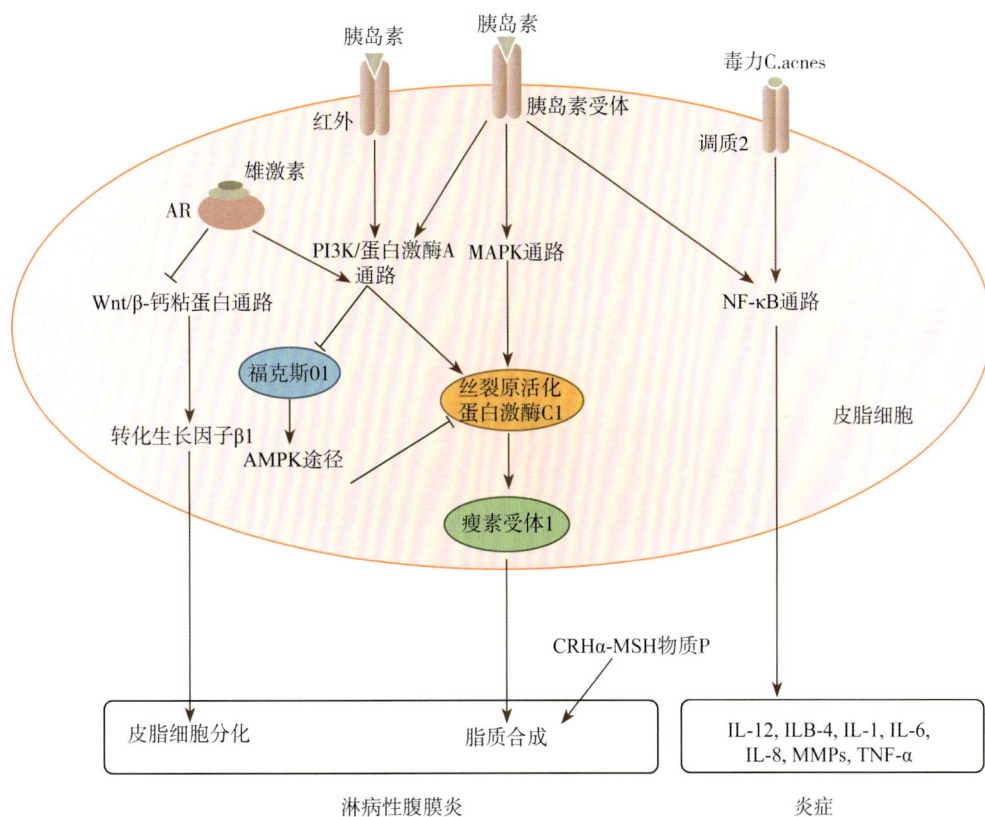

图 7-7-4　寻常痤疮的病理生理变化

2. 激素失衡　除了全身性激素水平改变，局部皮脂腺可合成并代谢多种激素，对痤疮的持续发展有重要影响。局部雄激素增加可进一步激活皮脂腺，使其陷入持续高活性状态。

3. 神经肽信号　皮脂腺表达多种神经肽受体，如促黑色素、P 物质、促肾上腺皮质激素释放激素等，这些信号可调控细胞因子分泌、皮脂生成、激素代谢及细胞分化。在压力或神经兴奋状态下，这些神经肽上调，可能加剧痤疮症状。

4. 炎症反应　毛囊中的微生物和异常脂质可通过 TLR2 激活炎症信号，引起 IL-1α、IL-1β、IL-8、TNF 等多种促炎性细胞因子的释放，进一步诱导 COX2 合成前列腺素 E2，加剧局部炎性反应。痤疮丙酸杆菌还能诱导 NLRP3 炎症小体活化，促进 IL-1β 释放，并参与 Th17 细胞免疫应答，说明痤疮的炎症不仅限于先天免疫，还涉及适应性免疫反应。

5. 微生物参与　痤疮丙酸杆菌通过激活 TLR2、刺激角质形成细胞和免疫细胞的炎症因子表达，并能诱导外周免疫细胞产生 IL-17，激活 NLRP3 通路，参与痤疮病变的启动与维持。

四、诊断、鉴别和预防

（一）诊断

1. 临床表现和分级　痤疮影响以毛囊皮脂腺密度较丰富的面部、胸部和背部。最初的痤疮病变是微粉刺，一种肉眼看不见的微观结构。在痤疮病程中，微粉刺首先形成非炎症性病变，出现闭合性（白头）粉刺和开放性（黑头）粉刺，继而发生炎症性病变及浅表性病变，如丘疹和脓疱（直径 ≤ 5 mm）和深部脓疱或结节（图 7-7-5）。

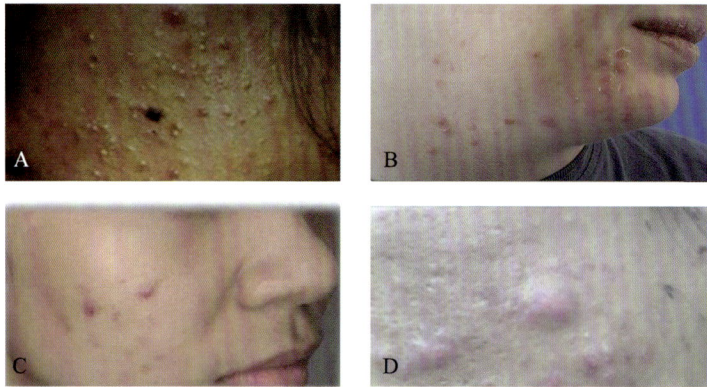

图 7-7-5　寻常痤疮的临床表现

注：A. 白头粉刺；B. 红色丘疹；C. 结节；D. 囊肿

2. 痤疮的临床诊断按照严重程度、病变类型和发病年龄进行分类　按照严重程度可分为轻度、中度或重度痤疮，按照主要病变可以分为粉刺性、丘疹脓疱性、结节性和囊肿性痤疮；按照就诊年龄可以分为新生儿痤疮（＜ 4 周龄）、婴儿痤疮（3 ~ 16个月）、儿童中期（1 ~ 7 岁）、青春期前（7 ~ 9 岁）、青少年（10 ~ 18 岁）和成人痤疮（＞ 18 岁，从青春期持续或新的迟发性痤疮）。

临床研究中，痤疮的评估和分级包括病变计数以及影像学方法的整体分级系统。痤疮病变计数包括面部或躯干的开放性和闭合性粉刺、丘疹、脓疱和结节的数量。多种痤疮分级方法已用作痤疮分级评估的补充，但尚无公认的痤疮分级全球标准。

3. 全球评估痤疮量表　0 分为无痤疮病变，可见残留红斑和色素沉着；1 分为几乎没有病变，可见少量散在的开放性或闭合性粉刺，丘疹极少；2 分为轻度痤疮，＜ 50%的面部可见少量粉刺、丘疹和脓疱；3 分为中度痤疮，＞ 50% 的面部可见多量丘疹、脓疱、粉刺和最多 1 个结节；4 分为重度痤疮，累及整个面部，覆盖大量丘疹、脓疱、粉刺和少量结节；5 分为极严重痤疮，面部高度密集的炎症性病变伴多发结节、囊肿。

美国食品药品监督管理局对寻常痤疮的全球评估量表：0 分为无痤疮病变；1 分为皮肤几乎无病变，有少量的非炎症性病变，丘疹不超过 1 个；2 分为轻度痤疮，伴有一些非炎症性病变，数个丘疹或脓疱；3 分为中度痤疮，伴多量非炎性病变，部分炎性病变，结节不超过 1 个；4 分为重度痤疮，伴有许多非炎症性病变和炎症性病变，有少数结节性病变。

4. 通过影像进行诊断　标准照片需使用相同的照明、与患者的距离、相机和处理程序。使用多光谱和多模态面部成像系统对痤疮病变进行自动分类与医生评估得到的结果具有强相关性。先进的成像技术包括平行偏振和正交偏振成像、三维立体成像以及荧光摄影，能够更清晰地反映出皮损特征，如丘疹、毛孔、痤疮瘢痕、炎症性痤疮病变、红斑、皮肤亮度、痤疮丙酸杆菌密度等。

（二）鉴别诊断

根据就诊年龄，应将新生儿痤疮与皮肤感染（细菌、病毒或真菌）、短暂性良性脓疱疹（新生儿头颅脓疱病、新生儿中毒性红斑和一过性新生儿脓疱性黑变病）、粟粒疹、皮脂腺增生、粟粒疹、婴儿痤疮、外用油脂和软膏引起的痤疮（婴儿痤疮）、药物性痤疮样皮疹和先天性肾上腺皮质增生症区分开来。儿童痤疮的鉴别诊断包括口周皮炎和儿童酒渣鼻，可能需要与寻常痤疮相鉴别的更复杂的疾病有滑膜炎、痤疮脓疱病、骨质增生性骨炎综合征、化脓性关节炎、坏疽性脓皮病和痤疮综合征。

（三）预防

痤疮的预防依赖于对潜在的全身性疾病和生活方式的管理。痤疮可能是潜在全身性疾病的皮肤表现，例如先天性肾上腺皮质增生症或多囊卵巢综合征，及时和有效地干预基础疾病将防止痤疮的出现或持续存在。

各种不良生活方式，如不健康饮食习惯、肥胖和吸烟等，都可能影响痤疮的发生发展，其影响力尚缺乏循证医学证据。有研究显示，牛奶（特别是脱脂牛奶）、甜食、坚果、巧克力、脂肪、油性食物、肥胖和吸烟等与痤疮发病和加重有关。

五、痤疮的常规治疗

作为一种多因素疾病，联合治疗是最合理的方法。指南建议，根据痤疮严重程度和是否存在炎症进行分类，推荐将外用维 A 酸和抗菌药物联合应用作为一线治疗方案。对于轻度粉刺性或非炎症性痤疮，治疗仅用局部维 A 酸；对于轻中度痤疮，外用抗生素应与过氧苯甲酰和维 A 酸联合使用；对于中重度痤疮，采用口服抗生素治疗，

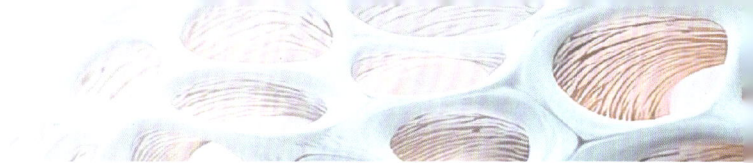

需限制使用时间；对于重度痤疮，应尽早考虑口服异维 A 酸。

（一）外用药

1. **维 A 酸类药物**　维生素 A 衍生物可减轻毛囊皮脂腺导管过度角化并降低黏附性，通过抑制转录因子 AP1 的激活和下调 TLR2 的表达产生抗炎作用，溶解微粉刺和粉刺；此外还能增加皮肤渗透性，联合治疗中可增强外用抗菌及抗炎药物的疗效。治疗痤疮的外用维 A 酸类药物有维 A 酸、阿达帕林、他扎罗汀等，能有效地控制痤疮发展、改善痤疮皮损、维持治疗效果并防止复发。有研究显示，阿达帕林耐受性较好。上述药物应每晚睡前外用，同时使用皮肤屏障修复剂并适当防晒，妊娠期和哺乳期停用。

2. **抗菌药**　过氧苯甲酰是一种源自煤焦油副产物的有机过氧化物，可改善炎症性痤疮，其作用机制包括抗菌、抗炎和角质层溶解作用以及增强伤口愈合。

红霉素和克林霉素是痤疮治疗中常用的外用抗菌药，可与过氧苯甲酰联合使用，也可用克林霉素与维 A 酸的复方凝胶制剂，或阿达帕林、过氧苯甲酰和克林霉素的联合应用。此外，氨苯砜凝胶也是一种较新的外用抗生素药。

3. **其他外用药物**　水杨酸有抗炎、溶解粉刺的作用，壬二酸有抗菌、溶解粉刺和抗炎作用，目前已在临床广泛应用。此外，用果酸、水杨酸及复合酸等进行浅表化学剥脱术治疗，可有效降低角质形成细胞的黏附性、加速表皮细胞脱落与更新、刺激真皮胶原合成和组织修复和轻度抗炎作用，减少痤疮皮损的同时还能改善皮肤质地，临床上可用于部分轻中度痤疮及痤疮后色素沉着的辅助治疗。

（二）口服药物

1. **抗生素**　治疗痤疮的口服抗生素主要有红霉素、米诺环素、多西环素和四环素，四环素禁用于妊娠期和＜ 9 岁儿童，红霉素可在这些禁用情况下推荐使用。四环素类抗生素不仅具有抗菌作用，还能通过直接抗炎控制痤疮。为了减少抗生素耐药性的发生，系统抗生素治疗应始终与局部维 A 酸或过氧苯甲酰联合使用，治疗时间限制在 3 个月内。

2. **抗雄激素治疗**　抗雄激素药物可降低雄激素活性，从而减少皮脂腺分泌脂质，改善痤疮。女性常用的抗雄激素药物有口服避孕药和螺内酯等。长期以来，痤疮的激素治疗一直局限于女性，局部抗雄激素疗法正在研究中，男性和女性皆可应用的 5%螺内酯凝胶等外用药正在等待批准。

3. **异维 A 酸**　是维生素 A 的天然代谢物，是目前最强皮脂合成抑制剂，能够减少 DNA 合成、增加 p21 蛋白表达、降低 D1 蛋白表达、影响细胞周期的 G1 ～ S 期，也可诱导皮脂细胞凋亡。口服异维 A 酸具有显著抑制皮脂腺脂质合成、减少痤疮丙酸杆菌繁殖、抗炎、调节免疫、改善毛囊皮脂腺导管过度角化等作用。口服异维 A 酸主要用于结节囊肿型重度痤疮、其他方法疗效不佳的中度或重度痤疮。常见不良反应有皮肤黏膜干燥、月经紊乱等。此外，青春期前大剂量长期使用可能引起骨骺过早闭合，< 12 岁患儿禁用。

（三）物理治疗

痤疮的物理治疗主要包括光动力治疗、红蓝光、强脉冲光和激光等，主要通过抑制痤疮丙酸杆菌和 / 或对皮脂腺的热损伤治疗痤疮。中重度、重度痤疮患者系统药物疗效不理想或无法耐受时可采用光动力治疗。外用 5- 氨基酮戊酸能够富集在毛囊皮脂腺，其代谢生成的光敏物质原卟啉经过红光或蓝光照射后即可发生光化学反应，产生抑制皮脂腺分泌、改善皮脂腺导管角化、杀灭痤疮丙酸杆菌、免疫调节、预防或减少痤疮瘢痕的作用。此外，红蓝光治疗有抗炎、抗菌及组织修复作用。

六、AIE 再生疗法治疗痤疮

（一）治疗机制

再生医学为痤疮治疗带来了新的突破，外泌体作为纳米级囊泡（30 ~ 150 nm），富含蛋白质、脂类、miRNA 等生物活性物质，具有良好的生物相容性和跨细胞传递能力。研究显示，来源于间充质干细胞（MSCs）或其他免疫调节性细胞的外泌体在治疗痤疮方面具有显著的多重生物效应。

在炎症调控方面，外泌体能够通过多途径抑制痤疮相关炎症反应。痤疮皮损局部炎症反应通常始于毛囊皮脂腺单位，其中痤疮丙酸杆菌及抗原激活 Toll 样受体（TLR2/4），进而通过 NF-κB 信号通路上调促炎性细胞因子如 IL-6、IL-1β、TNF-α 等，导致局部中性粒细胞、巨噬细胞和 T 细胞浸润，造成毛囊壁破裂和组织损伤。而外泌体可携带 IL-10、TGF-β 等抗炎性细胞因子，并直接通过抑制 TLR4/NF-κB 信号通路，显著降低上述促炎性细胞因子的表达，从源头上控制炎症反应。它还能减少中性粒细胞趋化和活化、抑制炎症小体（如 NLRP3）的激活，从而阻断炎症级联反应的扩散。

除了抑制炎症外，外泌体在皮肤修复与再生方面同样具有重要作用。痤疮后期常伴随表皮屏障功能破坏、真皮结构损伤和胶原纤维降解，进而形成凹陷性瘢痕等后遗症。外泌体中含有表皮生长因子（EGF）、血管内皮生长因子（VEGF）、胰岛素样生长因子（IGF）等多种再生因子，可促进 I 型和Ⅲ型胶原蛋白及弹性蛋白的合成，

加速皮肤组织的重建与再生，增强血管新生与氧合供给，改善皮肤弹性和质地。外泌体中部分 miRNA 还能通过调控成纤维细胞增殖相关基因，结合 TGF-β3 信号通路，抑制成纤维细胞的异常活化，从而减少痤疮瘢痕形成，具有优于传统抗疤药物的疗效。

此外，外泌体在调节免疫微环境方面具有显著优势。痤疮不仅是单纯的局部炎症问题，更涉及先天性免疫和适应性免疫系统失衡，特别是 Treg/Th17 免疫轴的异常。外泌体能增强 Treg 细胞的免疫抑制功能，同时抑制 Th17 细胞的致炎活性，有效平衡免疫状态，减轻慢性炎症及复发风险。同时，外泌体还能提高巨噬细胞的吞噬能力和皮肤免疫屏障的杀菌能力，对痤疮丙酸杆菌及其他致病菌具有天然免疫增强作用。

值得注意的是，痤疮常与皮脂腺过度分泌和脂质氧化应激密切相关。雄激素、IGF-1 等激活皮脂腺 PI3K/Akt/mTOR 通路，诱导皮脂大量分泌，游离脂肪酸（如角鲨烯）易被氧化形成过氧化物，进一步激活炎症通路。外泌体中的抗氧化分子和酶类可有效清除 ROS 和自由基，减轻紫外线及污染诱导的氧化应激，保护皮脂腺细胞结构，间接调节皮脂分泌。同时，部分外泌体 miRNA 还可靶向调控皮脂合成相关基因，降低皮脂腺活性，改善皮脂组成，遏制痤疮的形成条件。

综上所述，外泌体通过抗炎、促修复、调免疫、抗氧化四大机制，全方位干预痤疮的病理生理过程。其天然纳米颗粒特性使其易于穿透皮肤屏障，靶向递送至病灶区域，同时具备低免疫原性、高生物相容性等优点，为痤疮这一多机制皮肤疾病提供了精准、高效、可持续的治疗策略。

（二）临床研究案例

例 1：女，22 岁。因面部下颌处反复出现粉刺、丘疹、脓疱伴疼痛 10 个月，加重 1 周就诊。既往体健，无整形美容治疗史，1 个月内未使用任何药物治疗。根据中华医学会皮肤科分会 2023 年 2 月发布的《寻常痤疮基层诊疗指南（2023 年）》评估，该患者炎性丘疹为 Ⅱ 级（中度），检查见患者下颌部炎性丘疹、脓疱数量较多。诊断：面部寻常痤疮。

临床观察：①下颌处早晚行 AIE 再生疗法涂抹导入，每次各 1 mL，连续 7 天。②经 7 天治疗后，炎性丘疹减轻为 Ⅰ 级（轻度），仅有少量粉刺；随访 1 年后，患者面部寻常痤疮完全消失，且未复发（图 7-7-6）。

例 2：女，23 岁。5 年前反复出现皮色至红色丘疹，曾多次使用药物口服或者涂抹（具体不详），病情反复，并出现面部毛细血管扩张、痘坑痘印；2 年前突发面部密集米粒至绿豆大小丘疱疹，偶见红丘疹，任何光电或者美塑产品治疗后均会爆发炎症反应，有痒感、发热反应。诊断：重度痤疮、敏感性皮肤。

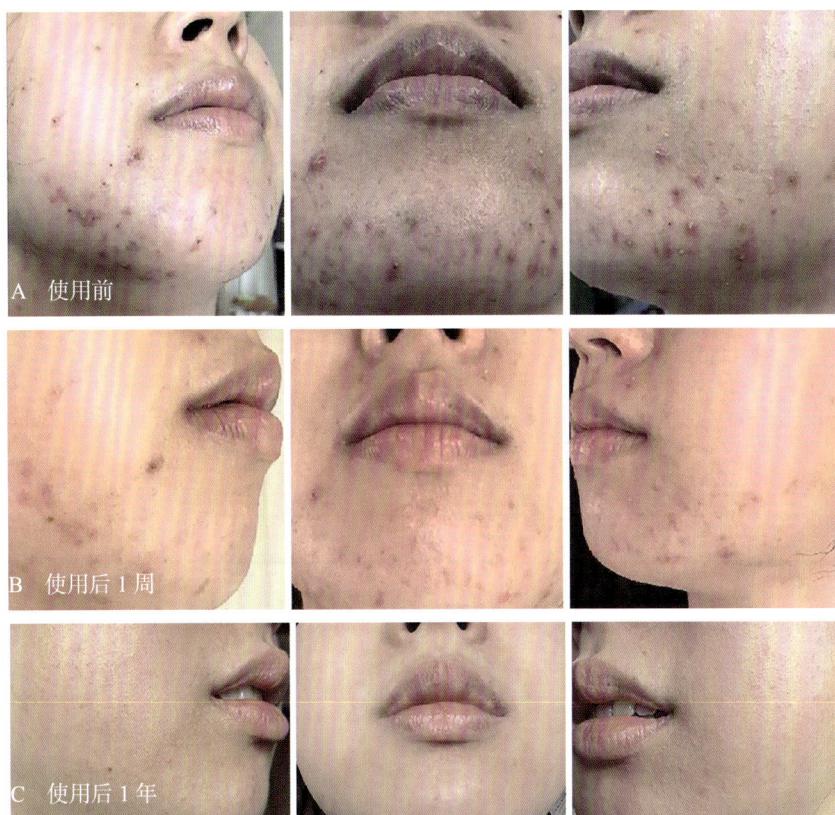

图 7-7-6　AIE 再生疗法治疗痤疮临床研究（范静　提供）

注：A. 痤疮患者下颌部炎性丘疹、脓疱数量较多（左、中、右）；B. AIE再生疗法治疗1周后，炎症状态明显减轻，红肿消退（左、中、右）；C.AIE再生疗法治疗1年后，皮肤光滑细腻（左、中、右）

临床观察：①针清后，行 AIE 再生疗法于痤疮处导入 4 mL，间隔 1 月治疗 1 次，共 6 次；②根据中华医学会皮肤科分会 2023 年 2 月发布的《寻常痤疮基层诊疗指南（2023 年）》评估，该患者经 6 次治疗后，由Ⅳ级（重度）减轻为Ⅰ级（轻度），仅有少量粉刺，后续皮疹未见明显反复（图 7-7-7）。

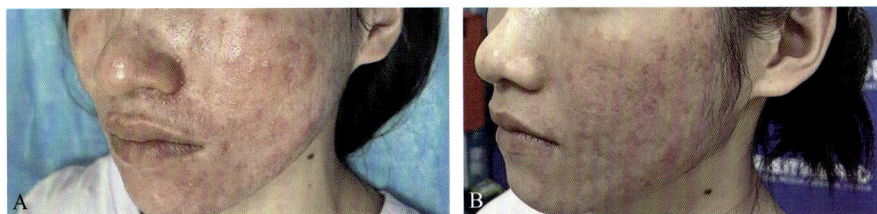

图 7-7-7　AIE 再生疗法治疗重度痤疮临床研究（谢桃萍　提供）

注：A. 痤疮患者面中下部囊肿、结节伴较多脓疱；B. AIE再生疗法治疗6次后，炎症状态明显减轻、红肿消退，减轻为Ⅰ级（轻度），仅有少量粉刺

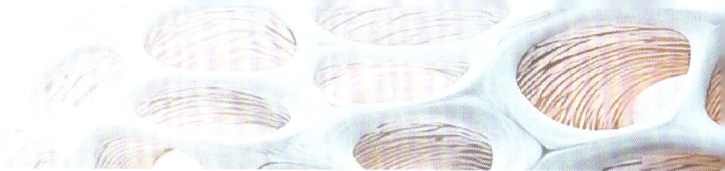

第八节　日光性皮炎

一、概述

日光性皮炎（solar dermatitis）含日晒伤，是日光照射所致的皮肤炎症反应性疾病的统称，包括中波紫外线（UVB，280～320 nm）引起的急性光毒性反应，临床表现有红斑、水肿、水疱及脱屑等炎症反应，伴随疼痛或瘙痒，后期还可能继发色素沉着。日光性皮炎大致分为五类，原发性或自身免疫性光敏性皮肤病、外源性或药物/化学物质诱发的光敏性皮肤病、光加重或光恶化性皮肤病、代谢性光敏性皮肤病和遗传性光敏性皮肤病。

根据病因及病理机制不同，日光性皮炎可分为原发性（特发性）光敏性皮肤病、外源性（药物或化学品诱导）光敏反应以及日光加重的皮肤病等。按发病机制可将其主要分为光毒性和光过敏性两大类。光毒性日光性皮炎是由紫外线直接引起的细胞损伤所致，患者首次日晒即发病，无免疫过敏机制参与；而光敏性皮炎则涉及免疫介导的变态反应，多在接触光感物质并日晒后诱发。常见的原发性光敏性皮肤病包括多形性日光疹、慢性光化性皮炎、日光性荨麻疹等，这些疾病通常在无外来光敏物质参与情况下发生。

二、流行病学

日光性皮炎多发于春末夏初，病情的严重程度与紫外线强度、暴露时长以及个体的肤色、光敏性等因素密切相关。易感人群包括光敏性皮肤（Fitzpatrick Ⅰ～Ⅲ型）、妇女、儿童以及长期户外工作者（如运动员、军人、建筑工人等）。病理机制涉及紫外线诱导的 DNA 损伤和促炎介质释放，是研究皮肤光损伤与再生修复的重要临床模型。

中国尚缺大样本流行病学调查研究。美国成人年发生率37.1%，年轻人（18～29岁）达52.0%，白种人（44.3%），反复日晒后出现雀斑者（45.9%）风险更高。地理分布与 UVB 强度呈正相关，高海拔和近赤道等光高暴露区域发病率显著升高。该病流行特征提示需加强高危人群光防护及区域性防治策略。

三、病因与发病机制

（一）病因

日光性皮炎病因主要涉及三个方面。

（1）光辐射损伤：主要由 UVB（280 ~ 320 nm）介导，光毒性是 UVA（320 ~ 400 nm）的 1000 倍以上。

（2）汗液影响：出汗导致角质层水合度升高，增强角质层对 UVB 的吸收并减少反射和散射，增加皮肤对紫外线的敏感性，使诱发损伤的 UVB 阈值明显降低。

（3）光敏反应：光毒性药物（如磺胺、灰黄霉素、四环素类抗生素、NSAIDs、胺碘酮）及光敏性食物（如芹菜、香菜、酸橙、柠檬、莳萝和无花果树汁液等）通过产生单线态氧等活性物质，使皮肤对紫外线的敏感度提高。UVB 通过诱导 DNA 光产物（CPD、6-4PP）引起细胞凋亡，而光敏剂则通过扩大氧化应激加重表皮损伤。

（二）发病机制

日光性皮炎的发生是紫外线诱导皮肤细胞损伤与机体免疫反应异常共同作用的结果，病理机制复杂，涉及 DNA 损伤、氧化应激、免疫失衡及黑色素代谢异常等多条途径。阳光中紫外线主要有 UVB 和 UVA，共同参与了日光性皮炎的发病过程，但两者在皮肤内作用的深度和生物学效应不同。

UVB 能量较高，主要被表皮吸收，可直接诱导角质形成细胞 DNA 损伤，包括形成典型的胸腺嘧啶二聚体（cyclobutane pyrimidine dimers）和 6-4 光产物（6-4 photoproducts），并激活细胞内应激反应通路，最终引起细胞凋亡，形成"晒伤细胞"（sunburn cell）。这一过程中，损伤细胞释放大量促炎介质，如白细胞介素 -1（IL-1）、IL-6、肿瘤坏死因子 -α（TNF-α）等，导致真皮血管扩张、通透性升高，表现为红斑、水肿及灼热感。同时，血管内皮细胞也参与炎症反应，通过释放组胺、激肽、前列腺素等介质加重局部反应，并参与日晒诱导的疼痛与痒觉机制。

相比之下，UVA 穿透力更强，可深入至真皮层，主要通过间接机制诱导损伤。UVA 与皮肤中内源性光敏分子相互作用后产生大量活性氧自由基，如超氧阴离子（O_2^-）、羟基自由基（•OH）等。这些活性氧可引起脂质过氧化、蛋白质构象改变和 DNA 链断裂，导致细胞功能紊乱、凋亡及免疫激活。与此同时，活性氧还可激活 MAPK、NF-κB 等信号通路，诱导表皮与真皮细胞产生基质金属蛋白酶（MMPs），如 MMP-1、MMP-3，进一步分解真皮胶原和弹性纤维，参与光老化和慢性皮肤损伤的发生。

免疫异常在日光性皮炎中起着重要的作用。正常情况下，适度紫外线照射具有免疫抑制作用，可通过抑制表皮朗格汉斯细胞功能，降低皮肤抗原呈递能力。然而在易感个体中，紫外线可诱导特定内源性分子构象变化，使其成为"新抗原"，激活真皮效应性 T 细胞，诱发迟发型超敏反应。例如，多形性日光疹是紫外线诱导自身免疫介导的光变态反应，发病机制虽未完全阐明，但多项研究支持其为一种 Th1/Th2 失衡、TNF-α 与 IFN-γ 过表达相关的光诱发自身免疫炎症状态。此外，慢性光化性皮炎患者常合并接触性过敏，提示长期紫外线照射可导致自体抗原暴露或结构改变，从而激发继发性自身敏感反应（自体光敏性）。

氧化应激是紫外线引起皮肤病理反应的重要共同环节，特别在 UVA 作用下生成的活性氧大量聚集，可耗竭谷胱甘肽，维生素 C、E 等抗氧化防御体系，引起细胞氧化损伤与信号通路异常，成为炎症级联的重要触发因素。研究显示，氧化应激既可直接诱导角质形成细胞凋亡，又可间接通过活性氧介导 AP-1、NF-κB 活化，促进炎症介质表达及免疫细胞浸润，从而加重皮肤炎症与组织破坏。

此外，紫外线还可诱导复杂的色素代谢反应，构成皮肤对光损伤的另一种应对方式。UVA 暴露可在 1～2 小时内引起即时性色素沉着，但不具备有效防护功能；当 UVA 剂量 ≥ 15 J/cm^2 时可出现持续性色素沉着，维持数小时至数天；而 UVB 刺激下则引起延迟性色素沉着，通常在 2～3 天后出现，持续数周至数月，常伴随明显红斑反应。延迟性色素沉着反应涉及黑色素细胞 MITF 信号通路激活、酪氨酸酶表达上调以及黑色素小体生成转运增强，是皮肤对紫外线形成"保护性黑化"的重要标志。然而，这种防御机制本身可能引起异常色素沉着，成为日光性皮炎后色素沉着病理基础之一。

四、临床表现

最易出现日晒伤的部位为胸背部、四肢、面颈部及手足背部，根据皮肤反应的轻重可分为Ⅰ度晒伤和Ⅱ度晒伤（图 7-8-1）。

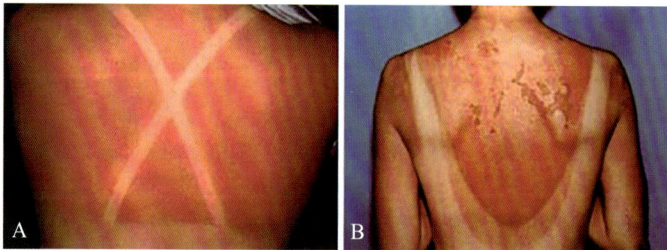

图 7-8-1　日晒伤典型临床表现

注：A. Ⅰ度晒伤，皮肤出现红斑、肿胀；B. Ⅱ度晒伤，皮肤出现红斑、肿胀、水疱及大疱

1.Ⅰ度晒伤 UV 暴露后 3 ~ 5 小时，暴露部位出现边界清晰的红斑（淡红至深红色），伴随肿胀及灼热痛痒，局部皮肤对热及机械敏感性增强。红斑分为即时性（照射时出现，数小时消退）与延迟性（4 ~ 6 小时启动，12 ~ 24 小时达高峰，3 ~ 7 天消退，伴脱屑及色素沉着）。

2.Ⅱ度晒伤 在Ⅰ度基础上出现水疱或大疱(浅Ⅱ度烧伤样改变)，伴剧烈灼痛感，7 ~ 10 天愈合遗留色素沉着但无瘢痕。重症者可伴全身症状（头痛、发热、恶心），极端案例可进展至中暑或休克，症状峰值多出现于晒后 12 ~ 24 小时。

病理特征上，红斑反应与 TRPV1 介导的神经源性炎症相关，而延迟性色素沉着受 MITF/ 酪氨酸酶通路调控。水疱形成反映表皮 - 真皮分离，与 IL-1β 介导的基质金属蛋白酶活化密切相关。值得注意的是，即使无可见红斑，亚临床 DNA 损伤（胸腺嘧啶二聚体聚集）可持续存在。

五、诊断与鉴别诊断

（一）诊断

基于光暴露史（暴晒 / 光敏物质接触）与特征性皮损三联征是境界分明的红斑（常伴水肿）、水疱脱屑及迟发色素沉着。确诊需满足：①皮损严格分布于曝光区；② 72 小时内紫外线暴露证据；③排除其他光敏性疾病。

（二）鉴别诊断

1.接触性皮炎 皮损形态与日光性皮炎相似，但存在致敏物接触史（如化妆品、金属），特征性线性分布或手套样皮损，斑贴试验阳性，且无紫外线剂量依赖性。

2.烟酸缺乏症 除曝光区红斑外，伴特征性 Casal 项链样分布、糙皮病样角化及维生素 B_3 缺乏三联征（腹泻、痴呆、皮炎），血清烟酸水平＜ 20 nmol/L 可确诊。

六、一般治疗

（一）局部治疗

1.紧急处理 晒后 6 小时内冷湿敷（如生理盐水、硼酸溶液及 2.5% 吲哚美辛溶液等）或予以局部冷敷剂、冷凝胶等降低表皮温度，抑制 COX-2 介导的前列腺素合成。水疱处理遵循"抽液保疱"原则，保持疱壁完整，避免感染。已破裂的水疱应保持清洁，采用亲水性纤维敷料维持湿润环境。

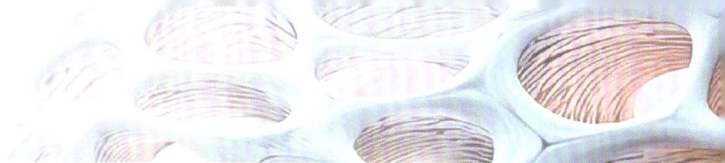

2. **抗炎修复** 糖皮质激素通过抑制 NF-κB 通路减少 IL-6 释放，72 小时内使用可降低红斑面积及局部皮肤充血，抑制日晒后色素沉着，缓解局部皮肤疼痛感。表皮生长因子制剂可激活 EGFR-ERK 通路促进角质形成细胞迁移，提高修复速度，促进受损皮肤屏障结构的修复，减轻炎症反应。凝胶制剂、喷雾剂或冻干制剂可直接应用于创面，必要时可使用无菌纱布或敷料湿敷过夜。

（二）系统治疗

NSAIDs 可抑制环氧合酶活性，降低 PGE2 水平，可缓解 UVB 诱导的超敏反应。口服 NSAIDs 可以减轻日晒后皮肤对热及机械刺激的敏感性，同时降低日光性皮炎患者的疼痛感；必要时可选用布洛芬缓释胶囊 0.3 g，每天 2 次口服；抗组胺药（西替利嗪 10 mg、每天 1 次）联合阿司匹林（100 mg、每天 1 次）可减少组胺诱导的血管渗透性升高，红斑抑制率较单用 NSAIDs 效果更强；对于重症患者可用短程糖皮质激素（泼尼松 15 mg/d，连用 3 天）控制系统性炎症，但对表皮 DNA 损伤无修复作用，不能减轻日晒后导致的皮肤红斑和超敏反应。

（三）中医中药治疗

中医辨证施治用紫草素（0.5% 紫草油膏）调控 Nrf2/ARE 抗氧化通路，临床研究显示，联合西医治疗可使愈合时间缩短 2.3 天。

（四）患者宣教

光防护教育需强调晒后 48 小时皮肤光敏感性仍维持基线 3 倍水平。

七、AIE 再生疗法治疗日光性皮炎

近年来，源自干细胞外泌体被视为治疗皮肤光损伤和炎症的新策略。在皮肤组织中，干细胞外泌体已证明有多重有益作用，包括抗炎、抗氧化、免疫调节以及促进屏障修复等，为日光性皮炎等光损伤性疾病提供了潜在的再生治疗途径。

（一）治疗机制

外泌体在改善日光性皮炎的作用机制涉及多维度调控，核心在于通过携带生物活性分子（如 miRNA、蛋白质、脂质等）靶向调节皮肤炎症、氧化应激、DNA 损伤修复及屏障功能重建。

1. **抑制炎症反应与免疫调节** 干细胞外泌体可显著降低紫外线诱导的炎症反应。

研究显示，人脐带间充质干细胞外泌体加入紫外线损伤的皮肤细胞培养后，细胞中促炎性细胞因子水平下调，氧化应激标志物减少，整体呈现炎症反应减轻的保护效果。同样，在脂肪干细胞外泌体（ADSC-exo）的多项研究中也观察到抗炎效应：间充质干细胞外泌体处理可降低皮肤中活性氧生成，并调节炎症相关信号通路（如抑制 p38 MAPK 通路），从而减少 UV 诱导的细胞损伤和炎症介质释放。此外，在特应性皮炎小鼠模型中，给予间充质干细胞外泌体后，小鼠皮肤病变的炎症细胞浸润明显减少，真皮中肥大细胞和活化的树突状细胞数量下降，皮损处多种致炎性细胞因子如 IL-4、IL-5、IL-17、IL-23 和 TNF-α 的表达水平均显著下调。这一系列改变表明外泌体能抑制由 UV 和免疫失衡引起的炎症级联反应，将皮肤微环境从促炎状态调节为抗炎／修复状态。

2. 抗氧化应激与 DNA 修复　外泌体所含的生物活性物质可增强皮肤细胞的抗氧化防御，减轻氧化应激损伤。一项研究分析人脐带间充质干细胞外泌体对人皮肤成纤维细胞的作用，发现经外泌体处理后，细胞内过氧化物酶和超氧化物歧化酶等抗氧化酶活性上调，活性氧水平下降，从而减少 UV 诱导的细胞损伤。间充质干细胞外泌体同样表现出显著的抗氧化能力，除了直接清除活性氧，还能上调细胞内 NRF2 通路的活性。通过激活 NRF2 并抑制紫外线相关的有害信号通路（如 MAPK 通路），外泌体可减少紫外线诱导的基质金属蛋白酶（MMP-1、MMP-3 等）产生，意味着胶原降解减少，真皮基质结构得以保护，不易发生皱纹和弹性纤维裂解等光老化改变。

3. 促进皮肤屏障修复与胶原再生　外泌体通过调控成纤维细胞功能，促进细胞外基质重建；通过上调 TGF-β 信号通路，刺激 Ⅰ 型胶原和弹性纤维合成，同时抑制基质金属蛋白酶（MMP-1）对胶原的降解。外泌体所含的表皮生长因子（EGF）和成纤维细胞生长因子（FGF）可加速角质形成细胞迁移与增殖，缩短愈合周期。

4. 调控色素沉着与光敏反应　外泌体通过影响黑色素生成关键酶活性，其携带的 miRNA（如 miR-675）可下调酪氨酸酶表达，减少黑色素合成；同时，通过调节角质形成细胞与黑色素细胞的旁分泌信号（如 MITF 通路），抑制过度色素沉着。

5. 增强皮肤屏障功能与保湿　外泌体通过促神经酰胺合成，修复角质层脂质屏障，增强皮肤锁水能力。外泌体携带的脂质成分可激活神经酰胺合成酶，可增强角质形成细胞和成纤维细胞的增殖与迁移能力，修复 UVB 损伤的皮肤屏障，改善皮肤水合作用。

6. 维持细胞外基质稳态　外泌体携带的 TIMP1 直接抑制基质金属蛋白酶（MMP1、MMP3、MMP9）活性，减少胶原降解，同时促进胶原（COL1、COL3）合成。

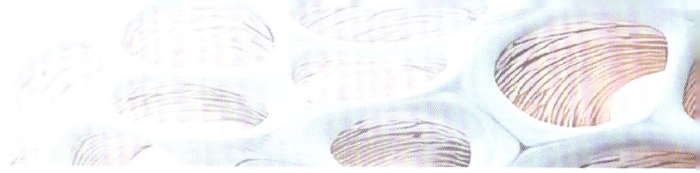

（二）临床研究案例

患者，女，25 岁。外出旅游日晒后红斑伴瘙痒及轻度刺痛 8 天来医院就诊。既往体健，近期未使用任何药物治疗；检查见面部红斑，轻度脱屑。诊断：日光性皮炎。

临床观察：①全面部行 AIE 再生疗法，冰导入 2 mL，治疗 1 次。②治疗 1 次后，即刻见皮肤潮红减弱，范围缩小，肤色恢复正常（图 7-8-2）。

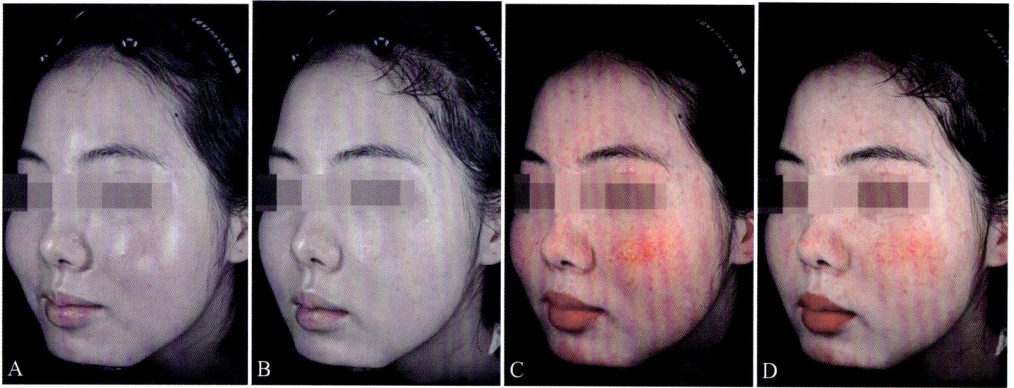

图 7-8-2　AIE 再生疗法治疗日光性皮炎临床研究（舒红　提供）

注：A. 治疗前，面部红斑明显，表面轻度脱屑；B. AIE再生疗法治疗后，即刻见面部红斑大部分消退，肤色恢复正常；C. 治疗前VISIA下，面部红色区显示炎症明显；D. AIE再生疗法治疗后，即刻见面部炎症改善，明显退红

尽管干细胞外泌体治疗日光性皮炎仍处于探索阶段，但其多靶点的作用机制和较低的免疫原性使其成为极具潜力的治疗方案。通过发挥抗炎、抗氧化、免疫调节和屏障修复的综合作用，外泌体有望纠正日光性皮炎发病的病理环节，促进皮肤损伤修复和功能重建。随着对外泌体作用机制的深入认识和生物工程手段的改进，干细胞外泌体有望作为安全高效的治疗手段治疗日光性皮炎和其他光损伤相关皮肤疾病的临床管理。

参考文献

［1］ BRENAUT E, BARNETCHE T, LE GALL-IANOTTO C, et al.Triggering factors in sensitive skin from the worldwide patients' point of view: a systematic literature review and meta-analysis[J]. J Eur Acad Dermatol Venereol, 2020, 34(2): 230-238.

［2］ BUJA A, MIATTON A, COZZOLINO C, et al. The global, regional, and national burden of seborrheic dermatitis: results and insights from the Global Burden of Disease 2019 Study. Arch Dermatol Res, 2023, 315(5): 1143-1149.

［3］CHEN H, ZHANG T, XU X, et al. Review of skin problems caused by stress[J]. J Clin Med Res, 2022, 3(3): 116-122.

［4］CORK M J, BRITTON J, BUTLER L, et al. Comparison of parent knowledge, therapy utilization and severity of atopic eczema before and after explanation and demonstration of topical therapies by a specialist dermatology nurse[J]. Br J Dermatol, 2003, 149(3): 582-589.

［5］CHOSIDOW O, CRIBIER B. Epidemiology of rosacea: updated data[J]. Ann Dermatol Venereol, 2011, 138 Suppl 3: S179-183.

［6］DALGARD F J, GIELER U, TOMAS-ARAGONES L, et al. The psychological burden of skin diseases: a cross-sectional multicenter study among dermatological out-patients in 13 European countries[J]. J Invest Dermatol, 2015, 135(4): 984-991.

［7］DALL'OGLIO F, NASCA M R, GERBINO C, et al. An overview of the diagnosis and management of seborrheic dermatitis. Clin Cosmet Investig Dermatol, 2022, 15: 1537-1548.

［8］DECKERS I A, MCLEAN S, LINSSEN S, et al. Investigating international time trends in the incidence and prevalence of atopic eczema 1990-2010: a systematic review of epidemiological studies[J]. PLoS One, 2012, 7(7): e39803.

［9］DEKOVEN J G, SILVERBERG J I, WARSHAW E M, et al. North American Contact Dermatitis Group Patch Test Results: 2017-2018[J]. Dermatitis, 2021, 32(2): 111-123.

［10］EICHENFIELD L F, HANIFIN J M, LUGER T A, et al. Consensus conference on pediatric atopic dermatitis[J]. J Am Acad Dermatol, 2003, 49(6): 1088-1095.

［11］FARAGE M A. Understanding the sensitive skin subject to achieve a more holistic diagnosis[J]. Cosmetics, 2021, 8(3): 81.

［12］FARAGE M A. Perceptions of sensitive skin: changes in perceived severity and associations with environmental causes[J]. Contact Dermatitis, 2008, 59(4): 226-232.

［13］FARAGE M A. Psychological aspects of sensitive skin: a vicious cycle[J]. Cosmetics, 2022, 9(4): 78.

［14］FLOHR C, MANN J. New insights into the epidemiology of childhood atopic dermatitis[J]. Allergy, 2014, 69(1): 3-16.

［15］GENG R, BOURKAS A N, MUFTI A, et al. Rosacea: pathogenesis and therapeutic correlates[J]. J Cutan Med Surg, 2024, 28(2): 178-189.

［16］GUO Y, ZHANG H, LIU Q, et al. Phenotypic analysis of atopic dermatitis in children aged 1-12 months: elaboration of novel diagnostic criteria for infants in China and estimation of prevalence[J]. J Eur Acad Dermatol Venereol, 2019, 33(8): 1569-1576.

［17］GUO L, LAI P, WANG Y, et al. Extracellular vesicles from mesenchymal stem cells prevent contact hypersensitivity through the suppression of Tc1 and Th1 cells and expansion of regulatory T cells[J]. Int Immunopharmacol, 2019, 74: 105663

［18］HADI H A, TARMIZI A I, KHALID K A, et al. The Epidemiology and Global Burden of Atopic Dermatitis: A Narrative Review[J]. Life (Basel), 2021, 11(9): 936.

［19］HANIFIN J M. Diagnostic features of atopic dermatitis[J]. Acta Derm Venereol, 1980, 60(1): 44-47.

［20］HOMEY B, RUZICKA T, WOLLENBERG A. Atopic Dermatitis.In Braun-Falco's Dermatology[D]. Plewig G, et al. Ed. Berlin: Springer, 2022: 551-569.

［21］JAFARZADEH A, POUR MOHAMMAD A, Keramati H, et al. Regenerative medicine in the treatment of specific dermatologic disorders: a systematic review of randomized controlled clinical trials[J]. Stem Cell Res Ther, 2024, 15(1): 176.

［22］JANG Y N, LEE J O, LEE J M, et al. Exosomes derived from human dermal fibroblasts (HDFn-Ex) alleviate DNCB-induced atopic dermatitis (AD) via PPARα[J]. Exp Dermatol, 2024, 33(1): e14970.

［23］JANSEN T, PLEWIG G. Rosacea: classification and treatment[J]. J RSoc Med, 1997, 90(3): 144-150.

［24］JOHANSEN J D, BONEFELD C M, SCHWENSEN J, et al. Novel insights into contact dermatitis[J]. J Allergy Clin Immunol, 2022, 149(4): 1162-1171.

［25］KANG K F, TIAN R M. Criteria for atopic dermatitis in a Chinese population[J]. Acta Derm Venereol Suppl (Stockh), 1989, 144: 26-27.

［26］KLEEBAYOON A, WIWANITKIT V. Response to: a new therapeutic approach with rose stem-cell-derived exosomes and non-thermal microneedling for the treatment of facial pigmentation. Aesthet Surg J Open Forum, 2025, 7: ojae106.

［27］KIM S, HONG K W, OH M, et al. Genetic variants associated with sensitive skin: a genome-wide association study in Korean women[J]. Life (Basel), 2024, 14(11): 1352.

［28］LI Y, LI L. Contact dermatitis: classifications and management[J]. Clin Rev Allergy Immunol, 2021, 61(3): 245-281.

［29］MAJEWSKA L, DOROSZ K, KIJOWSKI J. Efficacy of Rose Stem Cell-Derived Exosomes (RSCEs) in Skin Treatment: From Healing to Hyperpigmentation Management: Case Series and Review[J]. J Cosmet Dermatol, 2025, 24(1): e16776.

［30］MALLOL J, CRANE J, VON MUTIUS E, et al. The International Study of Asthma and Allergies in Childhood (ISAAC) Phase Three: a global synthesis[J]. Allergol Immunopathol (Madr), 2013, 41(2): 73-85.

［31］MANGION S E, MACKENZIE L, ROBERTS M S, et al. Seborrheic dermatitis: topical therapeutics and formulation design. Eur J Pharm Biopharm, 2023, 185: 148-164.

［32］MISERY L, JOURDAN E, HUET F, et al. Sensitive skin in France: a study on prevalence, relationship with age and skin type and impact on quality of life[J]. J Eur Acad Dermatol Venereol, 2018, 32(5): 791-795.

［33］NAGRANI N S, GOLDBERG L J. Sebaceous gland atrophy in seborrheic dermatitis of the scalp；a pilot study. J Cutan Pathol, 2022, 49(11): 988-992.

［34］PASSERON T, ZOUBOULIS C C, TAN J, et al. Adult skin acute stress responses to short-term environmental and internal aggression from exposome factors[J]. J Eur Acad Dermatol Venereol, 2021, 35(10): 1963-1975.

［35］POLASKEY M T, CHANG C H, DAFTARY K, et al. The global prevalence of seborrheic dermatitis: a systematic review and Meta-analysis. JAMA Dermatol, 2024, 160(8): 846-855.

［36］POPPA G, ESPOSITO L, DOLO V, et al. Clinical potential of extracellular vesicles in regenerative and aesthetic medicine[J]. Aesthet Medic, 2022, 8(1): 41-49.

［37］ROH Y J, CHOI Y H, SHIN S H, et al. Adipose tissue-derived exosomes alleviate particulate matter-induced inflammatory response and skin barrier damage in atopic dermatitis-like triple-cell model[J]. PLoS One, 2024, 19(1): e0292050.

［38］SCHEINMAN P L, VOCANSON M, THYSSEN J P, et al. Contact dermatitis[J]. Nat Rev Dis Primers, 2021, 7(1): 38.

［39］SHI C, PEI S, DING Y, et al. Exosomes with overexpressed miR 147a suppress angiogenesis and infammatory injury in an experimental model of atopic dermatitis[J]. Sci Rep, 2023, 13(1): 8904.

［40］SLOMINSKI A T, SLOMINSKI R M, RAMAN C, et al. Neuroendocrine signaling in the skin with a special focus on the epidermal neuropeptides[J]. Am J Physiol Cell Physiol, 2022, 323(6): C1757-C1776.

［41］SONG B, CHEN Q, LI Y, et al. Functional Roles of Exosomes in Allergic Contact Dermatitis[J]. J Microbiol Biotechnol, 2022, 32(12): 1506-1514.

［42］SUN H, DUAN Y, LI R. Reflection confocal microscope characteristics of rose acne and some thoughts caused by it[J]. Skin Res Technol, 2022, 28(5): 762-765.

［43］TRAMONTANA M, HANSEL K, BIANCHI L, et al. Advancing the understanding of allergic contact dermatitis: from pathophysiology to novel therapeutic approaches[J]. Front Med (Lausanne), 2023, 10: 1184289.

［44］TUCHAYI S M, MAKRANTONAKI E, GANCEVICIENE R, et al. Acne vulgaris[J]. Nat Rev Dis Primers, 2015, 17(1): 15029.

［45］VASAM M, KORUTLA S, BOHARA R A. Acne vulgaris: a review of the pathophysiology, treatment, and recent nanotechnology based advances[J]. Biochem Biophys Rep, 2023, 36: 101578.

［46］WANG J, TISCHER C, STANDL M, et al. Lifetime prevalence and determinants of hand eczema in an adolescent population in Germany: 15-year follow-up of the LISA cohort study[J]. J Eur Acad Dermatol Venereol, 2022, 36(4): 547-556.

［47］WEIDINGER S, BECK L A, BIEBER T, et al. Atopic dermatitis[J]. Nat Rev Dis Primers, 2018, 4(1): 1.

［48］XU P, XIN Y, ZHANG Z, et al. Extracellular vesicles from adipose-derived stem cells ameliorate ultraviolet B-induced skin photoaging by attenuating reactive oxygen species production and inflammation[J]. Stem Cell Res Ther, 2020, 11(1): 264.

［49］YE C, ZHANG Y, SU Z, et al. hMSC exosomes as a novel treatment for female sensitive skin: An in vivo study[J]. Front Bioeng Biotechnol, 2022, 10: 1053679.

［50］YUE W, CHENG D, SUN Z, et al. Validation of diagnostic criteria for atopic dermatitis and proposal of novel diagnostic criteria for adult and elderly Chinese populations: a multicentre, prospective, clinical setting-based study[J]. Br J

Dermatol, 2023, 188(3): 420-426.

[51] ZHANG L, ADIQUE A, SARKAR P, et al.The impact of routine skin care on the quality of life[J]. Cosmetics, 2020, 7: 59.

[52] ZHANG H, TANG K, WANG Y, et al. Rosacea treatment: review and update[J]. Dermatol Ther (Heidelb), 2021, 11(1): 13-24.

[53] ZHANG H, XIAO X, WANG L, et al. Human adipose and umbilical cord mesenchymal stem cell-derived extracellular vesicles mitigate photoaging via TIMP1/Notch1[J]. Signal Transduct Target Ther, 2024, 9(1): 294.

[54] ZOUBOULIS C C. Endocrinology and immunology of acne: two sides of the same coin[J]. Exp Dermatol, 2020, 29(9): 840-859.

[55] 何黎 , 郑捷 , 马慧群 , 等 . 中国敏感性皮肤诊治专家共识 [J]. 中国皮肤性病学杂志 , 2017, 31(1): 1-4.

[56] 何黎 . 中国敏感性皮肤临床诊疗指南 (2024 版)[J]. 中国皮肤性病学杂志 , 2024, 38(5): 473-481.

[57] 何锞 , 夏继斌 , 张一鸣 , 等 . 日晒伤研究进展 [J]. 临床外科杂志 , 2024, 32(12): 1236-1239.

[58] 胡艺凡 , 于倩 , 刘芝翠 , 等 . 糠酸莫米松和他克莫司序贯疗法治疗面部化妆品接触性皮炎的临床研究 [J]. 同济大学学报 (医学版), 2019, 40(4): 474-478.

[59] 蒋宏博 , 刘士瑞 , 杨加琳 , 等 . 面部过敏性接触性皮炎患者常见过敏原诊断结果分析 [J]. 中国实验诊断学 , 2019, 23(5): 851-852.

[60] 廖勇 , 丛林 , 杨蓉娅 . 瘙痒研究国际论坛敏感性皮肤兴趣组《敏感性皮肤病理生理与治疗专家立场》解读 [J]. 中国美容医学 , 2020, 29(11): 60-62.

[61] 杨蓉娅 , 廖勇主译 . 敏感性皮肤综合征 [M]. 北京 : 北京大学医学出版社 , 2018.

[62] 中国医师协会皮肤科分会美容专业组 . 激素依赖性皮炎诊治指南 [J]. 临床皮肤科杂志 , 2009, 38(8): 549-550.

[63] 中华医学会、中华医学会杂志社、中华医学会皮肤性病学分会、中华医学会全科医学分会、中华医学会《中华全科医师杂志》编辑委员会、皮肤病与性病基层诊疗指南编写专家组 . 日晒伤基层诊疗指南 (2023 年)[J]. 中华全科医师杂志 , 2023, 22(4): 348-352.

[64] 中华医学会皮肤性病学分会免疫学组 . 中国特应性皮炎诊疗指南 (2020 版)[J]. 中华皮肤科杂志 , 2020, 53(2): 81-88.

[65] 中华医学会皮肤性病学分会玫瑰痤疮研究中心 , 中国医师协会皮肤科医师分

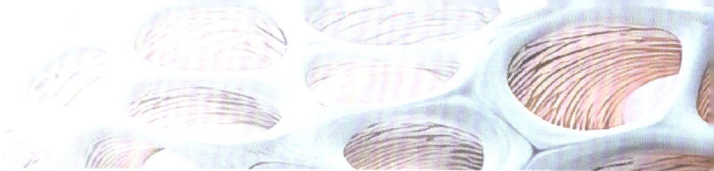

会玫瑰痤疮专业委员会 . 中国玫瑰痤疮诊疗指南 (2021 版)[J]. 中华皮肤科杂志 , 2021, 54(4): 279-288.

［66］周佳 , 尹敏 , 刘翔 , 等 . 间充质干细胞外泌体治疗玫瑰痤疮的疗效观察 [J]. 皮肤性病诊疗学杂志 , 2023, 30(6): 489-494.

［67］张楚怡 , 毛越苹 . 糖皮质激素依赖性皮炎的研究进展 [J]. 皮肤性病诊疗学杂志 , 2015, 22(2): 148-151.

第八章

再生疗法在色素性疾病治疗中的应用

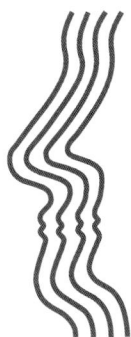

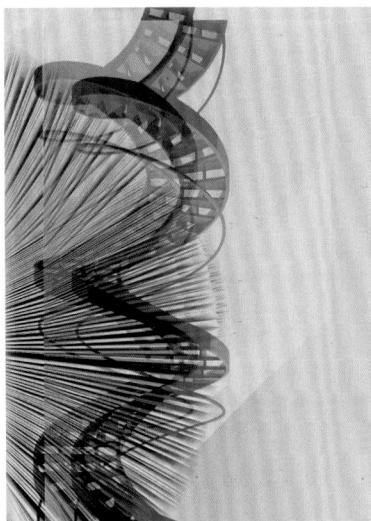

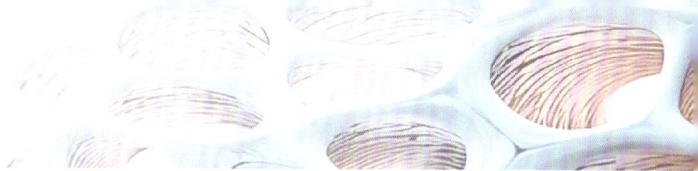

第一节　黄褐斑

一、概述

黄褐斑（melasma）是一种常见的慢性、获得性面部色素增加性皮肤病，定义为面部出现对称分布的淡褐色至深褐色斑片，边界清晰，无鳞屑及炎症表现，常呈蝴蝶状分布在双颊、前额、鼻部和下颌等暴露部位。该病皮损日晒后颜色加深，无自觉症状，夏重冬轻，具有难治性和复发性的特点，病程可迁延数年，严重影响患者容貌和自信心，是患者诉求较多的皮肤病，黄褐斑发生机制及临床诊疗已成为临床关注的热点。既往对黄褐斑认识不甚完善，认为该病仅与日晒、色素生成增多有关，治疗只关注到色素问题，治疗效果不佳，患者满意度较差。近年来，随着黄褐斑基础研究和临床诊疗新技术不断发展，对黄褐斑有了更清楚地认识，使诊治更加精准，疗效明显提高。

二、流行病学

黄褐斑的发病与遗传、日光照射、性激素水平变化等因素密切相关，女性患病率显著高于男性，尤其育龄期女性发病率较高，亚洲女性的发病率可达30%。有调查显示，女性黄褐斑的患病率可高达 20% ~ 30%，男性患病率相对较低。此外，黄褐斑在深色皮肤类型人群中更普遍，在亚洲人、拉丁美洲人和中东人群中患病率较高，而在浅色皮肤类型中较少见。地理分布上，黄褐斑在阳光强烈的地区（如热带和亚热带地区）更常见，因为紫外线暴露是主要诱因之一。

黄褐斑通常见于 20 ~ 50 岁成年人，青少年和老年人较少见。妊娠期妇女尤其容易出现黄褐斑，可能与激素变化有关。因此 20 ~ 40 岁女性是黄褐斑的高发人群，这一时期女性体内的雌激素和孕激素水平波动较大，容易诱发黄褐斑。随着年龄增长，黄褐斑的发生率逐渐降低，但对于已患有黄褐斑的人群，色素斑可能会长期存在并反复发作，成为令人苦恼的损容性皮肤病。

三、病因与发病机制

遗传背景、紫外线照射和性激素是影响黄褐斑的常见原因。近年研究显示，蓝光、空气污染、精神心理压力、使用汞 / 铅等含量超标劣质化妆品、烹饪 / 职业热暴露、甲状腺疾病、女性生殖系统疾病等均可诱发或加重黄褐斑。

（一）病因

1. **遗传背景**　Fitzpatrick 皮肤分型Ⅲ～Ⅴ型人更易患黄褐斑，40%～60% 患者有家族史，与发病年龄、病情严重程度有关。

2. **紫外线**　紫外线是黄褐斑形成的重要外部诱因，长期暴露于紫外线下会刺激黑色素细胞活性，增加黑色素生成，导致色素沉着。紫外线还会损伤皮肤屏障，加速黑色素沉积，尤其在夏季或高海拔地区更为明显。

3. **性激素**　怀孕、口服避孕药、接受其他性激素疗法人群黄褐斑患病率增加。研究显示，雌激素通过直接作用于黑色素细胞或间接作用于角质形成细胞使黑色素转移、放大紫外线对黑色素生成的促进作用，还可增加血管数量、改变血管血流动力学，加重黄褐斑皮损。

4. **空气污染**　空气中的颗粒物和多环芳烃形式的污染物通过纳米颗粒进入皮肤，产生过量活性氧，导致黑色素生成增加。

5. **精神心理因素**　黄褐斑患者焦虑评分较高，可能与压力诱导下丘脑产生 α- 黑色素细胞刺激激素和促肾上腺皮质激素前体肽促进黑色素增加有关。

6. **劣质化妆品**　铅、汞离子可与铜离子竞争性抑制酪氨酸酶而使其失活，减少黑色素形成。但长期使用劣质化妆品，过量的重金属通过皮肤附属器如毛囊、皮脂腺等吸收沉积于真皮诱发色素沉着，还可破坏皮肤屏障，诱发黄褐斑。

7. **热暴露**　印度一项基于多中心的横断面调查显示，黄褐斑严重程度与烹饪、高强度灯光等热暴露呈正相关。

8. **系统疾病**　黄褐斑患者血清甲状腺刺激激素、抗甲状腺过氧化物酶抗体和抗甲状腺球蛋白抗体水平显著升高，提示甲状腺疾病作用于黑色素细胞，参与黄褐斑病程进展。目前已证实，成纤维细胞、皮脂腺细胞、角质形成细胞、血管内皮细胞、肥大细胞等均起到一定作用，涉及色素合成增加与转运障碍、基底膜破坏、血管增生和血液瘀滞、炎症反应、皮肤屏障受损、光老化等生物学过程。

（二）发病机制

黄褐斑是一种复杂的慢性获得性色素代谢障碍性皮肤病，其发病机制涉及多因素、多通路的相互作用。

1. **黑色素合成增加和转运障碍**　黑色素细胞活跃是黄褐斑被广泛认知的生物学特征，参与黑色素生成的基因，如酪氨酸酶、酪氨酸相关蛋白酶 1 和小眼畸形相关转录因子（microphthalmia-associated transcription factor，MITF）在皮损部位表达上调，黑

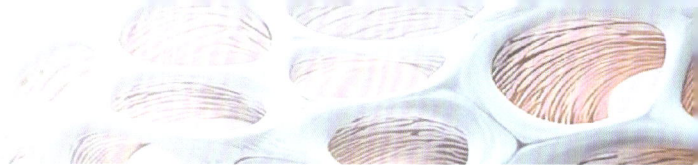

色素细胞树突、线粒体等增加都是有力的证据。然而，近年研究显示，上述诱因特别是紫外线照射后产生大量活性氧可直接刺激黑色素细胞氧化，导致黑色素合成增加；损伤基底膜带，黑色素转运障碍，进入真皮引起持续性色素沉着时，诱导成纤维细胞、皮脂腺细胞等分泌 α-MSH、碱性成纤维细胞生长因子、肝细胞生长因子、干细胞因子等促黑色素生成因子，激活酪氨酸酶和酪氨酸相关蛋白酶 1，促进黑色素合成增多；蓝光诱导黑色素生成增加，可能与视蛋白 3 激活后诱导多聚体酪氨酸酶 / 酪氨酸相关蛋白复合物调节黑色素生成有关。

2. 光老化　　紫外线照射使皮肤弹性纤维变性，可见光能诱导角质形成细胞产生活性氧、促炎性细胞因子增加，并通过 EGFR-ERK 途径诱导基质金属蛋白酶表达，促进皮肤光老化。黄褐斑患者皮损区角质层含水量下降、经表皮水分丢失升高、角质层变薄、屏障修复延迟，表皮角蛋白、角化套膜蛋白及酸性神经酰胺酶表达异常，皮肤屏障受到破坏，进一步通过 P53/ 阿片 - 促黑色素细胞皮质素原 /TRP1 信号通路促进紫外线诱导的色素增加。研究显示，黄褐斑患者血管增生，皮损区毛细血管扩张，存在血液瘀滞；皮损处血管内皮细胞生长因子和内皮素 1 表达明显升高，真皮小血管数量及管径较正常皮肤显著增加；红细胞压积、还原血红蛋白、红细胞沉降率升高。

3. 炎症反应　　黄褐斑皮损区 Toll 样受体 -2、-4 表达上调，促前列腺素 E2、干细胞因子释放，IL-1β、IL-17、干细胞因子受体、环氧合酶 2 表达增多，激活 MITF 及酪氨酸酶 / 酪氨酸相关蛋白酶 1，促进黑色素生成。近年有研究显示，UVB 照射通过刺激角质形成细胞分泌促前列腺素 E2、干细胞因子释放，上调酪氨酸酶 /TRP-1 表达，诱导黑色素生成增加。黄褐斑患者皮损区肥大细胞数目增多及功能活跃，紫外线照射刺激肥大细胞脱颗粒释放组胺，通过黑色素细胞表面的 H₂ 受体结合诱导黑色素生成增加；释放胰蛋白酶，激活基质金属蛋白酶降解细胞外基质和破坏基底膜，参与皮肤光老化和色素转运障碍；产生血管内皮生长因子、转化生长因子 β 和成纤维细胞生长因子 2，促进血管增生。

四、临床表现

（一）分期

黄褐斑临床分为活动期和稳定期。

1. 活动期　　近期有皮损面积扩大、颜色加深、皮损泛红、搔抓后皮损发红、玻片压诊大部分褪色，反射式共聚焦显微镜（reflectance confocal microscopy，RCM）下见表皮基底层较多高折光的、树突多且长的树枝状及星爆状黑色素细胞，真皮浅层可见数量不等的中等折光的单一核细胞浸润，部分可见高折光的载黑色素细胞。

2.稳定期　近期皮损面积无扩大、颜色无加深、皮损无泛红、搔抓后皮损不发红、玻片压诊大部分不褪色、RCM下见表皮基底层较少的树枝状黑色素细胞，树突较活动期黑色素细胞缩短，星爆状黑色素细胞较罕见，真皮浅层浸润的单核细胞减少。

（二）临床分型

1.根据血管参与情况分两型　①单纯色素型：玻片压诊皮损不褪色，Wood 灯下皮损区与非皮损区颜色对比度增加；②色素 + 血管型：玻片压诊皮损部分褪色，Wood 灯下皮损区与非皮损区颜色对比度增加不明显。该分型对治疗药物及方法的选择有指导意义（图 8-1-1）。

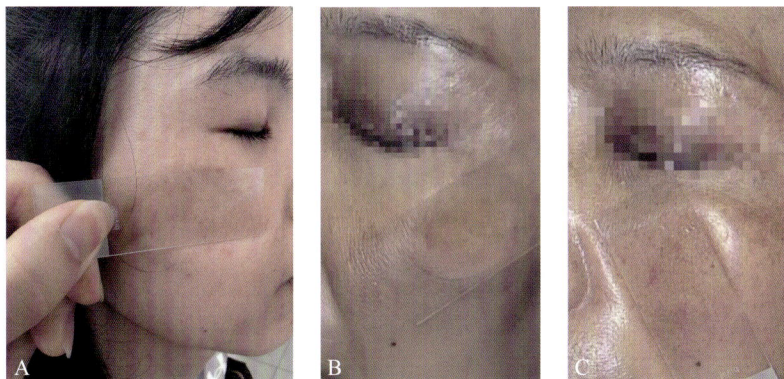

图 8-1-1　单纯色素型、色素优势型、血管优势型黄褐斑临床表现

注：A.单纯色素型黄褐斑玻片压诊；B.色素优势型黄褐斑玻片压诊；C.血管优势型黄褐斑玻片压诊

2.根据色素所在位置分两型　表皮型（表皮色素增多）和混合型（表皮色素增多 + 真皮浅层载黑色素细胞）。该分型对治疗效果判定有指导意义（图 8-1-2）。

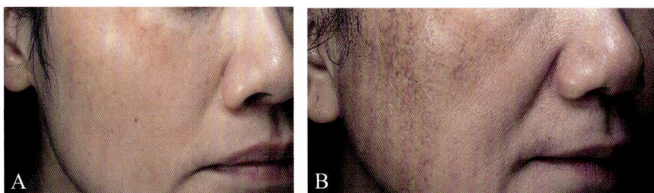

图 8-1-2　表皮型和混合型黄褐斑

注：A.表皮型黄褐斑；B.混合型黄褐斑

3.根据皮损发生部位分三型　面中部型、颊型、下颌型，该分型对中医治疗有指导意义。

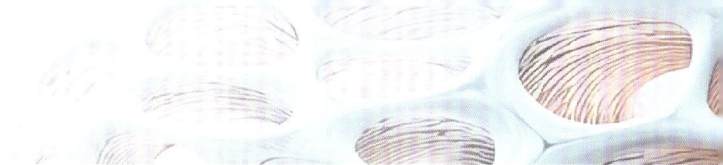

五、诊断与鉴别诊断

（一）诊断

黄褐斑可根据患者病史、典型临床表现联合 RCM、玻片压诊、Wood 灯等无创检测技术进行诊断。中国 2021 版共识首次将黄褐斑进行分期和分型，分为活动期和稳定期，单纯色素型和色素 + 血管型。

1. 分期　黄褐斑临床分为活动期和稳定期。①活动期：近期有皮损面积扩大、颜色加深、皮损泛红，搔抓后皮损发红，玻片压诊大部分褪色，RCM 下见表皮基底层较多高折光、树突多且长的树枝状及星爆状黑色素细胞，真皮浅层可见数量不等的中等折光的单核细胞浸润，部分可见高折光的载黑色素细胞。②稳定期：近期皮损面积无扩大、颜色无加深、皮损无泛红，搔抓后皮损不发红，玻片压诊大部分不褪色，RCM 下见表皮基底层较少的树枝状黑色素细胞，树突较活动期黑色素细胞缩短，星爆状黑色素细胞较罕见，真皮浅层浸润的单核细胞减少。

2. 分型　根据血管参与情况分两型。①单纯色素型：玻片压诊皮损不褪色，Wood 灯下皮损区与非皮损区颜色对比度增加；②色素 + 血管型：玻片压诊皮损部分褪色，Wood 灯下皮损区与非皮损区颜色对比度增加不明显。根据色素所在位置分两型：①表皮型（表皮色素增多）；②混合型（表皮色素增多 + 真皮浅层载黑色素细胞）。该分型对治疗效果判定有指导意义。

（二）鉴别诊断

1. 炎症后色素沉着　继发于急性或慢性炎症性皮肤病的淡褐色、紫褐色或深褐色的色素沉着斑，局限于皮肤炎症部位，界限清楚。根据既往有炎症性皮肤病史及随后出现的色素沉着可鉴别（图 8-1-3）。

2. 褐青色痣　好发于 20 ~ 30 岁青年女性，临床多表现为对称分布于双侧颧部及颞部的圆形、散在不融合灰青色斑点。RCM 下表皮基底层色素含量大致正常，真皮浅中层胶原纤维束间可见散在、细长、高折光的树突状黑色素细胞（图 8-1-4）。

3. 太田痣　常于出生时或出生后不久发生，临床多表现为单侧分布于颧部、颞部、眼结膜的深青色融合性斑片。RCM 下表皮基底层色素含量大致正常，真皮中部可见中等数量的高折光树枝状黑色素细胞或形态不一、高折光黑色素细胞团块（图 8-1-5）。

4. 黑变病　可有长期焦油、劣质化妆品等接触史或炎症性皮肤病史，早期表现为红斑、脱屑等皮炎样改变，久之出现网状或弥漫性色素沉着，常呈灰色，伴毛细血管扩张，皮疹常累及面颈部，也可泛发。RCM下表真皮交界模糊，部分基底色素环消失，真皮浅层见数量不等的高折光载黑色素细胞及中等折光的单核细胞（图8-1-6）。

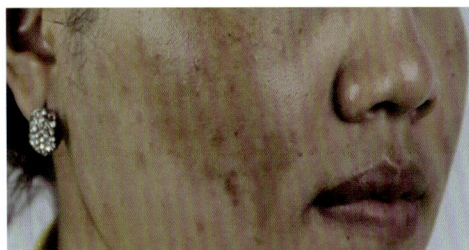
图 8-1-3　炎症后色素沉着

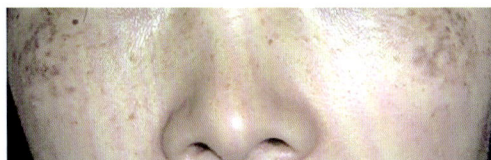
图 8-1-4　褐青色痣

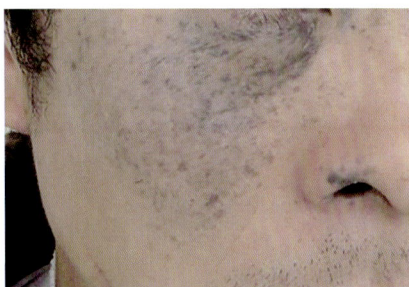
图 8-1-5　太田痣

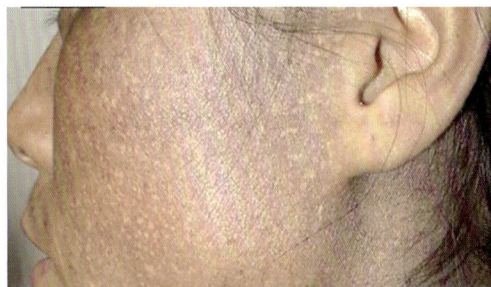
图 8-1-6　黑变病

六、一般治疗

中国 2021 版共识上，治疗不再单纯针对色素问题，而是强调避免诱因、抑制血管增生、抗炎、修复皮肤屏障、抗光老化在黄褐斑治疗的重要意义，结合临床分期、分型，联合使用系统及外用药物、化学剥脱、激光、中医药等治疗，辅以祛斑类功效性护肤品。

（一）基础治疗

1. 避免诱因　避免过度日晒，避免服用引起性激素水平变化的药物，保持良好的情绪和心态，避免使用汞、铅含量超标等劣质化妆品，减少烹饪/职业热接触等。

2. 防晒　贯穿黄褐斑的整个治疗过程。建议长期使用防晒系数 ≥ 30、UVA+++ 的广谱（UVA+、UVB+、蓝光）防晒剂，在外用防晒剂的基础上加物理防晒，如防晒伞、防晒帽、防晒衣、防晒口罩等，有利于防治黄褐斑，提高疗效，减少复发。

3. 祛斑类功效性护肤品　根据黄褐斑发病机制，兼具抑制色素、抗炎、抗氧化、抑制血管增生及恢复皮肤屏障的祛斑类护肤品辅助治疗黄褐斑效果明显，优于单纯外用祛色素制剂，可根据黄褐斑分期/分型联合药物、化学剥脱或光电治疗；这类功效

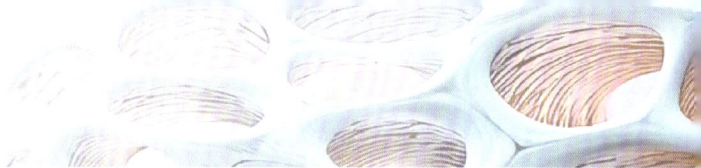

性护肤品在黄褐斑的维持治疗中发挥一定的作用。

4. 治疗相关疾病　治疗可能诱发或加重黄褐斑的相关慢性疾病，如甲状腺疾病、女性生殖系统疾病等。

（二）分期、分型治疗

1. 活动期　避免光电治疗及果酸焕肤，选择基础治疗配合系统及外用药物治疗。

（1）系统用药：①氨甲环酸：有减少黑色素合成、抑制黑色素颗粒向表皮浅层转运和血管增生的作用。②甘草酸苷：抑制肥大细胞脱颗粒，减少炎症因子产生，有抗炎作用。③维生素 C 和维生素 E：维生素 C 能阻止多巴氧化，抑制黑色素合成，维生素 E 具有较强的抗氧化作用。两者联合应用可增强疗效。④谷胱甘肽：分子中巯基可通过与酪氨酸酶中铜离子结合抑制其活性，减少黑色素生成，常与维生素 C 联用。

（2）外用药：①氢醌及其衍生物：竞争性抑制酪氨酸酶抑制多巴减少黑色素生成，为黄褐斑的一线外用治疗药物。②维 A 酸类：促进表皮剥脱加速褐色斑脱落。③壬二酸：抑制酪氨酸酶活性减少黑色素产生，阻止黑色素向表皮转运。④氨甲环酸：除有上述三种作用外，研究显示，外用氨甲环酸还可修复皮肤屏障。

2. 稳定期　在系统及外用药物治疗基础上联合果酸焕肤、光电等综合治疗。

（1）果酸焕肤：促进角质形成细胞更替，加速黑色素颗粒排出，进而减轻色素沉着、提亮肤色。

（2）光电治疗。①单纯色素型：Q 开关激光、皮秒激光等可选择性光热作用爆破黑色素、加速黑色素代谢，其中皮秒激光还可刺激胶原纤维合成，同时改善光老化。②色素 + 血管型：倍频 Nd：YAG/ 高能磷酸钛氧钾晶体激光、脉冲染料激光、强脉冲光等针对色素的同时，选择性作用于氧合血红蛋白使其温度升高而凝固，使血管产生凝血和破坏血管，改善血管增生。

（三）中医中药治疗

中医认为，黄褐斑患者肝郁气滞、气滞血瘀、脾胃虚弱、肝肾不足，治疗以疏肝健脾补肾、理气、活血化瘀贯穿始终，临床上需辨证施治。

（四）联合治疗

黄褐斑病因较多、发病机制复杂，单一治疗疗效欠佳，需避免黄褐斑诱发因素，将防晒和辅助使用祛斑类功效性护肤品贯穿于整个治疗过程中，并根据患者临床分期及分型，综合考虑色素、血管、炎症、皮肤屏障、光老化等因素，采用多种治疗方法联合治疗以期取得最佳效果。

七、AIE 再生疗法治疗黄褐斑

（一）治疗机制

黄褐斑的发生涉及多种病理通路，包括黑色素合成过度、氧化应激增高、炎症反应增强、皮肤屏障受损及真皮血管增生等。黄褐斑患者常伴有基底膜带损伤、真皮血管异常及慢性炎症状态。外泌体治疗可多靶点介入这些过程，不仅能修复表真皮连接，还可通过抑制血管内皮细胞生长因子异常表达改善血管增生，从多维度打破"炎症 - 色素沉着 - 屏障损伤"恶性循环。

1. 抑制黑色素生成　外泌体通过携带抑黑色素合成的 miRNA 和蛋白质，抑制关键转录因子与酶活性。人羊膜间充质干细胞（hAMSC）来源外泌体中 miR-181a-5p 可下调 MITF 表达，从而抑制酪氨酸酶（TYR）及相关蛋白表达；miR-199a 则促进黑色素小体自噬降解。人皮肤成纤维细胞（BJ-5ta 细胞系）来源外泌体已被证实可降低 B16 黑色素瘤细胞的 MITF、TYR、TRP-1、TRP-2 等表达，并通过下调 cAMP/PKA 和 GSK-3β/β- 联蛋白通路、上调 MAPK/ERK 通路实现抗黑效果。此外，有研究发现源自植物（如蔷薇）或益生菌的外泌体亦具抑黑活性，显著降低 α-MSH 诱导的酪氨酸酶活性、下调黑色素生成相关基因（TYR、TRP1/2、MITF）。综合来看，外泌体可通过多条信号通路直接抑制黑色素细胞活性和黑色素体转运，减少黑色素合成和分布。

2. 减轻氧化应激　黄褐斑病灶常伴紫外线诱发的氧化损伤。干细胞外泌体可激活受体细胞的抗氧化通路（如 Nrf2/HO-1），同时抑制氧化应激相关的应答。研究报道骨髓 MSC 外泌体可通过抑制 MAPK/AP-1 信号通路，减弱 UVB 诱导的氧化应激和炎症，从而保护皮肤细胞（如成纤维细胞）存活。虽然在黄褐斑中的研究较少，但推测外泌体可能通过类似机制清除 ROS、修复氧化损伤，从而间接抑制 UV 诱导的黑色素生成。

3. 缓解炎症反应　黄褐斑部位可见轻度炎症，炎症因子（IL-6、TNF-α 等）增加也能促进黑色素合成，多种外泌体表现出抗炎作用。比如，从益生菌 Leuconostoc 分泌的外泌体可浓度依赖性抑制巨噬细胞的炎症介质（IL-6、IL-1β、TNF-α、iNOS、COX-2），同时降低黑色素细胞的黑色素合成酶活性。干细胞外泌体（如皮肤干细胞外泌体或蔷薇外泌体）也能抑制促炎性细胞因子、下调 NF-κB 等通路，减轻皮肤炎症。

通过减少皮肤炎症反应，外泌体可间接降低炎症介导的黑色素沉积。

4. 促进皮肤屏障修复　黄褐斑病灶角质层薄弱，屏障功能受损。已发现 MSC 外泌体能增强皮肤屏障功能，在特应性皮炎模型中，脂肪 MSC 外泌体通过降低 IgE 水平、调节角质形成细胞和脂质代谢，促进皮肤屏障修复。虽无直接对黄褐斑的研究，但推测外泌体可改善受损的角质层和脂质层的稳定性，增强细胞间紧密连接与屏障通透度，从而降低外界刺激引起的黑色素生成。

5. 调控血管异常　黄褐斑常伴真皮浅层血管增多和血管活性因子（如血管内皮生长因子）上调。干细胞外泌体多富含促血管生成因子。研究显示，脂肪 MSC 外泌体较骨髓 MSC 外泌体在促进血管生成方面更强，可显著提高 VEGF、bFGF、HGF 水平，表明外泌体可增强皮肤血管再生，有利于受损组织修复，但也可能加剧黄褐斑的血管活性；实际应用时需通过后续光动力调控血管，以平衡血管形成与色素改善的效果。

6. 联合光电治疗黄褐斑　外泌体联合光电治疗技术的原理在于光电可打开表皮微通道，避免外泌体被表层角质层拦截。结合临床试验看，2 周均能显著提高外泌体的皮内递送保证临床疗效。

非剥脱性点阵激光（non-ablative fractional lasers，NAFL）将一束激光分成许多微小的激光束，穿透表皮角质层到达真皮层，瞬间去除坏死组织，形成与激光束一致的微小垂直通道，形成有利于药物导入的微治疗区；是一种近红外激光换肤，渗透深度接近基底膜带，增强基底膜与细胞的再生和修复，促进皮肤屏障的重建；在其深入渗透的过程中，刺激胶原纤维再生和组织重建；具有对皮肤的损伤更小，色素沉着的可能性更低，治疗黑斑的能力更强的作用。有学者认为，激光诱导的光机械波可影响细胞间通路，与角蛋白吸收部分激光能量后被消融形成细胞内通道有关。

人脐带间充质干细胞外泌体与 NAFL 联合治疗黄褐斑的效果在统计学上明显优于单独使用 NAFL。NAFL 联合 hUCMSC-Exos 治疗黄褐斑的效果优于微针和低温等离子体联合 hUCMSC-Exos 的效果，为临床联合治疗提供了新的可能性。此外，低温等离子体痛感较低、该方法无需使用麻醉剂，避免了麻醉药过敏等不良反应，并节省了治疗时间，为促进穿透开辟了一条前景广阔的途径。联合术后 AI 智能冻膜修复及严格防晒管理，可显著降低复发风险。目前该疗法安全性较好，仅少数病例出现短暂性红斑或日光暴露后色素反弹，未见长期不良反应。低温等离子体同样可促进外泌体穿透，患者体验感较好，但疗效与微针、激光组相当。湿性敷料、海绵颗粒等载体也用于递送外泌体，用保持湿润和缓释机制提高渗透性。

多项临床试验在 clinicaltrials.gov 登记正在招募，以评估不同来源（脐带、脂肪、羊水）的 MSC 外泌体治疗皮肤色素病的效果。临床观察显示，脐带间充质干细胞外泌体通过多种途径调节黑色素细胞的黑色素数量和浓度，参与调节 MITF 及酪氨酸酶的表达和活性，进而改善黄褐斑。相较于传统的光电治疗方式，脐带间充质干细胞外泌体导入治疗具有疼痛感小、恢复期短、维持时间长等优势，且治疗后无任何不良反应，是一种安全有效的治疗方法。因此，间充质干细胞外泌体微针疗法通过精准靶向黄褐斑病理环节，为临床提供了一种兼具高效性与安全性的创新方案，尤其适用于传统治疗抵抗或伴皮肤敏感的患者，具有广阔的转化应用前景。

（二）临床应用研究

1. AIE 再生疗法单独应用研究　易丽萍等研究显示，对 30 例稳定期黄褐斑女性患者进行 AIE 再生疗法单独应用，患者年龄（36±5）岁，病程（42.4±20.7）个月，面部皮损以面颊、前额、下颌为主，皮损面积 30%～70%；临床表现为黄褐色或深褐色斑片对称分布，边界清楚或呈弥漫性，皮损未高出皮面，无鳞屑，无明显自觉症状。黄褐斑患者接受 6 次 AIE 再生疗法后，MASI 评分下降率达 66.1%，总有效率为86.7%，且 76.7% 患者对肤色均匀度及色斑淡化效果表示满意（图 8-1-7）。

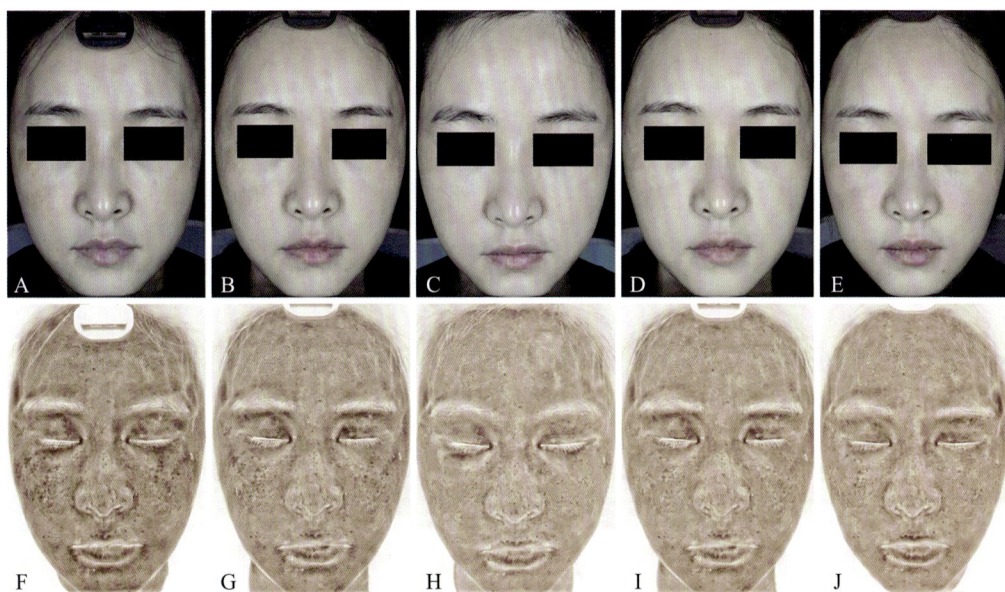

图 8-1-7　AIE 再生疗法导入治疗黄褐斑（易丽萍　提供）

注：A、F. 治疗前，患者两颊对称性黄褐色斑片伴肤色暗沉，以色美科皮肤影像分析检测仪显示两颊棕色区深层色素明显，密集成片；B、G. 治疗3次后，患者两颊黄褐斑淡化且肤色提亮，棕色区深层色素较治疗前淡化；C、H. 治疗6次后，患者两颊黄褐斑较治疗前明显淡化，整体肤色明显提亮，棕色区深层色素较治疗前明显淡化，整体肤色更均匀；D、I. 治疗结束后4周随访，整体肤色更均匀，棕色区色素明显淡化；E、J. 治疗结束后12周随访，整体肤色明显提亮，棕色区深层色素明显淡化

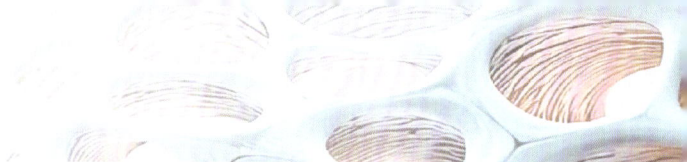

2. 临床研究案例

例 1：女，44 岁。以面部大面积顽固性黄褐斑多年就诊。既往体健，无整形美容治疗史，1 个月内未使用任何药物治疗；检查见面部分布较广泛的黄褐色斑。诊断：黄褐斑。

临床观察：①全面部接受 AIE 再生疗法每次各 4.5 mL，0.5 mm 水光导入治疗，15 天 1 次，共治疗 3 次。②治疗 3 次后，面部黄褐斑颜色基本消退，肤色均匀（图 8-1-8）。

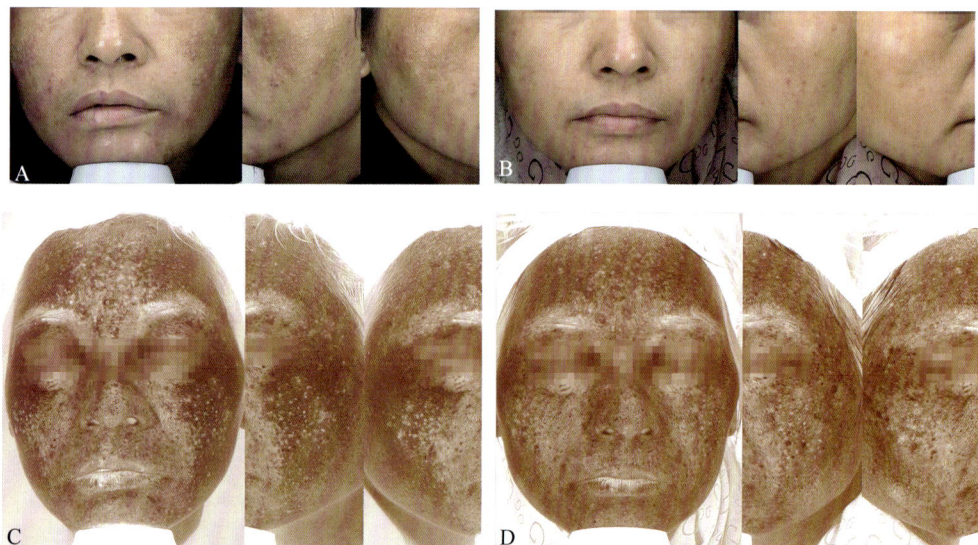

图 8-1-8　AIE 再生疗法治疗黄褐斑临床研究（王玥　提供）

注：A. 治疗前，患者面部分布广泛的黄褐斑；B. AIE再生疗法治疗3次后，面部黄褐斑明显消退；C. 治疗前VISIA下，见真皮棕色斑；D. 治疗3次后，真皮棕色斑明显减少

例 2：女，36 岁。因面部黄褐斑多年就诊，怀孕生产后加重，经多次光电治疗，效果不理想。检查见患者两颊对称性黄褐色斑片伴肤色暗沉。诊断：黄褐斑。

临床观察：①全面部黄金微针术后即刻行 AIE 再生疗法，每次 4 mL，共治疗 1 次。②治疗 1 次后，面部黄褐斑明显减淡，肤色均匀（图 8-1-9）。

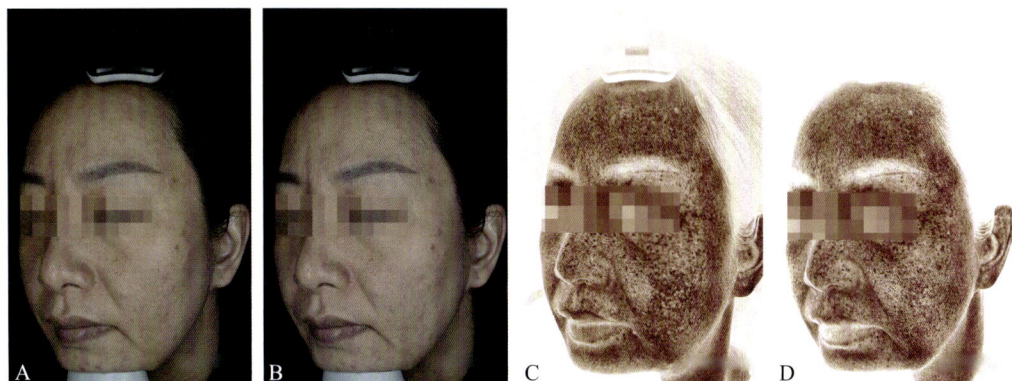

图 8-1-9　AIE 再生疗法联合黄金微针治疗黄褐斑临床研究（关灿彬　提供）

注：A. 治疗前，患者两颊对称性黄褐色斑片伴肤色暗沉；B. AIE再生疗法治疗1次后，患者两颊黄褐斑较治疗前明显淡化，整体肤色明显提亮；C. 治疗前VISIA下，真皮棕色斑明显；D. 治疗后VISIA下，真皮棕色斑明显减少

第二节　炎症后色素沉着

一、概述

炎症后色素沉着（postinflammatory hyperpigmentation，PIH）是指皮肤发生各种急慢性炎症后继发色素增加，又称炎症后黑变病。除白化病外，所有皮肤类型都可能出现过度色素沉着。流行病学研究显示，因亚洲人多见 Fitzpatrick 皮肤类型Ⅲ～Ⅵ型，因此，任何炎症后易发生 PIH。PIH 的强度与肤色、炎症程度和深度、基底膜损伤程度和黑色素细胞密切相关，PIH 通常可自行消退，但需要数月甚至数年，有时甚至是永久性的，严重影响患者的生活质量，也有可能造成抑郁、焦虑等情绪，对患者的自我认知和社会／情感功能产生负面影响。

二、病因与发病机制

（一）病因

炎症性疾病均可造成色素沉着，PIH 最常见的病因是寻常痤疮、特应性皮炎、脓疱疮等。其他常见病因有：①各种感染引起的皮肤病：脓疱疮、浅部真菌病、甲真菌病、水痘、单纯疱疹、带状疱疹等；②接触性皮炎、特应性皮炎、虫咬皮炎、丘疹性荨麻疹、

系统性红斑狼疮、皮肌炎、多形性日光疹、硬皮病、大疱性皮肤病、结节病等；③银屑病、扁平苔藓、玫瑰糠疹、慢性单纯性苔藓等；④外伤、烧烫伤、医源性因素（包括放疗、皮肤磨削术、冷冻疗法、激光、化学剥脱术、整容手术等）；⑤药物引起的超敏反应；⑥其他：蕈样肉芽肿、持久性红斑等。

（二）发病机制

PIH 的形成涉及黑色素代谢异常、炎症介质的影响、基底膜结构破坏以及真皮免疫细胞介入等复杂病理过程。

1. **黑色素代谢异常**　黑色素生物合成主要在黑色素细胞内的黑色素小体中进行，酪氨酸在酪氨酸酶（TYR）催化下转化为 L- 多巴（L-DOPA），再氧化为多巴醌，最终聚合形成真黑色素或褐黑色素；成熟黑色素小体（内含黑色素颗粒）通过黑色素细胞树突传递至周围的角质形成细胞，赋予皮肤颜色。炎症发生后，PIH 由以下两个主要途径产生：一是表皮型色素沉着，炎症因子激活黑色素细胞，增强黑色素合成并加速黑色素小体向角质形成细胞转移，导致表皮层色素沉着；二是真皮型色素沉着，炎症造成基底膜破坏，黑色素细胞结构不稳定，黑色素小体泄漏至真皮并被巨噬细胞吞噬，形成深层色素沉着。PIH 的严重程度与皮肤类型、炎症深度、黑色素细胞密度及基底膜完整性密切相关。色素形成过程受多种细胞间相互作用调控，包括角质形成细胞、黑色素细胞、成纤维细胞、免疫细胞（中性粒细胞、T 细胞、朗格汉斯细胞等）分泌的炎症因子、氧化物、酶类和生长因子的影响。涉及黑色素细胞的增殖、分化与迁移，酪氨酸酶的合成与激活，黑色素体向角质形成细胞的转移，最终促进 PIH 形成（图 8-2-1）。

2. **炎症因子促进黑色素生成**　炎症状态是 PIH 发生的触发因素之一，在急性或慢性炎症过程中，局部皮肤释放大量炎症因子，包括 IL-1β、TNF-α、IL-6等。这些因子通过自分泌或旁分泌方式影响黑色素代谢，刺激小眼相关转录因子（microphthalmia-associated transcription factor，MITF）表达，增强酪氨酸酶活性，上调黑色素合成酶（TYR、TYRP1/2）的表达与功能，促进黑色素小体的转移，诱导氧化应激，间接促进黑色素生成。其中，MITF 作为调控黑色素合成、黑色素细胞分化与迁移的核心转录因子，受多种信号通路调控（如 MAPK/ERK、cAMP/PKA、PI3K/Akt）。MITF 表达上调可直接促进色素生成，而其突变已被证实可引起白斑、早白发、虹膜异色等色素失调疾病。

可能与 PIH 有关的因子：①细胞因子：白细胞介素（interleukin，IL）-1、Ⅱ -6、干扰素 -α（interferon-α，INF-α）、肿瘤坏死因子 -α（tumor necrosis factor-α，

与黑色素合成相关的信号通路：
1. G蛋白偶联受体相关途径
①CRF通路
②内皮素信号通路
③Wnt信号通路
④肾上腺素信号通路
⑤酪氨酸酶信号通路
2. 酪氨酸激酶活性受体的相关途径：
①SCF/KIT信号通路
②βFGF信号通路
③HGF信号通路
④神经调节蛋白通路
⑤BMP通路

各种介质作用于黑色素细胞

酪氨酸酶

糖基化

激活的酪氨酸酶

酪氨酸

酪氨酸酶相关基因（MITF）转录

炎症因子破坏黑色素细胞，黑色素小体脱落

成纤维细胞
淋巴细胞
嗜中性粒细胞
朗格汉斯细胞
肥大细胞

角质形成细胞

黑色素装配为黑色素小体

黑色素细胞

载黑色素细胞

表皮

真皮

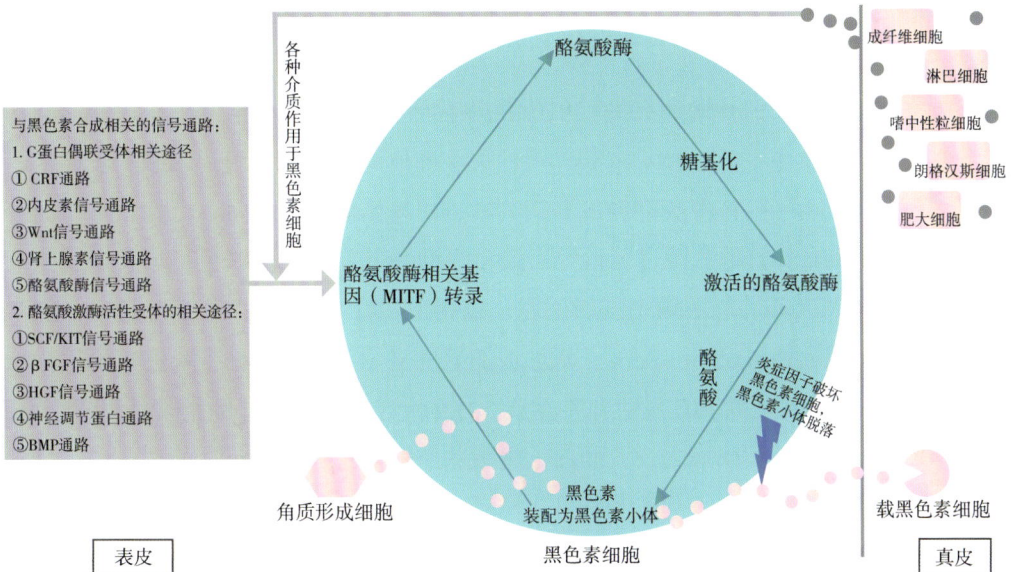

图 8-2-1　炎症后色素沉着的可能机制

TNF-α）；②趋化因子：Ⅱ-8、生长调节多肽（growth-Regulated Peptide，GRO）、调节活化正常 T 细胞表达与分泌蛋白（regulated upon activation，normal 'T cell expressed and secreted，RANTES）、单核细胞活化因子（monocyte-activatingfactor，MCAF）；③激素：神经生长因子（nerve growthfactor，NGF）、神经营养因子 -4（neurotrophin-4，NT-4）、脑源性神经营养因子（brain-derived neuro-trophic factor，BDNF）、降钙素基因相关肽（calcitonin gene-related peptide，CGRP）；④生长因子：干细胞因子（stem cell factor，SCF）、表皮生长因子（epidermalgrowth factor，EGF）、人类生长因子（human growth factor，HGF）、成纤维细胞生长因子 -β（fbroblast growt factor-β，BFGF）；⑤其他：一氧化氮（nitric oxide，NO）、内皮素 -1（endothelin-1，ET-1）、活性氧自由基（reactive oxygen species，ROS）。

　　上述炎症调节因子作用于黑色素形成的各个环节，构成极为复杂的调控网络，但这些介质是如何作用于黑色素细胞，发挥促进黑色素细胞增殖、分化与迁移，酪氨酸酶的合成与激活等作用的机制尚不清楚，与图 8-2-1 中列出的可能机制有关。因此需要建立更加科学合理的 PIH 标准化模型，进一步探索其发病机制与合理的治疗方法。

三、流行病学

　　PIH 是一种常见的获得性色素沉着障碍，所有种族均可发生，受种族、皮肤类型、性别、年龄以及炎症的类型和严重程度的影响，全球发病率差异很大，但在

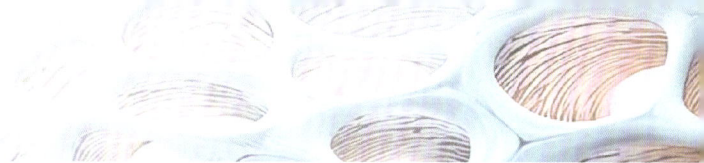

Fitzpatrick 皮肤分型Ⅲ～Ⅵ人群更常见。PIH 研究显示，非洲裔、亚洲裔和拉丁裔个体发生 PIH 的风险显著高于白人个体，可能与黑色素含量较高、黑色素体结构差异以及对炎症反应的敏感性增加有关。PIH 可影响所有年龄段的人群，男女发病率相似，而女性可能因激素水平波动和对皮肤外观的关注度较高而更频繁地寻求医疗。此外，青少年和年轻人由于痤疮等炎症性皮肤病高发，更易出现 PIH。

PIH 是用激光和其他光源进行治疗后最常见的并发症之一，肤色不均和皮肤变色是阿拉伯裔美国人最关心的两个皮肤问题。据报道，在 3000 例拉丁裔患者中，色素沉着和黄褐斑发生率 6.0%～7.5%。新加坡的研究显示，PIH 多见于肤色较深的亚洲人，说明皮肤色素程度对 PIH 发生非常重要。另有研究显示，1412 例非洲裔美国人中，酪氨酸代谢异常是五大疾病之一，而白人患者的酪氨酸代谢异常不在此列。对有色人种患者进行激光换肤，PIH 是最常见的并发症。有研究显示，接受点阵激光治疗的亚洲人中，PIH 发生率为 11.1%～17.1%。皮肤分型Ⅳ型患者接受二氧化碳激光点阵治疗后，PIH 发生率高达 92%，而皮肤分型Ⅰ～Ⅲ型的 PIH 发生率仅 23%。接受深层点阵二氧化碳激光治疗的皮肤分型Ⅰ～Ⅲ型患者中，仅 1.2% 患者出现 PIH。

四、临床表现与 Wood 灯检查

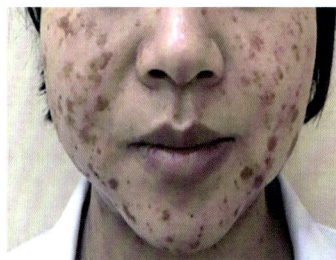

图 8-2-2　炎症后色素沉着

色素沉着一般局限于皮肤炎症部位，表现为淡褐色、紫褐色或深褐色不等，且界限清楚（图 8-2-2）。有人认为，PIH 在组织病理学上分为表皮型和真皮型。其他人则提出临床上分三型，表皮型皮损为浅棕色至黑色，Wood 灯下显示色素增加有明显边界；真皮型皮损为灰色至蓝色，Wood 灯下色素增加无明显界限；混合型 Wood 灯下表现同真皮型。色素沉着在炎症后出现，可持续数周或数月才消退。日晒或再度炎症可加深，甚至出现苔藓化。真皮内色素沉着过度有蓝灰色外观，如果不及时治疗，可能是永久性的或需很长时间才能消退。在光镜下，可见黑色素沉积于真皮上部和真皮浅层血管周围，主要在载黑色素细胞内。此外，PIH 可因紫外线（UV）照射而持续性存在或复发。

五、诊断

（一）视觉评估

在临床用色素沉着主观评分量表，通过与基线正常肤色进行比较，对 PIH 进行目测评估。用 Wood 灯检查是简单而有用的诊断步骤，Wood 灯发出光波长 320 ～ 450 nm，峰值 365 nm，发出的光会被表皮黑色素吸收，因此，表皮 PIH 会增强，与未受影响的正常皮肤相比会显得更暗。由于穿透真皮层的紫外线极少，因此在 Wood 灯检查时，真皮层 PIH 显示不突出。对于皮肤分型 V ～ Ⅵ 型患者，Wood 灯检查显示出模糊的结果，因为表皮的黑色素浓度较高。原发性炎症或诊断不明确的情况下，需要皮肤活检，以排除导致色素沉着的其他疾病（表 8-2-1）。

（二）组织病理学

PIH 的组织病理学表现为光镜下见较多表皮载黑色素细胞，包括表皮黑色素增加，但基底细胞无空泡化；炎症后色素减退也会出现真皮载黑色素细胞，表皮黑色素减少。因此，"炎症后色素改变"一词在组织病理学中是根据表皮黑色素而非真皮噬黑体来描述的，同时表示 PIH 和炎症后色素减退。

（三）其他评估

评估 PIH 的工具包括泰勒色素沉着量表、痤疮后色素沉着指数。泰勒色素沉着量表是一种视觉评分量表，用于评估皮肤颜色和监测治疗后的色素沉着情况。该工具由 15 张颜色独特的塑料卡片组成，涵盖各种肤色，适用于皮肤分型 Ⅰ ～ Ⅱ 型患者，每张塑料卡片上有 10 个肤色渐深的色带代表色素沉着的渐进程。痤疮后色素沉着指数评估寻常痤疮引起的 PIH，评分有 3 个参数，PIH 皮损的大小、与周围皮肤相比皮损强度的中位数（略深、中度深、明显深色）和 PIH 病变的数量。痤疮后色素沉着指数是 3 项得分的总和，得分范围为 6 ～ 22 分。

（四）无创评估技术

无创技术是对临床评估的补充，可提供更可靠、可重复的结果，例如偏振光摄影、比色法、漫反射光谱、高光谱成像和反射共聚焦显微镜（表 8-2-2）。

1. 偏振光摄影 紫外线摄影是紫外线（320 ～ 400 nm）照亮成像的区域，在照射光源和照相机镜头上使用线性偏振片；照相机镜头上的偏振片可平行或垂直于照明光源上的偏振片，从而分别产生平行或垂直（又称为交叉）偏振光照片。平行偏振光摄影可增强表面特征，如皱纹和细纹，而垂直或交叉偏振光摄影则通过减少表面眩光来增强次表面特征，如色素沉着和血管（图 8-2-3）。

表 8-2-1 与色素沉着相关的皮肤病及措施

疾病名称	流行病学	病因学	临床表现	组织病理学	管理措施
黄褐斑	常见于皮肤类型 Ⅲ~Ⅳ；女性多于男性	多因素：紫外线辐射、激素治疗，妊娠，遗传及药物（苯妥英）	对称性、边界不规则的褐色斑块，见于面部日晒部位	表皮 ± 真皮黑色素增加	美白剂、氨甲环酸、化学剥脱、激光及光疗法
药物性色素沉着	所有种族和年龄	长期使用高浓度氢醌，常与强烈日晒相关	用药部位出现反常性皮肤变黑（蓝黑色丘疹）	真皮内香蕉形黄色至棕色球状物	停用致病药物、美白剂、口服维 A 酸、Q 开关激光
晒黑	常见于皮肤类型 Ⅲ~Ⅵ	UVA/UVB 延迟反应，黑色素生成增加	日晒部位色素沉着	表皮黑色素增加	光防护
色素性蕈样肉芽肿	常见于深肤色人群	不详	非日晒区出现色素沉着斑块或斑片	表皮趋向性、界面性皮炎、载黑素色素失禁	局部治疗（光疗、类固醇）
扁平苔藓色素沉着	常见于皮肤类型 Ⅲ~Ⅴ，中青年	不详	椭圆形或不规则灰至黑色斑片，见于日晒区或间擦部位	界面性皮炎，真皮黑色素增加	局部糖皮质激素、他克莫司/吡美莫司、羟氯喹、考酚酯、口服维 A 酸
持久性色素异常性红斑	常见于皮肤类型 Ⅲ~Ⅳ，青壮年（20~40 岁）	不详	颈部、躯干及近端四肢的灰褐色斑片，早期可见红斑边界	界面性皮炎，真皮黑色素增加	口服糖皮质激素、他克莫司、抗生素、氨苯砜、氯法齐明、抗疟药、异烟肼、灰黄霉素、紫外线疗法
Riehl 黑变病	常见于深肤色人群及中青年	可能与化妆品或纺织品过敏原（Ⅳ型细胞毒性反应）相关	面部（尤其侧面）及颈部灰褐色色素沉着	界面性皮炎、真皮黑色素增加	避免可疑过敏原、美白剂、化学剥脱
眶周色素沉着	常见于深肤色人群	遗传、解剖结构、血管因素、色素沉着	双侧对称性眶周皮肤（包括眼睑）变暗	表皮 ± 真皮黑色素增加	美白剂、化学剥脱、激光、填充剂、自体脂肪移植、眼睑成形术
摩擦性黑变病	所有种族和年龄	反复摩擦	骨性突起部位褐色色素沉着	主要真皮黑色素增加	停止使用尼龙刷或磨砂巾、化学剥脱、激光
植物光敏性皮炎	所有种族和年龄	接触含呋喃香豆素的植物	接触部位出现图案状色素沉着斑	表皮黑色素增加及真皮载黑色素细胞	避免接触致病植物、局部糖皮质激素、美白剂

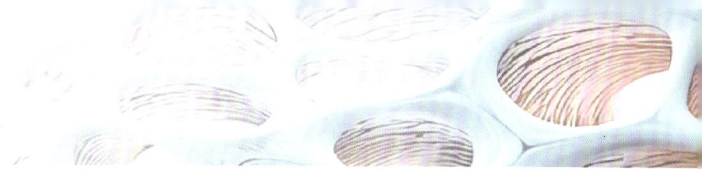

表 8-2-2　炎症后色素沉着的非侵入性评估技术汇总

非侵入性技术	评估内容	临床应用
Wood 灯	黑色素	区分表皮与真皮色素沉着（表皮色素颜色更深）
紫外线摄影	表皮黑色素	增强表皮色素的显影效果
平行偏振光摄影	皮肤表面细节	增强皱纹、细纹、纹理、鳞屑及隆起部位的显影
交叉偏振光摄影	黑色素与血管系统	增强色素沉着和血管系统的显影
色度测量法	黑色素与血管系统	定量评估相对色素沉着及红斑
漫反射光谱法	黑色素与血管系统	定量评估相对色素沉着及红斑
高光谱成像	黑色素与血管系统	增强显影并辅助定量评估相对色素沉着及红斑
反射式共聚焦显微镜	组织学细节	显影色素沉着、色素性肿瘤及炎症细胞，辅助确定病灶边界，通过图像分析获取定量信息

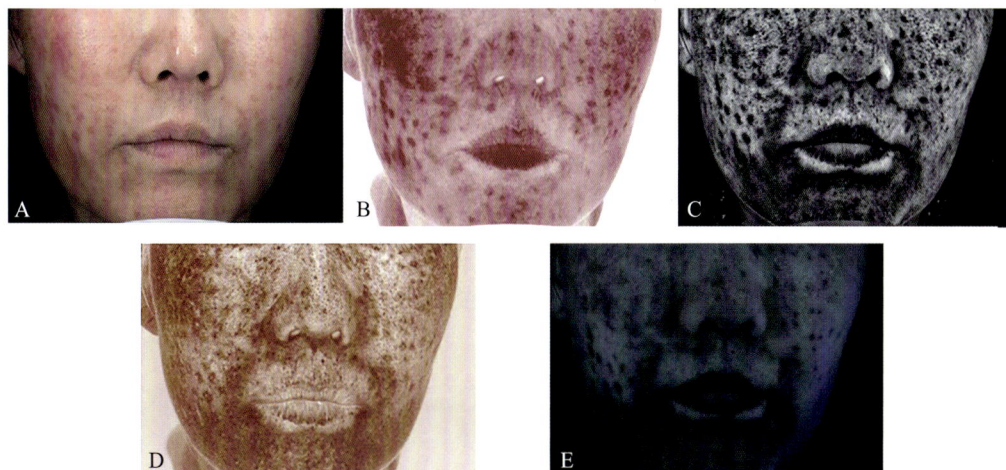

图 8-2-3　VISIA 镜下自然光、紫外光和偏振光的皮肤检测图

注：A. 自然光下的皮肤状态；B. 红区反映血管和炎症方面的问题；C. 紫外光下，可见紫外线色斑情况；D. 真皮层下的色素沉着；E：反映皮脂腺分泌的情况

皮肤较白皙的患者在临床上容易见到色素沉着，皮肤较黑的患者却不易见到。交叉偏振光摄影可最大限度地减少表皮构成性色素沉着的出现，从而为深色皮肤提供所需的对比度，因此有助于色素性疾病的诊断。交叉偏振光摄影已证明是评估寻常痤疮和黄褐斑患者及其治疗反应的一种有价值、可靠的非侵入性技术。另有报道，与单纯的视觉临床检查相比，交叉偏振光摄影能较好地区分深色皮肤患者的红斑晕轮和 PIH。

2. 比色法　红、绿、蓝光 3 色的特定组合，色度计是覆盖全可见光谱的强白光均匀照射光圈下的样本。根据国际照明委员会标准系统的定义，将标本反射光谱的信息转换为 L^*、a^* 和 b^* 值，L^* 表示亮度或从暗到亮，a^* 表示绿到红的颜色，b^* 表示蓝到

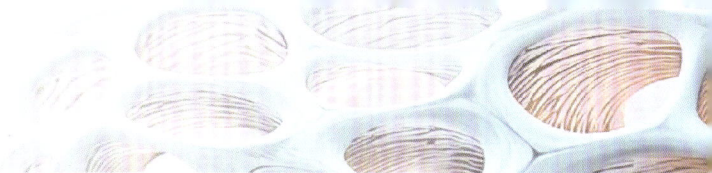

红的颜色,黄色对应于红、绿、蓝三原色,这些值共同表示低于视觉检测值的样本颜色。对于 PIH 而言,L^* 值升高表示肤色变浅,病情有好转。收集测量值时,将探针均匀轻压在皮肤上,以避免皮肤烧伤,否则可能导致读数不准确。比色法通常用作主要的评估工具,用于评估面部和腋下色素沉着、白癜风、黄褐斑患者的治疗效果。

3. 漫反射光谱　是一种体内测量技术,用于计算皮肤中复杂生物分子的浓度。利用漫反射光谱,表观吸附光谱可从收集的光与皮肤相互作用的反射光谱中计算出来。入射光光谱取决于使用的灯管,可以是紫外线、可见光、近红外线（280 ~ 800 nm）或仅可见光（400 ~ 700 nm）。漫反射光谱利用皮肤发色团、黑色素、氧合血红蛋白和脱氧血红蛋白的已知吸光度特性,对其生化浓度进行量化。使用时,漫反射光谱探头必须垂直于皮肤,同时施加均匀轻柔的压力,以避免皮肤烧伤。此外,由于探头尺寸较小（直径约 2.5 mm）,因此必须获得足够的读数来捕捉正常皮肤和病变部位的差异。由于漫反射光谱可量化黑色素的浓度,因此是评估 PIH 的重要工具。

4. 高光谱成像　有数字成像和光谱信息的综合优势。高光谱成像系统包含照明光源,例如 Lowel Vip Pro-light 卤素钨丝灯和 Lite 面板 LED 面板、带 Philumina. VNIR/400H 传感器的高光谱相机（能检测波长 400 ~ 1000 nm 吸光度）及计算机。

高光谱数据立方体包括与数字图像中任何特定感兴趣区域相对应的空间和光谱信息（图 8-2-4）。其采用与漫反射光谱相同的原理,通过拟合收集到的反射光谱来提取组织的光学特性,从而提供与每个像素相关的光谱信息。在多光谱成像中,每个像素的光谱信息都与几个特定的波长带相关联,而恒星成像则不同,它收集许多窄光谱带,并提供连续的光谱测量结果。这种方法灵敏度高,即使反射光谱发生微妙变化,恒星仪也能检测出,有助于量化皮肤的光学特性,包括黑色素浓度、血液浓度和真皮散射。

使用高光谱成像测量时,探头无须与皮肤直接接触,因此,高光谱成像克服了比色法或漫反射光谱测量可能出现的毛细血管收缩和皮肤烧伤的限制。与漫反射光谱或比色法不同的是,由于光谱信息是从数字图像中提取,因此可以收集大面积病变的信息。由于其是一种非接触式设置,因此应注意避免任何杂散光进入检测器。此外,每次相对于探测器移动照明光源时,都必须对设置进行校准,获得的数据文件很大。目前,已用于皮肤癌的相关研究以及皮肤色素沉着和血管结构相关的研究。

5. 全反射共聚焦显微镜　与组织学高度相关,二极管激光器发出的近红外线聚焦在组织上。由于细胞结构（包括黑色素、胶原纤维和角蛋白）的折射率有差异,入射光会发生反射,并被光电探测器收集。共聚焦显微镜是面部皮肤活体诊断的重要工具,共聚焦显微镜已用于诊断色素性疾病,如白癜风、黄褐斑、黑色素瘤和色素痣。

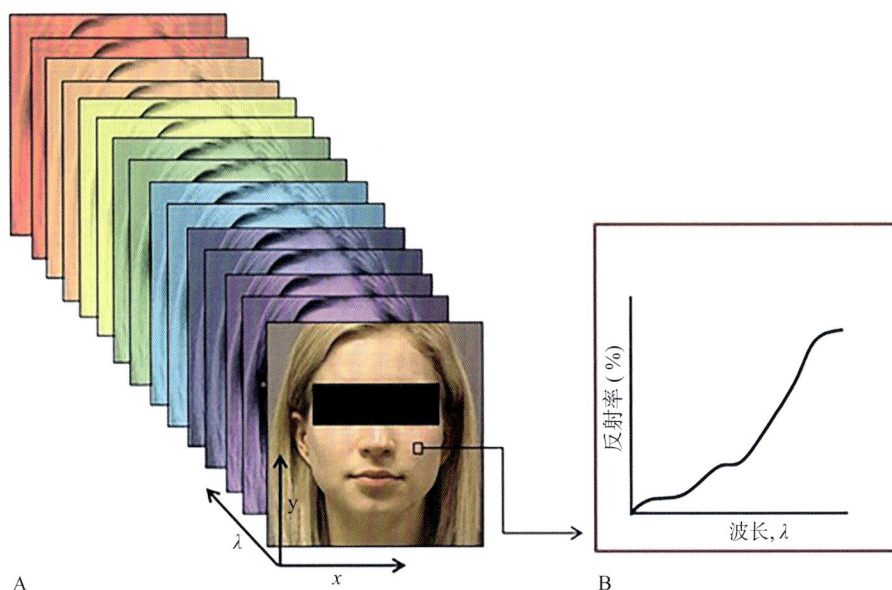

图 8-2-4　高光谱数据立方体的示意图

注：A. 有空间信息（x轴和y轴）和光谱信息（A轴）的超光谱数据立方体，示意图中的帧数量远多于实际；B. 与所选感兴趣区域相对应的光谱信息

总之，PIH 在有色人种患者常见，表皮色素沉着比真皮色素沉着的预后要好，肉眼检查和 Wood 灯评估是 PIH 的便捷方法。偏振光摄影、比色法、漫反射光谱和其他非侵入性工具有助于获得病变的定量信息，并增强对 PIH 的临床评估。但是，这些非侵入性技术的使用需经过培训才能熟练掌握，这些技术有助于评估 PIH 的治疗效果。

六、一般治疗

PIH 的治疗方法多种，不管选择何种疗法，管理 PIH 的第一步要尽可能找到皮肤炎症的病因，早期治疗原发疾病，避免日光暴晒及其他刺激。在 Grayson 等研究中，特应性皮炎患者使用度普利尤单抗治疗后，PIH 得到了明显改善，印证了积极治疗原发疾病、控制炎症反应的重要性。目前常用的方法有外用和口服药物，激光或化学剥脱术也能起一定作用，但有色素沉着的风险，应谨慎使用。

（一）药物治疗

外用药治疗是治疗 PIH 的主要方法，通常治疗表皮型 PIH，因为更深层次的色素沉着对这些药物效果不佳。脱色剂针对黑色素最常见的作用是抑制酪氨酸酶活性，如 2% ~ 4% 氢醌制剂。氢醌制剂可与其他药物合用，如 0.05% 维 A 酸、0.01% 氟轻松（改

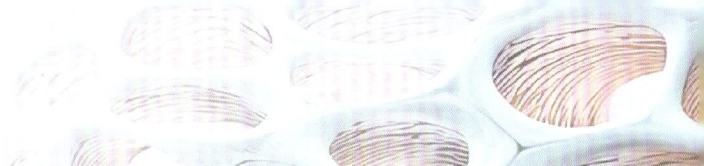

良 Kligman 疗法）等提高疗效，降低不良反应。一些非氢醌制剂和植物药妆也有较好的疗效，这些药物包括壬二酸、曲酸、熊果苷和某些甘草提取物等。除了抑制酪氨酸酶的活性，一些药物也可通过抑制黑色素小体的转移、抗氧化等机制抑制黑色素产生，如维 A 酸类药物、甲喹醇、抗坏血酸（维生素 C）、烟酰胺、N 乙酰氨基葡萄糖和大豆提取物等。氨甲环酸作为一种抗纤溶止血药物，能阻断纤溶酶原分子上的赖氨酸结合位点，从而阻止纤溶酶的激活，同时抑制纤溶酶原刺激花生四烯酸的合成；一方面花生四烯酸的代谢产物前列腺素能刺激黑色素合成，另一方面能直接促进纤溶酶生成促进黑色素细胞刺激素，氨甲环酸外用及口服已广泛治疗黄褐斑，并通过改变剂型，如用氨甲环酸巴布贴增加局部有效作用时间，获得较好的治疗效果。Kim 等研究显示，氨甲环酸可促进小眼畸形相关转录因子的降解，降低酪氨酸酶、TRP-1 和 TRP-2 蛋白水平，从而减少黑色素合成，有望用于 PIH 的治疗。

系统治疗包括口服维生素 C 和 E、烟酰胺等有助于缓解色素沉着，也有使用白细胞提取物、谷胱甘肽等药物预防和治疗 PIH 的报道，但缺乏大量临床试验支持。

（二）化学剥脱

化学剥脱通过引起皮肤不同水平（角质层、真皮乳头层和真皮网织层）的可控损伤加快表皮更替，减少表皮黑色素沉积。常用药物有水杨酸、果酸等。目前化学剥脱术已成为一种快速、有效的临床治疗手段，但剥脱过程中如果涉及真皮的乳头层和网状层，剥脱剂会作为炎症的诱发因素，导致更严重的 PIH，所以应谨慎使用高浓度的化学剥脱剂，可从低浓度开始，根据患者的耐受程度调整用药浓度。

（三）光电治疗

目前有许多不同类型的激光可用于治疗 PIH。黑色素吸收光谱为 250 ~ 1200 nm，可见光和近红外激光均可有效地去除皮肤内多余的黑色素。波长较短的激光，如 578 nm 溴化铜激光、511 nm LED 激光、强脉冲光，可优先被黑色素小体吸收，但穿透力不强。近红外激光器（如 1064 nm QS Nd：YAG）能够穿透真皮，但不能有效靶向表皮的黑色素小体。由于黑色素的吸收系数显著随着波长的增加而减少，使用更大波长将最大限度地减少皮肤内源性黑色素的吸收，从而降低激光治疗后色素沉着的风险。尽管光电治疗有助于 PIH 的治疗，但由于有加重 PIH 的风险，在临床的应用受到了较大的限制。

七、AIE 再生疗法治疗炎症后色素沉着

外泌体作为一种多功能纳米信号系统，在治疗 PIH 构建起"抗炎 - 修复 - 抑黑"三位一体的调控机制，凭借复杂的信号通路调节、因子靶向递送以及微环境重建等优势，重塑皮肤稳态逆转 PIH。

（一）抗炎作用

外泌体作为细胞间通讯的天然载体，可携带抗炎性细胞因子、miRNA、抗氧化酶等多种调控分子，有效调节炎症反应和微环境稳定性。外泌体抗炎性细胞因子（如转化生长因子 -β、白细胞介素（IL）-10、IL-4、IL-13）通过抑制炎症介质的产生和释放来减少炎症反应。转化生长因子 -β 和 IL-10 能抑制促炎性细胞因子的生成，而 IL-4 和 IL-13 则通过抑制 Th1 细胞的活性和促进 Th2 细胞的反应来减轻炎症。

外泌体中 miRNA 在调节基因表达和炎症反应中发挥关键作用。miR-21 能够通过抑制炎症介质（NF-κB）表达来减轻炎症反应。miR-146a 通过负调控促炎性细胞因子表达，如 IL-1β 和转化生长因子 -α，从而减少炎症反应。虽然 miR-155 在某些情况下具有促炎作用，但在外泌体中，它可通过调节炎症信号通路来保持炎症反应的平衡。外泌体携带的抗氧化酶［如超氧化物歧化酶（SOD）和谷胱甘肽过氧化物酶（GPx）］能够减轻氧化应激，从而减少炎症反应。SOD 催化超氧化物自由基的歧化反应生成氧气和过氧化氢，而 GPx 则将过氧化氢和有机过氧化物还原为水和醇，从而保护细胞免受氧化损伤。

外泌体通过多种信号通路调节炎症反应，主要包括核因子 κB 信号通路、信号转导和转录激活因子 3（STAT3）信号通路和磷脂酰肌醇 3- 激酶（PI3K）/ 蛋白激酶 B（Akt）信号通路。NF-κB 是一个关键的促炎信号通路，通过调节多种炎症基因的表达来参与炎症反应。外泌体的抗炎性细胞因子和 miRNA 可抑制 NF-κB 激活，从而减少炎症反应。外泌体通过携带 IL-10 等抗炎因子激活 STAT3，从而抑制炎症反应；外泌体中的生长因子和抗氧化酶可激活 PI3K/Akt 通路，从而促进细胞存活和减少炎症反应。

（二）细胞修复与再生

外泌体携带的生物活性分子能够促进皮肤细胞的增殖、迁移和分化，进而修复受损组织。首先，外泌体中含有丰富的生长因子，如表皮生长因子（EGF）、成纤维细胞生长因子（FGF）、血小板衍生生长因子（PDGF）和转化生长因子 -β（TGF-β）。这些生长因子通过激活细胞表面的受体，促进细胞的增殖和迁移，加速伤口愈合和组

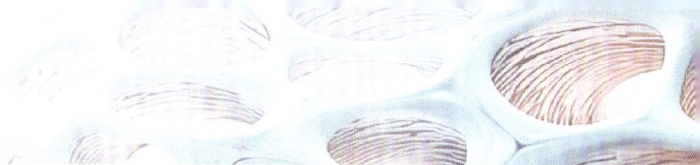

织修复。例如，表皮生长因子可通过与其受体 EGFR 结合，激活下游的信号通路，如 MAPK 和 PI3K/Akt，从而促进角质形成细胞和成纤维细胞的增殖和迁移。

此外，外泌体的 miRNA（如 miR-21、miR-27b 和 miR-125b），能通过抑制特定的靶基因，调节细胞增殖和分化过程。miR-21 可通过抑制程序性细胞凋亡 4（PDCD4）和磷脂酰肌醇 -3- 激酶调节亚基 1（PIK3R1）的表达，促成纤维细胞的增殖和迁移。miR-27b 和 miR-125b 则通过调控与细胞周期和分化相关的基因，促进皮肤细胞再生。

外泌体还含有多种细胞外基质成分和酶类，这些成分能够调节细胞间的相互作用，促进组织的重建。外泌体的胶原纤维、弹性纤维和纤维连接蛋白等基质成分，可为细胞提供结构支持和信号指引，促进细胞的迁移和组织修复。同时，外泌体的基质金属蛋白酶（MMPs）和其抑制剂（TIMPs）通过动态调控基质的降解和重建，维持组织的结构和功能完整性。

外泌体通过多种信号通路调节细胞修复和再生，包括 Wnt/β- 连环蛋白信号通路、Notch 信号通路和 Hedgehog 信号通路。这些信号通路在决定细胞命运、增殖和分化过程中发挥关键作用，例如，外泌体的 Wnt 蛋白可激活 Wnt/β- 连环蛋白信号通路，促进皮肤干细胞的增殖和分化，从而加速组织修复。

（三）黑色素调节作用

外泌体携带的生物活性分子能影响黑色素细胞的功能和黑色素的生成过程。首先，外泌体的 miRNA 可直接调控与黑色素生成相关的基因表达，例如 miR-145 和 miR-148a 能抑制 MITF9（黑色素生成的主要调节因子），通过抑制 MITF，外泌体可减少酪氨酸酶等关键酶的表达，从而降低黑色素的生成。

此外，外泌体还携带多种细胞因子和生长因子，这些因子能够调节黑色素细胞的活性。例如，转化生长因子 -β 和 IL-10 等抗炎性细胞因子通过抑制促炎信号通路（如 NF-κB）和减少促炎性细胞因子的释放，从而间接抑制黑色素生成。抗炎性细胞因子的存在有助于减轻炎症反应，防止黑色素细胞过度活化和黑色素的过量生成。

外泌体还可通过调控细胞外基质和细胞间的相互作用来影响黑色素的分布和代谢。外泌体中的基质金属蛋白酶（MMPs）和其抑制剂（TIMPs）通过动态调控细胞外基质的降解和重建，影响黑色素细胞的迁移和定位，从而影响黑色素的分布。此外，外泌体中的细胞外基质成分（如胶原纤维和纤维连接蛋白）可为黑色素细胞提供结构支持和信号指引，调节其功能和行为。

在信号通路方面，外泌体通过调控 Wnt/β- 连环蛋白信号通路、Notch 信号通路和 PI3K/Akt 信号通路等，影响黑色素细胞的活性和黑色素的生成。外泌体的 Wnt 蛋白可激活该通路，促进黑色素细胞的增殖和黑色素生成。然而，适度调控该信号通路对于防止黑色素过度生成和色素沉着非常重要。

（四）临床研究案例

例 1：女，41 岁。以化学剥脱祛斑后导致炎症后色素沉着 1 个月来医院就诊。1 个月前接受化学剥脱法祛斑治疗，继而出现面部炎性色素沉着。诊断：炎症后色素沉着。

临床观察：①全面部接受 AIE 再生疗法每次各 4 mL，0.5 mm 水光导入治疗，30 天 1 次，共治疗 3 次。②治疗 3 次后，色素沉着明显减轻，治疗效果明显（图 8-2-5）。

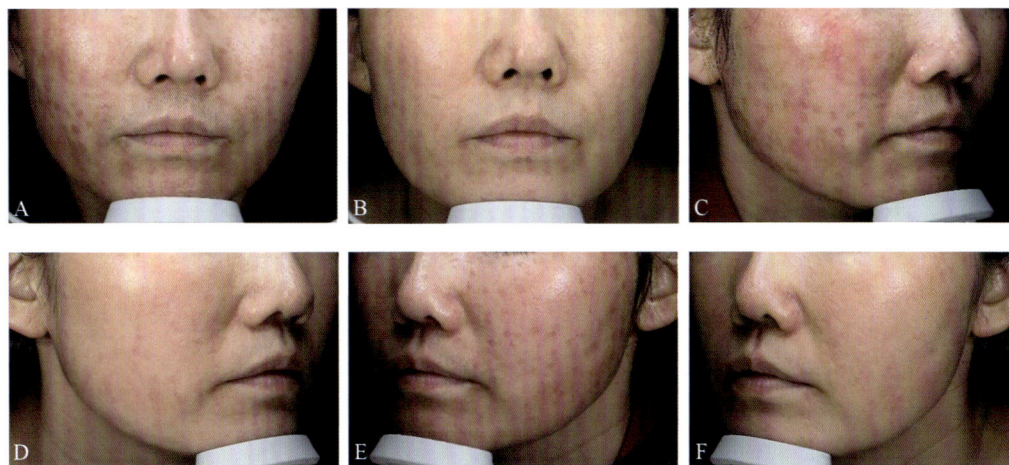

图 8-2-5 AIE 再生疗法治疗炎症后色素沉着临床研究（王玥　提供）

注：A. 治疗前，患者面部较多色素沉着斑点；B. 全面部接受AIE再生疗法治疗3次后，炎性色素沉着明显减轻；C. 治疗前，左面部较多色素沉着斑点；D. 治疗后，左面部炎性色素沉着明显减轻；E. 治疗前，右面部较多色素沉着斑点；F. 治疗后，左面部炎性色素沉着明显减轻

例 2：女，32 岁。既往行光电治疗导致炎性色素沉着 2 个月来医院就诊。检查见患者面部治疗区出现明显色素沉着斑。诊断：炎症后色素沉着。

临床观察：①全面部接受 AIE 再生疗法，0.5 mm 微针导入 4 mL，30 天 1 次，共治疗 5 次。②治疗 5 次后，色素沉着斑显著减轻，肤色恢复正常（图 8-2-6）。

讨论：临床结果显示，AIE 再生疗法通过多种途径参与抑制黑色素生成、促进细胞再生、调节免疫反应进而有效改善皮肤色素沉着，相较于传统的光电治疗方式，AIE 再生疗法治疗具有疼痛感小、恢复期短，维持时间长、治疗效果显著等优势，且治疗后无任何不良反应，是安全有效的治疗方法。

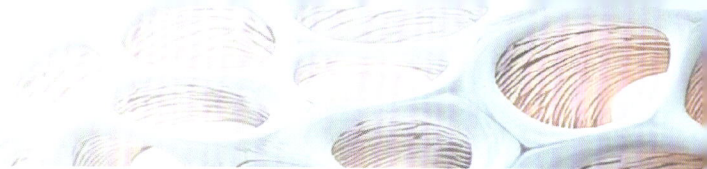

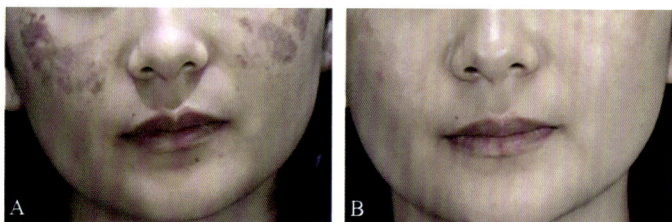

图 8-2-6　AIE 再生疗法治疗炎症后色素沉着临床观察（查锦东　提供）

注：A. 治疗前，患者面部颧骨部位较多色素沉着斑点；B. AIE再生疗法治疗5次后，炎性色素沉着明显减轻，肤色基本恢复正常

第三节　白癜风

一、概述

白癜风是一种色素脱失性损容性皮肤病，典型临床表现为皮肤出现完全无黑色素、无鳞屑的白垩色斑块，一般边界较清晰；主要病理特征为黑色素细胞的选择性丧失，进而导致病变区域皮肤色素减退或消失。近年来，关于白癜风发病机制的研究已取得显著进展，该病已明确归类为自身免疫性疾病，并认为与遗传和环境因素、代谢、氧化应激以及细胞免疫功能异常等有关。值得注意的是，白癜风是一种明确的心身疾病，对日常生活造成较大的影响。

2011 年，一项国际共识将白癜风分为非节段型白癜风和节段型白癜风两大类。"白癜风"这一术语涵盖了非节段型白癜风的所有亚型，包括面部肢端型、黏膜型、泛发型、全身型、混合型和未定类型。中国白癜风诊疗共识（2024 版）分为节段型、非节段型、混合型及未定类型。①节段型白癜风：通常指沿某一皮神经节段分布（完全或部分匹配皮肤节段）的单侧不对称白癜风，少数可双侧多节段分布；②非节段型（又称寻常型）白癜风：包括散发型、泛发型、面颈型、肢端型和黏膜型；③混合型白癜风：节段型与非节段型并存；④未定类型白癜风：指皮损就诊时尚不能确定为节段型或非节段型，直到经过 1～2 年随访后才进行更明确的分类。

二、病因及发病机制

关于白癜风发病机制的假说主要有生化假说、神经假说、免疫假说。每一假说均有依据，现提出一种综合理论框架，以阐释这些假说之间的相互联系（图 8-3-1）。

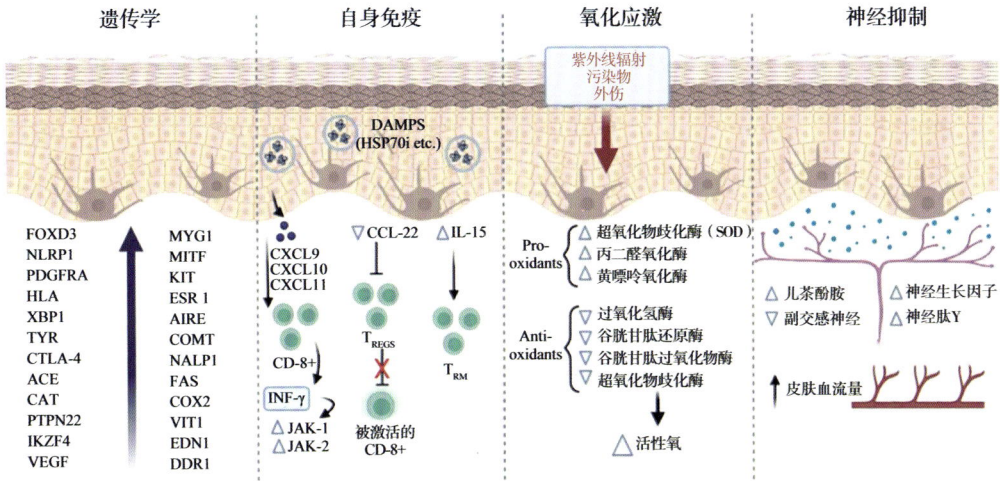

图 8-3-1　白癜风发病机制示意图

（一）黑色素细胞被破坏

针对白癜风病变中黑色素细胞是否真正消亡抑或仅功能失活的问题，学术界一直有争议。1956 年，Jarrett 等首次区分相对的 I 型白癜风（黑色素细胞酪氨酸酶活性降低）与相对的 II 型白癜风（黑色素细胞数量减少），可能反映了疾病进程的不同阶段。然而，大多数研究基于活性黑色素合成的检测方法，例如通过电镜下黑色素小体结构的明显性来确定黑色素细胞的存在，可能导致白癜风病变中黑色素细胞缺失的结论。有研究显示，补骨脂素光化学疗法（PUVA）治疗白癜风残留的黑色素细胞可能有效果；通过一系列抗黑色素细胞抗体进行免疫酶染色，在病变皮肤中未检测到黑色素细胞。此外，在皮损边缘偶尔见到少量形态异常的黑色素细胞。因此，白癜风病变中黑色素细胞的丧失可能性极高。

（二）应激影响

研究报告显示，白癜风皮损在极度紧张状态下产生或扩大。从生理学角度来看，紧张状态可通过多种机制影响白癜风的发生和发展。紧张可导致机体儿茶酚胺类物质（肾上腺素）水平显著升高，而肾上腺素可直接参与脱色病变的形成和进展。传统观点认为，肾上腺素主要由肾上腺髓质合成，但近年来研究显示，角质形成细胞具有合成肾上腺素的能力。应激可诱发促肾上腺皮质激水平升高，导致糖皮质激素分泌增加，从而促进糖原分解和游离脂肪酸动员，并刺激胰岛素分泌。胰岛素间接促进大脑 L-色氨酸含量升高，进而导致大脑 5- 羟色胺合成增加。褪黑色素是 5- 羟色胺代谢产物，

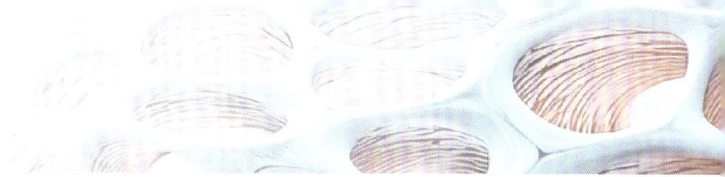

有研究显示，褪黑色素受体活动过度在白癜风发病机制中起关键作用，这种活动过度可导致某些酶活性增强，这些酶在初期抑制黑色素生成，导致黑色素代谢的毒性中间产物在黑色素细胞内蓄积，使黑色素细胞死亡，最终引起白癜风。

（三）毒性化合物蓄积

黑色素合成产生的高活性基团可能参与白癜风发病。这些基团的作用机制包括抗原性改变，其中黑色素细胞抗原性的改变已作为白癜风潜在的病因之一。此外，这些高活性基团可能直接改变细胞生命活动所必需的结构，或间接诱导基因突变，从而导致细胞损伤。

研究显示，在白癜风发生发展过程中，细胞内过量的活性氧蓄积是导致组织和细胞氧化应激的关键因素，活性氧包括 O_2、OH 和 HO，它们是衡量氧化应激水平的主要指标。机体的抗氧化防御系统由酶和非酶系统组成，功能是清除游离型的各种自由基和自由基介导的各种活性氧。其中，酶抗氧化系统主要由超氧化物歧化酶、过氧化氢酶和谷胱甘肽过氧化物酶等抗氧化酶组成，它们在体内构成抗氧化的第一道防线，控制细胞氧化应激并保护蛋白质、脂质、DNA。在正常生理状态下，机体产生的少量活性氧经抗氧化系统转化为无毒物质，不会对人体造成损害，然而在病理状态（炎症、癌症）和外源性因素（紫外线或化学物质）作用下，活性氧的产生会增加，导致组织和细胞损伤。体内研究显示，HO 作为活性氧中主要的致病因子，大量沉积于白癜风患者的局部皮肤组织；高浓度 HO 可打破细胞的氧化还原平衡，进而干扰内质网内蛋白多肽链的折叠过程。在氧化应激状态下，内质网可引起未成熟蛋白和错误折叠肽的积累，从而激活未折叠蛋白反应，导致黑色素细胞凋亡，并诱导细胞因子（如 IL-6、IL-8、IL-11 和 TNF-α 等）产生，从而引起自身免疫反应。氧化应激是触发白癜风患者黑色素细胞变性的初始致病因素，随后氧化应激与自身免疫反应的协同作用进一步加入酪氨酸生成黑色素的过程中，会产生一系列高活性的中间代谢产物，例如正醌。因此，黑色素的生物合成过程并非对黑色素细胞完全无害。该合成过程被严格限制在黑色素小体内部进行，以避免对细胞质结构造成损伤，如黑色素小体膜的完整性受到破坏；黑色素小体内的内容物将大量泄漏至胞质中，从而加剧细胞损伤。黑色素小体的这一功能已通过转染实验得到证实。将酪氨酸酶基因转染至成纤维细胞后，细胞能将产生的黑色素限制在特定的"小泡"内（与无控制的合成过程不同），似乎有助于黑色素合成过程中提高细胞的存活率。解毒酶活性对黑色素代谢物的增加对黑色素细胞存活的影响具有显著作用。研究显示，在白癜风患者中，硫氧还蛋白还原酶、过氧化氢酶、超氧化物歧化酶及谷胱甘肽还原酶等解毒酶的活性发生了改变。

化学物质（如氢醌）已证实能诱发职业性白癜风，这一现象为化学因素在白癜风发病机制的作用提供了证据。对职业性白癜风的深入研究，有助于揭示该疾病的遗传易感性，但是白癜风的损害仅在特定个体接触此类化学物质后显现。

（四）感染

白癜风的病理过程中，黑色素细胞的破坏可能源自免疫监视系统的激活，该激活机制可能通过消灭携带病原体的细胞来实现，或因抗原模拟现象导致损伤正常黑色素细胞。

特定的细胞类型容易成为某些感染的免疫靶点，如麻风病的雪旺细胞。雪旺细胞与黑色素细胞在发育上密切相关，其起源于共同的、具有双向分化潜能的中间远祖细胞。白癜风与麻风病在临床表现上存在相似性，麻风病患者亦表现出与白癜风类似的色素减退性皮损；此外，白癜风在麻风病患者中比在其他健康对照者中更常见。鉴于麻风病的临床特征，有必要探讨黑色素细胞是否同样携带感染因子，或者其是否可能成为针对密切相关的雪旺细胞免疫反应的潜在靶细胞。麻风病中脱色素的结果为白癜风发病机制提供了线索，因为起作用的分枝杆菌以热休克蛋白作为免疫显性抗原。热休克蛋白是一种高度保守的蛋白，在应激状态下其合成量会增加。近年研究证实，黑色素细胞能够处理麻风分枝杆菌 HSP65，并将其提呈给麻风病患者中分离的 T 细胞克隆，导致 T 细胞增殖反应及对抗原提呈黑色素细胞的细胞毒反应。白癜风常在应激状态下加重，据此推测，在麻风病及白癜风中，可因对相同或相似抗原免疫反应而使黑色素细胞遭受破坏。

（五）免疫因素

研究已证实，白癜风患者的抗黑色素细胞抗体水平显著升高，特别是在疾病的活跃期。事实上，白癜风患者的血浆可诱导试管内抗体介导的补体活化及抗体依赖性细胞介导的细胞毒反应。近年研究进一步确定了与白癜风血浆中抗体相对应的抗原特性，其中免疫显性抗原为 MW35、40-75、90 或 150kD，特别是 35 kD 及 90 kD 抗原仅在色素细胞表面表达。T 细胞或基因型水平上的免疫调节障碍，或因抗原刺激导致免疫系统反应突然改变，产生高滴度的自身抗体。关于避免抗体介导的补体活化的分子表达的研究数据也支持自身抗体的作用，例如降解加速因子及膜辅助因子蛋白在白癜风患者皮肤中表达明显减少，显示黑色素细胞可能难以避免补体介导的细胞破坏。除抗体的可能作用外，白癜风的发病机制可能涉及 T 细胞介导的免疫反应，目前支持该理论的证据尚不足。体外研究显示，黑色素细胞能表达主要组织相容性复合体 I

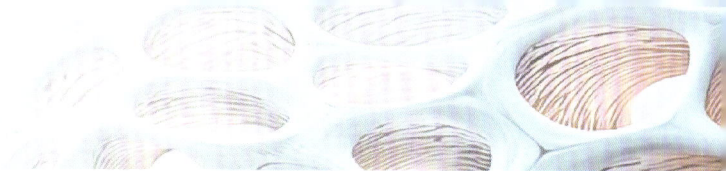

类分子（major histocompatibility complex，MHC Ⅰ）、产生细胞因子并具有吞噬作用，能将抗原提呈给增殖性及细胞毒性 CD8+ T 细胞，为黑色素细胞可能参与皮肤免疫反应提供了依据。此外，在 2 例 Vogt-Koy-anagi-Harada 患者中，脉络膜黑色素细胞表达 MHCI 类分子的现象也得到了证实。还有研究指出，白癜风损害周围黑色素细胞表达 MHC Ⅰ类分子及细胞间黏附分子 -1。

（六）突变

遗传因素参与白癜风发病。有学者发现，父母患白癜风的相对风险约为 7，暗示白癜风可能有多基因遗传特性。在多基因中，任何一种基因的变异都可能增加个体对白癜风的易感性。然而，在分析遗传因素时，亦需考虑家庭成员可能面临相似的环境因素或刺激，可部分解释家族聚集现象的因素之一。鉴于基因可能参与白癜风发病，有研究者推测，MHC 基因在抗原提呈效率方面的作用，或基因决定的早熟黑色素细胞凋亡的重要性。此外先前的研究显示，遗传因素对小鼠伤口愈合过程中，黑色素细胞增殖反应的影响具有重要意义，因为黑色素细胞增殖能力的下降可能导致白癜风损害持续存在。

（七）角质形成细胞

白癜风发病的形态学变化支持角质形成细胞外颗粒物质的沉积和空泡变性，解释角质形成细胞参与白癜风发病的可能机制：①吞噬黑色素小体的能力受损：在临床上观察到皮肤色素沉着通常是通过高度变黑的Ⅱ期和Ⅳ期黑色素小体转移到邻近的角质形成细胞，而这一转移过程依赖角质形成细胞积极参与，吞噬含有成熟黑色素小体的黑色素细胞树突顶端的黑色素颗粒。黑色素小体转移受损为白癜风脱色提供了直接的假设，然而黑色素小体转移受损并不能解释黑色素细胞的破坏。②钙摄取不足：培养的白癜风角质形成细胞存在钙摄取不足，提出白癜风皮损中细胞外 Ca^{2+} 浓度增加可能抑制膜相关硫氧还蛋白还原酶的活性。③角质形成细胞产生细胞因子的能力改变也会影响黑色素细胞的行为。④角质形成细胞合成细胞外基质成分的变化，如导致黑色素细胞粘附力减弱，最终也可能导致黑色素细胞消失。

（八）黑色素细胞增殖及移行

表皮黑色素细胞的增殖速率极为缓慢。一个黑色素细胞体外培养的平均倍增时间（40% → 80% 融合）为 3 周。鉴于此缓慢的增殖特性，任何初始对黑色素细胞和角质形成细胞造成同等破坏的因素，最终对黑色素细胞产生较为严重的影响，这一推论具有合理性。相对于健康对照组培养的黑色素细胞，白癜风患者的供体细胞显示出更显著的增殖率下降。有研究较详尽地阐述了白癜风患者黑色素细胞生长的困难性，基于人血浆对黑色素细胞的促有丝分裂作用，在稳定期白癜风患者、健康对照者以及色素恢复的白癜风患者血浆中观察到逐渐增强的效应。有研究显示，黑色素细胞暴露于低浓度的自然生长因子和成纤维细胞生长因子，可能是导致白癜风患者皮肤脱色的潜在原因。

相较于朗格汉斯细胞，黑色素细胞的迁移能力显著较低。角质形成细胞相较于黑色素细胞展现出更高的迁移活性，在皮肤受损后的修复过程中尤为常见。角质形成细胞能在数日内覆盖伤口，而色素的恢复有时需数年时间。此现象可归因于黑色素细胞对伤口愈合过程中释放的细胞因子的反应效率不及角质形成细胞。然而，在白癜风的色素恢复过程中，角质形成细胞产生的细胞因子——黑色素细胞生长刺激因子可能起到关键作用，可解释光化学疗法有效。有研究显示，除了对环境变化的不适反应外，白癜风患者黑色素细胞的固有增殖和 / 或迁移缺陷也是疾病发生的一个因素。然而，黑色素细胞移植（表皮、真表皮、体外培养的表皮或毛囊移植）作为有效治疗的成功结果显示，一旦黑色素细胞被植入，最终能从移植部位生长出来，并在一定时间内使全部受损区域恢复色素。这一现象预示黑色素细胞的迁移和 / 或增殖受损并非白癜风发病的必要条件。

三、流行病学

白癜风是最常见的脱色性皮肤病，估计全球成人和儿童患病率为 0.5% ~ 2%。据报道，1977 年丹麦博恩霍尔姆岛调查显示，白癜风影响了 0.38% 人口。白癜风没有种族偏好，可影响少数民族和所有皮肤类型的人，但有较大的地理差异。例如，中国陕西省的一项研究报告显示患病率低至 0.093%，而印度某些地区的患病率高达 8.8%。对全球 50 多项白癜风患病率研究数据显示，白癜风的患病率 0.06% ~ 2.28%。一项纳入 103 项研究的荟萃分析评估白癜风患病率，82 项人群或社区研究的白癜风总患病率 0.296%，22 项医院研究的白癜风总患病率为 1.8%。节段型白癜风占 5% ~ 16%，然而，发病率和流行率尚未得到较好地确定。在已发表的报告中，节段型白癜风流行率为 5% ~ 30%，流行病学数据的差异可能因前几年缺乏共识、患者报告不一致、不同人群导致的疾病分类差异所致。

男性和女性患白癜风的比例相同，与男性相比，女性承受的负面影响更大、更频繁地寻求治疗。所有年龄段均可发生非节段型白癜风，但常发生于 10 ~ 30 岁年轻人中。25% 白癜风患者在 10 岁前发病，几乎一半患者在 20 岁前发病，接近

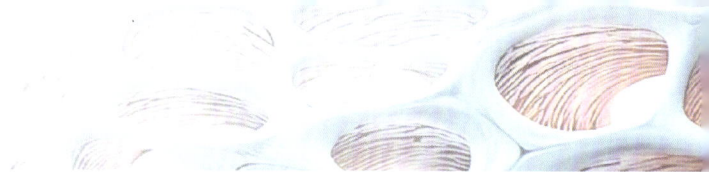

70% ~ 80% 患者于 30 岁前发病。节段型白癜风患者 87% 于 30 岁前发病，41.3% 患者于 10 岁前发病。在研究报告中，发病的平均年龄为 15.6 岁。

四、临床表现

白癜风表现为边界清楚的色素脱色斑，部分对称出现。白斑可仅有一两处（局限型白癜风），累及身体某一节段皮肤（节段型白癜风）或几乎所有皮肤（泛发型白癜风）。而白癜风最常累及的部位为面部（尤其是腔口周围）、指（趾）、手背、腕部、肘部、膝部、胫前、踝部、腋窝、腹股沟、生殖器部位、脐部和乳头。深色皮肤患者的白斑对美观的影响更明显，在精神上受到较沉重打击（图 8-3-2）。

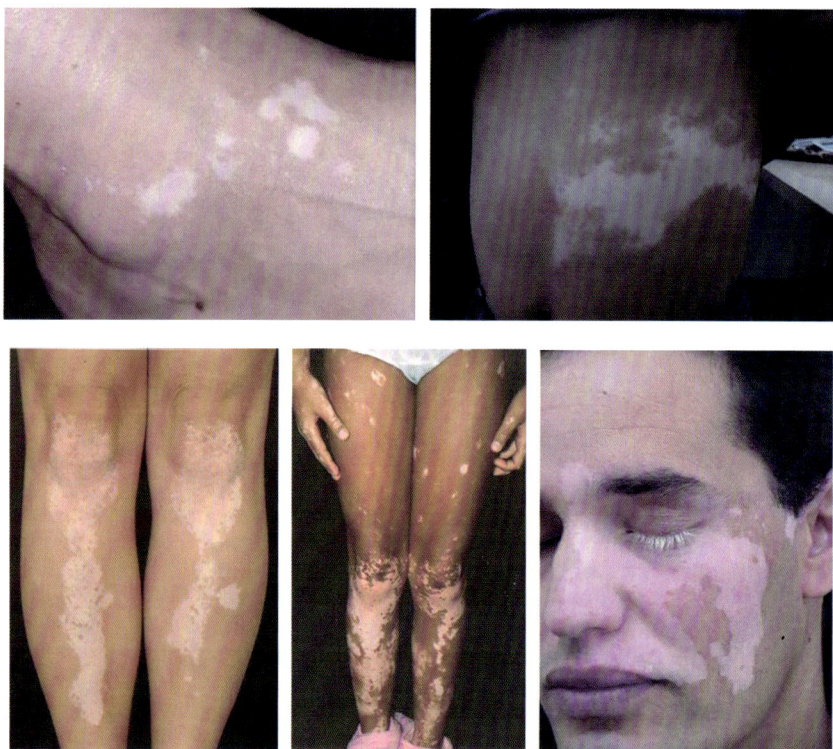

图 8-3-2 非节段型白癜风的临床表现

白癜风临床表现为边界清楚的白斑，这些白斑通常对称分布。根据其分布特点，白斑分为局限型、节段型和泛发型 3 种类型。局限型白癜风仅涉及身体的 1 ~ 2 个区域，节段型白癜风涉及身体特定部位（沿皮神经节分布）的皮肤，而泛发型白癜风几乎涉及全身皮肤。白癜风的易发部位主要有面部（尤其是口周、眼周）、指（趾）端、手背、腕部、肘部、膝部、胫前、踝部、腋窝、腹股沟、生殖器区域、脐部以及乳头，在白斑区域，毛发也常变白（图 8-3-3）。

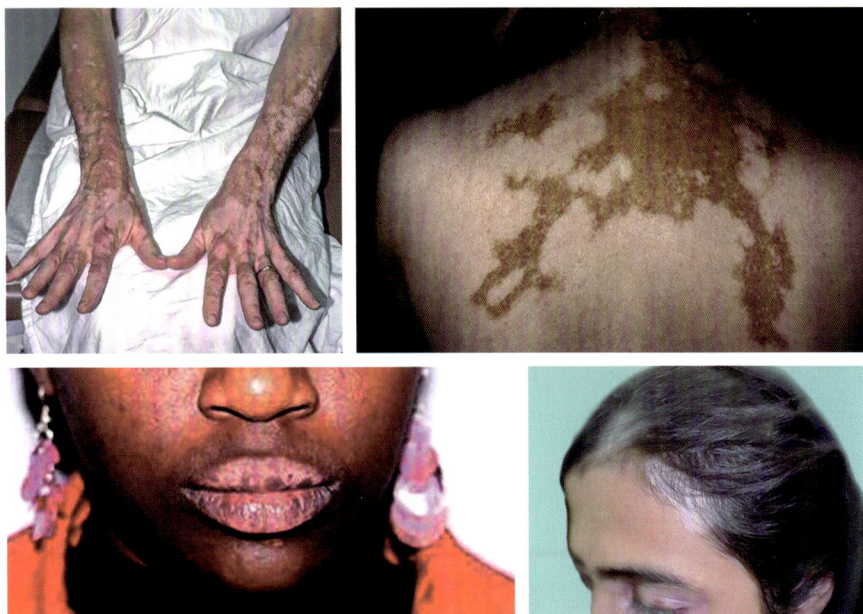

图 8-3-3　各种肤色白癜风的临床表现

五、诊断

（一）分型

白癜风的欧洲指南、中国共识、日本指南对白癜风进行了分型，欧洲指南与中国共识将白癜风分为节段型、非节段型、混合型、未定类型 4 种类型，日本指南分为节段型、非节段型和混合型 3 种类型。白癜风又分为二型、二类、二期。

1. 二型

（1）节段型：白斑为一片或数片，沿某一皮神经节段支配的皮肤区域分布，一般为单侧。

（2）非节段型：①局限性：单发或多片白斑局限于某一部位；②散在性：散在、多发白斑，常呈对称分布；③泛发性：多由散在性发展而来，白斑多相互融合成不规则大片，有时仅残留小片岛屿状正常肤色；④肢端性：白斑初发于人体的肢端，而且主要分布在这些部位。

2. 二类

（1）完全性白斑：白斑为纯白或瓷白色，白斑中无色素再生现象，白斑组织内黑色素细胞消失或功能完全丧失，对二羟苯丙氨酸（多巴）反应阴性。

（2）不完全性白斑：白斑脱色不完全，白斑中可见色素点，白斑组织内黑色素

323

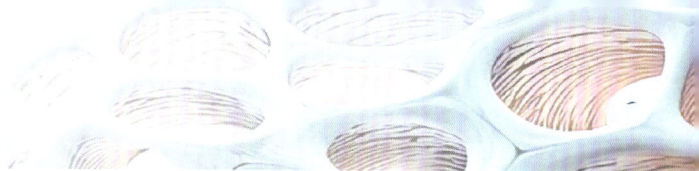

细胞数目减少或功能损伤，对二羟苯丙氨酸反应阳性。

3. 二期

（1）进展期：白斑增多，原有白斑逐渐向正常皮肤移行、扩大，境界模糊不清，易发生同形反应。

（2）稳定期：白斑停止发展，境界清楚，边缘色素加深，无新的白斑出现。

（二）分期

国外白癜风指南对分期无统一标准，且均未依据白癜风不同分期提供明确的治疗建议。国际指南显示，稳定期指 6 个月至 2 年以上无新发皮损或者皮损无进展。同形反应、纸屑样皮损、炎性白癜风、三色白癜风是活动期的指征。日本指南显示，稳定期指受累皮损至少 1 年无变化。其余指南或共识均未提及分期标准。中国共识将白癜风病期分为进展期和稳定期，参考白癜风疾病活动度评分、临床特征、同形反应、Wood 灯检查结果制定详细的判定标准，并明确提出分期治疗这一观点，是贴合临床、利于指导治疗白癜风的标准。

（三）白癜风严重程度及疗效评估为治疗方式的选择提供客观依据，各指南或共识列举多种评估方法

1. 白癜风严重程度分级　日本指南提出，根据体表面积划分严重程度，轻度为白斑面积 < 10% 体表面积，中度为 10% ~ 30% 体表面积，重度为 > 30% 体表面积。中国共识分级标准更细致，根据白斑面积占体表面积的比值分为，轻度（体表面积 ≤ 1%）、中度（1% < 体表面积 < 5%）、重度（5% ≤ 体表面积 < 50%）、极重度（体表面积 ≥ 50%）。

2. 白癜风面积评分指数（vitiligo area scoring index，VASI）　中国共识、英国指南、日本指南均显示，VASI 可用于评估严重程度和疗效，指导治疗。

3. 生活质量指数　英国指南强调生活质量指数在白癜风治疗的重要性，临床医生应评估白癜风对患者的心理和生活质量的影响，并将改善生活质量指数作为评估疗效的标准。日本指南显示在评估严重程度时，生活质量指数优先于体表面积，生活质量受损的患者归类为重度患者；如发生于面部单侧眼眉区域的白斑，皮损面积虽然 < 1% 体表面积，但依旧严重影响患者生活。目前，基于生物—心理—社会医学模式的推广，包括特应性皮炎和银屑病在内的多种疾病，在评估病情严重程度时，不仅依据医生客观评分，还纳入患者的主观感受。白癜风患者生活质量是治疗方案选择的重要参考，值得重视。

4.**白癜风严重程度评分**　该评估系统首先由 Vetf 于 2007 年提出，结合皮损范围、疾病阶段和进展，通过数字评分评估白癜风严重程度及疗效。英国指南及中国共识推荐使用该系统，通过在线 http://www.vitiligo-calculator.com/ 或者图表对比进行病情及疗效判定。英国指南显示，在日常临床实践中可使用连续照片以监测疗效（C/4），连续影像照片对于患者日常应用较为便捷，并可帮助患者发现皮损细微变化。

六、一般治疗

（一）外用药治疗

1.**外用糖皮质激素**　各指南及共识一致认为，糖皮质激素是局限性白癜风的首选治疗，主要根据皮损面积、年龄、部位等选择糖皮质激素强度、用药时间，但应注意长期使用后皮肤萎缩等不良反应。日本指南对节段型及非节段型白癜风标注了糖皮质激素推荐强度。中国共识对不同时期、年龄、部位的糖皮质激素应用建议更细致、谨慎。不同指南及共识关于外用糖皮质激素治疗白癜风的建议见表 8-3-1。

2.**外用钙调磷酸酶抑制剂**（topical calcineurin inhibitors，TCI）　各指南或共识均推荐 TCI 作为维持治疗用药。虽然尚无 TCI 长期使用风险的证据，但大部分指南及共识持谨慎态度。由于 TCI 在曝光部位的疗效无确切证据，国际指南建议在应用 TCI 时，除进行光疗外应注意光防护，欧洲指南建议在头颈部应用要谨慎。中国共识显示，TCI 对面部和颈部复色效果最好，眶周为首选，口唇、黏膜和生殖器部位也可使用。日本指南依据一项临床研究显示，封包可增强疗效，但在各国临床实践中并未推广。不同指南及共识关于外用钙调磷酸酶抑制剂治疗白癜风的建议见表 8-3-2。

3.**外用维生素 D_3 衍生物**　日本指南及英国指南不推荐单独应用（日本指南推荐强度 C2，英国指南证据等级 2++/推荐强度 B），且日本指南明确禁止在面部使用卡泊三醇。中国共识显示，卡泊三醇软膏或他卡西醇软膏可用于成人及儿童白癜风，可增强窄谱 UVB（narrow bound ultra violet B light，NB-UVB）的疗效，可与 NB-UVB、308 nm 准分子激光、钙调磷酸酶抑制剂等联合治疗。总之，维生素 D_3 衍生物单独使用或与其他非光疗方法联合使用的确切疗效目前无临床研究证据支持。

（二）系统用药

1.**系统应用糖皮质激素**　可控制白癜风病情进展、促进复色，但不良反应发生率较高，需根据白癜风类型与病期选择合适的治疗方案。

（1）进展期白癜风：国际指南、欧洲指南、日本指南、韩国共识显示，口服糖

表 8-3-1 不同指南及共识关于外用糖皮质激素治疗白癜风的建议

项目	国际指南	欧洲指南	英国指南	日本指南	中国共识	韩国共识
适应证	成人及儿童白癜风	成人及儿童局限型白癜风	成人及儿童白癜风	皮损面积 < 20% 体表面积的成人及儿童白癜风（节段型和非节段型推荐强度分别为 A、B）	皮损面积 < 3% 体表面积的成人及儿童进展期白癜风	成人及儿童白癜风
糖皮质激素强度	成人建议超强效、强效或中效（躯干部位建议超强效或强效糖皮质激素，而颈部、皱褶部位建议中效）；儿童建议中效	成人建议超强效、强效或中效（面部除外）；需长期使用的大面积、柔嫩部位或儿童患者建议强效糖皮质激素中效，皱褶部位建议甲泼尼龙醋酸酯	超强效或强效（证据等级 1+ 推荐强度 B）	≥16 岁患者建议使用超强效或强效糖皮质激素；≤15 岁患者建议中效糖皮质激素	成人建议超强效或强效；≥2 岁儿童建议中强效，<2 岁儿童建议中效	超强效或强效
疗程	建议周期性间歇应用（如连续使用 1 周然后停用 1 周，共 6 个月），或连续使用 5 天然后停用 2 天；停用期间建议外用钙调磷酸酶抑制剂）	建议间断方案（每月应用 15 天，共 6 个月）或每日 1 次，连续应用不超过 3 个月	若连续应用 2 个月无复色，应更换其他疗法	≤15 岁以下患者每日 1 次，连续使用 4 个月；≥16 岁患者每日 1 次，连续使用 4～6 个月；若连续应用 2 个月无复色，应更换其他疗法	面、皱褶及细嫩部位皮肤用 1 个月后更换为钙调磷酸酶抑制剂；肢端可持续使用；若连续应用 3～4 个月无复色，需更换或联合其他局部治疗方法	长期使用可引起不良反应（证据等级 1+ 推荐强度 A）

表 8-3-2 不同指南及共识关于外用钙调磷酸酶抑制剂治疗白癜风的建议

项目	国际指南	欧洲指南	英国指南	日本指南	中国共识	韩国共识
适应证	成人面颈部、皱褶部位白癜风；儿童白癜风（证据等级 1/ 推荐强度 A）	成人及儿童面部新发的活动性进展期、柔嫩部位白癜风	成人及儿童白癜风	成人及儿童白癜风（推荐强度 B）	成人及儿童白癜风（包括面部、特殊部位如眼周、口唇黏膜和生殖器等）	成人及儿童白癜风
疗程	0.1% 他克莫司软膏每周 2 次维持治疗（证据等级 2）	每日 2 次,疗程 6 个月；推荐治疗期间每天适度日晒	TCI 可分别作为成人、儿童 TCS 的替代方案，证据等级分别为 2+、1+，推荐强度分别为 C、B	0.1% 他克莫司每日 1～2 次，连续使用 3～4 个月后评估疗效	0.1% 他克莫司软膏每日 2 次维持治疗，疗程 3～6 个月；若间歇应用疗程可更长	0.1% 他克莫司软膏每周 2 次维持治疗（证据等级 1b/ 推荐强度 B）
安全性	未发现他克莫司增加肿瘤风险的证据，但仍需长期应用的安全性检查	短期安全性优于 TCS；长期应用的安全性未知，若有较可延长使用超过 12 个月	短期安全性优于 TCS；长期应用（如超过 12 个月）的安全性未知	长期连续应用的安全性全然未知	可用于儿童和婴儿，但可引起或加重局部感染如毛囊炎、疱疹、单纯疱疹等	长期应用不会增加淋巴瘤或皮肤肿瘤的风险（证据强度 2a/ 推荐强度 B）

皮质激素可控制白癜风进展，而糖皮质激素口服间歇脉冲疗法可减少不良反应（韩国共识证据级别 2b/ 推荐强度 A，日本指南推荐强度 C1）。欧洲指南、韩国共识推荐地塞米松或倍他米松每日 5 mg 或 2.5 mg 口服，每周连续 2 天，疗程 3 ~ 6 个月。中国共识显示，对白癜风疾病活动度评分＞ 3 分的白癜风患者，尽早使用糖皮质激素可使进展期白癜风趋于稳定；中国共识对系统用糖皮质激素的剂量、疗程、减量方法作了详细介绍。英国指南显示，由于地塞米松 10 mg、每周 2 次复色效果差且不良反应多见，不建议口服地塞米松控制白癜风的进展（证据等级 2++/ 推荐强度 B），但未提及其他类型糖皮质激素系统应用的证据和建议。

（2）稳定期白癜风：欧洲指南明确提出，间歇脉冲疗法对稳定期白癜风无效，中国共识对稳定期白癜风不推荐系统应用糖皮质激素治疗。

2. 系统应用其他免疫抑制剂及新型药物　传统免疫抑制剂治疗白癜风证据不足。近年研究显示，靶向治疗作用于固有免疫、适应性免疫及促进黑色素细胞再生等治疗思路与方法，为白癜风治疗提供了新的启示。

（1）传统药物：韩国共识显示，评估风险和收益后可考虑用甲氨蝶呤、环孢素或硫唑嘌呤，对控制活动期白癜风可能有效，但需要更大规模的对照试验（证据等级 2b/ 推荐强度 B）。中国共识显示，对系统应用糖皮质激素禁忌证患者可考虑酌情使用其他免疫抑制剂。

（2）新型药物：国际指南及中国共识显示，JAK 抑制剂（托法替尼、鲁索替尼等）有望成为治疗白癜风的新药。国际指南显示，α- 黑色素细胞刺激素类似物阿法诺肽可加强 NB-UVB 疗效。但研究显示，阿法诺肽由于严重不良反应，如头痛、恶心等，不宜用于白癜风治疗。近年来，他汀类药物已被证实可降低趋化因子配体（CXCL10）的生成，有学者将其治疗白癜风，但未观察到明显的复色疗效，因此指南未推荐。

3. 系统应用抗氧化剂　系统应用抗氧化剂治疗白癜风的临床证据有限。欧洲指南显示，抗氧化剂（如过氧化物酶、维生素 E、维生素 C、泛醌、硫辛酸、白藜芦醇酯、过氧化氢酶 / 超氧化物歧化酶复合物和银杏叶等）可通过恢复细胞内的氧化还原状态来发挥治疗白癜风的作用。中国共识显示，抗氧化剂作为辅助治疗可能有帮助。抗氧化剂的疗效尚需进一步证实。

4. 中医中药　中国共识显示，中医辨病结合辨证，分为进展期和稳定期两个阶段，形成 4 个主要证型，风湿郁热证、肝郁气滞证、肝肾不足证、瘀血阻络证。治疗上进展期以驱邪为主，疏风清热利湿，疏肝解郁；稳定期以滋补肝肾、活血化瘀为主，根据部位选择相应中药。

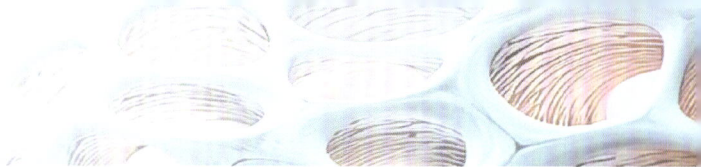

（三）光疗

1. PUVA　各指南均显示，PUVA 治疗白癜风短期和长期风险较高，过量光辐射可能会导致光毒性反应和皮肤癌，尽管 PUVA 有较强的穿透性，但患者手足等部位反应均较差，目前已被 NB-UVB 和 308 nm 准分子光 / 激光代替。

2. NB-UVB　各指南一致显示，NB-UVB 治疗白癜风疗效优于 PUVA，且复发率和不良反应发生率较低，将 NB-UVB 作为成人非节段型白癜风的一线治疗。光疗有诱发进展期白癜风同形反应的风险，而国际指南、欧洲指南显示 NB-UVB 可用于进展期白癜风。中国共识建议，快速进展期光疗宜从低剂量起始，联合系统用糖皮质激素治疗，可避免光疗诱发的同形反应。国际指南显示，NB-UVB 可用于儿童、孕妇和哺乳期妇女，而欧洲指南、英国指南、日本指南显示，由于儿童安全性研究的数据有限，建议谨慎用于儿童。中国共识显示儿童可根据需要接受光疗。

国内外指南中 NB-UVB 推荐的剂量差异不大，一般推荐起始剂量为 70% 最小红斑量，或固定剂量 200 mJ/cm^2，此固定剂量一般不需考虑皮肤类型，更为方便且安全。治疗最佳反应为持续 24 小时粉红色斑，长期应用 NB-UVB 的致癌作用未得到证实。韩国共识、英国指南显示，Ⅰ ~ Ⅲ型皮肤治疗次数上限为 200 次，Ⅳ ~ Ⅴ型皮肤可接受更多次数的治疗。国际 NB-UVB 共识显示，Ⅰ ~ Ⅲ型皮肤的治疗上限缺乏证据，Ⅳ ~ Ⅵ型皮肤的治疗次数无上限。国际指南显示，治疗 6 个月无效应停止治疗。中国共识显示，治疗 3 个月无效应考虑停止治疗，只要有持续复色，通常可继续光疗。

3. 308 nm 准分子光 / 激光　通过氙气激发产生的单色高能紫外光（308 nm），可精准靶向皮损区域，选择性抑制局部 T 细胞介导的自身免疫反应，同时刺激毛囊及残存黑色素细胞迁移与增殖，从而实现高效复色。相较于传统宽谱 UVB 或 PUVA 疗法，能量密度提高近 10 倍，且通过局部照射规避了全身光疗引发的皮肤干燥、光老化等风险，疗程缩短 30% ~ 50%。

最新荟萃分析显示，白癜风经 20 ~ 30 次治疗后，总体有效率可达 60% ~ 75%，其中儿童患者因毛囊黑色素干细胞活性较强，复色率高达 70% ~ 80%，而亚洲人群（Fitzpatrick Ⅲ ~ Ⅳ型皮肤）疗效优于白皙肤色患者。临床实践中，联合治疗方案进一步优化，如联用糖皮质激素或他克莫司可使复色率提高 30%，韩国 2023 年研究证实，联合微针预处理可将有效率提高至 85%。

安全性方面，尽管急性期可能出现红斑（30% ~ 40%）或水疱（5% ~ 10%），但致癌风险极低，中国共识建议起始剂量按皮肤分型调整（50 ~ 300 mJ/cm^2），治疗间隔 ≥ 48 小时以避免累积损伤。韩国学者同时警示，超过 50 次疗程可能增加皮肤萎缩风险，需定期评估；而中国多中心研究（2022 年）强调维持治疗（每月 1 次），1 年内复发率仅 15%～20%。目前临床推荐优先用于局限型 / 节段型白癜风，特殊部位（眼睑、生殖器）及儿童患者需个体化调整参数。未来可能聚焦 AI 剂量预测、JAK 抑制剂联用及远程监测技术，以推动精准治疗发展。

4. 光疗联合其他方法　各国家和地区指南在联合治疗方面的探讨主要集中于光疗联合其他治疗。中国共识显示，光疗联合疗法效果优于单一疗法，而国外各指南对联合疗法意见不一。

（1）光疗联合糖皮质激素：欧洲指南显示，对新发的活动期白癜风，联合糖皮质激素可降低光疗总剂量。建议光疗前 3 个月，每日 1 次局部外用强效糖皮质激素，每隔 4 周用 3 周。国际指南显示，当皮损面积＞5% 体表面积或单独局部治疗无效时，推荐光疗联合局部用药。

（2）光疗联合 TCI：各个国家对光疗联合 TCI 观点不一。欧洲指南显示，紫外线和 TCI 联用比单独使用更有效，但长期使用的安全性缺乏证据。日本指南显示，紫外线和 TCI 联用更有效，但致癌隐患还需证据排除，因此禁止光疗和外用他克莫司联用。韩国共识显示，光疗联合 TCI 可增强白癜风治疗反应，并非禁忌（证据等级 2b/ 推荐强度 B）。

（3）光疗联合外用维生素 D_3 衍生物：日本指南显示，光疗（PUVA 或 NB-UVB）联合外用维生素 D_3 衍生物可能有效（推荐强度 C1）。但欧洲指南、英国指南显示，无证据显示外用维生素 D 类似物联合 NB-UVB 或 PUVA 优于单独使用 NB-UVB 或 PUVA，因此该联合疗法不应用于治疗白癜风（英国指南证据等级 3/ 推荐强度 C）。

（4）光疗联合系统用糖皮质激素：国际 NB-UVB 共识显示，NB-UVB 联合间歇脉冲疗法已证明可维持白癜风的稳定。中国共识显示，光疗有诱发同形反应的风险，建议快速进展期 NB-UVB 剂量宜从 100 mJ 开始，建议联合系统用糖皮质激素治疗。

（5）光疗联合抗氧化剂：欧洲指南显示，在紫外线治疗和白癜风活动期补充抗氧化剂可能有效。国际指南根据一项随机双盲对照研究显示，在接受光疗的患者中应用抗氧化剂的有效性更高，推荐 NB-UVB 可联合口服抗氧化剂（证据级别 I, 推荐强度 A）。

（6）光疗联合外科治疗：欧洲指南显示，光疗可在手术后 3～4 周内使用，以增强色素沉着。

（四）外科治疗

各指南 / 共识一致显示，对损容的难治性稳定期白癜风可考虑外科治疗（日本指南推荐强度 A-C1，韩国共识证据等级 1b/ 推荐强度 A）。国际指南、中国共识及中

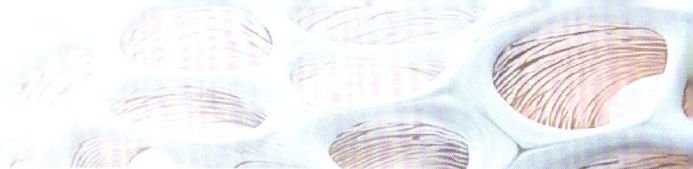

国外科共识显示，外科治疗尤其适用于稳定期节段型白癜风。中国共识及中国外科共识显示，外科治疗也适用于特殊类型的白癜风（包括晕痣、毛发区白癜风）。鉴于目前尚无儿童相关研究，英国指南不推荐对儿童白癜风进行外科治疗。中国外科治疗共识详细介绍了白癜风外科治疗的适应证、护理、手术方法。

（五）其他干预方法

1.遮盖疗法　各指南均推荐遮盖疗法提高患者生活质量。日本指南推荐强度C1，在日本大约 90% 机构将遮盖疗法用于严重和稳定期白癜风。英国指南显示，对于Ⅰ型和Ⅱ型皮肤的儿童及成人白癜风，可只考虑使用遮盖化妆品和防晒霜而不使用其他任何积极的治疗方法（证据等级 4/ 推荐强度 D）。患者主观感受和生活质量逐渐成为治疗决策的重要权衡因素，遮盖疗法的推荐强度在以后可能会进一步提高。

2.脱色疗法　各指南显示，脱色疗法可用于难治的泛发性稳定期白癜风，以改善生活质量（英国指南证据等级 4/ 推荐强度 D，日本指南推荐强度 C1）。各指南推荐的具体应用标准和方法不尽相同。英国指南显示，脱色治疗可用于皮损面积 > 50% 体表面积、大量白斑位于面部或手部的成人，而且患者应能接受持续脱色、刺激性致敏等情况，同时患者的意愿很重要，但不推荐儿童使用。中国共识显示，脱色治疗主要适用于白斑面积 > 95% 体表面积患者，当已经证实对复色治疗的各种方法抵抗时，在患者要求下可接受皮肤脱色；脱色剂可选择 20% 莫诺苯腙或 20% 4- 甲氧基苯酚乳膏，也可选择 Q755 nm、Q532 nm 激光脱色。欧洲指南显示可单独使用 Q 开关红宝石激光器或与甲氧基苯酚结合来实现脱色。

3.心理干预　英国指南、欧洲指南显示，临床医生应评估白癜风对儿童及成人心理和生活质量的影响，并为患者及患儿父母提供心理干预和心理咨询（英国指南证据等级 4/ 推荐强度 D）。中国共识提出要重视健康教育，避免不良的心理应激。

七、AIE 再生疗法治疗白癜风

（一）作用机制

1.外泌体对于黑色素的调节作用

皮肤色素沉着是一个复杂的过程，涉及黑色素的合成、转运及代谢等多个环节。黑色素在黑色素细胞的黑色素小体中合成后，从核周区域转运至黑色素细胞的树突尖端，随后转移至邻近的角质形成细胞中。该过程受多种外部因素（如紫外线）以及内部因素（如其他表皮及真皮细胞旁分泌介质）的共同影响。黑色素细胞功能主要由表皮角质形成细胞和真皮成纤维细胞等构成的复杂的旁分泌网络调节，黑色素细胞可保护角质形成细胞和成纤维细胞免受紫外线的破坏，而角质形成细胞和成纤维细胞则能够合成维持黑色素细胞增殖、分化和黑色素合成等功能平衡的生物活性物质，旁分泌网络的破坏可引起黑色素细胞功能障碍，从而导致皮肤色素异常。成纤维细胞是真皮层的主要细胞。既往认为，成纤维细胞在皮肤的主要功能是分泌胶原纤维、弹性纤维及透明质酸等细胞外基质，是维持皮肤结构的基础。但最近研究显示，成纤维细胞存在不同的亚群，通用亚群、稳态亚群和激活亚群参与疾病发生发展。例如，掌跖部位的成纤维细胞表达 Dickkopf 相关蛋白 1（DKK1）能通过抑制 Wnt 信号通路来减少黑色素合成，导致掌跖皮肤色素沉着显著降低。另有研究显示，白癜风皮损部位 DKKl 的水平显著高于非皮损区，显示白癜风皮损部位的成纤维细胞功能失调，抑制了黑色素细胞功能。黑色素的生成与外泌体有关，例如 miRNA 在黑色素合成的调控中发挥重要作用。角质形成细胞的外泌体携带的 miR-3196 能促进黑色素细胞中黑色素的生物合成。人羊膜干细胞外泌体中的 miR-18la-5p 和 miR-199a 可通过下调小眼畸形相关转录因子（microphthalmia-associated transcription factor，MITF）抑制黑色素合成。而对白癜风患者的皮损部位，角质形成细胞来源的外泌体的 miR-200C 通过抑制 SOX1 表达，进而激活 β- 联蛋白，从而增强与黑色素合成相关基因的表达。

白癜风患者的外周血外泌体对黑色素细胞的黑色素合成具有抑制作用。miRNA 为相关疾病提供了关键信息，成为白癜风发病机制的潜在生物标志物。研究通过 miRNA 阵列分析，鉴别出白癜风患者外周血中差异表达的 miRNA，其中包括 4 个表达异常的 miRNA（miR-1238-3p、miR-202-3p、miR-630 和 miR-766-3p）。其他研究对非节段型白癜风患者外周血单核细胞 miRNA 进行筛选，结果显示，miR-20a-5p 可作为评估非节段型白癜风分期的分子标志物。这些研究进一步强调 miRNA 对白癜风患者的重要性。此外，白癜风患者血清 miR-21-5p 水平升高，与白癜风面积和严重程度指数评分相关。MiR-21-5p 可抑制黑色素细胞的破坏，并调节调节性 T 细胞与效应性 T 细胞的平衡，从而缓解白癜风病情。研究结果显示，miR-21-5p 在白癜风患者外周血外泌体中高表达，并抑制黑色素细胞的黑色素生成；miR-21-5p 通过与 SATB1 的 3'- 非翻译区（3'-UTR）双向结合，负向调节 SATB1 表达；此外，SATB1 过表达会促进黑色素瘤的恶化。研究显示，SATB1 过表达能逆转 miR-21-5p 模拟物对黑色素含量、酪氨酸酶活性和黑色素生成相关蛋白表达的抑制效应。

通过免疫荧光证实，人原代真皮成纤维细胞来源的外泌体能被人原代黑色素细胞及 MNT-l 细胞摄取，显示成纤维细胞与黑色素细胞间可通过外泌体进行细胞间的信息传递。既往已证实，外泌体能递送所包含的生物活性物质通过血脑屏障，这个特

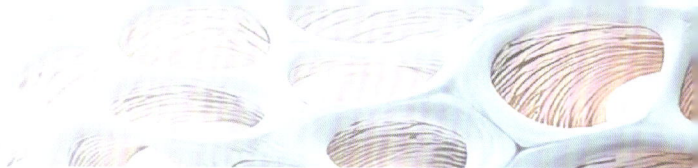

性使其成为理想的药物传递载体。因此理论上，真皮内成纤维细胞分泌的外泌体可作为信息传递的载体，穿过基底膜带调控黑色素细胞功能；亦可通过体外模型模拟这一生物学过程。将人原代黑色素细胞/MNT-1细胞与人皮肤成纤维细胞来源的外泌体共培养后，人原代黑色素细胞/MNT-1细胞黑色素含量、黑色素合成相关蛋白的表达均未发生明显改变；但将UVB照射后的人原代真皮成纤维细胞外泌体与人原代黑色素细胞/MNT-1细胞共培养，发现人原代黑色素细胞/MNT-1细胞的黑色素含量均下降，且黑色素合成相关蛋白酪氨酸酶和MITF的表达均下调。人真皮成纤维细胞可能在暴露于UVB后，在黑色素合成过程中发挥了保护性负反馈调控作用。研究显示，高加索人黑色素细胞与高加索人角质形成细胞来源的外泌体共培养后，其黑色素含量、黑色素合成相关基因的表达无明显变化。鉴于紫外线是调控黑色素细胞功能的重要因素，暴露于紫外线后，多种旁分泌细胞因子可通过调节多条信号通路影响黑色素合成。研究者将UVB照射后的高加索人角质形成细胞来源的外泌体或黑人角质形成细胞来源的外泌体共同培养后，高加索人黑色素细胞中黑色素含量及酪氨酸酶活性均显著增加，且黑色素合成相关基因酪氨酸酶、MITF、黑色素转运相关基因Rab27a的表达均显著增加。国际研究也发现，即使在无UVB照射的情况下，黑色素细胞与UVB照射的角质形成细胞来源的外泌体共培养后，其黑色素含量增加，提示角质形成细胞可能在UVB诱导的皮肤色素沉着的过程中起到"帮凶"作用。而UVB照射后的人真皮成纤维细胞分泌的外泌体可能"中和"这一过程。通过透射电镜与纳米颗粒追踪分析发现，相较于对照组，UVB照射后成纤维细胞外泌体的结构和数量未发生显著改变。因此可以推测，经UVB照射后，人真皮成纤维细胞外泌体中的相关成分可能发生了变化；其中miRNA在外泌体中所占比例比其来源细胞更高，miRNA的表达水平在不同生理病理条件下可发生显著变化，可作为疾病诊断和预后的潜在生物标志物。

综上所述，外泌体中miRNA含量或组分的改变可能是导致黑色素细胞功能变化的关键因素。

2. 外泌体的氧化应激调节

在外界环境等因素影响下，角质形成细胞、黑色素细胞产生大量活性氧导致黑色素细胞功能缺陷并凋亡。研究显示，在氧化应激状态下，角质形成细胞中的磷脂酰肌醇3激酶/蛋白激酶B信号通路出现功能障碍，同时NF-E2相关因子2（Nrf2）信号通路的表达水平下调，导致细胞抗氧化能力降低，进而对黑色素细胞的功能产生负面影响。还有研究显示，白癜风皮损中，人10号染色体缺失的磷酸酶及张力蛋白同源基因表达水平较正常皮肤明显升高，这一现象加剧了皮肤微环境中氧化应激反应，并导致黑色素细胞凋亡数量增加；而干细胞来源的外泌体与黑色素细胞共培养后，张力蛋白同源基因表达下调，并激活磷脂酰肌醇 -3 激酶 / 蛋白激酶 B 信号通路，减轻黑色素细胞凋亡并促进黑色素细胞的增殖。脂肪 MSCs 外泌体还可通过激活 Wnt/β- 联蛋白信号通路抑制角质形成细胞凋亡，促进角质形成细胞增殖和迁移。其他研究还显示，MSCs 外泌体通过 Nrf2 号通路抑制活性氧产生、保护线粒体功能从而减轻氧化应激对细胞的影响，提高细胞抗氧化能力。

3. 外泌体的免疫调节

在氧化应激状态下，角质形成细胞会产生 NOD 样受体蛋白 3 等炎症小体，进而激活皮肤 T 淋巴细胞，导致炎症反应加剧并攻击黑色素细胞。一项共培养实验显示，白癜风病变部位角质形成细胞外泌体中 miR-200c 低表达，影响了白癜风中黑色素细胞的黑色素生成。在进展期白癜风患者皮损部位，大量淋巴细胞浸润并攻击黑色素细胞，而间充质干细胞（mesenchymal stem cells，MSCs）可通过多个途径发挥免疫调节功能，诱导 T 淋巴细胞凋亡。T 淋巴细胞激活后会分泌干扰素（IFN）-γ，并通过 JAK-STAT1 通路增加间充质干细胞中吲哚胺 2, 3- 双加氧酶表达，使淋巴细胞凋亡。此外，MSCs 抑制皮肤归巢 CD8+ T 淋巴细胞分泌白细胞介素（IL）-1α、IL-12 和肿瘤坏死因子（TNF）-α 等促炎性细胞因子，进一步调节免疫反应。当淋巴细胞与从骨髓、脐带血、脂肪、脐带等组织获得的 MSCs 外泌体共培养时，不同组织来源的外泌体在诱导淋巴细胞凋亡、抑制 IFN-γ 和 TNF-α 等促炎性细胞因子表达上无明显差异。有研究显示，白癜风病变中的细胞毒性 CD8+ T 淋巴细胞影响移植效果，而干细胞来源外泌体与黑色素细胞共培养移植可通过外泌体的免疫调节功能减轻炎症反应，从而提高移植效果。

（二）临床研究案例

患者，女，18 岁。患面部白癜风多年，最近 6 个月白斑发展影响美观来医院就诊。既往体健，无家族遗传病病史。就诊时见眼周对称性色素脱失斑，治疗情况不详，近 1 个月内未使用任何药物治疗。检查见患者眼周对称性不规则形色素脱失斑。诊断：非节段型白癜风。

临床观察：①眼周白斑处行 AIE 再生疗法涂抹导入每次 2 mL，联合 308 nm 准分子激光治疗，1 个月 1 次，共治疗 3 次；另外，涂抹他克莫司软膏每天 1 次。②治疗 3 个月后，双侧眼周白斑面积缩小，有色素岛，边界清楚，在逐步复色中（图 8-3-4）。

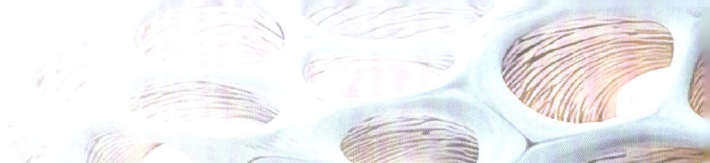

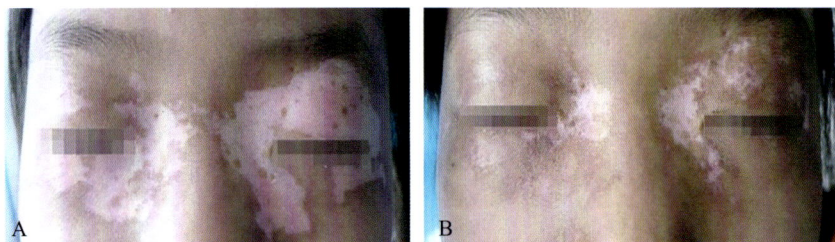

图 8-3-4　AIE 再生疗法联合 308 nm 准分子激光等治疗白癜风临床研究（杨高云　提供）

注：A. 治疗前，患者眼周对称性不规则形色素脱失斑；B. 治疗3个月后，双侧眼周白斑面积明显缩小，有色素岛，边界清楚

参考文献

［1］　AECELUS J, KAMILLA K, WALTER P B. Dermatological aspects of gender affirming medical treatment in transgender and gender diverse people: a systematic review[J/OL]. Int J Transgender Health, 2024: 1-18.

［2］　AL-MASAWA M E, ALSHAWSH M A, NG C Y, et al. Efficacy and safety of small extracellular vesicle interventions in wound healing and skin regeneration: A systematic review and meta-analysis of animal studies[J]. Theranostics, 2022, 12(15): 6455-6508.

［3］　BAE J M, JUNG H M, HONG B Y, et al. Phototherapy for Vitiligo: A Systematic Review and Meta-analysis[J]. JAMA Dermatol, 2017, 153(7): 666-674.

［4］　BERGQVIST C, EZZEDINE K. Vitiligo: a review[J]. Dermatology, 2020, 236(6): 1-22.

［5］　BELLEI B, PAPACCIO F, FILONI A, et al. Extracellular fraction of adipose tissue as an innovative regenerative approach for vitiligo treatment[J]. Exp Dermatol, 2019, 28(6): 695-703.

［6］　CHAOWATTANAPANIT S, SILPA-ARCHA N, KOHLI I, et al. Postinflammatory hyperpigmentation: a comprehensive overview: Treatment options and prevention[J]. J Am Acad Dermatol, 2017, 77(4): 607-621.

［7］　CHAN H H, MANSTEIN D, YU C S, et al. The prevalence and risk factors of post-inflammatory hyperpigmentation after fractional resurfacing in Asians[J]. Lasers Surg Med, 2007, 39(5): 381-385.

［8］ CHO B S, LEE J, WON Y, et al. Skin brightening efficacy of exosomes derived from human adipose tissue-derived stem/stromal cells: a prospective, split-face, randomized placebo-controlled study[J]. Cosmetics, 2020, 7(4): 90.

［9］ ESPÓSITO A, CASSIANO D P, DA SILVA C N, et al. Update on melasma-part I: pathogenesis[J]. Dermatol Ther (Heidelb), 2022, 12(9): 1967-1988.

［10］ LIU W, CHEN Q, XIA Y. New mechanistic insights of melasma[J]. Clin Cosmet Investig Dermatol, 2023, 16: 429-442.

［11］ LO CICERO A, DELEVOYE C, GILLES-MARSENS F, et al. Exosomes released by keratinocytes modulate melanocyte pigmentation[J]. Nat Commun, 2015, 6: 7506.

［12］ MIYACHI K, YAMADA T, SANADA A, et al. Melanin accumulation in dermal stem cells deteriorates their exosome-mediated skin basement membrane construction in solar lentigo[J]. Exp Dermatol, 2022, 31(12): 1881-1890.

［13］ PHANSUK K, VACHIRAMON V, JURAIRATTANAPORN N, et al. Dermal pathology in melasma: an update review[J]. Clin Cosmet Investig Dermatol, 2022, 15: 11-19.

［14］ RAJANALA S, MAYMONE M, VASHI N A. Melasma pathogenesis: a review of the latest research, pathological findings, and investigational therapies[J]. Dermatol Online J, 2019, 25(10): 13030/qt47b7r28c[pii].

［15］ SILPA-ARCHA N, KOHLI I, CHAOWATTANAPANIT S, et al. Postinflammatory hyperpigmentation: a comprehensive overview: epidemiology, pathogenesis, clinical presentation, and noninvasive assessment technique[J]. J Am Acad Dermatol, 2017, 77(4): 591-605.

［16］ SUO D F, ZENG S W, MENG L H. 308 nm excimer laser and tacrolimus ointment in the treatment of facial vitiligo: a systematic review and meta-analysis[J]. Lasers Med Sci, 2024, 39(1): 90.

［17］ VYAS K S, KAUFMAN J, MUNAVALLI G S, et al. Exosomes: the latest in regenerative aesthetics[J]. Regen Med, 2023, 18(2): 181-194.

［18］ WANG T, GAO H, WANG D, et al. Stem cell-derived exosomes in the treatment of melasma and its percutaneous penetration[J]. Lasers Surg Med, 2023, 55(2): 178-189.

［19］ WANG X Y, GUAN X H, YU Z P, et al. Human amniotic stem cells-derived

exosmal miR-181a-5p and miR-199a inhibit melanogenesis and promote melanosome degradation in skin hyperpigmentation, respectively[J]. Stem Cell Res Ther, 2021, 12(1): 501.

［20］WANG Q, GUO W, NIU L, et al. 3D-hUMSCs exosomes ameliorate vitiligo by simultaneously potentiating treg cells-mediated immunosuppression and suppressing oxidative stress-induced melanocyte damage[J]. Adv Sci (Weinh), 2024, 11(31): e2404064.

［21］YAMAGUCHI Y, PEEVA E, ADIRI R, et al. Response to ritlecitinib with or without narrow-band ultraviolet B add-on therapy in patients with active nonsegmental vitiligo: results from a phase 2b extension study[J]. J Am Acad Dermatol, 2025, 92(4): 781-789.

［22］YAN T, HUANG L, YAN Y, et al. MAPK/AP-1 signaling pathway is involved in the protection mechanism of bone marrow mesenchymal stem cells-derived exosomes against ultraviolet-induced photoaging in human dermal fibroblasts[J]. Skin Pharmacol Physiol, 2023, 36(2): 98-106.

［23］ZHANG C, GUO W, WANG S, et al. Peripheral blood of vitiligo patients-derived exosomal MiR-21-5p inhibits melanocytes melanogenesis via targeting SATB1[J]. Iran J Public Health, 2022, 51(12): 2706-2716.

［24］陈荣, 许爱娥. 不同时期黄褐斑皮损三种皮肤影像的形态学分析 [J]. 中华皮肤科杂志, 2019, 52(2): 103-106.

［25］陈文静, 于世荣, 王朋, 等. 皮肤影像技术在黄褐斑皮损评估中的应用 [J]. 中国美容医学, 2021, 30(3): 20-23.

［26］戴乐恒, 胡雯, 张祥月, 等. 黑色素细胞共培养在白癜风治疗中的应用 [J]. 实用皮肤病学杂志, 2023, 16(5): 284-287.

［27］邓圆圆, 何黎. 黄褐斑国内外指南解读 [J]. 皮肤科学通报, 2022, 39(5): 377-382.

［28］付超, 吴姣娜, 郎文超, 等. 皮肤镜检查在评估白癜风疾病活动性中的作用 [J]. 中华皮肤科杂志, 2022, 55(3): 268-271.

［29］郭志丽, 张敏, 李慧. 新型强脉冲光联合表皮干细胞外泌体治疗黄褐斑临床疗效观察 [J]. 中国美容医学, 2023, 32(6): 78-81.

［30］黄骏, 许爱娥. 反射式共聚焦显微镜联合皮肤镜在黄褐斑皮损黑色素与血管评估中的应用 [J]. 中华皮肤科杂志, 2016, 49(8): 591-594.

［31］胡玲玲，宋为民. 皮肤炎症后色素沉着的研究进展 [J]. 国际皮肤性病学杂志，2010, 36 (2): 98-100.

［32］贾苇雪，李诚让. 中外白癜风诊疗指南及共识比较 [J]. 中华皮肤科杂志，2023, 56(5): 471-475.

［33］雷洁，蒋志欣. 白癜风的外用药治疗研究进展 [J]. 西北药学杂志，2024, 39(1): 228-233.

［34］姜倩，王玥，田黎明，等. 反射式共聚焦显微镜联合光学相干断层扫描在黄褐斑组织学改变观察及疗效评估中的应用分析 [J]. 中华皮肤科杂志，2024, 57(7): 623-631.

［35］廖勇，赵紫荆. 再生医学在医疗美容领域的研究进展 [J]. 实用皮肤病学杂志，2021, 14(1): 39-44, 47.

［36］梁亮，袁江，谭位华，等. 外涂乔洛施 AR 辅助皮秒激光治疗黄褐斑的疗效及其对皮肤屏障功能的影响 [J]. 中南医学科学杂志，2025, 53(1): 125-128.

［37］李春英，陈健儒，李舒丽. 白癜风代谢重塑：进展和未来 [J]. 中华皮肤科杂志，2024, 57(1): 8-11.

［38］李嘉，杨高云. 白癜风治疗的新方向与进展 [J]. 临床和实验医学杂志，2019, 18(18): 3.

［39］李明，常建民. 白癜风的临床评分方法 [J]. 中华皮肤科杂志，2018, 51(6): 478-479.

［40］鲁严，冯奕菲，陆佳维，等. 白癜风靶向治疗的研究进展 [J]. 中华医学美学美容杂志，2024, 30(1): 1-6.

［41］马少吟，龚业青，张文君，等. 颧部褐青色斑激光治疗后炎症性色素沉着的危险因素分析 [J]. 中华医学美学美容杂志，2021, 27(5): 424-427.

［42］史群，胡雯，梁俊琴，等. 趋化因子在白癜风发病机制中的研究进展 [J]. 国际免疫学杂志，2021, 44(5): 547-551.

［43］孙令，黄畋. 15% 壬二酸霜局部治疗面部炎症后色素沉着 [J]. 中华皮肤科杂志，1994 (3): 178.

［44］王翠，许爱娥. Th17 细胞与白癜风的发病机制 [J]. 国际皮肤性病学杂志，2014, 40(3): 3.

［45］王浩洋，王怡丹，鲁严. 神经源性炎症因子在白癜风发病机制中的研究进展 [J]. 中华皮肤科杂志，2024, 57(1): 78-81.

［46］王昊，李春英，李舒丽. 白癜风黑色素细胞再生机制及治疗策略 [J]. 中华医学

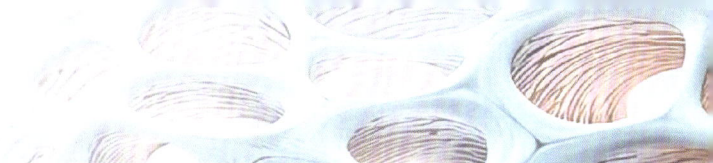

美学美容杂志 , 2023, 29(2): 94-96.

［47］杨荷丹 . UVB 诱导皮肤成纤维细胞来源的外泌体抑制黑色素合成的分子机制研究 [D]. 北京 : 中国医学科学院 , 2022.

［48］易丽萍 , 麦跃 , 尹敏 , 等 . 间充质干细胞外泌体微针导入治疗黄褐斑的效果和安全性研究 [J]. 中华医学美学美容杂志 , 2024, 30(6): 536-540.

［49］张凡 , 冯巾娣 . 炎症后色素沉着 : 病因、发病机制与治疗 [J]. 中国医疗美容 , 2023, 13(1): 41-45.

［50］中国中西医结合学会皮肤性病专业委员会色素病学组 , 中华医学会皮肤性病学分会白癜风研究中心 , 中国医师协会皮肤科医师分会色素病工作组 . 中国黄褐斑诊疗专家共识 (2021 版)[J]. 中华皮肤科杂志 , 2021, 54(2): 110-115.

［51］中国中西医结合学会皮肤性病专业委员会色素病学组 , 中华医学会皮肤性病学分会白癜风研究中心 , 中国医师协会皮肤科分会色素病专委会 . 白癜风诊疗共识 (2024 版). 中华皮肤科杂志 , 2024, 57(12): 1065-1070.

［52］中国中西医结合学会皮肤性病专业委员会色素病学组 . 白癜风临床分型及疗效标准 (2003 年修订稿)[J]. 中华皮肤科杂志 , 2004, 37(7): 440.

［53］中国中西医结合学会皮肤性病专业委员会色素病学组 , 中华医学会皮肤性病学分会白癜风研究中心 , 中国医师协会皮肤科医师分会色素病工作组 . 中国黄褐斑诊疗专家共识 (2021 版)[J]. 中华皮肤科杂志 , 2021, 54(2): 110-115.

第九章

再生疗法在整形修复中的应用

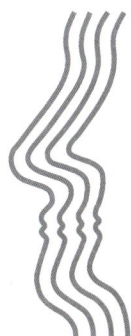

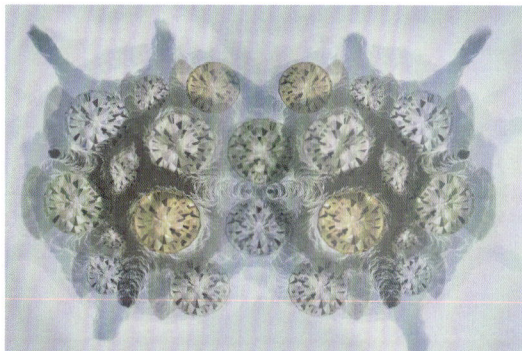

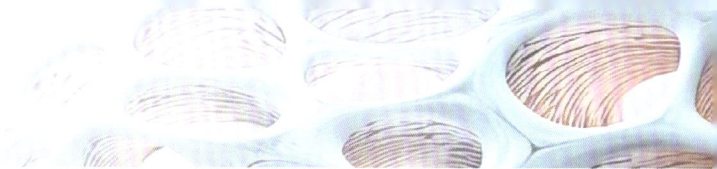

第一节 光电术后联合再生疗法

随着激光在美容治疗的发展及光声电的联合应用，光医学治疗在美容领域的地位越来越重要。

一、剥脱性点阵激光

（一）剥脱性点阵激光的分类

剥脱性点阵激光（ablative fractional laser）是一种通过矩阵式激光能量选择性气化或剥脱皮肤组织，同时保留周围健康组织的医疗美容技术。其核心原理基于"点阵光热分解"理论，利用激光的高能量在皮肤表面形成微小的柱状热损伤区（MTZ），刺激皮肤启动再生修复机制，促进胶原纤维和弹性纤维的合成与重塑，从而改善皮肤质地、修复瘢痕等。

剥脱性点阵激光主要包括 CO_2 激光（10 600 nm）、铒激光（Er：YAG 2940 nm）和钇钪镓石榴石激光（YSGG，2790 nm）。与非气化型点阵激光的波长相比，水对这些波长的激光吸收率更强，从弱到强依次为 10 600 nm、2790 nm、2940 nm，故铒激光和 YSGG 激光的能量多在皮肤浅层被吸收，穿透较浅，而 CO_2 激光能量被皮肤表层吸收较少，穿透较深。

1. CO_2 激光 吸水系数 $1000/cm^2$，需要较高的能量密度（约 5 J/cm^2）才能实现气化效果，否则仅起到组织加热作用，剥脱性点阵激光对组织穿透最深（300 ~ 400 μm）、气化能力最弱、热效应最显著（凝固带最厚），恢复期长，色素沉着风险较高。

2. 铒钇铝石榴石激光 波长最接近水的最高吸收峰，吸水系数 125 000/cm²，是 CO_2 激光的 15 倍，大部分能量被表皮和真皮乳头层吸收，较低能量密度（约 1 J/cm^2）即可气化组织，造成的热损伤深度较浅（10 ~ 50 μm），热凝固区比 CO_2 激光小，恢复期短，色素沉着风险较低。

3. 钇钪镓石榴石激光 吸水系数 $5000/cm^2$，气化的能量阈值 3 J/cm^2，气化能力高于 CO_2 激光，低于铒激光。其一次即可达到 20 ~ 30 mm 剥脱深度和约 20 μm 热损伤带，是铒激光达不到的，但比 CO_2 激光的热损伤更轻、创面愈合时间更短。

剥脱性点阵激光的主要适应证包括瘢痕（增生性瘢痕、萎缩性瘢痕等）、皱纹、皮肤松弛、毛孔粗大、色素沉着以及白癜风等疾病的联合治疗等。

（二）剥脱性点阵激光治疗的常见不良反应

1. 短期反应

（1）疼痛与灼热感：治疗过程普遍存在，治疗前需外敷表面麻醉剂减轻疼痛，治疗后立即用冰袋外敷患处 20 ~ 30 分钟，以减轻疼痛和灼热感。

（2）红斑与水肿：术后 1 ~ 3 天达高峰，多数在 1 周内消退，术后即刻冷敷可缓解红斑与水肿。

（3）结痂与脱屑：表皮修复期的正常现象，需避免人为剥脱以防感染。

2. 中长期并发症

（1）色素异常：10% ~ 30% 患者出现暂时性色素沉着，尤其是深肤色人群，治疗后要严格注意防晒、加强局部保湿修复，必要时可系统口服或者局部外用抑制黑色素生成药物，罕见色素减退。

（2）瘢痕形成：很少发生，多见于瘢痕体质或能量参数设置不当者。激光治疗术后可通过湿性愈合的方式降低瘢痕发生的风险，必要时外用促进创面愈合、抑制瘢痕增生的药物。

（3）感染风险：术后护理不当可能导致细菌或病毒感染，治疗前需严格消毒并遵循无菌操作原则，术后可外用抗生素软膏预防感染。

二、非剥脱性激光

非剥脱性点阵激光（non-ablative fractional laser，NAFL）是一种基于点阵光热作用理论的微创美容技术，其核心原理是通过激光发射密集的微小光束，在皮肤表面形成非剥脱性的柱状热损伤区（MTZ），选择性作用于真皮层，刺激胶原纤维和弹性纤维的合成与重塑，同时保留表皮完整，避免剥脱性损伤。

非剥脱点阵激光波长在 1400 ~ 1600 nm（近红外激光），主要包括铒玻璃激光（Er：Glass1550 nm、M1540 nm）、掺钕钇铝石榴石激光（Nd：YAG1064 nm、1440 nm、1320 nm）、铒光纤激光（Er：Fiber1410 nm、1565 nm）、红宝石激光（694 nm）、铥纤维激光（1927 nm）、皮秒激光（532 nm、755 nm、1064 nm）。

与剥脱性点阵激光波长相比，水对这些波长的吸收相对较少，所产生的热损伤区为一柱状热变性区，直径 150 ~ 250 μm，角质层基本保留，真皮胶原纤维变性存在，未产生真正的孔道。在这种情况下，皮肤组织受损较轻，表皮再生一般在 24 小时内即可完成。因此，非剥脱性点阵激光不良反应小，皮肤屏障的完整性未受明显破坏，红斑水肿仅持续 3 ~ 4 天，治疗作用相对温和。总体而言，上述这些波长的非剥脱性

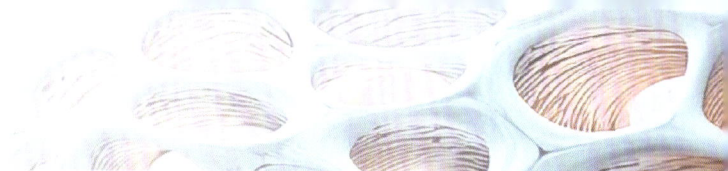

点阵激光疗效大致相同。

非剥脱性点阵激光的适应证主要包括皮肤细纹、皱纹、毛孔粗大、皮肤松弛、黄褐斑、炎症后色素沉着、瘢痕、妊娠纹与膨胀纹等。非剥脱性点阵激光的不良反应与处理如下。

1. 短期反应

（1）疼痛与灼热感：治疗过程中轻微疼痛，通常无须麻醉，术后可通过冷敷缓解。

（2）红斑与水肿：术后即可出现，24～48小时达高峰，多数于3～5天自行消退，术后即刻冷敷可缓解症状。

（3）短暂性干燥与脱屑：因表皮水分丢失引起，可通过保湿修复类产品改善。

2. 中长期并发症

（1）色素异常：5%～10%患者可能出现暂时性色素沉着，多见于深肤色人群或术后防晒不当者。治疗后要注意防晒、加强局部保湿修复，必要时可口服或者外用抑制黑色素生成药物。

（2）痤疮样皮疹：罕见，可能与术后毛孔堵塞或皮肤屏障暂时受损有关，治疗中注意能量不宜过高。

三、射频类

射频（radio frequency）是介于调幅、调频无线电波之间的高频交流变化电磁波，能量以电或磁的形式（波）在空间传播，并被接收装置接受；频率范围很广，可在数百 kHz 到数百 MHz 范围。射频通过电热作用对组织进行切割、切除、电灼、消融及电凝等，从而达到去除病灶、治疗疾病目的。射频作用于真皮甚至皮下组织，产生柱状的热损伤带，引起胶原纤维即刻收缩并继而产生创伤后修复反应，是紧肤除皱和改善瘢痕的基础。

射频作用于皮肤，可选择性地向真皮和皮下组织传递热能，可观察到双重作用。短期作用是原发性胶原收缩在射频治疗后即刻发生；长期作用是射频产生可逆性热损伤启动皮肤的修复机制，上调 I 型胶原 mRNA 表达，引起新的胶原纤维合成并导致胶原重塑，这一过程持续时间较长，发生于射频治疗后的 2～6 个月或者更长时间。射频作用主要有两个特点：①与皮肤色素关系不大，治疗深肤色人群有优势。②射频穿透深，可加热至真皮深层乃至皮下脂肪，促使纤维隔膜收缩，有效治疗皮肤松弛。

医用皮肤美容射频主要分为单极射频、双极射频、多极射频、点阵射频、光电协同系统（ELOS）、超频系统、多级射频和脉冲磁场混合系统几种类型。

射频技术的主要适应证包括皮肤美容治疗（如紧肤除皱和射频溶脂等）以及皮肤

病治疗（如黄褐斑、瘢痕、敏感性皮肤、炎症性皮肤病等）。

总体而言，射频治疗相对于其他能量美容技术更安全，不良反应较少，不良反应多数是一过性的。疼痛是最常见的不良反应，但是疼痛与疗效成正比，调整治疗等级或停止治疗后即可缓解。一过性红斑大部分24小时内消退；水肿于治疗后即刻出现，一般1~3天可自行消退；Ⅱ度烧伤于治疗后可有持续性红斑，形状大小与治疗头接触区域近似，之后出现清晰的结痂或小水疱，初始治疗后6~7天消退；一过性皮肤凹陷罕见，皮肤较薄区域易出现，由于治疗能量过高，脉冲重复叠加，深层组织过度加热导致脂肪萎缩和纤维间隔过度收缩，一般1~3个月自行恢复；脂肪坏死和脂肪萎缩罕见，可能是局部过度操作而产生的脂肪液化变性；一过性色素沉着偶见于点阵射频、等离子体射频等，与操作能量、密度有关；少见皮下结节、血肿，一般因治疗过程中能量密度设置过大、未及时增加适当的冷凝胶等引起；少见治疗区域皮肤麻木，一般沿着神经分布，可自行消退，无须特殊处理；偶见瘢痕形成，多因治疗头接触不完全引起，也可因水疱发生后处理不当所致。

四、超声类

聚焦超声（focused ultrasound）是一种非侵入性超声治疗技术，临床上广泛用于医疗美容以及皮肤松弛治疗。聚焦超声采用与超声影像学检查不同的声波频率，利用超声波的物理特性，如方向性、可聚焦性和穿透性，通过换能器聚焦于体内不同深度的目标组织，将超声能量转化成热能，使目标组织产生热损伤区，而目标区域以外的组织无明显的损伤，在保证安全性的同时达到治疗目的。皮肤真皮层、皮下组织和浅表肌肉腱膜系统（superficial musculo-aponeurotic system，SMAS）的热损伤区内胶原纤维变性收缩，同时启动创伤修复机制，促进新的胶原纤维及弹性纤维合成、重组，进而显著改善皮肤松弛以及皮肤质地。聚焦超声还可通过机械效应和空化效应等作用于组织，引起靶治疗区域细胞功能改变乃至细胞破裂，从而实现溶脂、紧致等效应。

聚焦超声主要适应证包括面颈部年轻化（如皱纹、眉下垂、下睑脂肪膨出、面部轮廓模糊、毛孔粗大、颈纹等）、躯干四肢的皮肤松弛、脂肪堆积以及腋窝多汗症、玫瑰痤疮、黄褐斑、神经性皮炎、痤疮瘢痕等。

聚焦超声的不良反应有治疗术后即刻出现轻中度红斑、水肿、瘀斑和疼痛，此类反应主要与患者个体皮肤菲薄、痛觉敏感以及治疗能级过高、发数过多有关。短暂性红斑一般1~24小时后可自行消退，水肿一般持续3天左右。术后即刻配合冷敷能减轻症状，后续配合用一些无刺激性的抗炎产品有利于症状改善和消退。治疗后轻微的瘀斑大多在治疗后2~7天自然恢复，多数患者治疗部位感到疼痛，可通过术前单

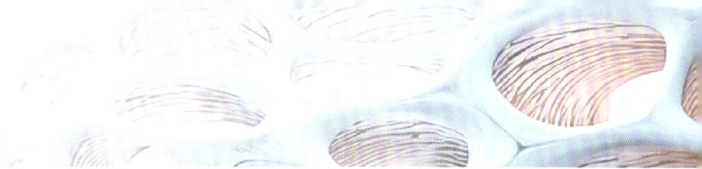

独或联合使用表面麻醉和口服镇痛药进行缓解。罕见不良反应包括神经损伤、色素沉着、条索状反应、瘢痕、溃疡、皮肤组织萎缩和坏死等。面部神经密集区域的过度治疗可能会导致暂时性神经损伤，4～6周内可自行缓解。炎症后色素沉着主要是因治疗过程中操作不当引起，治疗中光斑排列过于密集、局部皮肤能量过高可能导致表皮烧伤；患者术后应当加强防晒，用抑制酪氨酸酶活性及黑色素细胞增殖药物（如氢醌、氨甲环酸等）预防。条索状反应为聚焦超声治疗后出现的线性或几何形条纹的皮肤反应，可能与治疗区域能量叠加过度、能量聚焦点较浅以及治疗过程中未贴紧皮肤导致的表皮烧伤有关，可在数周内自行消退。瘢痕可能由治疗线过于密集导致局部热量负荷过高引起，个别出现凹陷性瘢痕及萎缩性瘢痕的报道。

五、AIE 再生疗法在光电术后修复的作用

外泌体在光电术后修复的应用不仅展现出显著的抗炎和组织再生修复作用，还在临床上被证实能有效缩短术后修复时间和"尴尬期"，提高治疗舒适度与患者依从性。光电术后通常会发生一系列短期而明显的皮肤反应，如红斑、水肿、干痂、脱屑、色素沉着及痛痒等，这些症状常在术后 1～7 天集中出现，形成社交不便的"尴尬期"。临床研究显示，联合外泌体治疗的患者术后恢复期可缩短 30%～50%，部分个体在术后 3～5 天即可达到可见状态的恢复，避免术后色素沉着及显著红肿，受到患者和医生的欢迎。因此，外泌体作为光电术后修复的治疗手段，正成为医美再生技术的关键组成部分，为追求高效、安全、低恢复期的个性化治疗提供更优的解决方案。

（一）作用机制

1.抗炎与免疫调节　光电术后的初期炎症反应以红斑、局部水肿和温热感为典型表现，主要由皮肤受损后释放促炎性细胞因子（TNF-α、IL-1β、IL-6）所驱动。研究显示，间充质干细胞外泌体（MSC-Exo）富含多种具有免疫调节功能的 miRNA（miR-146a、miR-21 等），能有效抑制 NF-κB 信号通路活性，降低炎性细胞因子表达，促进巨噬细胞从促炎 M1 型向抗炎 M2 型转化，显著减轻术后炎症反应。这种调节作用有助于缩短炎症期、减少继发性损伤、提高修复效率。

2.促进组织修复与再生　光电术后皮肤经历结构性破坏，尤其是点阵激光等微热损伤模式，需要表皮角质形成细胞、真皮成纤维细胞等的快速再生以恢复完整屏障功能。外泌体富含 EGF（表皮生长因子）、FGF（成纤维生长因子）、TGF-β（转化生长因子 β）等促再生因子，可激活 MAPK/ERK、PI3K/Akt 等信号通路，促进角质形成细胞和成纤维细胞的增殖、迁移与分化，从而加快表皮更新和真皮重建过程。动物

实验显示，外泌体可显著提高胶原纤维与弹性纤维的合成密度，改善术后皮肤质地和弹性。

3. 抑制色素沉着 光电术后炎症激活黑色素细胞，易诱发炎症后色素沉着，尤其在亚洲人中更常见。外泌体通过多途径抑制黑色素生成，包括抑制黑色素细胞调节因子（MITF）转录活性，抑制酪氨酸酶及其相关酶（TYR、TRP-1）表达，调节黑色素小体的成熟和转运过程；此外，研究发现外泌体 miR-675、miR-330 等有抗黑色素合成作用。

4. 血管生成与微循环改善 光电治疗可暂时破坏皮肤局部血管结构，导致局部淤血、水肿及供氧不足。外泌体通过富含血管内皮生长因子（VEGF）、血管生成素 1（Ang-1）等促血管生成因子，激活 VEGFR2 信号通路，促进内皮细胞增殖与管腔形成，加速新生血管构建；同时，外泌体还促中性粒细胞向 N2 表型转换，减轻内皮损伤与炎症黏附反应，改善微循环。这些机制共同提高局部代谢水平，有助于术后水肿消退与创面修复。

5. 修复神经损伤与调节疼痛通路 光电术后出现的疼痛、瘙痒等不适症状，部分源于皮肤神经末梢的炎性刺激和功能障碍。外泌体通过下调 IL-1β、IL-6 等炎症因子对神经末梢的激活作用，降低神经性炎症；携带 miR-181c-5p、miR-326 等小 RNA 分子可靶向抑制瞬时感受电位阳离子通道（TRPV1）和 NF-κB 通路，缓解外周与中枢痛觉传递，从而减轻术后神经源性疼痛。此外，外泌体促进神经轴突再生和突触重建的能力有助于恢复神经功能、提高皮肤感觉。

（二）临床应用研究

1. 梁亮等观察 AIE 外泌体辅助皮秒激光治疗黄褐斑的疗效及其对皮肤屏障功能的影响。研究选取黄褐斑患者 98 例，随机分为观察组及对照组各 49 例，其中对照组用皮秒激光治疗，观察组在对照组基础上联合 AIE 再生疗法治疗；比较两组患者临床疗效，于治疗前后比较两组患者美容效果相关指标、皮肤屏障功能（经表皮水分丢失量、皮脂含量、角质层含水量）变化情况（表 9-1-1，表 9-1-2）。

结果显示，相较于对照组，观察组在治疗 12 个月后，皮肤红斑指数（EI）明显下降，皮肤经表皮水分丢失量明显下降，皮脂含量明显上升，角质层含水量明显上升，皮秒激光联合 AIE 再生疗法治疗黄褐斑有助于修复皮肤屏障功能，加强光电治疗效果，减少光电不良反应的发生率，缩短光电术后恢复期。

表 9-1-1　两组黄褐斑患者面部美容效果比较（*n*=49）

分组	MI/%		EI/ 度		黄褐斑面积 /cm²	
	治疗前	治疗后	治疗前	治疗后	治疗前	治疗后
对照组	23.28 ± 3.24	19.12 ± 2.03[a]	2.26 ± 0.31	1.69 ± 0.14[a]	5.93 ± 0.83	3.48 ± 0.45[a]
观察组	23.32 ± 3.18	15.81 ± 1.79[ab]	2.32 ± 0.39	1.27 ± 0.18[ab]	5.79 ± 0.76	2.05 ± 0.29[ab]

注：a为*P*<0.05，与同组治疗前比较；b为*P*<0.05，与对照组治疗后比较。

表 9-1-2　两组黄褐斑患者皮肤屏障功能比较（*n*=49）

分组	经表皮水分丢失量 /g·(m²·h)⁻¹		皮脂含量 / (U · C)		角质层含水量 /AU	
	治疗前	治疗后	治疗前	治疗后	治疗前	治疗后
对照组	14.49 ± 1.26	13.96 ± 1.45[a]	31.86 ± 4.34	33.17 ± 3.98[a]	36.13 ± 5.05	37.99 ± 6.40[a]
观察组	14.52 ± 1.17	11.36 ± 1.38[ab]	32.34 ± 4.13	35.12 ± 5.06[ab]	36.23 ± 5.11	41.17 ± 6.25[ab]

注：a为*P*<0.05，与同组治疗前比较；b为*P*<0.05，与对照组治疗后比较。

2.临床研究案例

例 1：女，32 岁。因面部毛孔粗大、肤色暗沉及细皱纹来院行射频微针联合高能量剥脱性点阵激光治疗，患者无系统性疾病，无用药史，否认光敏性疾病及瘢痕体质。检查见光电术后，面部出现严重红斑、水肿及微表皮剥脱与点状渗血，患者希望尽快修复。诊断：光电术后。

临床观察：①全面部行 AIE 再生疗法涂抹导入，每次 1 mL，早晚涂抹，共治疗 5 天。②治疗 5 天后，面部红斑消退，加速创面修复，无色素沉着残留，肤色细腻光滑、恢复正常（图 9-1-1）。

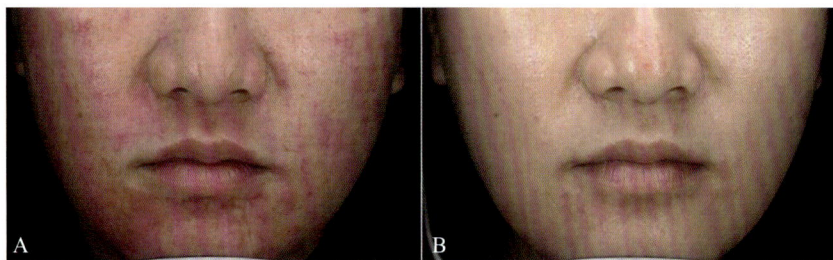

图 9-1-1　AIE 再生疗法治疗光电术后面部红肿临床研究

注：A. 患者经黄金微针及大能量点阵激光治疗后即刻，面部红斑、水肿及微表皮剥脱与明显点状渗血；B. AIE再生疗法涂抹导入5天后，面部红斑消退，无色素沉着，皮肤细腻光滑

例 2：女，35 岁。因眶周射频微针治疗后，面部及眶周明显红肿来院要求尽快修复。既往体健，未使用任何药物。检查见面部及眶周红肿明显。诊断：光电术后。

临床观察：①眶周射频微针术后即刻行 AIE 再生疗法，涂抹导入 2 mL。②治疗30 分钟后，面部红斑消退，炎症状态明显好转，肤色基本恢复正常（图 9-1-2）。

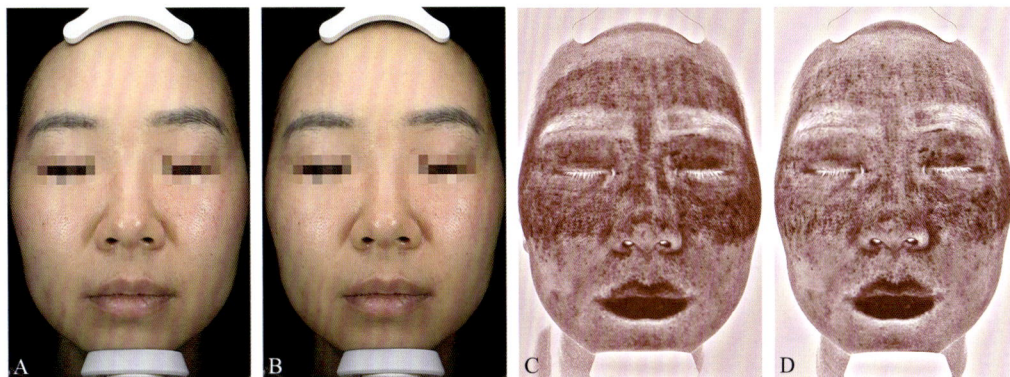

图 9-1-2　AIE 再生疗法治疗光电术后红肿临床研究（高步宽　提供）

注：A. 患者眶周射频微针治疗后即刻面部红肿明显；B. AIE再生疗法治疗30分钟后，面部红斑消退，炎性状态明显好转，肤色基本恢复正常；C. 患者眶周射频微针治疗后VISIA下见面部红色区炎性状态明显；D. 治疗30分钟后，VISIA下见患者面部红色区炎症状态明显好转

第二节　急性创面修复

一、概述

急性创面又称急性皮肤损伤，是因物理、化学或生物因素导致的皮肤屏障急性破坏。常见物理性损伤有机械创伤（擦伤、切割伤、挫伤等）、热力损伤（烧烫伤）、低温损伤（冻伤）、辐射或紫外线照射、电击伤等；化学性损伤有强酸、强碱或其他腐蚀性化学品接触皮肤所致的化学烧伤。不同人群的损伤原因有所差异，儿童因好动易发生热水烫伤或跌倒擦伤，成人以工作或交通事故导致的创伤和烧伤为主，无家可归者、老年人等因血管功能下降或抵抗力减弱，冻伤风险较高。研究显示，中国成人烧伤以热水烫伤（41.3%）和明火烧伤（39.0%）最常见，患者以 30 ~ 59 岁男性居多；而儿童烧伤多见热水烫伤（约 54.4%），较深度烧伤和感染并发症的风险更高。近年来，随着交通业、建筑业、工业的快速发展，急性皮肤损伤事件的发生率明显增加。急性皮肤损伤具有发病率高、感染率高、并发症多等特点，如不进行及时和恰当的治疗，常导致皮肤损伤创面迁延不愈、瘢痕增生、瘢痕挛缩，严重影响外观和功能。

（一）临床表现

不同类型急性皮肤损伤的临床表现因病因和损伤深度而异，均以局部炎症反应和

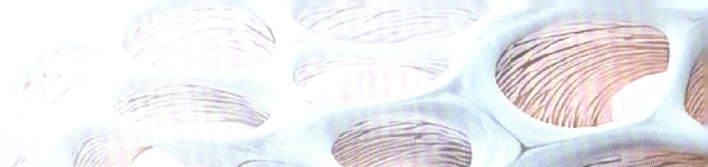

组织修复过程为核心。

1. 烧烫伤（thermal burns） 由于高温热源（如热水、蒸汽、火焰、热金属、热油等）作用于皮肤及深部组织所造成的组织损伤，是常见的急性皮肤热损伤类型之一。临床表现依据损伤深度、面积及受累部位而异，通常按照组织受损程度分为Ⅰ度、浅Ⅱ度、深Ⅱ度和Ⅲ度4种基本类型，每种类型有典型的临床特征。

（1）Ⅰ度烧伤：仅累及表皮层，属于最轻度的烧伤。典型表现为局部红斑、轻度肿胀，伴有灼热感或刺痛感，但无水疱形成。表面皮肤干燥紧绷，触之有压痛，无渗液或坏死。该类型通常在3～7天内自愈，不留瘢痕，常见于日晒或短暂接触低温热源。

（2）浅Ⅱ度烧伤：波及表皮及真皮浅层，是常见的临床烧伤类型。这类烧伤的创面多呈鲜红色，因浅层真皮血管尚存，故压之可褪色，提示血供仍较好。典型的临床表现是水疱形成，水疱内容为清亮浆液，大小不等，可伴有明显渗出。由于神经末梢未遭到完全破坏，疼痛剧烈且持续，轻触即有明显不适感。局部常伴红肿、湿润，患者常诉紧绷感与灼痛感。浅Ⅱ度烧伤在适当护理下可在10～14天愈合，通常不遗留瘢痕，但在色素代谢未完全恢复的阶段可能会出现暂时性色素沉着，尤其是在色素活跃的黄种人中较常见。

（3）深Ⅱ度烧伤：影响到真皮层较深部位，其创面颜色呈苍白、灰红或褐黄色，失去了鲜红色的血供反应，压之不再褪色，提示深层毛细血管已遭破坏。创面多见水疱破溃后的糜烂面，表面干燥，可呈现出"湿性革皮样"外观。由于神经末梢受损，疼痛感反而不如浅Ⅱ度明显，有些区域甚至无明显触觉反应。伤口修复能力显著下降，愈合过程缓慢，需3周甚至更长时间才能部分愈合，极易继发感染、肉芽组织增生及瘢痕形成。愈合后常伴有显著的色素沉着或瘢痕增生，部分病例可能发生瘢痕挛缩，影响功能与外观。

（4）Ⅲ度烧伤：为最深度的烧伤形式，烧伤已波及皮肤全层，甚至延及皮下脂肪、肌肉乃至骨骼组织。此类烧伤创面自身愈合能力极差，仅依赖创缘的边缘细胞迁移无法完成闭合，绝大多数病例需通过植皮手术恢复覆盖。Ⅲ度烧伤常伴严重瘢痕形成与组织挛缩，若累及关节部位还会导致永久性功能障碍或畸形，且术后恢复周期长，康复治疗负担重。

综上所述，烧烫伤的临床表现因烧伤深度不同而呈现出高度多样性，从轻度红斑到焦痂坏死、从剧痛敏感到感觉消失，病理改变和愈合潜能各不相同。准确判断烧伤类型对后续治疗方案的选择与修复预后的评估至关重要，尤其是在再生治疗手段（如干细胞外泌体等）介入前，需基于准确的临床分度进行个体化修复策略制定。

2. 光电术后损伤 光电术后皮肤损伤是指在接受激光、强脉冲光（IPL）、射频

（RF）、微针射频（MNRF）、光动力疗法（PDT）等光电治疗手段后，皮肤出现的急性或亚急性损伤反应。这类损伤既与能量强度、脉冲宽度、治疗参数等技术因素有关，又受个体皮肤类型、屏障功能、术前准备与术后护理等影响。

最常见的临床表现是红斑，通常在治疗后数分钟至 1 小时内即刻出现，表现为局部皮肤潮红、颜色鲜明、边界清晰，程度由轻微粉红到深红不等。红斑是毛细血管扩张与局部炎性介质释放的反应结果，常伴轻度温热感或烧灼感，持续时间为数小时至48 小时；部分治疗后还会出现组织肿胀，尤其在眼睑、口唇、颊部等组织松弛区域更为显著，通常于 24 ~ 72 小时内缓解。灼热和刺痛感也是术后常见的主观不适，尤其在高能量或剥脱性治疗后更明显，多数在术后 1 ~ 2 天减轻。

在能量较强或术前准备不足的情况下，患者可出现水疱或糜烂，常发生于面部薄皮区或存在屏障功能障碍的区域，如鼻翼、下眼睑、口周等。水疱为局部表皮坏死、表皮与真皮间分离的表现，破裂后可形成糜烂面，并伴随渗出液和结痂。创面恢复期则常伴干燥脱屑、紧绷感及角质层粗糙等症状，提示表皮修复过程中皮肤水合作用不足。部分患者在术后数天至数周内会出现瘙痒或刺痒感，与炎症后神经末梢激活及屏障修复不全有关。

3. 外用麻醉药烧伤　尽管外用麻醉剂具有良好效果，但光电治疗术前过量、长时间或不当外用麻醉药物，可诱发急性皮肤损伤反应，病理表现多为药物刺激性皮炎、迟发型过敏反应或化学性浅度烧伤。这种"术前干预造成术后并发"的情形在临床上已逐渐引起关注，尤其是在 Ⅲ - Ⅳ 型人群中更常见。

外用麻醉药引起的术后烧伤反应多为急性或亚急性皮肤损伤，临床表现有阶段性和个体差异。常见的初期表现为红斑与热感，通常在敷药后 1 ~ 6 小时出现，表现为局部皮肤发红、温度升高、边界清晰，部分可伴轻度肿胀。红斑的严重程度与麻醉药使用时间、浓度及患者的皮肤敏感性密切相关。灼痛与刺痛常在红斑出现后伴随发生，患者常诉有"灼热感"或"火烧感"，个别病例可出现类似针刺的疼痛，持续时间从数小时至 1 天不等。值得注意的是，部分患者在术中并未感到明显不适，而在术后 3 ~ 8小时出现迟发性的剧烈疼痛。

皮肤屏障功能受损较为明显的区域，特别是眼周、面颊、口角及鼻翼等敏感部位，可进一步发展为水疱与糜烂。水疱形成后若发生破裂，则会出现创面糜烂、渗液或结痂，外观与浅Ⅱ度烧伤相似，愈合周期相对延长。随着创面进入恢复期，皮肤可见脱屑、干燥与紧绷等现象，表现为表皮干裂、片状脱屑，局部触感粗糙紧绷，提示角质层水合状态和屏障功能仍处于低下水平。

4. 晒伤（急性紫外线损伤）　晒伤是短时间内暴露于过量中波紫外线（UVB，

波长 290 ~ 320 nm）所致的急性光毒性反应，属于典型的急性皮肤损伤形式。发生机制主要有紫外线引发的 DNA 损伤、氧化应激、炎症因子释放及细胞凋亡等。临床表现的严重程度与紫外线照射的剂量、照射时间、个体皮肤类型（Fitzpatrick 分型）及既往日晒史密切相关。晒伤的症状通常在紫外线暴露后 2 ~ 6 小时开始出现，12 ~ 24 小时达到高峰，并在 72 小时后逐渐缓解。

晒伤的最早表现是局部皮肤的红斑，是一种由毛细血管扩张和血管活性物质释放（如前列腺素 E2、组胺、白三烯）引起的反应性潮红。红斑通常界限清晰，颜色鲜红或暗红，可伴有温度升高和轻度肿胀。皮肤灼热感和刺痛常与红斑并存，是患者常诉的不适，尤其在轻微接触、擦洗或穿衣时明显加剧。随着病程进展，部分中重度晒伤可发展为水疱，提示表皮细胞严重坏死，表皮与真皮间形成液体积聚，水疱大小不一，单发或多发，常在日晒后 12 ~ 36 小时形成。

除上述典型表现外，晒伤常伴有皮肤干燥、脱屑与紧绷感。脱皮现象通常于伤后 3 ~ 7 天出现，提示角质形成细胞因紫外线诱导凋亡后，表皮再生与更新过程启动。瘙痒或刺痒感常出现于恢复早期，是神经末梢激惹与皮肤屏障损伤的共同结果。

（二）常见并发症

常见并发症包括感染、瘢痕形成和功能障碍等。伤口暴露易继发细菌感染，尤其是金黄色葡萄球菌，其中耐甲氧西林金黄色葡萄球菌在烧伤创面感染中占比较高，可达 50% 以上。感染可加重炎症反应，延缓愈合甚至导致败血症。深度或大面积损伤后常出现增生性瘢痕或瘢痕挛缩，高达 70% 严重烧伤患者会形成肥厚性瘢痕。大量瘢痕或挛缩可导致皮肤弹性下降、关节活动受限，严重者造成功能障碍和外观畸形。此外大面积烧伤患者常伴失温、水电解质紊乱、脏器功能衰竭等全身并发症，危及生命。

（三）急性创面修复

修复机制是复杂的动态过程，可分为四个阶段，即血液凝固期、炎症期、增殖期和组织重构期，各阶段涉及多种细胞与分子机制协同作用。晒伤、烧烫伤、光电术后损伤、接触性烧伤等尽管损伤来源不同，但病理机制在细胞损伤、炎症激活、微血管反应、屏障功能破坏与氧化应激等方面存在共性（图 9-2-1）。

1. 血液凝固期　皮肤损伤后，血液从流动状态变为胶冻状半凝固状态的过程即为血液凝固期。血管损伤促进血小板激活并聚集，血小板与纤维蛋白炎症期结合形成纤维蛋白凝块，引起血液凝固，抑制局部出血。一般情况下，损伤后 12 ~ 24 小时，纤维蛋白凝块充满损伤部位，为生长因子结合和细胞爬行提供临时基质，同时为伤口提供封闭的环境，防止机体失水及病原微生物入侵。此外，激活的血小板可通过脱颗粒释放多种细胞因子，如 PDGF、CXCL4、TGF-β、IGF 等，促进后续损伤修复过程。

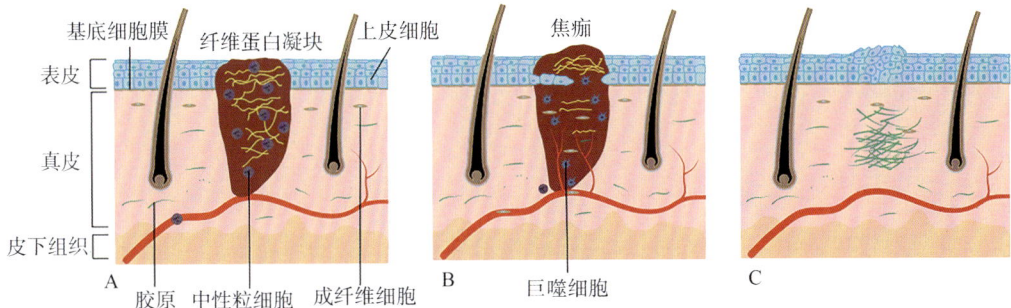

图 9-2-1 典型的损伤修复三个阶段示意图

注：A.炎症期；B.增殖期；C.组织重构期

2. 炎症期 伤口愈合过程的炎症反应是一系列免疫细胞在时间和空间上有序作用的结果。组织损伤数分钟内免疫细胞迅速浸润伤口，中性粒细胞和巨噬细胞是炎症期最主要的效应细胞。这些免疫细胞释放多种细胞因子和趋化因子，招募血液及损伤边缘的细胞进入伤口局部，分泌的细胞因子促进损伤部位细胞增殖。免疫细胞分泌多种蛋白酶及活性氧抵御病原微生物入侵，并清除破损的细胞。尽管早期炎症反应有利于伤口愈合，多项研究显示损伤局部免疫细胞数量增加或炎性反应时间延长将引起损伤修复过程失调，最终导致长期不愈合伤口或病理性瘢痕形成；主要是由于损伤局部持续产生的活性氧破坏细胞结构和功能，使正常的皮肤修复过程失调。

3. 增殖期 皮肤损伤 2 ~ 10 天，新的组织开始形成，修复进入增殖期。这一阶段主要包括血管新生、肉芽组织形成和再上皮化。血管新生是创伤修复的关键。巨噬细胞和损伤的内皮细胞释放 FGF-2、VEGF，促进血管新生。随后，毛细血管出芽浸润损伤部位，与成纤维细胞、免疫细胞形成肉芽组织，为细胞新陈代谢提供营养及氧气。最后，EGF、TGF-β 等生长因子刺激损伤边缘角质形成细胞增殖、迁移，使损伤真皮实现再上皮化。再上皮化过程完成后，角质形成细胞发生分化，重新恢复表皮屏障功能。与此同时，真皮层成纤维细胞增殖并迁移至损伤部位，产生大量细胞外基质。在这一阶段末期，生长因子（TGF-β）或机械压力刺激部分成纤维细胞分化为肌成纤维细胞，肌成纤维细胞表达肌动蛋白促进伤口收缩。

4. 组织重构期 一般发生在损伤后 2 ~ 3 周，可持续多年。这一阶段，损伤激活的信号逐渐减弱，一旦伤口再上皮化完成，角质形成细胞停止增殖和迁移，随即开始分化。新生组织内的血管逐渐成熟，形成功能网；大部分内皮细胞、炎症细胞、成纤

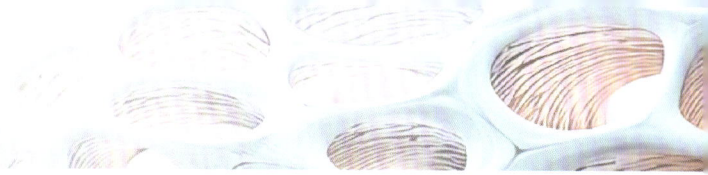

维细胞和肌成纤维细胞发生凋亡或从伤口处撤回。早期修复过程中，形成的肉芽组织逐渐被新生富含胶原的真皮基质取代。值得注意的是，正常皮肤组织主要由Ⅲ型胶原形成筐篮编织结构组成，而损伤部位重构为较粗的Ⅰ型胶原并形成致密的平行结构。表皮附属器（如毛囊、皮脂腺等）在这一过程中一般不能再生。因此，新形成的组织通常与健康组织不同，表现为瘢痕，以弹性、抗张强度下降为主要特征。

二、一般治疗

针对急性创面的治疗需结合局部处理与全身管理，以加速愈合并减少并发症。

（一）创面清洁与清创

1. 早期清创　急性创面需及时清除坏死组织、异物及污染物，以降低感染风险并暴露健康组织。常用方法包括机械清创（如手术刀或纱布擦拭）和酶解清创（如胶原酶制剂），避免使用刺激性消毒剂（如高浓度碘伏）。

2. 感染控制　若创面存在感染，需根据细菌培养结果选择抗生素。局部抗生素（如磺胺嘧啶银）适用于浅表感染，而深部或全身感染需结合静脉抗生素治疗。

（二）药物治疗与生物活性因子

1. 生长因子的应用　表皮生长因子（EGF）和成纤维细胞生长因子（FGF）可促进细胞增殖与胶原合成，加速上皮化。

2. 抗生素与抗炎药物　局部抗生素(如莫匹罗星)用于控制感染,非甾体抗炎药(如布洛芬)可减轻炎症反应。

（三）物理治疗与辅助技术

1. 光疗（红光与近红外光）　波长 600 ~ 1100 nm 低能量光可刺激线粒体活性，促进细胞代谢和胶原沉积。研究显示，红光疗法（640 nm）能显著减轻术后创面疼痛并缩短愈合周期。

2. 电刺激与超声波　高频电疗法通过改善局部血液循环加速修复，超声波则通过机械效应促进药物渗透与组织修复。

（四）手术干预

对于深度或复杂性急性创面（如大面积烧伤），需结合外科手段：①植皮与皮瓣移植：覆盖创面并恢复皮肤屏障功能；②生物材料应用：如胶原支架或人工真皮，为细胞迁移提供三维支持。

三、AIE 再生疗法治疗急性创面

（一）作用机制

在急性创面（如晒伤、烧烫伤、光电术后创伤、药物接触性烧伤）修复过程中，干细胞外泌体能通过抗炎、抗氧化、促进细胞再生、调节血管生成与基质重塑等多重机制，有效调控损伤修复的各个阶段，成为一种极具潜力的"无细胞再生治疗"手段。

1. 抑制炎症与免疫调节　研究显示，人脐带间充质干细胞来源的外泌体（hUCMSC-Exos）在急性皮肤损伤（如晒伤、烧烫伤、光电美容术后损伤、局部麻醉剂烫伤等）修复中具有多靶点协同作用。

（1）hUCMSC-Exos 通过调节炎症反应促进创面愈合。体内外实验显示，应用 hUCMSC-Exos 后巨噬细胞更易极化为抗炎的 M2 型，促炎性细胞因子 TNF-α、IL-1β 水平显著下降，而抗炎性细胞因子 IL-10 分泌升高。这一过程部分依赖外泌体携带的 miRNA（如 miR-181c）调控 TLR4/MyD88/NF-κB 信号通路，从而有效抑制烧伤后炎症级联。

（2）hUCMSC-Exos 具备显著的抗氧化和抗凋亡能力。在氧化应激模型中，MSC-Exo 可清除过量活性氧、减轻 DNA 和线粒体损伤，并显著增强细胞内 SOD、GPx 等抗氧化酶的活性，相关的 Nrf 2 通路参与了这些保护作用。与此同时，体外研究显示，hUCMSC-Exos 可激活 Wnt/β- 连环蛋白和 Akt 等信号通路，提高角质形成细胞的增殖能力并抑制其凋亡，从而增强细胞存活。

2. 促进角质形成细胞与成纤维细胞再生　hUCMSC-Exos 促进表皮和真皮细胞的再生与重建，直接改善组织结构，表现为加速创面再上皮化、显著提高角质形成细胞增殖标志物（如 CK19、PCNA）表达并诱导细胞迁移和分化。对成纤维细胞而言，外泌体刺激其增殖并诱导真皮细胞外基质合成，上调胶原 I 型、纤维连蛋白、弹性纤维等蛋白的表达。动物实验证实，接受 hUCMSC-Exos 治疗后，烧伤或慢性伤口组织内胶原纤维和弹性纤维形成明显增强，组织重塑效率提高。这些效应综合作用可有效缩短伤口闭合时间并提升皮肤修复质量。

3. 加速血管新生与微循环恢复　新生血管是维持营养、氧气供应和细胞代谢的基础，尤其在深 II 度烧伤或术后微创组织中更关键。外泌体富含的 miR-126、miR-132、VEGF-A、ANGPTL1 等促血管生成因子可激活 PI3K/Akt 与 Notch/Dll4 信号轴，促进内皮细胞增殖、迁移与管腔形成。动物实验显示，用外泌体处理的烧伤创面在第

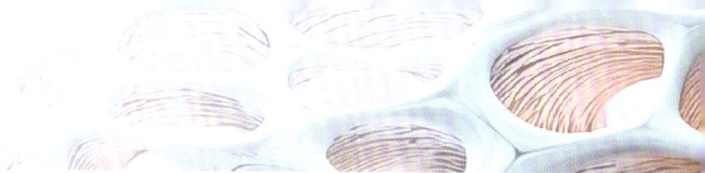

7 天新生毛细血管密度（CD31$^+$）显著高于未处理组（$P < 0.001$），提示其有效加快微循环重建过程。

4. 调节胶原沉积与瘢痕形成　在皮肤重建后期，如何防止过度纤维化、调控胶原平衡，是降低瘢痕风险的关键环节。外泌体可调节 TGF-β1/TGF-β3 平衡、抑制肌成纤维细胞形成，同时促进 MMP-1、MMP-3 等基质降解酶表达，减轻胶原过度沉积并促进其有序排列。临床前研究发现，外泌体可显著抑制 COL1A1、α-SMA 表达，并提高皮肤柔软度及弹性评分，具有明显抗瘢痕作用。

5. 修复屏障功能与防止色素沉着　急性损伤后皮肤屏障功能受损、角质层完整性丧失、神经酰胺含量下降，易致水分流失、瘙痒与外源性刺激敏感。外泌体可通过上调神经酰胺合酶（CERS）、透明质酸合成酶（HAS2）、claudin-1 等紧密连接蛋白表达，增强角质层水合能力与结构重建。另有研究显示，其所含 miR-330-5p、miR-675 等成分可下调 MITF 与酪氨酸酶表达，从而抑制炎症后色素沉着，尤其适用于亚洲人皮肤术后修复。

（二）不同急性创面的应用经验

1. 表面擦伤与手术切割伤　治疗原则是早期局部应用（24 小时内），直接促进上皮再生；一般可外泌体凝胶或喷雾剂型直接覆盖创面，每日 1 ~ 2 次。动物实验显示，皮下注射 ucMSC-exo 可缩短小鼠全层皮肤缺损愈合时间至 14 天（对照组需 21 天）。

2. 晒伤与光电治疗后损伤治疗原则　联合抗氧化与抗炎治疗，修复表皮屏障；可用外泌体联合透明质酸或胶原敷料，减轻红斑和脱屑。体外研究显示，外泌体可降低 UVB 诱导的 MMP-1 过表达，减少胶原降解。

3. 外用麻醉药烧伤治疗原则　抑制化学性炎症，加速表皮修复。一般在局部冷敷后，外泌体联合抗炎药物（如糖皮质激素）减少组织水肿。体外细胞实验显示，外泌体通过 miR-181c 抑制 NF-κB 通路，降低炎症因子释放。

4. 烧烫伤急救治疗原则　预防感染、促进深层组织再生。在早期清创后，外泌体与水凝胶结合形成缓释系统，持续释放活性成分（如临床前研究中的协同应用）；可以在创面早期抑制焦痂形成，在创面后期促进真皮层重建，减少挛缩性瘢痕。

（三）临床研究案例

例 1：女，65 岁。因右肩胸部开水烫伤，大量水疱并破溃、疼痛明显就诊，烫伤后未使用任何药物。检查见患者右肩胸部大量水疱并破溃。诊断：急性Ⅱ度烫伤。

临床观察：①患者右侧肩胸部烫伤处行 AIE 再生疗法早晚涂抹导入，每次各

2 mL，连续 10 天。②治疗 10 天后，疼痛缓解、烫伤处水疱干涸，创面明显缩小，无炎症后色素沉着（图 9-2-2）。

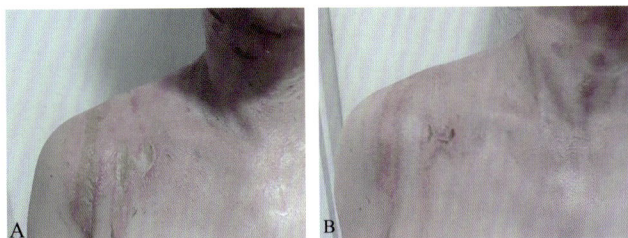

图 9-2-2 AIE 再生疗法治疗烫伤临床研究（舒红 提供）

注：A. 患者右肩胸部开水烫伤，大量水疱并破溃；B. AIE再生疗法治疗10天后，烫伤处水疱干涸，创面明显缩小、无炎症后色素沉着

例 2：女，34 岁。因面部表面麻醉药严重烧伤 48 小时，轻度渗出伴红肿、疼痛来医院就诊。烧伤后未使用任何药物治疗。诊断：表面麻醉药烧伤。

临床观察：①全面部行 AIE 再生疗法，早晚各涂抹导入 1 mL，共治疗 15 天。②治疗后，面部皮肤恢复正常，无色素沉着，肤质细腻均匀（图 9-2-3）。

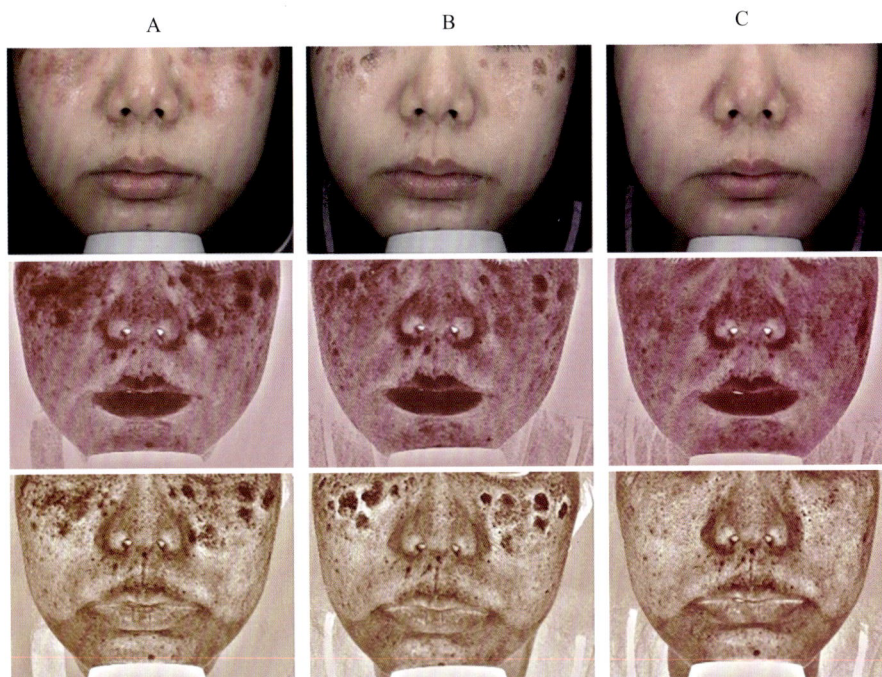

图 9-2-3 AIE 再生疗法治疗表面麻醉药烧伤临床研究

注：A. 治疗前，患者面部表面麻醉药烧伤后、轻度渗出伴红肿（上图），VISIA下见面部红色区炎症明显（中图），皮损处棕色斑明显，明显色素沉着（下图）；B. AIE再生疗法治疗7天后，面部皮损明显缩小，红肿明显减轻，痂皮开始脱落（上图），VISIA下见红色区炎症好转（中图），皮损处棕色斑明显减淡（下图）；C. AIE再生疗法治疗15天后，肤质细腻，肤色恢复正常（上图），VISIA下见红色区炎症改善（中图），恢复正常皮损处无明显棕色斑残留（下图）

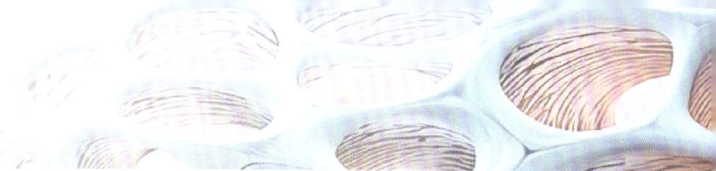

第三节　慢性难愈性创面修复

　　慢性难愈性创面（简称慢性创面）是指皮肤屏障破损后，在合理时间内无法完成正常修复过程的一类顽固性损伤。据统计，全球 1% ~ 2% 人在一生中会经历至少一次慢性创面的困扰。在发展中国家，病因有地域性特征，除血管疾病外，营养不良、寄生虫病、真菌感染和麻风等仍是重要病因。尽管病因多样，但慢性创面最共同的本质是"创面愈合过程的紊乱或延迟"。

　　随着社会经济的发展和人口老龄化加剧，人类寿命延长带来了疾病谱的显著变化，慢性创面已逐渐从少见病演变为临床常见、多发的疾病类型，且发病率呈逐年上升趋势。慢性创面病程迁延、治疗周期长、致残风险高，不仅严重影响患者生命质量，还造成沉重的医疗和社会经济负担，成为当前临床领域亟待解决的难题之一。

一、概述

　　关于慢性创面的定义，目前尚无科学公认的标准。1997 年，Lazarus 等给出了急性创面最有用的定义，他们认为急性创面是指经过有序、及时的修复过程，建立持续解剖和功能完整性的创面。该共识小组将慢性创面描述为未能通过有序、及时的修复过程而产生解剖和功能完整性的创面，或者已通过修复过程但未建立持续的解剖和功能结果的创面。换句话说，创面有两种类型，一种是可快速自我修复且并发症极少的创面（急性创面），另一种是愈合缓慢或愈合后复发或根本不会愈合的创面（慢性创面）。2004 年，Enoch 和 Price 进一步发展了这一观点，将慢性创面（及潜在病因）描述为对治疗无反应的创面和 / 或治疗要求超出患者身体健康、耐受力或体力的创面。随着治疗技术的进步和对创面生理学的进一步了解，目前许多慢性创面最终都会愈合，尽管可能需要数月甚至数年。慢性创面的特征之一是创面愈合和皮肤破损交替出现，导致创面愈合延迟并经常复发（图 9-3-1）。

　　普遍观点认为，超过 4 周仍未愈合的创面可归类为慢性创面，但这一时间界限更多源于临床经验，而非前瞻性研究的证据支持。造成定义模糊的根本原因在于慢性创面高度的异质性，其病因、病理机制、体位分布、发病率、宿主基础状态、组织损伤深度及愈合潜力等方面差异显著。一般而言，慢性创面多见于成人，常继发于下肢静脉功能不全、糖尿病及其并发的神经病变、长期卧床或脊髓损伤、外周动脉疾病等基础病变。此外，遗传性疾病、放射损伤、免疫异常等因素亦可引发不易愈合的复杂性溃疡,如坏疽性脓皮病、冷纤维蛋白原血症及冷球蛋白血症相关溃疡。

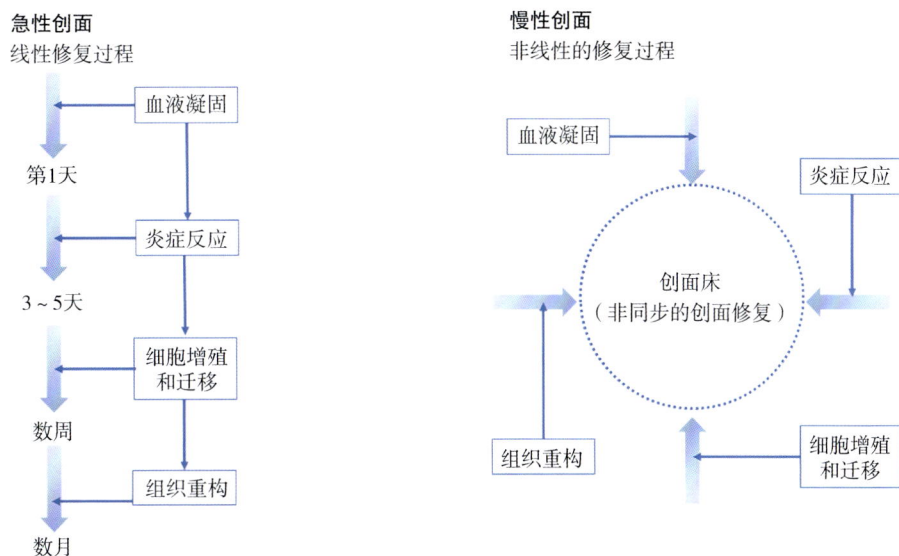

急性创面
线性修复过程

血液凝固

第1天

炎症反应

3~5天

细胞增殖
和迁移

数周

组织重构

数月

慢性创面
非线性的修复过程

血液凝固

炎症反应

创面床
(非同步的创面修复)

组织重构

细胞增殖
和迁移

图 9-3-1 急性和慢性创面的愈合机制

近年来,慢性创面及其治疗机制重新成为基础与临床研究的热点领域。在细胞生物学和分子机制不断深入的基础上,干细胞疗法、生长因子治疗、组织工程材料等新型生物医学技术逐步引入创面修复研究与临床试验中。同时,外科清创理念的推广、新型功能敷料的开发、负压封闭引流技术广泛应用,也在一定程度上改善了创面管理的效果。然而,尽管治疗手段日趋多样,慢性创面的治疗依然面临诸多挑战。目前临床实践中仍存在对其愈合障碍机制认识不足、个体化治疗手段缺乏、疗效持久性不足等问题。未来,研究者亟须在深入揭示慢性创面生物学机制的基础上,发展更精准、更高效的综合治疗策略,以提高创面愈合率、改善患者的整体预后。

二、流行病学

慢性创面是全球范围内的重大公共健康问题,流行病学特征受术语定义、基础疾病构成、地理人口差异以及管理效果多重因素的影响,呈现出高度复杂性。"慢性创面"并非特指某一种独立疾病,而是一个总概括性术语,涵盖了多种病因复杂、愈合过程缓慢、治疗难度较大的皮肤组织缺损状态。这些创面的病因、临床表现、治疗反应和预后各不相同,国际上尚未建立统一明确的定义标准。尽管"慢性创面"常被泛称为"复杂创面",但这一说法具有误导性,因为急性创伤本身亦可表现出极高的复杂性。临床上,慢性创面通常指因继发性愈合机制而未能在合理时间内愈合的浅表性或深层皮肤缺损。

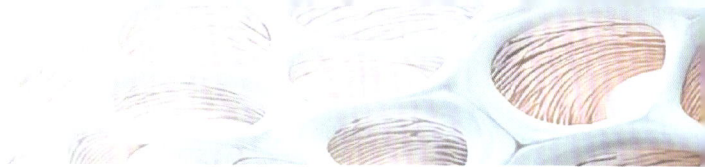

根据英国相关研究，慢性创面的患病率约为每千人中 1.47 例。而在临床实践中，慢性创面往往并非孤立发生，而是作为其他疾病（如糖尿病、静脉疾病、神经系统损伤等）的并发症出现。例如，糖尿病足溃疡是慢性创面中最具代表性的一类，不仅因为其患病率高、易致残致死，还与糖尿病这一全球性慢性病紧密相关。数据显示，糖尿病患者发生下肢截肢的风险是非糖尿病患者的 10 倍，而一旦发生足部溃疡或截肢，其死亡风险分别增加 2 ～ 3 倍。此外，糖尿病患者更易出现下肢静脉淤积性溃疡等其他类型慢性创面。

慢性创面的流行病学特征与年龄密切相关，多数病例见于老年人，与老年人免疫功能下降、合并慢病比例较高、皮肤再生能力减弱等因素密切相关。同时，不同地区的发病率、患病率及构成比例也存在显著差异，可能受医疗水平、健康意识、基础疾病流行状况以及社区卫生管理能力等多方面因素的影响。未来，流行病学研究将在慢性创面的防控策略制定及个性化治疗靶点的识别中继续发挥关键作用。以糖尿病足溃疡为例，防治重点正逐步向预防下肢截肢和早期干预高危人群倾斜。美国等国家已建立系统化的糖尿病监测网络，持续积累慢性创面的流行数据与管理信息，为精准医疗提供数据支持。

慢性创面的愈合潜力不仅取决于病因类型，还受到创面本身与宿主因素的双重影响。研究显示，创面面积、持续时间与深度是影响预后最为关键的局部指标。已有数学模型显示，当创面面积 ≤ 2 cm^2、创面存在时间 ≤ 2 个月且深度 ≤ Ⅱ 级时，愈合概率显著增加。这一模型有望为临床医生提供科学的伤情评估依据，并指导个体化治疗方案的制订。

三、病理生理学机制

（一）创面愈合的基本生物学过程

正常的创面愈合是一种高度协调的生物过程，通常经历止血、炎症、增殖与重塑四个阶段，呈连续且重叠的"线性"进展模式。相比之下，慢性创面的愈合常表现为不同阶段交叉、错位甚至长期停滞，导致创面难以在预期时间内闭合。当前对于慢性创面的界定，多以"创面在 4 周或更长时间内未愈合"为判断标准，但这一定义仍缺乏系统的前瞻性证据支持。

研究显示，慢性创面并非处于单一病理阶段，而是多个病理状态的共存体，不同区域可能处于不同愈合阶段，呈现出病理过程的高度异质性。这一特点决定了临床管理中往往需采用阶段性、个体化策略，尤其是清除失活组织、控制感染及重建屏障等多步骤联合干预。急性创面呈线性愈合轨迹，而慢性创面则呈现出无固定时间顺序的非线性愈合特征。因此，反复清创成为慢性创面处理中的常规措施，临床上常需每周进行一次或多次清创，以重新激活愈合过程。

（二）创面愈合的先天免疫

先天免疫系统是组织损伤后最先启动的免疫屏障，在创面防御、清除病原体及促进修复中发挥重要作用。当前对慢性创面先天免疫机制的认识，虽多来源于啮齿类动物模型，但随着单细胞测序等技术的发展，人类慢性创面的特异性机制正在逐渐被揭示。

1.角质形成细胞与成纤维细胞　皮肤屏障受损后，角质形成细胞释放损伤相关分子模式，被Toll样受体等识别，启动免疫反应并激活抗菌肽，如β-防御素和LL-37表达。LL-37在急性创面边缘表达显著，但在慢性创面中常缺失，且其功能缺陷与上皮化障碍密切相关。真皮中脂肪前体细胞也可转化为肌成纤维细胞，参与组织收缩和屏障重建，而成纤维细胞的活性障碍与慢性创面中胶原合成减少、基质重塑受阻有关。

2.巨噬细胞极化异常　巨噬细胞在创面中显示，由M1型（促炎型）向M2型（修复型）的动态极化过程。正常愈合中M2型巨噬细胞的激活对从炎症向增殖阶段过渡至关重要；但在慢性创面中，这一极化过程常被打断，形成M1-M2失衡，从而维持炎症微环境、阻碍组织修复。

3.中性粒细胞的持续浸润　中性粒细胞在创伤初期有助于清除病原体和坏死组织，但在慢性创面中的持续存在会释放蛋白酶和活性氧，破坏新生胶原并加剧组织损伤。糖尿病创面中尤为常见的"中性粒细胞主导"型炎症已被证实是愈合延迟的重要原因。

4.肥大细胞的双重作用　肥大细胞可释放血管生成因子和细胞因子促进修复，但在慢性创面中过度脱颗粒和蛋白酶释放又会破坏周围组织，并与纤维化形成密切相关。

（三）创面愈合的适应性免疫

适应性免疫系统亦参与创面愈合调控，尤其在慢性创面中表现为特定T细胞亚群功能紊乱。γδT细胞是皮肤中重要的免疫调节细胞，能够在损伤时迅速激活，分泌FGF-7、FGF-10和IGF-1等生长因子，促进角质形成细胞增殖与迁移。在慢性创面中，γδT细胞数量减少且功能受损，表现为IL-17表达升高、IGF-1受抑，导致表皮修复能力下降。此外，调节性T细胞通过抑制过度炎症反应发挥修复促进作用，其FOXP3介导的免疫调控对控制免疫活性和限制纤维化至关重要。先天淋巴样细胞在伤口微环境的作用也日益受到重视，尤其是ILC2的耗竭已证明会延迟小鼠创面的再上皮化过程。

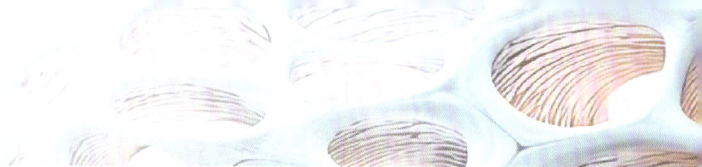

（四）慢性创面感染和缺氧

慢性创面的持续愈合障碍通常与局部感染和缺氧状态密切相关。创面中的生物膜形成是细菌持久感染的主要形式，能够保护微生物免受抗菌药物和免疫细胞清除。成熟生物膜不仅抗药性强，还常呈多菌群结构，对治疗干预具有显著抵抗力，是慢性化和反复发作的关键因素。

缺氧是慢性创面微环境中的另一重要特征。缺氧状态激活缺氧诱导因子 -1α（HIF-1α），向核内转位可启动包括 VEGF、促上皮化因子在内的一系列修复信号。然而，长期缺氧也可导致细胞凋亡、免疫抑制及基质代谢失衡。值得关注的是，HIF-1α 的稳定剂去铁胺已被开发为潜在慢性创面治疗药物。目前针对糖尿病足溃疡和镰状细胞病相关溃疡的临床试验正在进行，以评估局部或经皮途径给药的疗效，其结果有望为缺氧相关慢性创面提供新的干预策略。

四、慢性创面的临床表现

最常见的慢性创面是血管性溃疡，包括静脉和 / 或动脉功能不全引起的溃疡、糖尿病足溃疡（神经性、血管性或神经病变和血管堵塞的混合病因）、动脉功能不全和压疮。由于身体位置、动脉脉搏的检测和测量、神经病变、创面状态、周围皮肤的不寻常特征和其他特征等，这些慢性创面的病因很容易通过临床检查确定。

1. 下肢静脉淤积性溃疡　临床表现显示，深静脉系统和静脉系统之间的穿支静脉功能不全，行走或运动时静脉高压。下肢静脉淤积性溃疡通常位于内踝上方，常见于腿部内侧，边缘不规则，位置表浅（不涉及肌肉或骨骼），周围静脉曲张和水肿很常见（图 9-3-2）。由于纤维蛋白物质沉积，创面通常为黄色或淡红色，即使无感染，也有渗出物。这些溃疡通常微痛，除非溃疡靠近富神经的骨膜。小腿周围的皮肤通常以皮肤硬化和过度色素沉着为特征，称为脂肪性皮肤硬化症，代表着一种深度纤维化过程。下肢动脉溃疡更常见于小腿的外侧，通常位于远端（如足背或脚趾和足跟），并通过触诊或多普勒超声检查显示近端（股骨或腘窝）或远端（足背或胫骨后）脉动较差。下肢静脉淤积性溃疡小、更深（通常深入到肌肉，甚至肌腱或骨骼），形态更规则（穿刺状外观）；创面通常显示黑色坏死组织，周围皮肤可能萎缩、肤色苍白。

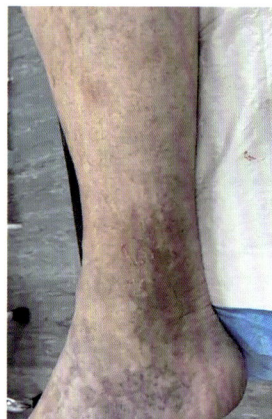

2. 糖尿病足溃疡　根据主要病因和发病机制分为神经

图 9-3-2　下肢静脉淤积性溃疡早期临床表现

性、缺血性、神经缺血性。神经性糖尿病性溃疡通常发生于足底（跖骨）表面的高压区域，在发生之前可因炎症导致底层骨骼变形（Charcot 足）。糖尿病性溃疡表现为足部脉搏缺失或功能较差导致缺血，出现缺血性皮肤萎缩和早期坏死的创面。特别是微小的糖尿病溃疡可迅速波及到足的大部分，可能感染形成皮下窦道，严重者需要截肢。

五、临床检查

下肢静脉淤积性溃疡，初期多普勒超声检查到穿支动脉功能不全有助于诊断。病情检查从足部脉搏触诊开始，但对肥胖、腿部水肿以及伴有糖尿病和广泛血管钙化的患者可能较困难。动脉功能不全所致溃疡的检查包括多普勒超声检查、踝臂压力指数和经皮血氧测定法。糖尿病患者必须用多普勒探头检测收缩期脚趾压力和脚趾肱指数；然而由于血管钙化，踝臂压力指数在糖尿病溃疡评估中不可靠。足部脉搏的触诊是足背动脉和胫后动脉脉搏强度的主观测试，检测结果取决于临床医师的经验。用多普勒探头进行多普勒超声检查测试有助于识别正常患者的动脉信号三相音或双相音，以及外周动脉疾病患者的单相或无音。经皮血氧测定法的测量耗时，需要专门的设备，但对糖尿病足评估最有效，其中 < 40 mmHg 表示氧灌注不良，外科医生可用此结果来确定截肢的腿部位置。

六、慢性创面的管理

（一）临床管理

研究显示，慢性创面影响多达 5% 成年人，并消耗高达 10% 医疗保健支出。例如，在 2012—2013 年、2017—2018 年，英国国家医疗服务体系的创面患者数增加了71%，与护理成本增加 48% 有关。过去，临床医师可能未认识到该问题挑战的性质和程度，并缺乏对开发利用新兴治疗和技术的临床应用和护理的必要性。慢性创面的"精准医学"处于起步阶段，需要改进分子诊断和治疗工具来关注患者。

尽管有这些考虑，但慢性创面的管理在过去二三十年间已有了显著改善。创面敷料可明显改善慢性创面的情况。创面敷料有几种类型，敷料的选择取决于临床参数，包括创面渗出物、皮肤脆性和清创后肉芽组织的新生。治疗选择根据创面类型而异，包括敷料、装置、全身性药物以及手术和生物疗法。全身性药物（己酮可可碱）已证明可加速下肢静脉淤积性溃疡愈合。重要的是，基本的临床方法依赖于适当的手术治疗。除了血管重建、移植和保肢外，清创术对去除坏死组织至关重要，需要"维持清创"使愈合过程加速。另一种有用疗法包括使用负压，负压加速创面愈合的原理又称为真

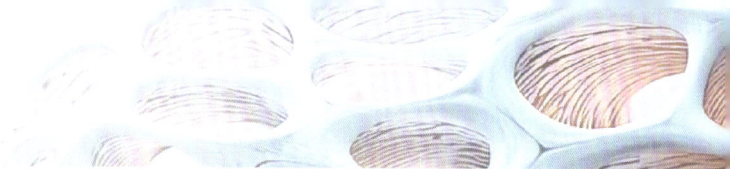

空辅助创面闭合，原理是气密敷料放置在引流创面连接到产生负压的管道。已证实慢性创面渗出液在体外抑制细胞增殖，如果去除液体可增强体内创面闭合。

抗菌治疗在慢性创面的管理中仍然很重要。创面中常见的耐抗生素细菌促使临床寻找非抗生素的抗菌方法。一项小鼠实验研究显示，将抗生素外用于小鼠创面会损害小鼠创面愈合，可能同样原理损害人体创面愈合。正在研究的多种抗菌方式包括治疗性噬菌体、抗菌肽、再利用药物、冷等离子体治疗、光动力疗法、益生菌和生物电敷料。据报道，在创面的临床前模型中，局部给益生菌与患者口服益生菌的一项随机对照研究中，口服益生菌补充剂改善了接受治疗的糖尿病足溃疡患者的愈合。此外，肠 - 皮肤轴和肠道菌群失调与特应性皮炎和银屑病等皮肤病的发病机制有关，正在进行的研究显示该信号轴也影响创面愈合。

（二）创面准备

最初认为，创面准备需要初始诊断步骤和 / 或治疗管理、统一组织修复框架、最大限度地利用现有的治疗技术，但是还要解决生化和治疗方面的问题。

（三）创面评分系统

创面评分系统可用于复杂情况下的床旁评估，提供每周或每 2 周随访、临床监测、有关药物和临床管理改变的决策，系统评分满分是 16。现有证据提示，在后续验证过程中，部分评分项可能更具预测价值，例如焦痂、创面深度及上皮再生情况，相较于系统中的其它指标，对愈合结局的影响权重可能更大（图 9-3-3）。

（四）TIME 模式 [创面组织处理（tissue management，T）、炎症和感染的控制（inflammation and infection control，I）、湿度平衡（moisture balance，M）、创缘处理（edge of wound management，E）] 指导慢性创面治疗

1. 创面组织处理　清创和引流是创面治疗的外科基本方法。清创不局限为手术清创，也可以是自溶性清创、生物清创、机械性清创等，甚至换药、冲洗均能起到清创和引流的作用。对供血不足、血液循环不良的慢性创面（糖尿病足）而言，清创应采取保守性，才能最大限度地保留原生组织、降低截肢率。

2. 炎症和感染的控制　创面及周围组织炎症、感染是造成慢性创面的重要因素之一，只有感染得到控制，创面才能愈合。控制感染的前提是去除坏死组织和引流，局部抗感染措施除了外用抗菌制剂外，改变局部环境、机械性除菌和感染灶的切除也是非常有效的，尤其是对耐药菌感染创面的控制更有优势。人为制造不利于细菌定植和

繁殖的环境，如改变创面酸碱度、湿度、氧浓度及物理疗法等，都是有效而经济地控制局部感染的方法。

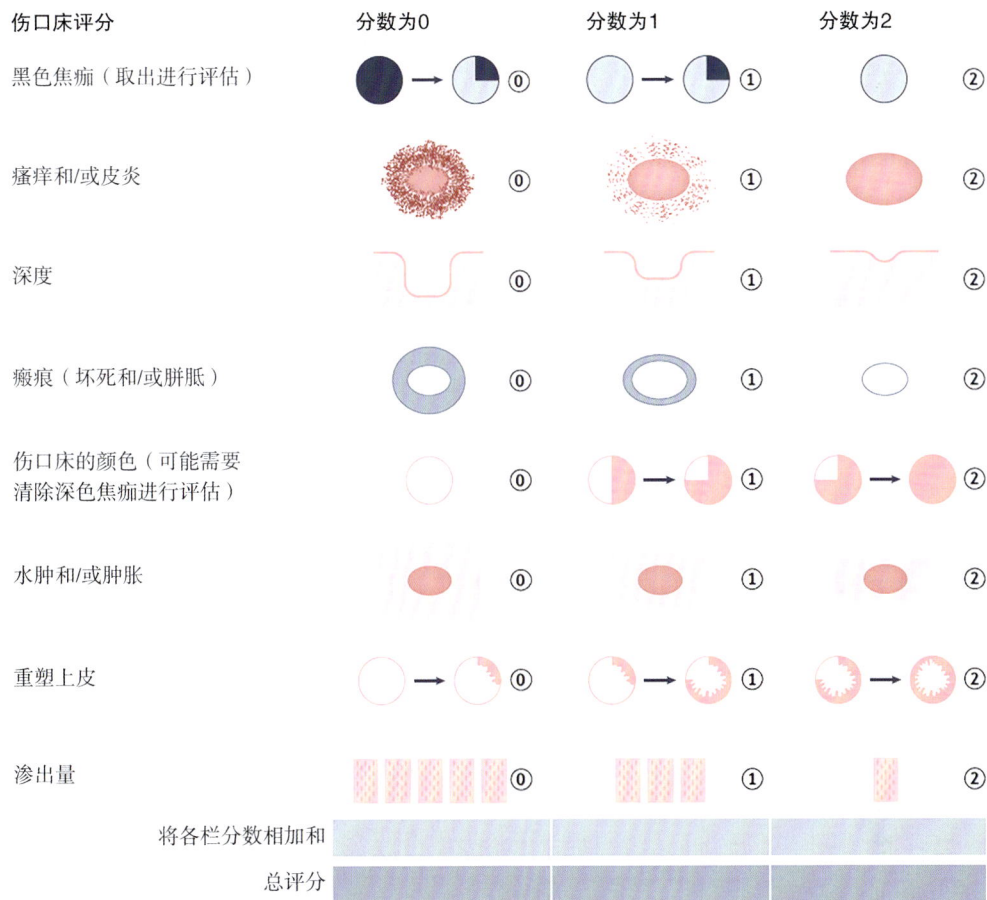

伤口床评分	分数为0	分数为1	分数为2
黑色焦痂（取出进行评估）	⓪	①	②
瘙痒和/或皮炎	⓪	①	②
深度	⓪	①	②
瘢痕（坏死和/或胖胀）	⓪	①	②
伤口床的颜色（可能需要清除深色焦痂进行评估）	⓪	①	②
水肿和/或肿胀	⓪	①	②
重塑上皮	⓪	①	②
渗出量	⓪	①	②
将各栏分数相加和			
总评分			

图 9-3-3　创面评分系统

3. 湿度平衡　湿性环境可保持适当温度、保留渗出液内生长因子，加速对坏死组织的清除，从而提高创面愈合率。但是创面渗液过多、创面过度浸渍也不利于创面愈合，因此临床治疗要考虑如何达到创面湿度的平衡，保持有利于创面愈合的湿性环境。目前实现创面的湿度平衡的措施是用现代创面敷料，使敷料既能保护创面、防止水分蒸发，又能吸收渗液、锁住水分，保持创面湿性环境。

4. 创缘处理　创面湿性愈合环境主要通过以下几个方面促进慢性创面愈合。

（1）加速坏死组织溶解：坏死组织被渗出液水合而释放纤维蛋白溶酶，溶解小血管周围的纤维鞘，恢复组织正常营养交换，促进免疫细胞趋化因子产生与释放，从而加速清除坏死组织。

（2）维持创面局部微环境的低氧状态：即相对低的氧分压，促进血管和肉芽组

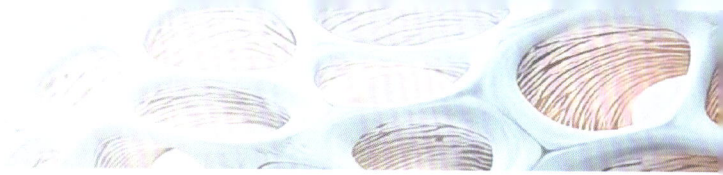

织的形成。

（3）通过维持细胞和酶的活性，加速细胞的增殖分化和移行。

（4）保留渗出液内的生长因子并促进释放：刺激成纤维细胞增殖，趋化巨噬细胞、中性粒细胞聚集，调节局部免疫微环境。

（5）将创面维持在体表温度（约37℃），达到最佳的细胞活性状态，促进细胞增殖爬行覆盖创面。

（6）维持创面湿度：不形成干痂，避免清创换药时机械性损伤，同时将神经末梢掩盖，避免暴露引起的疼痛。

（7）将创面与外界环境隔绝，降低外界微生物引发的感染概率。

目前创面治疗都基于湿性愈合理论进行。实际上，中医学家很早就意识到湿性环境有利于创面愈合，中医提出的活血化瘀、去腐生肌、清热解毒等理论对现代创面的治疗有较大的指导意义。创面干燥一定不利于细胞增殖、上皮细胞爬行、创面愈合，烧伤创面的干燥只是为了保痂、避免感染、避免过早溶痂，为分次分批切痂植皮创造条件，创面治疗的总体原则与创面湿性愈合理论并不矛盾。

关于慢性创面的封闭或暴露、低氧环境或高氧环境对创面愈合是否有利，一直存在争论。实际上，无论封闭或暴露、低氧或高氧都有各自的理论基础，只是目的不同、方法不同，因此应该根据创面的不同阶段、不同情况进行有针对性的灵活处理。

（五）治疗慢性创面的基本方法源于经验和证据

静脉溃疡的加压、糖尿病神经性溃疡和消化性溃疡的卸载（保持创面的压力）、坏死组织的清创、支架植入和血运重建，以恢复血流和氧气；高压氧治疗无效的慢性创面。薄膜适用于渗出较少的创面，泡沫可吸收较多的渗出物，水胶体可启动清创，藻酸盐可为干燥的创面提供水分。

七、慢性创面的治疗

（一）一般治疗

1. 敷料　创面在潮湿和清洁的环境中愈合更快，因为促进诸多生长因子和上皮细胞迁移到创面使创面边缘收缩。敷料选择涉及四个主要原则，如果创面有过多的分泌物则需要吸收渗出物、如果创面干燥则需要补液、如果创面感染应适当的抗菌治疗、如果创面有坏死组织则需要清创。

选择何种敷料必须对患者一般状况、创面进行整体评估，对每种敷料类型优缺点充分了解。理想的敷料应创造一个潮湿和清洁的环境，防止干燥，去除多余的渗出物，不渗透微生物但允许气体交换，不含有毒物质，贴合创面，使用和去除时疼痛最小，有成本效益。关于换药频率，应每天密切监测感染创面和高渗出液创面，应更频繁地更换敷料。而未感染的创面应减少更换频率，以保持湿润的创面环境促进生物敷料发挥作用。每次更换敷料时，必须进行持续的创面评估，以检查敷料的适用性以及是否需要更换另一种类型敷料。

所有敷料都应控制创面，目前有三大类敷料，第一类通过激活宿主的蛋白水解酶在创面诱导自溶清创，第二类改善创面的水分含量，第三类抑制细菌生长。

2. 负压治疗　用负压泵造成创面负压环境来进行创面治疗，相对于传统的引流或换药，可使创面受压均匀，充分引流创面渗液，及时清除坏死组织，减轻水肿，恢复组织活性，促进肉芽组织生长。临床治疗中，也可根据需要在负压冲洗液中添加生长因子、抗生素等成分，个性化及时地调整创面治疗策略。

应用中需注意以下几点：①对血管、骨、肌腱、神经、关节外露创面以及肿瘤切除术后创面慎用负压；②针对不同类型的创面或不同年龄患者要个性化选择负压值和工作模式，负压过低、过高或过久都不利于创面愈合；③负压使用过程中注意监测引流液性质，若出现浑浊、阻塞、超量等情况，或创面周围出现局部红肿、过敏等表现时，及时更换或拆除负压装置；④恶性肿瘤创面禁止应用。

负压治疗于 1990 年代首次应用，此后已广泛用于所有类型创面。通过连接海绵和半封闭敷料的装置将低于大气压的压力施加到创面，确切的作用机制尚不清楚。然而，已证明可用于去除多余的渗出物、碎屑，增强血液循环并促进肉芽组织形成。与传统敷料相比，显示更有效地促进慢性创面更快愈合。禁忌证包括恶性肿瘤、未探查的瘘管、未经治疗的骨髓炎、创面存在坏死组织。

慢性创面治疗中，负压治疗显示出明显的优势，但在适应证的选择、应用时机的把握、使用方法的准确等方面要认真考虑。切记要掌握指征、合理选择、保护皮肤、引流通畅、负压适中、密切观察。

3. 生物清创技术　中国中医领域早已将蛆虫疗法用于创面治疗中，如今蛆虫疗法治疗慢性创面的效果得到了全世界的认可。蛆虫治疗可发挥抗菌、抗细菌生物膜、抗炎、促进细胞间质重构和成纤维细胞增殖与迁移，促进血管生成的作用。蛆虫疗法具有以下优势：①适用人群广泛，包括门诊和住院患者、可独立行走和卧床患者，合并症多、病情较重、无法耐受手术清创的患者均可应用；②截肢率低；③不良反应少，创面愈合后瘢痕较轻；④治疗费用较少，尤其适用于经济负担较重的慢性创面患者。但目前蛆虫清创的应用尚不普遍，其原因可能包括合法性、蛆虫生产获得、患者接受

度的问题。中医治疗方式在未来的临床治疗中会得到更加广泛地应用。

4. 精准清创技术　是一种新兴的通过水动力实现的清创系统，原理基于高压水流切割及文丘里效应，通过调整档位来控制水流速度，不同档位水流速度可区分不同弹性和韧度组织，从而实现精准清创的目的。在将水动力清创系统用于慢性创面的临床实践中观察到，较传统的清创方式有高度的组织选择性、手术时间短、创伤小、术后患者住院时间短等优势，但器械成本限制了临床的广泛应用。精准清创后结合其他技术（如负压吸引技术、皮片/皮瓣移植技术等修复创面）能发挥事半功倍的效果。

5. 血管外科介入疗法　是解决缺血性慢性创面的根本保障之一，已成为许多慢性创面治疗中心的常规治疗手段。血管介入的治疗方法很多，主要分为介入溶栓术、经皮血管球囊扩张术、支架介入术三种。针对不同的血管条件，三种介入疗法可单独或联合使用。目前，多家医疗单位已成立了以烧伤整形科为核心，包含血管外科、内分泌科、造口门诊等诸多科室在内的慢性创面治疗多学科团队。针对血管性慢性创面，必要时请血管外科医师会诊，明确是否需要行血管造影及血管再通治疗，已成为治疗规范。

6. 皮片/皮瓣移植技术　皮片/皮瓣移植是整形修复外科修复慢性创面的重要手术方法，根据创面大小可选用不同形式和厚度的皮片，优点是供区创伤小、恢复快、移植成活率较高、手术过程简单，但创面愈合后的瘢痕增生是不可避免的不足。修复慢性创面的另一种重要的手术方式是皮瓣移植，相比皮片移植，创面瘢痕不易挛缩、功能性康复效果更好，但这一技术对供区造成的创伤较大，手术难度较大，对术者技术要求高。因此，不论选择皮片移植还是皮瓣移植，均应以"快速封闭创面、最大限度恢复功能、最小化供区损伤并避免供区功能障碍"为最终目标。随着穿支皮瓣的发展，用穿支皮瓣覆盖慢性创面临床应用越来越多。研究显示，慢性创面最终还是靠手术修复，如果患者全身状况允许，应积极创造局部条件，能手术者尽早手术，以达到修复创面的目的。

（二）生物治疗

尽管在慢性创面的治疗方法选择与疗效提升方面仍存在诸多挑战，但过去二三十年间，基于分子生物学、组织工程及再生医学等领域的技术进步，已推动了一系列有益于创面修复的先进治疗策略的开发。这些新兴疗法不仅丰富了慢性创面的干预手段，还为改善难愈性创面的愈合结局提供了新的可能。

1. 局部应用生长因子　是较早实现临床转化的治疗方案之一。血小板衍生生长因子作为首个获得监管机构批准用于糖尿病神经性足溃疡治疗的重组生长因子，标志着慢性创面治疗进入了基于生物分子干预的阶段。这一治疗策略的应用在一定程度上强化了"积极清创"在慢性创面治疗的重要性。然而，生长因子疗法在实际应用中存在诸多局限，包括制剂设计不足、局部渗透性差、半衰期短、单一因子作用缺乏协同支持等问题。这些因素共同制约了生长因子在慢性创面复杂微环境中充分发挥其生物学效应，导致疗效有限。

2. 皮肤替代物　分为生物性和合成性两大类。

（1）生物性：替代物包括自体皮肤移植、同种异体移植（供体来自他人）、异种移植（动物来源）及羊膜敷料（资源有限的地区有实用价值）。

（2）合成性：合成或半合成类敷料多采用组织工程技术制备，可设计成不同层次结构，以适应浅表或深层创面的愈合需求。这些人工构建的敷料部分产品能够与受区组织整合，为创面提供良好的微环境，支持再上皮化及组织重建，尤其在大面积烧伤、自体皮肤移植资源匮乏或因合并症不适合手术治疗的情形下，表现出独特的临床价值。

近年来，基于细胞工程的组织修复研究持续增长，成为慢性创面再生治疗的又一热点。利用实验室培养的表皮细胞、成纤维细胞或多层次皮肤构建体以促进愈合的策略已在探索。这些"生物工程皮肤"或"人工皮肤"在提升创面修复质量、促进细胞生长及改善微环境方面具有潜力。然而已有研究显示，即便是自体细胞来源的构建体，在移植创面后数周内往往无法持续检测到存活细胞，提示这些疗法更多依赖于细胞释放的旁分泌因子而非细胞自身长期存留。此外，此类治疗常需多次应用，治疗周期长、成本较高，进一步限制临床应用，尤其是低收入或医疗资源不足地区的应用可行性。

（三）其他治疗

高压氧疗法、物理疗法、中医中药等均用于慢性创面的治疗，取得了一定效果，但有些方法还需不断改进，积累更多的循证医学证据。高压氧在治疗复杂创面方面显示出较好的结果，患者在特殊的加压密封室中，在含 100% 氧气的 1.5～3.0 个大气压下静置约 3 小时，根据创面深度可重复几次，大多数慢性创面需要 20～40 次治疗。确切的作用机制尚不清楚，提示主要与提高人体携氧能力有关，有助于血管生成和局部组织灌注。该方法禁忌证包括气胸、严重的反应性气道疾病和化疗期间，不良影响有幽闭恐惧症、耳朵不适和高氧压力引起的潜在神经毒性。

八、AIE 再生疗法治疗慢性创面

虽然，皮肤伤口愈合和慢性创面过程取得了较大进展，但在这个富有挑战的领域仍有进一步改善的机会，尤其是在增加治疗有效性和降低复发率方面。处于有潜力的

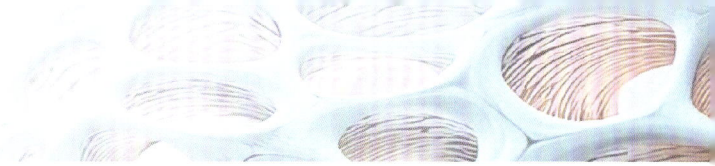

再生医学疗法目前正在临床应用，随着应用时间延长，会积累更多有价值的经验，为临床扩大应用范围积累证据。

（一）干细胞

尽管所有组织都有常驻干细胞，但骨髓来源的间充质干细胞（bone marrow mesenchymal stem cells，BM-MSC）因加速和 / 或改善创面愈合方面的潜力而被广泛研究。体内外研究显示，BM-MSC 表现出多种促修复功能，包括迁移到受损部位、刺激创面驻留细胞的增殖，并促进创面血管生成，这些作用由生长因子和细胞因子分泌、炎症抑制和抗菌肽介导。此外，BM-MSC 易于收获和培养，并可施用自体或同种异体 BM-MSC，而不会有太大的免疫排斥风险。另一种容易获得的间充质干细胞来源于脂肪组织，具有与 BM-MSC 类似的多能特性。组织驻留的干细胞（如真皮或表皮干细胞）也可作为修复的治疗介质但需自体来源，从而限制其可用性。其他干细胞来源包括脐带和 Wharton 胶（脐带内的一种凝胶状物质）。

干细胞的促修复功效可能通过在缺氧、TGFβ1 或其他药物中的调节，或间充质干细胞的慢病毒转导来表达 VEGF。提高间充质干细胞治疗效果的其他策略包括与其他细胞类型（如成纤维细胞）共同给药，或调节共同给药的细胞外基质"生态位"。例如，一种很有前途的方法是将特征明确的培养自体 BM-MSC 在纤维蛋白喷雾剂中递送到难以愈合的创面。在随后的试验中，自体 BM-MSC 改善了慢性创面的愈合。尽管 MSC 疗法潜力巨大，但目前仍受限于临床试验数量有限，证据尚不充分，以及缺乏统一的给药方案与质量标准。干细胞在慢性创面处理中具有显著的治疗潜力，主要通过以下机制促进创面愈合。

1. 干细胞能够分化为多种组织细胞（如表皮细胞、成纤维细胞、血管内皮细胞等）直接参与创面的组织修复和再生。例如，间充质干细胞（MSC）可以分化为创面所需的细胞类型，促进肉芽组织形成和上皮再生。

2. 干细胞通过旁分泌作用分泌多种生长因子（如血管内皮生长因子 VEGF、碱性成纤维细胞生长因子 bFGF）和细胞因子（如 IL-10）。这些因子能够促进血管生成、抗炎和细胞增殖，从而加速创面愈合。干细胞可以调节免疫系统，抑制促炎性细胞因子产生，减少炎症反应。例如，脐带间充质干细胞（UC-MSC）能够分泌抗炎因子，改善慢性创面的炎症微环境。

3. 干细胞通过分泌促血管生长因子，促进新生血管形成，改善创面的血液供应，从而加速愈合过程。例如，脂肪干细胞（ASC）和骨髓间充质干细胞（BMSC）在动物实验中均显示出显著的促血管生成能力。

结合组织工程技术，干细胞可通过生物材料（如水凝胶、纳米材料）递送至创面，提高细胞的存活率和治疗效果；例如，用水凝胶作为载体递送干细胞，能更好地适应创面形状、保持湿润环境，同时促进细胞的存活和功能发挥。

（二）外泌体

难治性慢性溃疡创面伤口愈合的治疗策略成本高、疗效有限。为了减轻患者的经济和心理负担，需要一种更有效的治疗方法来解决慢性伤口问题。间充质干细胞衍生的外泌体（MSC-exosomes）是间充质干细胞旁分泌效应的主要生物活性细胞外囊泡，是伤口愈合和皮肤再生的一种新的潜在无细胞疗法。间充质干细胞外泌体除了促进伤口再生修复外，在促进血管生成和细胞增殖、调节炎症、抗生物膜感染等多方面促进创面愈合。

1. 创面再生　干细胞外泌体在复杂性创面修复的应用前景广阔，尤其在糖尿病创面等慢性难愈合创面治疗中展现出显著效果。脐带与脂肪间充质干细胞外囊泡和脂肪组织来源的外泌体是脂肪组织提取的间充质干细胞体外培养过程中分泌的外囊泡，后者是一种由脂肪组织含有的外囊泡，他们都具有调控细胞间通信的重要功能，生物学作用包括抗炎、促进血管生成和加速真皮及表皮再生等。功能研究显示，其对复杂性创面修复均有多方面的促进作用。在抗炎方面，两者都能抑制巨噬细胞从 M0 型向促炎的 M1 型极化，降低炎性细胞因子 IL-6 和 TNF-α 的表达，从而显著减轻创面局部炎症；在促进血管生成方面，两者都能增强内皮细胞的增殖、迁移及管腔形成能力，有效改善创面区域的微循环；此外，两者还可通过激活成纤维细胞和角质形成细胞的增殖和迁移，加速表皮再生，并促进真皮胶原纤维的沉积。动物实验中，用透明质酸凝胶作为载体，将两种用于糖尿病小鼠全层皮肤创面模型结果显示，均能显著快速地缩小创面面积，同时改善组织修复质量（图 9-3-4）。

2. 调控持续炎症反应的机制　慢性溃疡的愈合停滞首先与持续的炎症反应密切相关。伤口长期处于炎症期，巨噬细胞、中性粒细胞等不断释放肿瘤坏死因子 -α（TNF-α）、白细胞介素 -1β/6（IL-1β/IL-6）等促炎性细胞因子，NF-κB 等经典促炎转录因子持续激活。这种过度炎症可导致组织额外损伤和细胞功能抑制，不利于愈合。MSC-Exos 通过多种途径抑制有害的慢性炎症反应，从而促进伤口由炎症期顺利过渡到增殖期。

（1）下调促炎通路，减轻炎症介质释放：MSC-Exos 可干预巨噬细胞的 TLR4/NF-κB 信号级联，减少 NF-κB 依赖的促炎基因表达。有研究将抗炎 miRNA（miR-146a-5p）富集于 MSC 外泌体并用于糖尿病伤口，发现通过靶向炎症信号蛋白 IRAK1，显著降低创面中 IL-1β、IL-6 和 TNF-α 的水平；显示外泌体携带 miRNA 能

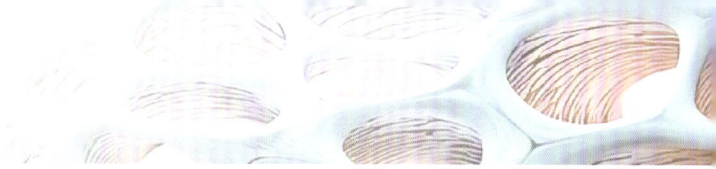

直接抑制炎症信号通路，从分子水平终止持续的炎症激活。

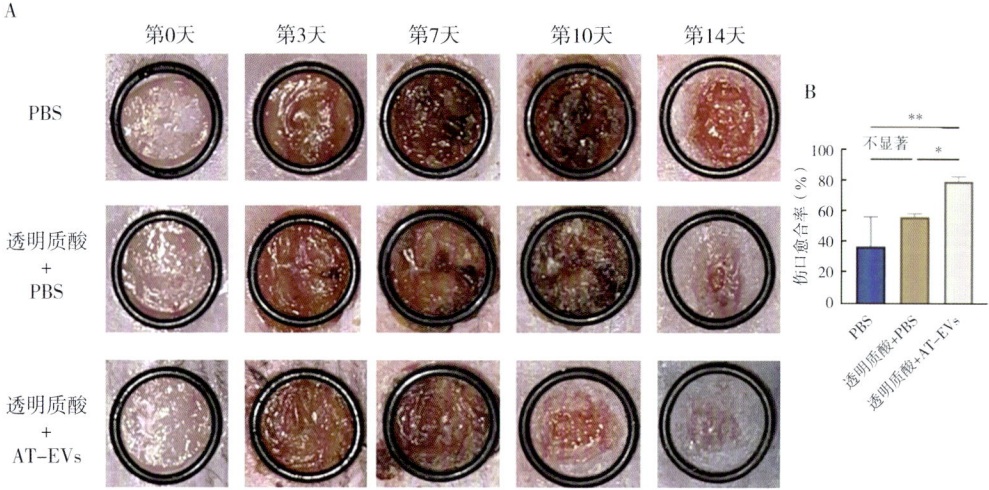

图 9-3-4 间充质干细胞外泌体促进糖尿病小鼠创面愈合

（2）促抗炎表型转变，平衡细胞因子环境：MSC-Exos 可上调巨噬细胞分泌抗炎性细胞因子 IL-10 的能力，同时下调 TNF-α 等促炎性细胞因子，从而推动巨噬细胞由 M1 型向抗炎的 M2 型转化。外泌体诱导的 IL-10 升高有助于中和过多的促炎信号，而 M2 巨噬细胞可分泌生长因子促进愈合。因此，MSC-Exos 通过提升炎症消退相关因子、抑制炎症放大因子的双重作用，明显减轻了慢性溃疡的局部炎症反应。大量动物实验也证实，经 MSC-Exos 处理后伤口组织中促炎性细胞浸润和炎症因子表达显著下降，炎症期的持续时间缩短。通过抑制过度的炎症反应，MSC 外泌体为后续组织再生创造了有利环境。这种抗炎作用既有赖于其所携带 miRNA 对炎症信号通路的直接干预，也受益于对免疫细胞表型和因子分泌的间接调节，从而有效中断慢性溃疡中"炎症 - 组织损伤"的恶性循环。

3. 促进血管新生 血管新生不足是慢性伤口无法愈合的重要原因之一。新生血管的形成能够为修复组织提供氧气和营养，并清除代谢废物。在糖尿病溃疡等慢性创面中，高血糖和缺氧环境会损害内皮细胞增殖迁移，抑制 VEGF 等关键因子的作用，导致血管生成障碍。

（1）传递促血管生成的基因信息：MSC 外泌体富含多种促血管生成的 miRNA 和 mRNA。已证实，脂肪来源 MSC-Exos 中高表达的 miR-21-5p 可上调受体细胞 HIF-1α 水平，从而增加 VEGF 的表达并促进血管生成。此外，外泌体还携带内皮细胞分化和存活相关的 miR-126-3p、miR-132 等，在进入靶细胞后通过靶向调控基因促进毛细血管网络的重建。这些微小 RNA 能够协同激活 HIF-1α/VEGF 信号通路，改善伤口局部的缺氧状态，诱导更多内皮细胞芽生出新生毛细血管。实验证明，在缺血性难愈合伤口中加入富含 miR-126 等的 MSC-Exos，可显著增加创面处 CD31/CD34 阳性的微血管密度。

（2）激活内皮细胞增殖迁移通路：MSC-Exos 表面的配体和内部携带的蛋白可触发内皮细胞的多条促增殖信号通路。例如，外泌体可与内皮细胞膜受体作用，激活 PKA、PI3K/Akt、MAPK 等下游通路，促进内皮细胞增殖和迁移。研究显示，脐带 MSC-Exos 上调了内皮细胞内 cAMP/PKA 信号，进而提高内源性 VEGF 及血管生成相关基因 Ang1、Flk-1 的表达。同时，MSC-Exos 通过传递 HGF 等生长因子，激活 PTEN/PI3K/Akt 和 ERK/MAPK 通路，增强内皮细胞存活和血管管腔形成能力。这些效应使休眠的微血管内皮细胞被重新激活，进入增殖和出芽程序。动物实验证明，经 MSC-Exos 处理的伤口有更丰富的新生毛细血管网，血流灌注和氧供显著改善。

（3）提供促血管生成的蛋白和营养支持：外泌体除含核酸外，还含有大量促血管蛋白质。已报道，MSC-Exos 含有 VEGF、碱性成纤维细胞生长因子（bFGF）、肝细胞生长因子（HGF）等促血管生成因子，以及细胞因子和趋化因子。这些因子在创面微环境中可直接刺激血管内皮细胞和周细胞的反应，加速毛细血管管袢形成。同时，MSC-Exos 有助于维持创面湿润和提供必要的脂质营养，促进细胞存活及血管生成。此外在缺血性伤口模型中，给予 MSC-Exos 后，局部抗氧化酶水平（如 SOD2）提高，氧化应激下降。减轻的氧化应激进一步保护了新生血管，使其更稳定地生长。

通过上述多重机制，MSC 外泌体显著促进慢性伤口的血管新生和微循环重建。在糖尿病溃疡小鼠模型中，外泌体治疗组伤口中的毛细血管密度及血流指标均明显优于对照组。血管新生的改善不仅加速了肉芽组织生长，还提高了局部抗感染和代谢废物清除能力，为伤口愈合提供了坚实保障。

4.抗生物膜感染　慢性溃疡经常伴随持续的伤口感染，尤其是细菌生物膜的形成。生物膜中的细菌对抗生素和宿主免疫具有耐受性，导致感染难以清除，进一步刺激慢性炎症并破坏新生组织。因此，有效控制感染和清除生物膜是慢性伤口治疗的重要环节。MSC-Exos 在抗感染方面表现在，增强先天免疫细胞的抗菌效能和分泌抗菌活性物质，以及增强协同其他抗感染疗法。

（1）增强先天免疫细胞的抗菌效能：MSC 外泌体能够与中性粒细胞、单核巨噬细胞等免疫细胞相互作用，提高趋化和吞噬功能。研究显示，MSC-Exos 可促进中性粒细胞迁移至感染部位，并通过增加巨噬细胞集落刺激因子（GM-CSF）、IL-6、IL-8 等水平，强化中性粒细胞和巨噬细胞的吞噬杀菌能力。这些促效应因子能聚集免疫细胞并激活其抗菌活性、加速病原体的清除。实验证据显示，在糖尿病足溃疡模型

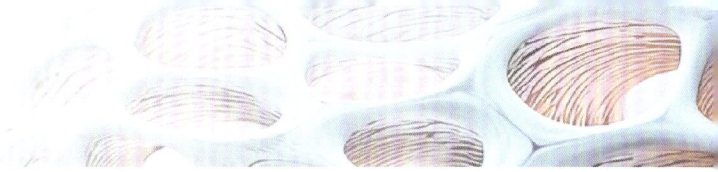

中，给予 MSC-Exos 治疗的小鼠伤口，细菌负荷显著降低，说明外泌体诱导的宿主细胞抗感染作用有效抑制了生物膜内细菌。

（2）分泌抗菌活性物质：MSC 本身具有分泌抗菌肽的能力，如 LL-37、β- 防御素 2、Lipocalin-2 等。有研究显示，MSC 分泌的外泌体可携带或表面附着着这些抗菌肽（AMPs），能够直接干扰细菌细胞膜或阻止细菌生长。虽然 MSC-Exos 中 AMPs 含量有限，但其间接抗菌作用同样重要——外泌体携带的因子可刺激角质形成细胞等分泌更多 AMPs。此外，MSC-Exos 还能携带抗病毒 / 抗菌的酶类（如 IDO）及代谢调节物质，通过耗竭局部必需营养素（如色氨酸）抑制微生物增殖，这些作用共同提高了慢性伤口环境的抗感染能力。

（3）与抗感染疗法协同：MSC 外泌体可作为抗菌药物或消毒剂的载体，从而增强对生物膜的渗透和杀灭效果。有研究将 MSC-Exos 负载银纳米粒并结合于湿性敷料中，用于感染性伤口模型。结果显示，该复合敷料有效破坏了伤口生物膜结构，清除了铜绿假单胞菌感染，并通过外泌体的促愈合作用加速伤口愈合。这一策略提示，外泌体与传统抗菌因子联合可发挥协同作用，外泌体改善了局部组织再生环境，使抗菌制剂更容易发挥作用；同时抗菌制剂清除了病原刺激，进一步巩固外泌体介导的修复效果。

（三）展望

随着全球老龄化进程加快，糖尿病足、静脉功能不全相关性溃疡、压疮等慢性创面发生率持续攀升，这些疾病不仅严重影响患者生存质量，还对社会医疗系统构成极大负担。老年相关性疾病（如心力衰竭、脑卒中后瘫痪）所致的局部循环障碍和神经病变进一步加剧了慢性创面的复杂性。多个临床前模型已证实 MSC-Exos 在糖尿病足溃疡、缺血性伤口及放射性皮肤损伤等慢性创面中具备显著疗效。

近年来，生物工程技术快速发展，正在催生一系列模拟天然皮肤结构与功能的仿生皮肤替代物。同时，间充质干细胞外泌体（MSC-Exos）因其"多靶点、多机制"协同促愈合能力，被认为有望突破传统疗法局限。MSC-Exos 不仅可调节炎症微环境、恢复免疫平衡，还能激活新生血管形成、促进基质重塑、抵御氧化应激及逆转细胞衰老，并协助抗生物膜感染，为伤口提供全周期、多层次支持。

基于外泌体的治疗策略还可与其他干预手段（如生物材料、清创手术、局部因子递送）协同使用，构建更精准、高效、个体化的慢性创面综合治疗体系。为此，进一步开展多中心、大样本、随机对照临床试验以验证其疗效与机制，将成为外泌体疗法真正实现临床转化的关键。随着科研进展和临床试验的持续推进，外泌体疗法有望成为再生医学与伤口修复领域的里程碑式的突破。

第四节　瘢痕修复

一、概述

瘢痕是指机体在创伤修复过程中，正常皮肤组织在外观形态与组织病理学上发生的结构性改变的总称。适度的瘢痕形成是伤口愈合过程中不可或缺的组成部分，属于生理性修复反应，是机体自我保护机制的重要表现。然而，当修复过程出现异常调控，导致瘢痕组织过度增生，便转化为病理性瘢痕，即增生性瘢痕（hypertrophic scar）和瘢痕疙瘩（keloid），此类病理状态不仅影响皮肤美观，还可导致功能障碍，甚至对患者心理健康和生活质量造成长期负面影响。

瘢痕相关疾病具有较高的全球发病率和显著的临床影响。据统计，全球每年有超过4000万患者接受外科手术，其中相当多的患者在术后形成增生性瘢痕，增加了术后并发症及毁容风险。烧伤及其他严重外伤同样是瘢痕形成的重要病因，常伴随功能障碍及疼痛，影响患者日常生活能力。瘢痕疙瘩作为另一类病理性纤维化疾病，常继发于轻微外伤或痤疮后，表现为皮肤过度纤维化和持续性增生。此外，掌腱膜挛缩（Dupuytren contracture）等皮肤纤维化疾病也属于瘢痕相关病变的范畴，进一步加重了瘢痕性疾病的临床负担。

二、临床表现及组织病理学

瘢痕是皮肤在遭受创伤、手术、烧伤、感染等损伤后，修复过程中形成的纤维结缔组织增生，是机体创面修复过程的一种结构性适应性改变。适度的瘢痕形成属于正常生理修复，是人体自我防御与损伤修复体系的重要组成部分。然而，当修复过程调控失衡，导致成纤维细胞活性异常、细胞外基质（ECM）代谢紊乱及炎症持续活跃时，便引起病理性瘢痕。

（一）瘢痕的临床类型

1.瘢痕的分类　临床上尚无统一的方法。根据颜色、质地、感觉的不同，瘢痕分为未成熟瘢痕和成熟瘢痕。

（1）未成熟瘢痕：多指伤口愈合后早期，局部瘢痕颜色红，表面可见扩张的毛细血管，厚度可达数毫米到数厘米，表面粗糙、质地较硬、弹性差，可存在瘙痒、疼

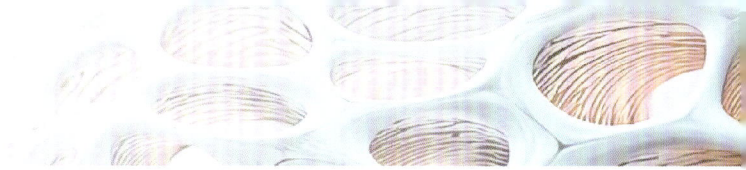

痛等明显不适。

（2）成熟瘢痕：瘢痕生长具有一定的时程，一般 1 年左右，长者则需要数年才达到成熟期，颜色与周围皮肤近似，表面不见扩张的毛细血管、厚度变薄、质地变软、不适症状消失，为成熟瘢痕。

2. 解剖形态分类　瘢痕可分为增生性瘢痕、瘢痕疙瘩、萎缩性瘢痕和瘢痕癌。

（1）增生性瘢痕是临床最常见的类型，可基于临床特点进一步细分。线性增生性瘢痕（如手术、外伤引起）和广泛生长的增生性瘢痕（如烧伤、创伤引起）是临床常见的亚类别。

（2）瘢痕疙瘩则是一种特殊类别的病理性瘢痕，表现为高出正常皮肤表面、超出原始损伤范围、呈持续性生长的肿块，质地较硬，弹性较差，可伴有瘙痒或疼痛，具有治疗抵抗和治疗后高复发率的肿瘤类疾病的特征。瘢痕疙瘩按发病机制大致可分为"炎症型"和"肿瘤型"两大类，前者通常以明显充血伴痛痒症状为主要临床特征，后者表现为充血不显著、色暗和明显隆起的块状物，类似肿瘤。

（3）萎缩性瘢痕临床表现为皮肤凹陷，是一种由于皮肤胶原纤维缺失或皮下纤维挛缩而诱发的皮肤萎缩，多见于痤疮感染、外伤之后。萎缩痤疮瘢痕按其破坏深度和大小又分为冰锥型、箱车型和滚轮型，其中冰锥型最常见，占 60% ～ 70%，呈深 V 型，直径 < 2 mm，可深达真皮甚至皮下，边缘陡峭，形似冰锥凿痕，其形成与局灶性胶原破坏有关；箱车型瘢痕占 20% ～ 30%，呈 U 形，直径 1.5 ～ 4 mm，深浅不一，基底较宽；滚轮型瘢痕占 15% ～ 25%，呈 W 形，直径最宽，可达 5 mm，深度较浅，外观高低起伏（图 9-4-1）。

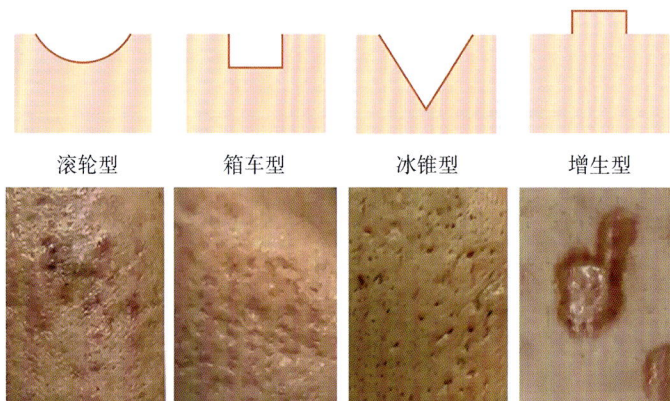

| 滚轮型 | 箱车型 | 冰锥型 | 增生型 |

图 9-4-1　痤疮瘢痕的类型

（4）瘢痕癌则是发生于瘢痕皮肤且具有一定侵袭性的恶性肿瘤，烧伤所致的瘢痕癌在临床最常见（表 9-4-1）。

表 9-4-1　临床常见瘢痕的分类

类型	临床表现	病理机制	特点
增生性瘢痕	局限于创伤范围内，高出皮肤表面，红色、质硬、弹性差，常伴瘙痒、疼痛	成纤维细胞活性增强，Ⅰ型和Ⅲ型胶原过度沉积，血管生成活跃	有自限性，部分可随时间缓解
瘢痕疙瘩	超出原损伤边界，持续性生长，呈肿块状，质地坚硬，常伴明显痛痒，复发率高	胶原代谢失衡，TGF-β 持续活化，MMP/TIMP 比例失调，慢性炎症刺激	与种族（深色皮肤）、遗传背景密切相关，治疗困难
萎缩性瘢痕	创面塌陷，皮肤变薄，呈凹陷状，质地柔软，常见于痤疮、外伤、感染后	胶原合成不足，成纤维细胞数量减少或功能缺陷	影响美观，可能导致局部功能障碍
瘢痕癌	发生在长期慢性溃疡或烧伤瘢痕基础上，呈侵袭性恶性溃疡性病变	持续慢性炎症、基因突变积累、p53 异常表达	侵袭性强，需早期识别于外科切除

（二）病理生理机制

皮肤瘢痕的病理生理机制是机体在组织损伤后，试图重建屏障完整性与组织功能的复杂修复过程，其核心在于免疫应答、成纤维细胞活化、细胞外基质（ECM）代谢及信号通路调控等多环节的异常协同作用。

正常的伤口愈合过程包括止血、炎症、增殖及重塑四个连续且重叠的阶段，最终实现结构和功能的基本恢复。然而，当这一过程受到免疫失衡、细胞功能异常、基质代谢紊乱及慢性炎症持续存在等因素干扰时，便可导致病理性瘢痕的形成。创伤初期，组织破坏引发局部血管收缩与血小板聚集，激活凝血级联反应形成纤维蛋白-纤连蛋白网状支架，阻止出血并为修复细胞提供迁移基质。随后炎症期内，大量中性粒细胞和巨噬细胞浸润伤口区域，清除坏死细胞与微生物，同时释放包括 IL-1β、TNF-α、TGF-β 在内的多种细胞因子，既发挥促修复作用，又因炎症过度激活而延长该阶段，引发持续性局部损伤。增殖期中，成纤维细胞及内皮细胞在各类生长因子（如 VEGF、PDGF、FGF 等）作用下大量增殖，成纤维细胞合成和分泌大量Ⅲ型胶原纤维与基质成分，支撑肉芽组织形成，同时角质形成细胞在伤口边缘增殖与迁移，完成表皮再生。此阶段若成纤维细胞异常活跃或抗凋亡信号持续，则易导致胶原沉积过度，基质降解能力下降。重塑期是愈合的最后阶段，主要由基质金属蛋白酶（MMPs）及抑制剂（TIMPs）共同调控胶原降解与再合成的动态平衡，Ⅲ型胶原逐步被Ⅰ型胶原取代，使组织张力增强。

在病理性瘢痕中，以上平衡被破坏导致胶原纤维排列紊乱、过度沉积，同时肌成纤维细胞的持续存在及收缩特性进一步增强组织挛缩。TGF-β/SMAD信号通路在此过程中长期处于活化状态，是驱动病理性瘢痕形成的关键调控轴，此外，M1型巨噬细胞的持续偏向和M2型巨噬细胞转换不足，导致炎症未能及时终止，阻碍了正常的修复信号转换。此外，肥大细胞通过脱颗粒释放组胺、血管活性胺及蛋白酶，加剧局部血管通透性、诱导纤维化过程，进一步维持炎症微环境。角质形成细胞与免疫细胞之间的相互作用，也在炎症信号放大及瘢痕维持中起重要作用，细胞外基质的代谢异常不仅表现为胶原合成与降解失衡，还涉及糖胺聚糖和弹性蛋白的组成改变，破坏皮肤的弹性与柔韧性。机械张力信号（如YAP/TAZ通路）通过感知皮肤拉伸状态，促进肌成纤维细胞活化和瘢痕组织收缩，在瘢痕疙瘩与增生性瘢痕中尤为明显。遗传背景、种族差异及激素水平已被证实参与调控瘢痕形成的易感性，如深色人种、年轻患者以及高雌激素状态下瘢痕形成风险增加。

三、一般治疗

1. 药物治疗　伤口愈合后尽早开始外用抗瘢痕药物，一般持续3~6个月直至瘢痕基本"褪红"进入成熟期。常见外用抗瘢痕药物包括硅酮制剂、积雪苷、洋葱提取物等。其中硅酮成分药物是临床应用较多的一类药物，常见剂型有凝胶和贴膜2种，凝胶适用于口周、颈部等活动较多的部位，贴膜适用于大面积瘢痕，并能配合压力衣使用。硅酮药物常见的并发症是皮炎（多见小儿）皮肤浸渍、皮肤瘙痒等，这些并发症如出现需要暂停或缩短使用时间，防止加重瘢痕充血或者引起瘢痕破溃。

支持硅酮药物应用于瘢痕早期有效性的随机对照试验，最高证据等级为Ⅰ级。2次随机对照试验温哥华瘢痕量表显示，试验组比安慰剂组，硅酮凝胶治疗瘢痕的充血、色素、质地、高度、疼痛、瘙痒各维度评分均明显降低，提示硅酮药物能改善瘢痕外观，降低增生性瘢痕的发生率。有研究显示，含酯化维生素C的硅酮凝胶可有效治疗增生性瘢痕，除改善瘙痒和疼痛外，可减轻瘢痕炎症性充血后导致的色素沉着。

其他常见外用抗瘢痕药物有积雪苷和洋葱提取物，可按需与硅酮制剂药物搭配使用，其中支持洋葱提取物有助于改善瘢痕早期的临床研究最高证据等级为Ⅰ级。2018年，Song等随机对照试验研究显示，洋葱提取物与硅酮药物比较等效。由此可见，洋葱提取物能改善瘢痕外观、质地、高度。积雪苷是一种含中药成分的药物，应用于瘢痕早期有效的临床研究最高证据等级为Ⅰ级，提示可有效改善瘢痕早期红斑和色素沉着。国内文献报道，在高增生风险瘢痕中使用中成药外敷，可起到缓解瘢痕未成熟期的症状，一定程度抑制瘢痕增生。2017年，国内开展的随机对照试验研究显示，中成药外敷可预防瘢痕增生。

瘢痕的术后器械治疗包括外用减张器、压力疗法、康复治疗。张力可使瘢痕增宽并延长未成熟期，是瘢痕增生的重要危险因素。对于线性瘢痕，尤其是位于高张力部位者，建议自缝合完成或拆线之日起，外用减张器持续至少3个月，直至创面完全愈合。减张器使用时，应避免将减张条带收得过紧对周边皮肤造成过大压力，如周边皮肤出现水疱，需暂停使用以免损伤周围皮肤造成新的瘢痕。在高增生风险的片状瘢痕上使用压力疗法预防瘢痕增生，已出现增生表现的线性瘢痕也可使用。

对于烧烫伤瘢痕在创面愈合后进行物理康复治疗，如瘢痕按摩。关节活动部位的瘢痕、线性瘢痕在拆线后、片状瘢痕在创面愈合后 / 皮片成活后，外用支具、可塑夹板或矫形器等固定，当患者全身情况良好时建议尽早进行康复训练，预防瘢痕挛缩。

2. 光电治疗　推荐常用作瘢痕早期管理的三类光电设备，即血管靶向光电设备、剥脱性点阵激光及非剥脱性点阵激光。尽管多数的光电治疗手段已有临床效果，但光电治疗仍有局限性。①光电治疗文献大多未对干预对象的增生风险进行评估，无法根据文献定义是否适合高增生风险 / 低增生风险瘢痕患者；②一些文献题目中标注随机对照试验，但存在无明显随机方法、样本量小、治疗参数不明确等不足，暂归入证据等级Ⅰ级。

四、AIE 再生疗法治疗瘢痕

（一）未成熟瘢痕

有研究显示，在瘢痕形成期间，外泌体在创伤修复存在相应的调节作用，可通过炎症反应、激活成纤维细胞、促进血管再生等途径参与损伤修复，调控纤维化进程，从而抑制瘢痕形成。创伤愈合转变为瘢痕组织是一个复杂的过程，主要有炎症期、增殖期、重塑期三个阶段。有研究显示，外泌体能在创伤修复的各阶段发挥作用，全面参与伤口愈合过程并调控瘢痕形成。

1. 调控炎症反应　炎症期（创伤后 2 ~ 3 天），以损伤处白细胞大量浸润为主要特征，聚集的白细胞和肥大细胞释放组胺、酶和白三烯等活性物质，引起伤口及周围组织发生炎性反应。良好的炎性反应是机体应对有害刺激发生的防御性反应，能为创面清除病原体及伤口的愈合形成良好的保障，但过度的炎性反应会延缓创伤修复，导致瘢痕形成。有研究显示，MSCs-EXOs 参与创面愈合的三个阶段，尤其在慢性炎症中，MSCs-EXOs 能有效控制炎性反应，促使创面快速进入增殖期，以减少感染发生率。MSCs-EXOs 通过激活丝裂原活化蛋白激酶（mitogen- activated protein kinase, MAPK）传导通路，减少炎性细胞因子 IL-1β、IL-6 和 TNF-α 分泌，以减轻过度的炎

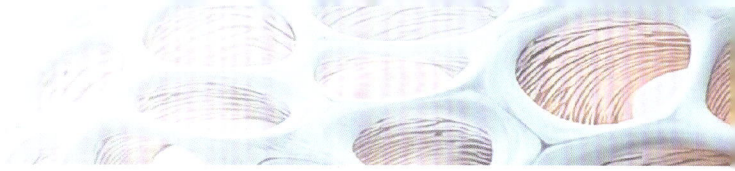

性反应造成的 2 次损伤。人 MSCs 具有抗菌活性，能够有效降低细菌感染。此外，MSCs-EXOs 包裹的 miRNA-let-7b 可激活 STAT3/Akt 及抑制 TLR4/NF-κB 通路，促进巨噬细胞极化，并抑制其在损伤部位的浸润，继而控制炎性反应，减少皮肤瘢痕的形成。

2. 促进细胞增殖 增殖期（创伤的 3 ~ 14 天），此期肉芽组织增生旺盛，表现为内皮细胞和成纤维细胞增殖、迁移、分化，细胞外基质的合成沉积及新血管生成。然而，因创面局部组织缺血缺氧导致成纤维细胞的增殖与迁移能力受损，则使创面愈合时间延长，促进瘢痕形成。增殖环节已显示，外泌体（脐血 MSCs-EXOs、滑膜 MSCsEXOs）等可通过激活 Akt 和细胞外信号调节激酶（ERK）通路，促进血管内皮细胞增殖，并通过 HSP70 和 HSP90 促进成纤维细胞向伤口部位迁移及毛细血管生成，促进组织修复，减少瘢痕形成。在皮肤缺损小鼠模型中，外泌体包裹的 miR-21、miR-23a、miR-125b 和 miR-145 抑制 TGF-β2/SMAD2 通路，进而抑制成纤维细胞增殖，阻止瘢痕形成。美国发现，MSCs-EXOs 携带的 miR-206 通过抑制成纤维细胞合成胶原所需的重要调节剂 Rrbp1，可有效阻止细胞外基质过度沉积，从而抑制瘢痕形成；此外，MSCs 释放血管内皮生长因子、促血管生成因子和血管生成素 –1 等外泌体，不仅可促进血管生成，还通过减少纤维化来改善瘢痕形成。

3. 调控胶原重塑，减少瘢痕形成 在重塑阶段，肉芽组织逐渐成熟，细胞外基质中有序交联的胶原纤维取代杂乱无章的胶原纤维。de Jong 等报道，在 2% 低氧条件下，人血管内皮细胞外泌体中赖氨酰氧化酶样 –2 表达可增加 2 倍，从而加强赖氨酸氧化酶和胶原交联活性，促进伤口愈合并改善组织纤维化。Zhao 等研究发现，在大鼠创面模型中，高浓度的人羊膜上皮细胞（human amniotic epithelial cells，hAECs）可下调细胞外基质中胶原纤维 - Ⅰ、Ⅲ型的表达，调整 TGF-β3/TGF-β1 的比例和 MMP3/TIMP1 的比例，促进胶原纤维 - Ⅰ、Ⅲ上调及细胞外基质重建。此外，MSCs-EXOs 携带的 miRNA（如 miR-21、miR23a、miR-145）可通过抑制 TGF 来防止瘢痕形成。

（二）成熟瘢痕

在皮肤瘢痕修复与组织再生领域，再生医学疗法与光电技术的联合应用正在成为瘢痕防治和美容医学的发展方向。单一治疗方式在应对成熟瘢痕和复杂瘢痕时常存在一定局限，而将干细胞、外泌体、富血小板血浆（PRP）等再生医学策略与激光、射频、光疗、剥脱术等整形外科技术相结合，能实现多环节、多靶点协同作用，充分调动机体的自我修复能力，有效改善瘢痕质地、色泽及功能。再生医学疗法通过递送丰富的生物活性分子，包括生长因子、miRNA、蛋白质及外泌体介导的信号分子，调节炎症反应、促进新生血管形成、优化成纤维细胞行为、调控细胞外基质的合成与重塑，能从分子及细胞层面修复瘢痕微环境。而光电技术则通过局部热效应、机械性微损伤或光生物调控，破坏异常组织结构、消融异常血管，诱导局部炎症反应和修复通路激活，为再生因子的有效渗透和生物学作用提供有利条件。

临床实践中，点阵激光、射频、微针射频、强脉冲光、低能量 LED 光疗等技术，通过不同机制改善血管扩张、调节胶原排列、刺激基底层细胞增殖，广泛应用于各类瘢痕的治疗。特别是点阵激光和微针射频可精准制造微损伤通道、破坏致密的瘢痕组织，同时释放细胞因子，为外泌体或干细胞因子提供渗透窗口。射频治疗在加热真皮层的同时促进胶原变性及新生，进一步增强成纤维细胞活性，而 LED 红光和蓝光则具有促进细胞代谢、抗炎杀菌的作用，可在修复期维持微环境平衡，降低术后并发症。研究显示，联合使用这些物理性技术不仅可显著改善创面血流循环、提高再生医学制剂在组织中的递送效率，还能协同抑制异常的纤维化反应，实现瘢痕软化与美学重塑。

成熟期瘢痕由于纤维组织稳定、基质排列致密，单纯依赖生物活性因子难以穿透并发挥作用。而光电手段通过剥脱、热损伤或机械刺激松解致密瘢痕，打破基质屏障，为外泌体、PRP 或干细胞因子的介入创造条件，两者协同改善成熟瘢痕的血供状态，逆转部分肌成纤维细胞表型，促进基质重塑。特别是在抑制 TGF-β1/SMAD 信号通路、调节 MMP/TIMP 平衡、促进 I 型胶原与 III 型胶原的有序排列、降低 α-SMA 表达等方面，外泌体在重塑阶段表现出良好的抗纤维化效应，能与激光及射频诱导的组织应答形成协同效应，进一步提高瘢痕软化效果。

近年来，越来越多的基础研究和临床试验验证了再生医学与光电技术联合应用在瘢痕修复中的优势。例如，点阵激光联合 MSC 来源外泌体治疗烧伤增生性瘢痕的动物研究显示，该方案可有效下调 TGF-β1 表达、抑制肌成纤维细胞活化、增强 MMP-1 活性，从而改善胶原纤维排列、减轻瘢痕肥厚。此外，PRP 联合激光在临床治疗瘢痕疙瘩和增生性瘢痕中已显示出优于单一疗法的疗效，外泌体的加入进一步优化抗炎、促血管新生与基质重建的效果，降低治疗后瘢痕复发率。

（三）临床研究案例

例 1：女，28 岁。因下颌部严重外伤缝合后数天，出现增生性瘢痕影响美观就诊。检查见患者下颌部严重外伤缝合后增生性瘢痕，颜色鲜红，表面可见毛细血管扩张，瘙痒疼痛明显。诊断：增生性瘢痕。

临床观察：①外伤缝合拆线后，局部皮肤颜色鲜红，表面可见毛细血管扩张，下颌部行 AIE 再生疗法微针后涂抹导入 2 mL，间隔 20 天 1 次，治疗 3 次。②治疗 3 次后，

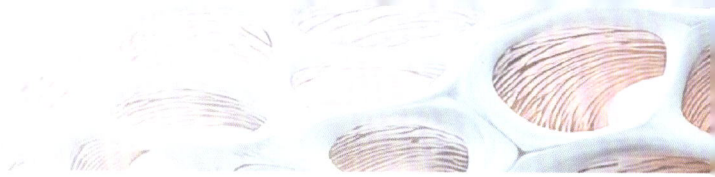

患者下颌部瘢痕明显改善，肤色恢复正常（图9-4-2）。

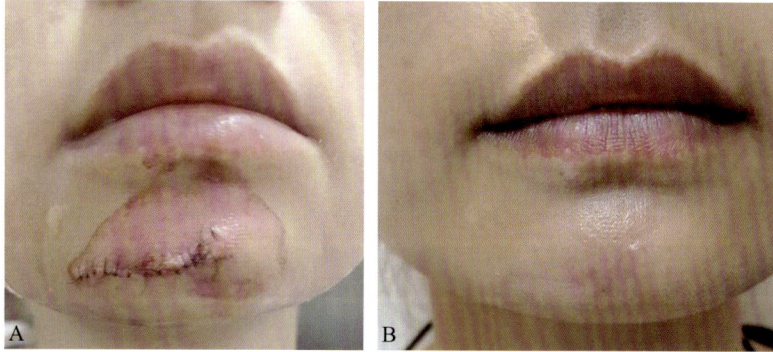

图9-4-2　AIE再生疗法治疗增生性瘢痕临床研究（赵清　提供）

注：A. 治疗前，患者下颌部严重外伤缝合后瘢痕，颜色鲜红；B. 治疗3次后，下颌部瘢痕明显改善，肤色恢复正常

例2：男，23岁。面部粗糙、暗沉、面颊部密集分布大小不同凹坑5年来院就诊，既往1个月内未使用任何药物治疗；根据中国痤疮瘢痕治疗专家共识（2021）整体瘢痕质量评分（qualitative Global Scarring Grading System，定性GSS）为4级重度。检查见患者颧部、颊部双侧对称分布，与痤疮炎症区域一致的大小不等凹坑，呈冰锥型、厢车型及滚轮型，部分融合成片，基底部可见红色斑片状炎性表现。诊断：痤疮瘢痕。

临床观察：①患者射频微针后即刻行AIE再生疗法，涂抹导入4 mL/次，1个月1次，共治疗4次。②治疗4次后，痤疮瘢痕改善为50 cm社交距离以外不易被发现的2级轻度，肤色基本恢复正常（图9-4-3）。

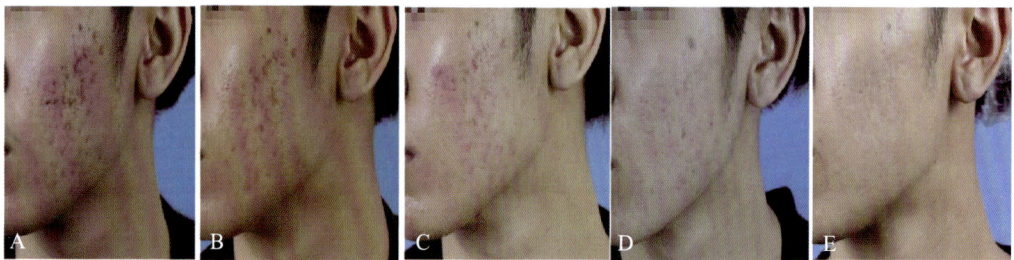

图9-4-3　AIE再生疗法治疗痤疮萎缩性瘢痕临床研究（张杰　提供）

注：A. 治疗前，患者面颊明显萎缩性瘢痕，可见皮肤质地坚硬、凹陷不平、色素沉着；B. 治疗1次后，患者面颊萎缩性瘢痕好转，色素沉着范围缩小；C. 治疗2次后，患者面颊萎缩性瘢痕明显好转，瘢痕面积缩小，肤质明显改善；D. 治疗3次后，患者面颊萎缩性瘢痕进一步好转，瘢痕面积缩小，炎性色素沉着明显改善；E. 治疗4次后，患者面颊萎缩性瘢痕基本痊愈，皮肤质地柔软，肤色恢复正常

第五节　萎缩纹修复

一、概述

萎缩纹（striae atrophicae）旧称膨胀纹（striae distensae），是一种呈多发、对称的条纹状皮肤皮损，好发于臀部、胸部、大腿内侧及腰腹部，分为生理性（青春期发育、妊娠、肥胖等）和病理性（库欣综合征、长期激素治疗等）两大类。女性患病率高达 50% ~ 90%，体重增长速度为高危因素。萎缩纹一旦出现不会自行消退，虽然给患者的健康没有实质性威胁，但是严重影响美观，给患者造成心理困扰。

二、临床表现

萎缩纹的早期皮损呈红色或紫红色，轻微隆起于皮肤表面，可伴瘙痒，也称红纹（striae rubra）。随时间的推移，皮损逐渐凹陷，褪色为苍白色萎缩性条纹，称为白纹（striae alba），图 9-5-1。皮损表面类似瘢痕，红纹和白纹有相似的生物物理特性，并且病变部位较正常皮肤密度低、粗糙度高、弹性差，光谱分析显示真皮表皮交界处（深 75 ~ 95μ度）胶原及原纤维蛋白异常为关键特征。其核心机制为弹性纤维网络破坏及胶原代谢失衡，皮肤快速扩张（如妊娠、肥胖）或激素异常（如皮质醇增多）导致弹性纤维承受机械应力超负荷，最终断裂并伴随炎症反应，胶原合成与降解失衡形成不可逆萎缩性改变。

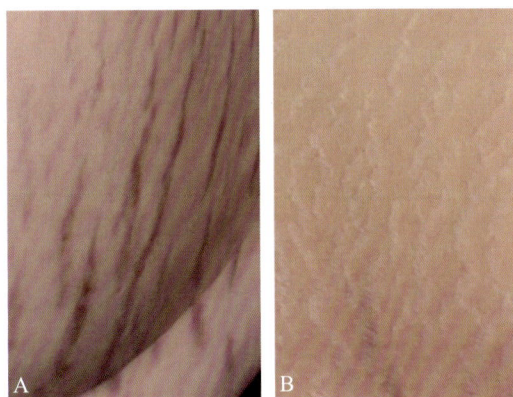

图 9-5-1　妊娠纹典型临床表现

注：A. 红色萎缩纹；B. 白色萎缩纹

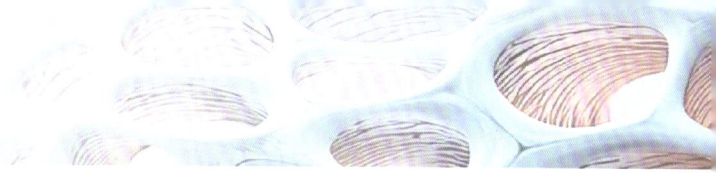

萎缩纹组织学表现取决于皮损的发展阶段，早期皮损表皮正常、真皮血管腔扩张、周围淋巴细胞浸润。电镜下可见肥大细胞脱颗粒，弹性组织溶解，巨噬细胞吞噬弹性组织。晚期表皮变薄、表皮嵴变平，真皮亦变薄，真皮上层胶原减少、胶原束变细并与表皮平行排列，皮肤附属器减少甚至缺失。

三、组织病理学机制

萎缩纹的病因及发病机制尚未完全明确，目前认为其形成是机械牵拉与激素代谢共同作用的结果，主要累及真皮层胶原纤维和弹性纤维。

（一）机械牵拉理论

短期内体重增加或快速生长导致单纯的皮肤机械性过度牵拉，真皮胶原纤维束被破坏，出现明显分离，故萎缩纹常发生于沿垂直于最大拉力方向的分裂线出现脂肪组织最多的区域。但临床发现萎缩纹发展与牵拉程度不完全呈正相关，如青春期萎缩纹分布具有特异性，提示该理论存在局限性。

（二）激素代谢学说

1. 性激素作用 Cordeiro 等对 8 例早期萎缩纹患者皮损及 8 例正常受试者皮肤进行活检，通过免疫印迹法定量组织中雌激素、雄激素和糖皮质激素受体，发现在萎缩纹皮损中，雄激素及糖皮质激素受体升高，雌激素受体表达量显著高于正常皮肤（可达 2 倍以上），推测皮损处激素受体活性增加调节局部细胞外基质代谢变化从而导致萎缩纹。

2. 松弛素影响 Lurie 等研究显示，妊娠 36 周时，有萎缩纹组比无萎缩纹组孕妇血清松弛素水平低，提示松弛素浓度低者当皮肤遭受牵拉时弹性纤维网状结构更易遭受破坏。血清松弛素水平降低会导致结缔组织的弹性降低，妊娠期女性随着孕周增加体内的血清松弛素水平会降低，从而导致妊娠纹。

3. 糖皮质激素效应 糖皮质激素增加会减少皮肤胶原纤维原肽和相应的成纤维细胞中 I 型胶原 mRNA，从而导致萎缩纹。国外报道 1 例患者在 1 年内大量服用地塞米松及泼尼松后，腹部出现大量宽大的紫色萎缩纹且并发溃疡。

（三）其他机制

萎缩纹中肥大细胞脱颗粒释放弹性蛋白酶使弹性纤维分解对萎缩纹的形成起到了促进作用。病变不同阶段成纤维细胞收缩力变化也影响瘢痕化进程，同时部分患者存在家族聚集现象，提示患有萎缩纹的人可能有遗传易感性。

现有研究显示，萎缩纹形成是机械应力打破皮肤张力平衡后，在激素受体异常活化背景下，引发胶原 / 弹性纤维合成 - 分解代谢失衡的级联反应过程。但各因素间的相互作用网络及主导机制仍需进一步研究。

四、一般治疗

治疗萎缩纹是国内外皮肤科以及整形外科医师研究的热点，目前尚无治疗或预防萎缩纹有效的共识模式。物理治疗方法主要有光电技术，如激光、射频、光疗法等，还有一些较流行的方法如剥脱术、羧化疗法、富血小板血浆（platelet-rich plasma，PRP）注射疗法、可生物降解的胶原刺激填充剂填充疗法等。

1. 光电治疗　大量文献显示，光电治疗（点阵激光、强脉冲光和射频等）可显著改善萎缩纹的外观，萎缩纹的血管、血红蛋白、胶原在不同阶段有不同的变化。根据这些靶色基的变化特点，在不同阶段选择相应的光电进行针对性治疗。光电技术主要不良反应为红斑、水肿、结痂、渗出和炎症后色素沉着。其中以血红蛋白为主要靶基的脉冲燃料激光及强脉冲光对红纹具有较好的疗效，不良反应小，点阵激光显著增加真皮胶原纤维的含量，对陈旧性萎缩纹有较好的疗效。

2. 化学 / 机械性剥脱术　磨皮术和微晶磨皮术都是机械性去除老化或受损的皮肤以促进皮肤再生的技术。磨皮术完全去除表皮，而微晶磨皮术只剥脱表皮的最外层，两种技术均可改善皮肤外观。化学剥脱术（如乙醇酸）可引起炎症反应，启动损伤重建机制，促进真皮胶原合成、胶原纤维和弹性重塑及黏多糖沉积。虽然乙醇酸可有效治疗萎缩纹，然而高浓度乙醇酸可导致不可逆的瘢痕形成，有效治疗浓度尚需进一步研究。

3. 微针　有学者在 20 例萎缩纹患者身上进行了随机对照试验，用于比较微针与点阵 CO_2 激光对萎缩纹的疗效，结果显示微针治疗萎缩纹有更佳的疗效，发生治疗后色素沉着的风险更小。

4. 羧化疗法　羧化疗法是将 CO_2 气体注射到皮下，使局部缺氧后进行代偿性血管扩张，血液携带氧气和生长因子等会刺激局部胶原纤维的形成。有研究显示，羧化疗法可显著改善皮肤弹性，并使其长度、深度、宽度分别减少 44.5%、66.0%、54.5%，使局部更接近正常肤色，改善率可达 67.8%。其主要的并发症为血肿。

5. 局部注射　目的是改善萎缩纹的色素沉着及皮肤质地，增加胶原纤维的产生和成纤维细胞活性，增加皮肤弹性和血液灌注，改善细胞增殖，增加皮肤水合作用且同时有抗炎特性。透明质酸、PRP、可生物降解的胶原刺激填充剂均有疗效，其中 PRP

可通过刺激成纤维细胞诱导新胶原纤维合成来增强皮肤弹性，在治疗萎缩纹中与其他方法有协同作用，在改善红纹的同时还能有效改善皮肤质地。

五、AIE 再生疗法治疗萎缩纹

（一）治疗机制

1. 促进胶原纤维产生　胶原纤维负责皮肤的强度、弹性和整体恢复力。外泌体中含有丰富的生长因子和信号分子，它们通过刺激成纤维细胞的增殖，增加胶原纤维、弹性纤维和透明质酸的生成，提高弹性，减少皮肤纹路。

外泌体携带的 miRNA、生长因子（如 VEGF、SCF）及细胞因子可直接激活成纤维细胞，增强增殖能力，并刺激胶原纤维和弹性蛋白的合成。研究显示，外泌体可逆转紫外线或机械牵拉导致的成纤维细胞功能衰退，恢复部分分泌细胞外基质的能力。在萎缩纹中，胶原纤维断裂是核心病理特征，外泌体通过促进胶原重塑，改善皮肤弹性与紧致度。

2. 炎症调节　发炎的组织通常会显得更红、更凸起，是肥厚性瘢痕和早期妊娠纹的显著特征。干细胞外泌体通过抗炎作用，可增加细胞外基质和生长因子，从而改善皮肤质量及组织愈合。外泌体可调控炎症反应与巨噬细胞极化，通过下调促炎性细胞因子（如 TNF-α、IL-6）、上调抗炎性细胞因子（如 IL-10），减轻慢性炎症对真皮层的损伤。北京解放军总医院第七医学中心皮肤科杨蓉娅教授团队研究显示，AIE 外泌体可诱导 N1 型中性粒细胞（促炎型）向 N2 型（抗炎修复型）转化，加速炎症消退并启动组织修复程序；AIE 外泌体处理诱导中性粒细胞向 N2 表型显著转换，并可促进血管内皮细胞的迁移、侵袭和增殖，最终促进创面愈合。

3. 促进创面损伤后的自我修复和再生　研究显示，外泌体可参与皮肤组织修复与再生的各个过程，通过促进皮肤细胞的增殖迁移、促进血管新生、调节免疫反应来促进创伤愈合与皮肤组织再生，有效改善瘢痕和萎缩纹症状。

外泌体通过抑制 MMPs（如 MMP-1、MMP-9）活性，减少对胶原纤维和弹性纤维的降解，从而维持真皮层的结构完整，减少紫外线或机械牵拉激活 MMPs 带来的损伤。同时，外泌体富含抗氧化物质（如超氧化物歧化酶、谷胱甘肽），可中和活性氧、清除自由基，减少氧化应激对皮肤细胞的损伤。通过递送修复性核酸（如 miRNA），外泌体可修复紫外线或炎症引起的 DNA 损伤，防止细胞凋亡。含有 VEGF 等生长因子可促进内皮细胞增殖和血管新生，改善萎缩纹部位微循环，为组织修复提供营养支持；激活皮肤干细胞，促进其分化为功能性皮肤细胞，替代老化或损伤细胞。

4. 促进新生血管形成　血管新生障碍是萎缩纹形成的重要病理环节。外泌体的血管内皮生长因子（VEGF）、促血管生成因子等可有效刺激血管内皮细胞增殖和迁移，促进新血管形成，改善局部微循环，为组织再生提供充足的氧气和营养供应。外泌体同时可激活皮肤干细胞及表皮基底层干细胞的活性，促进其向角质形成细胞、成纤维细胞等功能性皮肤细胞分化，实现受损细胞的替代与组织更新。

5. 联合光电疗法　光电技术（如点阵激光、射频、强脉冲光、微针射频等）能通过热损伤或微损伤效应，诱发局部真皮组织的应激修复反应，启动组织重塑过程。这一过程包括局部热凝固、刺激成纤维细胞活化、促进新血管生成以及胶原纤维和弹性纤维新生。微损伤造成的组织屏障暂时性开放同时增强外泌体在局部组织的渗透率和生物利用度，为外泌体中活性因子的高效递送提供理想通道。研究显示，激光或射频治疗后用外泌体可有效提高成纤维细胞的活性，增强胶原纤维的有序排列，并改善血管密度，较单一治疗组呈现更显著的皮肤弹性提升与纹路减浅效果。

在细胞与分子机制层面，光电疗法通过激活热休克蛋白（HSP70、HSP90）及多种应激信号通路（如 MAPK、ERK）促进创面微环境中成纤维细胞及基底层干细胞的增殖和迁移。而外泌体在此基础上递送修复型 miRNA（如 miR-21、miR-125b）、抗炎因子（如 IL-10、TGF-β3）、促血管生成因子（如 VEGF），进一步抑制 MMPs 的过度表达，减轻炎症、氧化应激并提高胶原合成及基质重塑能力，形成持续的促修复微环境。此外，外泌体可诱导巨噬细胞向 M2 表型极化，改善局部慢性炎症状态，为组织修复提供更理想的免疫环境。

在临床实施上，联合治疗一般采用光电技术（如 1550 nm 非剥脱点阵激光、微针射频等）对萎缩纹部位进行预处理，制造适度的微损伤及热凝固区；随后在短时间窗口期内局部涂布或注射 MSC 来源的外泌体制剂，配合透皮吸收增强技术（如电穿孔、超声导入等），以保证外泌体活性物质的充分渗透与作用。治疗周期通常为每月 1 次，连续 3 ~ 6 次为 1 个疗程，可根据患者纹理类型、病程长短及皮肤状态进行个体化调整。

（二）临床应用研究

1. 临床试验　来自伊朗的一项临床随机试验评估人脐带间充质干细胞上清液（含多种细胞因子、生长因子、蛋白质、外泌体等成分），联合微针疗法与单纯微针疗法治疗萎缩纹的疗效。研究人员纳入腹部萎缩纹患者进行自身对照研究，一侧接受微针治疗和皮内注射间充质干细胞为上清液组（图 9-5-2），另一侧接受微针治疗和皮内注射生理盐水为对照组（图 9-5-3）。

治疗结果显示，微针联合干细胞上清液组的医师及患者满意度显著高于微针联合生理盐水组。

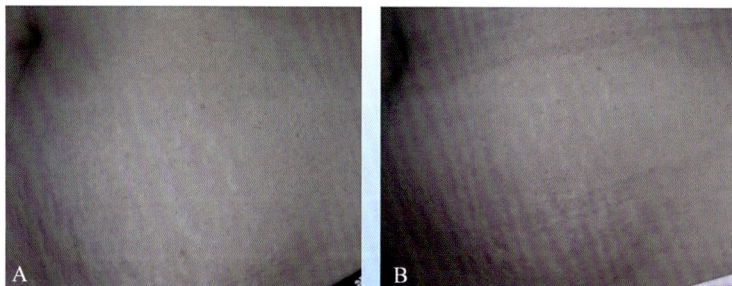

图 9-5-2　微针及皮内注射间充质干细胞上清液组

注：A. 术前；B. 术后

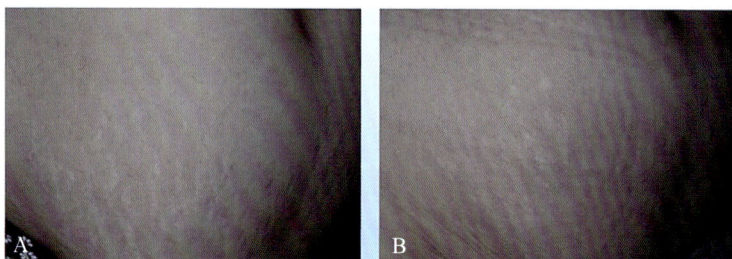

图 9-5-3　微针及皮内注射生理盐水对照组

注：A. 术前；B. 术后

2. 临床研究案例

患者，女，32 岁。因腹部妊娠纹 2 年余，影响美观就诊，未使用任何药物治疗。检查见患者腹部宽窄不同、长短不一的粉紫红色的波浪状花纹，略微干燥，触之可见条纹轻微凹陷。诊断：萎缩纹。

治疗经过：①腹部妊娠萎缩纹经 1565 非剥脱点阵激光术后即刻行 AIE 再生疗法涂抹导入 6 mL，治疗 1 次。②治疗 30 天后，患者腹部妊娠萎缩纹颜色明显变淡、纹路变浅，皮肤质地改善（图 9-5-4）。

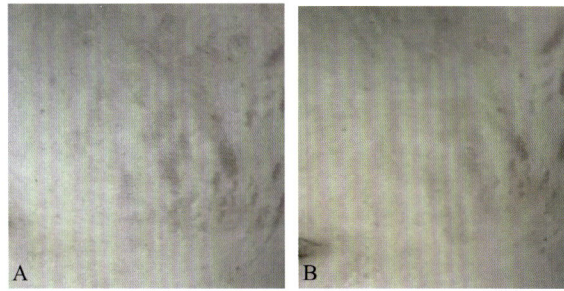

图 9-5-4　AIE 再生疗法联合 1565 非剥脱点阵激光治疗腹部妊娠纹临床研究（关灿彬　提供）

注：A. 治疗前，患者腹部可见宽窄不同、长短不一的粉紫红色波浪状花纹，略微干燥，触之可见条纹轻微凹陷；B. 接受AIE再生疗法联合1565非剥脱点阵激光治疗，1个月后患者腹部妊娠纹颜色明显变淡、纹路变浅，皮肤质地改善

参考文献

[1] ADAMS R H, ALITALO K. Molecular regulation of angiogenesis and lymphangiogenesis[J]. Nat Rev Mol Cell Biol, 2007, 8(6): 464-478.

[2] ALDAHAN A S, SHAH V V, MLACKER S, et al. Laser and light treatments for striae distensae: a comprehensive review of the literature[J]. Am J Clin Dermatol, 2016, 17(3): 239-256.

[3] AL-HIMDANI S, UD-DIN S, GILMORE S, et al. Striae distensae: a comprehensive review and evidence-based evaluation of prophylaxis and treatment[J]. Br J Dermatol, 2014, 170(3): 527-547.

[4] AN Y, LIN S, TAN X, et al. Exosomes from adipose-derived stem cells and application to skin wound healing[J]. Cell Prolif, 2021, 54(3): e12993.

[5] BERTHIAUME F, HSIA H C. Regenerative approaches for chronic wounds[J]. Annu Rev Biomed Eng, 2022, 24: 61-83.

[6] BEHRANGI E, FEIZOLLAHI M, ZARE S, et al. Evaluation of the efficacy of mesenchymal stem cells derived conditioned medium in the treatment of striae distensae: a double blind randomized clinical trial[J]. Stem Cell Res Ther, 2024, 15(1): 62.

[7] BRAY E R, OROPALLO A R, GRANDE D A, et al. Extracellular vesicles as therapeutic tools for the treatment of chronic wounds[J]. Pharmaceutics, 2021,

13(10): 1543.

［8］CORDEIRO R C, ZECCHIN K G, DE MORAES A M. Expression of estrogen, androgen, and glucocorticoid receptors in recent striae distensae[J]. Int J Dermatol, 2010, 49(1): 30-32.

［9］DE JONG O G, VAN BALKOM B W, GREMMELS H, et al.Exosomes from hypoxic endothelial cells have increased collagen cross linking activity through up-regulation of lysyl oxidase-like 2[J].Cell Mol Med, 2016, 20(2): 342-350.

［10］DUAN M, ZHANG Y, ZHANG H, et al. Epidermal stem cell-derived exosomes promote skin regeneration by downregulating transforming growth factor-β1 in wound healing[J]. Stem Cell Res Ther, 2020, 11(1): 452.

［11］DUSCHER D, BARRERA J, WONG V W, et al. Stem cells in wound healing: the future of regenerative medicine? a mini-review[J]. Gerontology, 2016, 62(2): 216-225.

［12］FABBROCINI G, DE PADOVA MP, TOSTI A. Chemical peels: what's new and what isn't new but still works well[J]. Facial Plast Surg, 2009, 25(5): 329-336.

［13］FAKOURI A, RAZAVI Z S, MOHAMMED A T, et al. Applications of mesenchymal stem cell-exosome components in wound infection healing: new insights[J]. Burns Trauma, 2024, 12: tkae021.

［14］FANG S, XU C, ZHANG Y, et al.Umbilical cord-derived mesenchymal stem cell-derived exosomal micro RNAs suppress my ofibroblast differentiation by inhibiting the transforming growth factor-β/ SMAD2 pathway during wound healing[J].Stem Cells Transl Med, 2016, 5(10): 1425-1439.

［15］GOODARZI P, LARIJANI B, ALAVI-MOGHADAM S, et al. Mesenchymal stem cells-derived exosomes for wound regeneration[J]. Adv Exp Med Biol, 2018, 1119: 119-131.

［16］GURUSAMY N, ALSAYARI A, RAJASINGH S, et al. Adult stem cells for regenerative therapy[J]. Prog Mol Biol Transl Sci, 2018, 160: 1-22.

［17］HALDAR D, HENDERSON N C, HIRSCHFIELD G, et al. Mesenchymal stromal cells and liver fibrosis: a complicated relationship[J]. FASEB J, 2016, 30(12): 3905-3928.

［18］HAN G, CEILLEY R. Chronic wound healing: a review of current management and treatments[J]. Adv Ther, 2017, 34(3): 599-610.

［19］ HONG Y K, CHANG Y H, LIN Y C, et al. Inflammation in Wound Healing and Pathological Scarring[J]. Adv Wound Care (New Rochelle), 2023, 12(5): 288-300.

［20］ JEON H H, YU Q, LU Y, et al. FOXO1 regulates VEGFA expression and promotes angiogenesis in healing wounds[J]. J Pathol, 2018, 245(3): 258-264.

［21］ KATHAWALA M H, NG W L, LIU D, et al. Healing of chronic wounds: an update of recent developments and future possibilities[J]. Tissue Eng Part B Rev, 2019, 25(5): 429-444.

［22］ KHATER M H, KHATTAB F M, ABDELHALEEM M R. Treatment of striae distensae with needling therapy versus CO_2 fractional laser[J]. J Cosmet Laser Ther, 2016, 18(2): 75-79.

［23］ KOIKE Y, YOZAKI M, UTANI A, et al. Fibroblast growth factor 2 accelerates the epithelial-mesenchymal transition in keratinocytes during wound healing process[J]. Sci Rep, 2020, 10(1): 18545.

［24］ KWON H H, YANG S H, LEE J, et al. Combination treatment with human adipose tissue stem cell-derived exosomes and fractional CO_2 laser for acne scars: a 12-week prospective, double-blind, randomized, split-face study[J]. Acta Derm Venereol, 2020, 100(18): adv00310.

［25］ LEITE L L, BAKOS R M. Ulcerations in striae distensae[J]. Australas J Dermatol, 2021, 62(2): e321-e322.

［26］ LINDHOLM C, SEARLE R. Wound management for the 21st century: combining effectiveness and efficiency[J]. Int Wound J, 2016, 13 Suppl 2(Suppl 2): 5-15.

［27］ LI Q, HU W, HUANG Q, et al. MiR146a-loaded engineered exosomes released from silk fibroin patch promote diabetic wound healing by targeting IRAK1[J]. Signal Transduct Target Ther, 2023, 8(1): 62.

［28］ LOVVORN HN 3RD, CHEUNG D T, NIMNI M E, et al. Relative distribution and crosslinking of collagen distinguish fetal from adult sheep wound repair[J]. J Pediatr Surg, 1999, 34(1): 218-223.

［29］ LURIE S, MATAS Z, FUX A, et al. Association of serum relaxin with striae gravidarum in pregnant women[J]. Arch Gynecol Obstet, 2011, 283(2): 219-222.

［30］ MARTIN P. Wound healing--aiming for perfect skin regeneration[J]. Science, 1997, 276(5309): 75-81.

［31］ MARTINENGO L, OLSSON M, BAJPAI R, et al. Prevalence of chronic wounds in the general population: systematic review and meta-analysis of observational studies[J]. Ann Epidemiol, 2019, 29: 8-15.

［32］MCGRAW I T, WILSON E E, BEHFAR A, et al. Evolving role of exosomes in plastic and reconstructive surgery and dermatology[J]. Plast Reconstr Surg Glob Open, 2024, 12(8): e6061.

［33］MISHRA S, TRIPATHI A, CHAUDHARI B P, et al. Deoxynivalenol induced mouse skin cell proliferation and inflammation via MAPK pathway[J]. Toxicol Appl Pharmacol, 2014, 279(2): 186-197.

［34］NAUTA A, GURTNER G, LONGAKER M T. Wound healing and regenerative strategies[J]. Oral Dis, 2011, 17(6): 541-549.

［35］PETRI R M, HACKEL A, HAHNEL K, et al. Activated tissue-resident mesenchymal stromal cells regulate natural killer cell immune and tissue-regenerative function[J]. Stem Cell Reports, 2017, 9(3): 985-998.

［36］Phillip H McKee(朱学骏 , 孙建方 , 主译). 皮肤病理学 - 与临床的联系［M］. 第三版 . 北京 : 北京大学医学出版社 , 2007: 1049 -1050.

［37］PODGÕRNA K, KO ODZIEJCZAK A, ROTSZTEJN H. Cutometric assessment of elasticity of skin with striae distensae following carboxytherapy[J]. J Cosmet Dermatol, 2018, 17(6): 1170-1174.

［38］RAZIYEVA K, KIM Y, ZHARKINBEKOV Z, et al. Immunology of acute and chronic wound healing[J]. Biomolecules, 2021, 11(5): 700.

［39］REZAIE F, MOMENI-MOGHADDAM M, NADERI-MESHKIN H. Regeneration and repair of skin wounds: various strategies for treatment[J]. Int J Low Extrem Wounds, 2019, 18(3): 247-261.

［40］RODRIGUEZ C, PORCELLO A, CHEMALI M, et al. Medicalized aesthetic uses of exosomes and cell culture-conditioned media: opening an advanced care era for biologically Inspired Cutaneous Prejuvenation and Rejuvenation[J]. Cosmetics, 2024, 11: 154.

［41］SAVAS J A, LEDON J A, FRANCA K, et al. Lasers and lights for the treatment of striae distensae[J]. Lasers Med Sci, 2014, 29(5): 1735-1743.

［42］SCHUCK D C, DE CARVALHO C M, SOUSA M, et al. Unraveling the molecular and cellular mechanisms of stretch marks[J]. J Cosmet Dermatol, 2020, 19(1): 190-198.

［43］SEN C K. Human wound and its burden: updated 2020 compendium of estimates[J]. Adv Wound Care (New Rochelle), 2021, 10(5): 281-292.

［44］SUN Y, ZHANG S, SHEN Y, et al. Therapeutic application of mesenchymal stem cell-derived exosomes in skin wound healing[J]. Front Bioeng Biotechnol, 2024, 12: 1428793.

［45］TI D, HAO H, TONG C, et al. LPS-preconditioned mesenchymal stromal cells modify macrophage polarization for resolution of chronic inflammation via exosome-shuttled let-7b[J]. J Transl Med, 2015, 13: 308.

［46］TAO S C, GUO S C, MIN L, et al.Chitosan wound dressings incorporating exosomes derived from Micro RNA-126-overexpressing synovium mesenchymal stem cells provide sustained release of exosomes and heal full-thickness skin defects in a diabetic rat model[J].Stem Cells Transl Med, 2017, 6(3): 736-747.

［47］THAKUR A, SHAH D, RAI D, et al. Therapeutic values of exosomes in cosmetics, skin care, tissue regeneration, and dermatological diseases[J]. Cosmetics, 2023, 10: 65.

［48］TOSUN Z, OZKAN A, KARACOR Z, et al. Delaying the reverse sural flap provides predictable results for complicated wounds in diabetic foot[J]. Ann Plast Surg, 2005, 55(2): 169-173.

［49］WANG F, CALDERONE K, SMITH N R, et al.Marked disruption and aberrant regulation of elastic fi bres in early striae gravidarum[J].Br J Dermatol, 2015, 173(6): 1420-1430.

［50］WANG L, HU L, ZHOU X, et al. Author correction: exosomes secreted by human adipose mesenchymal stem cells promote scarless cutaneous repair by regulating extracellular matrix remodelling[J]. Sci Rep, 2021, 11(1): 3245.

［51］WANG T, JIAN Z, BASKYS A, et al. MSC-derived exosomes protect against oxidative stress-induced skin injury via adaptive regulation of the NRF2 defense system[J]. Biomaterials, 2020, 257: 120264.

［52］WANG Y, ZHU J, CHEN J, et al. The signaling pathways induced by exosomes in promoting diabetic wound healing: a mini-review[J]. Curr Issues Mol Biol, 2022, 44(10): 4960-4976.

［53］WERNER S, KRIEG T, SMOLA H. Keratinocyte-fibroblast interactions in wound healing[J]. J Invest Dermatol, 2007, 127(5): 998-1008.

［54］WRIGHT J W, CHURCH K J, HARDING J W. Hepatocyte growth factor and macrophage-stimulating protein "hinge" analogs to treat pancreatic cancer[J]. Curr Cancer Drug Targets, 2019, 19(10): 782-795.

［55］WU J, CHEN L H, SUN S Y, et al. Mesenchymal stem cell-derived exosomes: the dawn of diabetic wound healing[J]. World J Diabetes, 2022, 13(12): 1066-1095.

［56］XIAO X, XU M, YU H, et al. Mesenchymal stem cell-derived small extracellular vesicles mitigate oxidative stress-induced senescence in endothelial cells via regulation of miR-146a/Src[J]. Signal Transduct Target Ther, 2021, 6(1): 354.

［57］YANG J, XIE Y, XIA Z, et al. HucMSC-Exo induced N2 polarization of neutrophils: implications for Angiogenesis and Tissue Restoration in Wound Healing[J]. Int J Nanomedicine, 2024, 19: 3555-3575.

［58］ZHAO B, ZHANG Y, HAN S, et al. Exosomes derived from human amniotic epithelial cells accelerate wound healing and inhibit scar formation[J]. J Mol Histol, 2017, 48(2): 121-132.

［59］ZHAO H, LI Z, WANG Y, et al. Bioengineered MSC-derived exosomes in skin wound repair and regeneration[J]. Front Cell Dev Biol, 2023, 11: 1029671.

［60］ZHANG J, CHENC, HU B, etal.Exosomes derived from humanendothelial progenitor cells accelerate cutaneous wound healing by promoting angiogenesis through Erk1/2 signaling[J].Int J Biol Sci, 2016, 12(12): 1472-1487.

［61］ZHANG J, GUAN J, NIU X, et al. Exosomes released from human induced pluripotent stem cells-derived MSCs facilitate cutaneous wound healing by promoting collagen synthesis and angiogenesis[J]. J Transl Med, 2015, 13: 49.

［62］ZI Y, LI J, QIAN X, et al. Human umbilical cord mesenchymal stem cell exosomes promote elastin production and acute skin wound healing via TGFβ1-Smad pathway[J]. Mol Cell Biochem, 2025.

［63］丛海燕，王娜，常鑫，等 . 间充质干细胞来源外泌体促进皮肤损伤创面修复的作用及机制研究进展 [J]. 山东第一医科大学（山东省医学科学院）学报, 2022, 43(8): 620-625.

［64］李美佳，罗赛，郝立君 . 萎缩纹在整形美容外科治疗中的研究进展 [J]. 中国美容整形外科杂志, 2021, 32(2): 92-95.

［65］夏照帆，吕开阳 . 中国临床瘢痕防治专家共识 [J]. 中华损伤与修复杂志（电子版）, 2017, 12(6): 401-408.

［66］杨蓉娅, 尹锐. 医用射频皮肤美容与治疗专家共识 [J]. 实用皮肤病学杂志, 2021, 14(4): 193-197.

［67］赵芳宁, 罗赛, 崔煜煜, 等. 细胞外囊泡概述以及在整形相关疾病中的基础研究进展 [J]. 中国美容整形外科杂志, 2019, 30(8): 507-509.

［68］周莹, 吴贤杰. 萎缩纹的研究和治疗进展 [J]. 中国皮肤性病学杂志, 2018, 32(8): 935-939.

再生医学
与美学治疗

理论与实践

Regenerative
Medicine and
Aesthetic Therapies

Theory and Practice

第十章

再生疗法在毛发疾病治疗中的应用

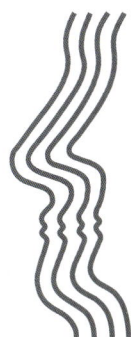

第一节　非瘢痕性脱发

第二节　白发干预

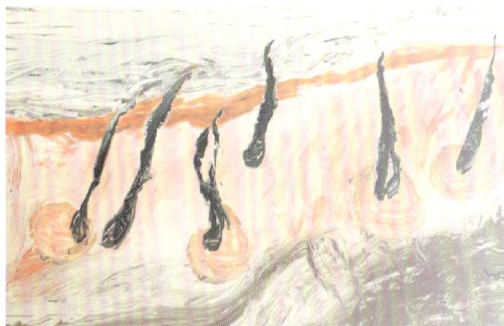

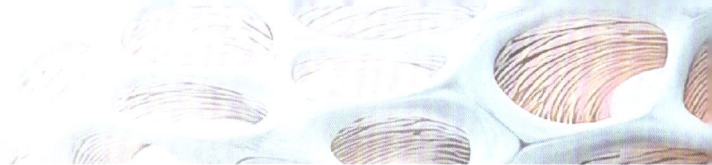

第一节　非瘢痕性脱发

一、雄激素性秃发

雄激素性秃发（androgenic alopecia，AGA），又称雄激素性脱发、脂溢性脱发和男性型脱发，是一种雄激素依赖的多基因遗传性皮肤病。该病在皮肤科常见且难以治疗，男女均可发生，男性患者更普遍，主要影响头顶和前额发际线区域。目前病因尚不明确，缺乏有效治疗方法，尤其是脱发后生发困难，严重影响形象，给患者带来严重的心理压力。随着生活水平提高，患者对治疗的需求十分迫切。

（一）病因和发病机制

AGA 发病机制是多因素交互作用的结果，主要包括遗传易感性、雄激素代谢异常、生长因子调控失衡及局部微环境改变等多因素交互作用。其中，遗传因素作为核心驱动力，通过调控雄激素信号通路及相关代谢酶活性主导 AGA 的发生发展。

1. 遗传易感性　AGA 表现出显著的家族聚集性，约 70% 以上的患者具有明确的家族病史。流行病学研究显示，AGA 发病率存在种族差异，高加索人群 > 40 岁男性患病率达 50%，而亚洲、非洲及美洲土著人群发病率显著较低，提示遗传背景的差异性对疾病易感性的影响。全基因组关联研究揭示，AGA 属于多基因遗传性疾病，遗传风险由多个微效基因共同决定，其中雄激素受体基因已被鉴定为关键危险基因。

雄激素受体基因定位于染色体 Xq12，其编码的雄激素受体蛋白在毛乳头细胞中高表达，雄激素受体的激活可缩短生长期，导致休止期毛囊数量增加和毛囊微小化。研究显示，AGA 患者秃发区毛囊的雄激素受体表达水平较非脱发区显著升高，且与毛发稀疏程度呈正相关。雄激素受体基因的特定单核苷酸多态性可增强受体活性，例如 rs6152 位点的 CAG 重复序列缩短提高雄激素受体对双氢睾酮亲和力，从而放大雄激素信号传导效应。此外，雄激素受体基因的甲基化修饰异常可能通过表观遗传机制影响其表达水平，进一步加剧毛囊对雄激素的敏感性。

2. 雄激素代谢异常　雄激素代谢的核心环节由 5α- 还原酶介导，该酶将睾酮转化为活性更强的双氢睾酮。人体内 5α- 还原酶有Ⅰ型和Ⅱ型两种同工酶，Ⅰ型分布于皮脂腺和肝脏，Ⅱ型则分布于毛囊和前列腺。有研究显示，雄激素受体在脱发区毛囊中高表达，且Ⅱ型 5α- 还原酶活性增加，导致脱发区毛囊对雄激素异常敏感。遗传学分析显示，Ⅱ型 5α- 还原酶基因（位于 2p23.1）的遗传变异（如 V89L 突变）可显著影响酶活性，携带特定等位基因的个体双氢睾酮合成效率提高，从而增加 AGA 发病风险。

3. 雄激素 - 受体信号通路的级联效应　雄激素 - 受体信号通路的异常激活是 AGA 病理进程的核心环节。双氢睾酮通过与毛囊真皮乳头细胞内的雄激素受高亲和力结合，形成双氢睾酮 - 雄激素受体复合物，诱导受体构象改变并发生二聚化。随后转位至细胞核，与靶基因启动子区的雄激素反应元件（ARE）特异性结合，通过招募共激活因子（如 SRC-1、NCOA3）或共抑制因子（如 NCOR1）调控下游基因转录。这一过程导致毛囊生物学行为紊乱。在细胞周期层面，双氢睾酮 - 雄激素受体信号通过抑制 Wnt/β- 联蛋白通路的关键效应分子（如 LEF1），同时上调细胞周期蛋白依赖性激酶抑制剂（如 p21、p27），阻断毛乳头细胞从 G1 期向 S 期的过渡，显著缩短毛发生长期（Anagen 期）持续时间；在毛囊形态学层面，持续的雄激素刺激诱导毛囊干细胞向表皮角质形成细胞分化而非毛囊再生，导致终毛毛囊逐渐退化为毳毛毛囊，表现为毛发变细（< 0.03 mm）、色素脱失及生长周期紊乱。此外，雄激素受体的过度激活可上调转化生长因子 -β1（TGF-β1）、白细胞介素 -6（IL-6）等促炎性细胞因子的表达，引起毛囊周围淋巴细胞浸润及胶原沉积，形成慢性炎症微环境，进一步加剧毛囊周围血管网络退化和毛乳头细胞凋亡，最终导致毛囊不可逆萎缩。

4. 生长因子网络的遗传 - 表观遗传调控失衡　毛囊的生长周期和形态维持依赖于信号交联网络，而 AGA 患者中该网络的遗传性失调与脱发进展密切相关。胰岛素样生长因子 -1 作为毛球部细胞增殖的关键调控因子，其基因启动子区的单核苷酸多态性（如 rs35767）可导致表达水平下降，进而削弱毛母质细胞的有丝分裂活性。这一现象在 AGA 患者秃发区毛囊中尤为显著。血管内皮生长因子的遗传变异（如 -460T/C）则与头皮微血管密度降低直接相关，其表达减少不仅导致毛囊血供不足，还可通过缺氧诱导因子 -1α（HIF-1α）信号轴抑制毛囊干细胞的自我更新能力。同时，成纤维细胞生长因子家族的调控异常在 AGA 发病中具有双重作用：FGF5 基因的过度表达可提前终止毛发生长期，而角质形成细胞生长因子 FGF7 的遗传性低表达则显著降低毛囊外根鞘细胞的增殖速率。值得注意的是，这些生长因子的表达异常不仅源于基因多态性，还可能受表观遗传修饰的调控，例如，蛋白去乙酰化酶（HDAC）对 IGF-1 基因启动子的过度修饰可致其沉默，而 miR-31 对 VEGF mRNA 的靶向降解则会进一步加剧毛囊缺血性损伤。这种遗传与表观遗传层面的双重失衡，最终导致毛囊循环衰竭和微小化进程不可逆。

5. 表观遗传修饰与环境因素的协同作用　除经典遗传机制外，DNA 甲基化、组蛋白修饰及非编码 RNA（如 miR-221/222）的表观遗传调控在 AGA 发病中起重要作用。

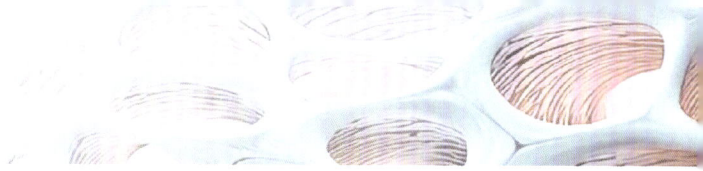

环境因素（如精神压力）可通过激活下丘脑 - 垂体 - 肾上腺轴（HPA 轴），升高皮质醇水平并诱导雄激素受体基因去甲基化，增强雄激素信号通路的敏感性，形成"遗传 - 环境"恶性循环。

6. 头皮微循环障碍的遗传基础　内皮型一氧化氮合酶基因多态性（如 G894T）导致的血管舒张功能障碍可能导致毛囊血供减少。此外，编码血管紧张素转换酶的基因插入 / 缺失多态性可能通过影响局部血管张力加剧毛囊缺血。

（二）临床特征

AGA 临床表现具有显著的性别差异和动态进展特征。男性患者通常在 20 ~ 30 岁发病，约 25% 病例在 25 岁前出现症状，50 岁左右发病率达 50%，有遗传倾向者发病年龄更早。早期临床表现为毛发生长期缩短，导致休止期毛发比例增加至正常水平的 2 倍以上，此时与普通休止期脱发难以鉴别。脱发多始于前额颞区，毛发逐渐纤细稀疏，呈渐进性向头顶延伸，形成特征性发际线后移（M 型退缩）或顶部毛发稀疏（C 型退缩）。随着病程进展，前额与顶部秃发区融合，形成"高额"及"V 字形秃顶"，仅枕部和颞部保留残余毛发，秃发区域皮肤光滑，可见纤细毳毛，多数患者无自觉症状，偶伴轻度瘙痒。

1. 临床评估中广泛采用 BASP 分级法，通过综合前发际线形态（基本类型）与毛发密度分布（特定类型）量化脱发严重程度（图 10-1-1）。

（1）L 型：前发际线无退缩，呈直线型，提示未发生脱发。

（2）M 型：颞区发际线后移呈"M"形。根据退缩程度可分为：① M0 型：未见变化，保持原始发际线；② M1 型：后退不超过连接原始发际线和顶点的虚拟线的前 1/3；③ M2 型：后退不超过该虚拟线的前 2/3；④ M3 型：后退延伸至该虚拟线的后 1/3。

（3）C 型：前额中部发际线退缩主导，呈"C"形。可细分为：① C0 型：保持原始发际线；② C1 型：后退位于原始发际线和顶点虚拟线的前 1/3；③ C2 型：后退位于虚拟线的中间 1/3；④ C3 型：后退位于虚拟线的后 1/3。

（4）U 型：严重脱发时前发际线呈"U"形。可分为：① U1 型：为前边界在顶点和枕骨隆突虚拟线的上 1/3；② U2 型：为前边界在虚拟线的中间 1/3；③ U3 型：为前边界在虚拟线的后 1/3。

2. 特定类型则补充描述额区（F 型）或顶部（V 型）的脱发程度。

（1）F 型：额区整体毛发密度下降，与发际线形状无关。分为：① F1 型为轻度稀疏；② F2 型为中度稀疏；③ F3 型为重度稀疏或完全缺失。

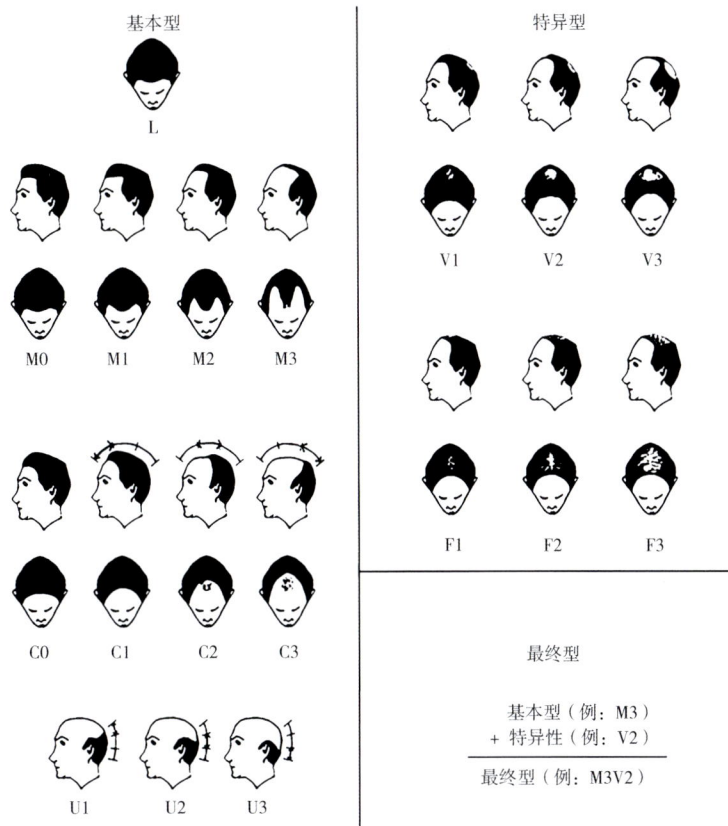

图 10-1-1　雄激素性秃发患者 BASP 分级法示意图

（2）V 型：顶点周围毛发较额区明显更稀疏。分为：①V1 型：轻度稀疏；②V2 型：中度稀疏；③V3 型：重度稀疏或完全缺失。

女性 AGA 的临床表现与男性存在显著差异。约 13% 育龄期女性及 37% 绝经后女性出现发际线后移，但女性 AGA 多数表现为头顶部为主的毛发稀疏（图 10-1-2）。改良 Ludwig 分级将女性 AGA 分为 I 级（轻中度中央稀疏）、II 级（重度中央稀疏伴前发际保留）及 III 级（重度中央稀疏伴前发际消退）。与男性相比，女性 AGA 较

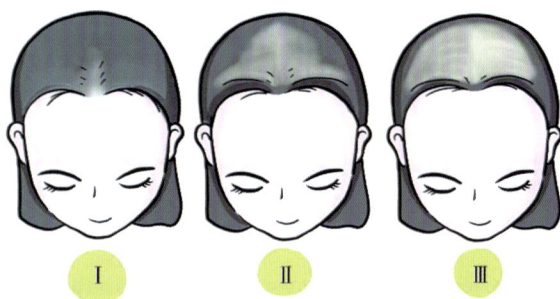

图 10-1-2　Ludwig 女性雄激素性秃发分级

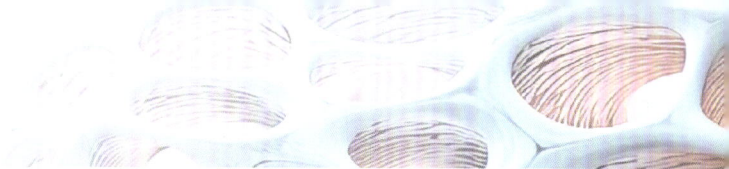

少出现大片中央型秃发，更多表现为顶部弥散性稀疏。女性患者终毛微型化虽存在，但通常不如男性显著，且常伴有中间型毛发（未定型毛）比例增加，而毳毛形成及生长期缩短现象较男性少见（表 10-1-1）。

表 10-1-1　男女性雄激素性秃发的特征比较

特征	男性	女性
大片中央型秃发	+	-
中央弥散型秃发	-	+
前发际存留	-	+
终毛微型化	±	±
未定型毛（中间型毛）	±	±
毳毛	+	-
生长期缩短	+	±

注：+表示显著存在，-表示罕见或缺乏，±表示部分存在或程度较轻

AGA 患者常合并油性皮脂溢出，表现为头皮油脂分泌亢进、鳞屑增多及瘙痒，严重者可并发脂溢性皮炎。过度清洁（如频繁使用碱性洗发剂）、机械刺激（搔抓）及不良卫生习惯可破坏头皮微环境，加速脂质氧化与毛囊萎缩。此外，长期处于通风不良环境、昼夜节律紊乱（如夜班工作）、高脂饮食等因素可诱导头皮油脂堆积及毛囊缺氧，加剧脱发进程。这些外源性因素与遗传易感性协同作用，形成"代谢 - 炎症 - 纤维化"恶性循环，最终导致毛囊不可逆损伤。

（三）组织病理

主要表现为粗大、色素丰富的终毛毛囊逐渐退化为细小、浅色的毳毛毛囊，即进行性微型化，常伴有真皮乳头及毛囊周围结缔组织增生和胶原沉积的毛囊周围纤维化。在毛囊微型化过程中，毛囊真皮鞘体积可增大至正常的 2~2.5 倍，鞘内可见致密的胶原束，提示慢性损伤与修复反应；最终导致毛囊不可逆地萎缩和毛发永久性减少。

（四）一般治疗

临床主要采用药物干预、手术修复及辅助疗法相结合的多模式治疗方案。以下为各类治疗方法的阐述。

1. 5α- 还原酶抑制剂　5α- 还原酶抑制剂通过调控雄激素代谢关键酶活性发挥治疗作用。非那雄胺作为 Ⅱ 型 5α- 还原酶特异性抑制剂，可阻断睾酮向双氢睾酮转化，降低毛囊局部双氢睾酮浓度，适用于 18 ～ 40 岁男性轻至中度前额及顶部脱发患者，

推荐剂量为每日口服 1 mg，持续 6 ~ 12 个月可见毛发密度增加。度他雄胺兼具 I 型和 II 型 5α- 还原酶双重抑制作用，可降低 > 90% 血清双氢睾酮水平，临床试验显示每日口服 0.5 mg 度他雄胺可有效改善 AGA 症状，但尚未获得 FDA 批准。

2. 钾通道开放剂　米诺地尔作为 ATP 敏感性钾通道开放剂，可调节毛囊微环境，增加血供，延长毛囊生长期。每日 2 次涂抹 2% 或 5% 米诺地尔溶液可增粗毛发并提高毛发密度，但停药后疗效可逆。

3. 雄激素受体阻断剂　西咪替丁为 H_2 受体阻断剂，可竞争性抑制双氢睾酮与雄激素受体结合，每日分 5 次口服 300 mg，疗程至少 5 个月，可能导致男性乳房发育及胃肠道不适。螺内酯是一种保钾利尿剂，也可竞争性阻断雄激素受体。每日口服 50 ~ 200 mg 可改善女性 AGA，治疗期间需监测血压和血钾。

4. 雌孕激素　醋酸环丙孕酮通过阻断雄激素受体，抑制黄体生成素和卵泡刺激素的释放来降低睾酮水平。醋酸环丙孕酮已在欧洲和加拿大被批准用于女性 AGA，可单独使用，也可与乙炔雌二醇以口服避孕药形式联合应用。不良反应包括月经异常、体重增加、性欲下降、乳房压痛、抑郁及恶心等。此外，长期口服含雌激素避孕药的患者具有更高的静脉血栓风险。

5. 中医治疗　强调辨证论治，常用单方（侧柏叶、何首乌提取物）或复方（七宝美髯丹、养血生发胶囊）调节气血。针灸治疗多选取百会、风池等穴位，通过改善头皮微循环发挥辅助作用，但缺乏循证医学证据支持。

6. 手术疗法　适用于药物治疗效果不佳的稳定期脱发患者。毛囊单位移植（FUT/FUE）将枕部毛囊移植至脱发区，成活率达 90% 以上，为目前主流术式。头皮缩减术通过切除秃发区皮肤并拉伸周围头皮改善外观，但可能遗留线性瘢痕。组织扩张术则通过植入扩张器增加供区头皮面积，多用于修复烧伤或创伤性脱发。

7. 辅助疗法　局部应用 0.025% 维 A 酸可增强米诺地尔透皮吸收，1% ~ 2% 环孢素溶液有助于减轻毛囊炎症，胱氨酸（50 ~ 100 mg，每日 3 次）联合 B 族维生素可改善毛发角蛋白合成。低能量激光能刺激毛囊、改善头皮微循环，促进毛发生长；富血小板血浆（PRP）和注射生长因子有助于激活毛囊、促进修复和再生；头皮按摩可改善局部血液循环，辅助药物吸收。此外，保持良好的生活习惯，如均衡饮食、规律作息、减轻精神压力及科学护理头皮等，有助于改善头皮环境，提高整体疗效。

二、斑秃

斑秃（alopecia areata）是一种非瘢痕性炎症性脱发性疾病，临床表现是头部出现边界清晰的圆形或椭圆形斑片状脱发区（图 10-1-3）。大约半数患者病情反复发作，可迁延数年或数十年；少数患者病情严重，毛发脱落可累及整个头部的终毛（全秃），甚至累及全身的毳毛脱落（普秃）。脱发对患者的心理、工作和社会活动均产生严重影响。斑秃的临床分为斑片型（单发性和多发性）、网状型（重型多发性斑片型）、匐行性、弥漫型、全秃和普秃。

（一）病因与发病机制

斑秃是一种以突发性局限性秃发为特征的慢性炎症性疾病，病因及发病机制尚未完全阐明。目前认为该病是遗传易感性、免疫异常与环境因素共同作用的结果。近年来随着免疫学研究深入，斑秃免疫调控机制逐渐成为核心研究方向，尤其是 T 淋巴细胞介导的自身免疫反应、细胞因子网络失衡及遗传背景在毛囊免疫豁免破坏的作用，构成斑秃病理生理学的核心框架（图 10-1-4）。

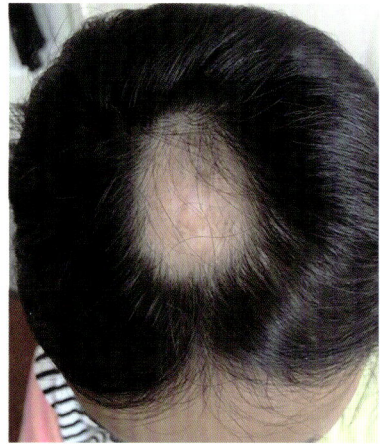

图 10-1-3 单发性斑片型斑秃

患者头顶部有一境界清楚的圆形非瘢痕性秃发斑，受累头皮正常，表面光滑，无局部刺痛、瘙痒或感觉异常

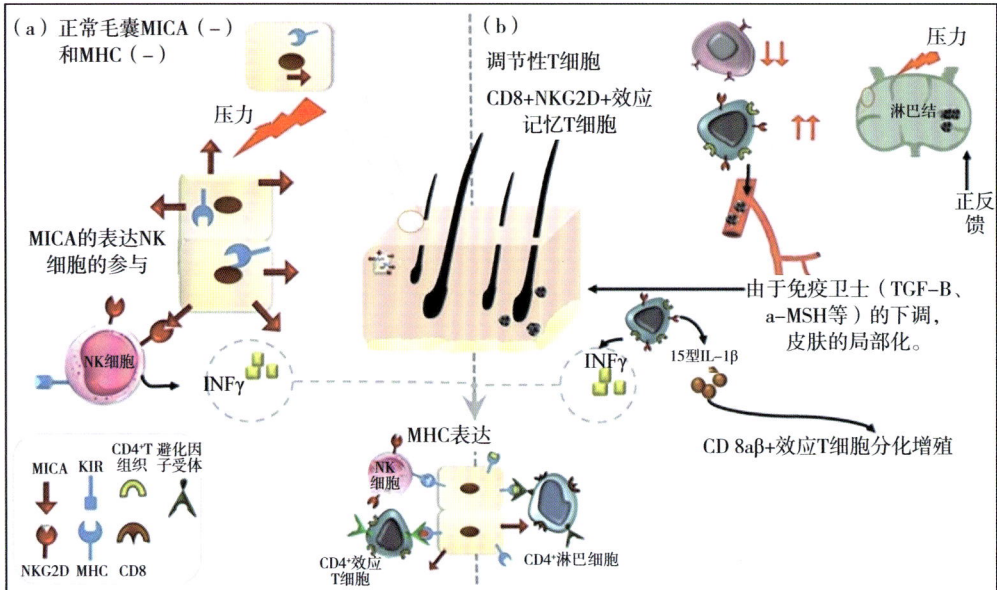

图 10-1-4 斑秃发病机制示意图

1. 免疫异常 斑秃是 T 淋巴细胞驱动的器官特异性自身免疫病。研究显示，斑秃患者脱发区毛囊周围存在大量 CD4$^+$ 和 CD8$^+$ T 淋巴细胞浸润，这些细胞通过识别毛囊抗原触发免疫攻击。毛囊在正常状态下有"免疫豁免"特性，其低表达 MHC-I

类分子可避免被免疫系统识别。然而在斑秃患者中，干扰素 -γ（IFN-γ）等促炎性细胞因子显著上调，诱导毛囊、角质形成细胞异常表达 MHC-I 类分子，暴露自身抗原（毛囊黑色素细胞相关蛋白），进而被 T 细胞识别并激活适应性免疫应答。实验证实，将斑秃患者 T 细胞移植至免疫缺陷小鼠后可诱导脱发，进一步验证 T 细胞的核心作用。

Th1/Th2 细胞极化失衡是斑秃免疫异常的重要特征。斑秃患者病变组织中的 Th1 型细胞因子（IFN-γ、IL-2、TNF-α）显著升高，而 Th2 型细胞因子（如 IL-4、IL-10）表达受抑。IFN-γ 通过激活 JAK-STAT 信号通路，不仅促进毛囊 MHC 分子异常表达，还上调趋化因子 CXCL9/10/11，募集更多 T 细胞至毛囊周围，形成恶性循环。此外，IL-15 和 IL-23 等细胞因子通过调控 γδ T 细胞及自然杀伤细胞（NK 细胞），加剧毛囊免疫损伤。值得注意的是，20% ~ 30% 斑秃患者血清中可检测到针对毛囊的自身抗体（如抗甲状腺球蛋白抗体、抗毛囊角蛋白抗体）。这些抗体可能通过抗体依赖性细胞介导的细胞毒性（ADCC）或补体激活途径，协同 T 细胞破坏毛囊结构。斑秃患者常合并其他自身免疫病（如桥本甲状腺炎、白癜风），提示存在共同的免疫失调背景。

2. 遗传易感性 遗传因素在斑秃发病中占据重要地位，全基因组关联研究已鉴定出多个易感基因位点，其中 HLA- Ⅱ类基因（HLA-DRB1*11：01、HLA-DQB1*03：01）的关联性最显著。HLA- Ⅱ类分子参与抗原提呈，其多态性可能影响毛囊抗原（如毛囊干细胞特异性蛋白）的呈递效率，从而决定个体对斑秃的易感性。此外，ULBP3/6（NKG2D 配体）基因突变可导致毛囊细胞异常表达应激信号分子，激活 NK 细胞及 CD8$^+$ T 细胞，直接攻击毛囊。

近年研究还显示，FOXP3（调控 Treg 细胞功能）、IL2RA（IL-2 受体 α 链）及 CTLA4（免疫检查点分子）等免疫相关基因的变异，可能导致调节性 T 细胞（Treg）功能缺陷，无法有效抑制针对毛囊的自身免疫反应。这些遗传变异共同构成斑秃的免疫失调分子基础。

3. 环境触发因素 临床研究显示，61.1% 斑秃患者在发病前经历过重大心理应激（如家庭变故、工作压力），提示精神因素通过神经内分泌途径激活免疫反应。应激激素（如皮质醇、去甲肾上腺素）可抑制 Treg 细胞功能，同时促进 Th1/Th17 细胞分化，打破免疫耐受。脑源性神经营养因子（BDNF）等神经递质还可直接作用于毛囊周神经末梢，释放 P 物质，激活肥大细胞脱颗粒，释放组胺及 TNF-α，进一步招募炎症细胞参与毛囊损伤。部分研究显示，病毒感染（如 EB 病毒、巨细胞病毒）可能通过分子模拟机制诱导交叉免疫反应，促进斑秃发生。此外，环境因素（如紫外线、化学刺激）可通过表观遗传修饰（DNA 甲基化、组蛋白乙酰化）调控免疫相关基因表达，放大遗传易感性个体的免疫异常。

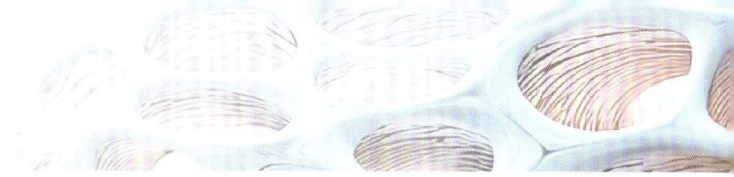

4.病理模型假说 基于现有证据，斑秃发病可归纳为三个阶段。在启动阶段，遗传易感个体在环境因素（如应激、感染等）触发下，毛囊应激释放 ULBP3 等危险信号，激活固有免疫；进入放大阶段后，树突状细胞捕获毛囊抗原并迁移至淋巴结，通过 HLA-Ⅱ类分子呈递至 Th1 细胞，触发克隆扩增；最终在效应阶段，细胞毒性 T 细胞浸润毛囊，释放穿孔素/颗粒酶直接破坏毛囊干细胞，同时 IFN-γ 诱导毛囊进入退行期，导致脱发。

（二）临床特征

斑秃多见于年轻人，24% ~ 50% 患者发病年龄 < 16 岁，60% 患者在 20 岁前首次发病，85.5% 患者在 40 岁前发病。西方国家发病率为 0.1% ~ 0.2%，华人为 3.8%。临床上，斑秃有双极性现象，早发病者病情严重且病程长，常有家族史；晚发病者病情轻、病程短、家族发病率低。终生患病概率为 1.7%，男女比例相等。典型患者头部出现边界清晰的圆形或椭圆形秃发斑，具有自愈倾向，部分毛发可自动生长且愈后不留痕迹。然而，约 50% 患者毛发生长缓慢，秃发斑扩大并出现新的秃发斑，病情可反复数年或数十年。5% ~ 7% 患者可发展为全秃或普秃，并可能影响指甲，出现白点或凹点损害。

斑秃临床分型包括斑片型、网状型、匐行性、弥漫型、全秃和普秃。局限型和弥漫型斑秃病程较短且对治疗敏感，而网状型和匐行性对治疗抵抗，且全秃和普秃的治愈率更低。弥漫型斑秃因缺乏典型秃发斑，常被误诊为其他非瘢痕性脱发，如休止期脱发和 AGA，诊断需结合临床特点和组织病理检查（图 10-1-5）。

流行病学调查显示，斑秃患者合并其他自身免疫性疾病的概率大于正常人群，常见有自身免疫性甲状腺炎和白癜风、恶性贫血、黏液水肿、1 型糖尿病等。家庭聚集现象亦明显，20% 成人斑秃患者和 8% ~ 52% 的儿童患者有家庭成员同患斑秃，同卵孪生的双胞胎同患斑秃的概率高达 55%。20% ~ 50% 斑秃患者的特应性疾病（如哮喘、过敏性鼻炎、特应性皮炎）发病率和家族史亦高于正常人群，如哮喘、过敏性鼻炎和特应性皮炎。

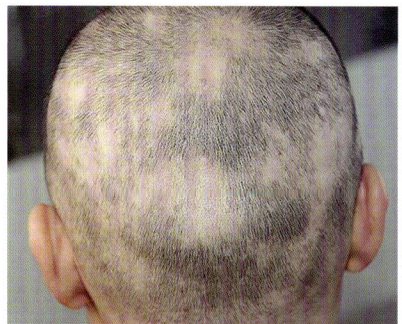

图 10-1-5 斑秃严重时，秃发会逐渐发展或迅速发展，毛发脱落可累及整个头部终毛，发展成全秃

（三）临床诊断

斑秃是一种以局限性非瘢痕性脱发为特征的自身免疫性疾病，临床诊断需结合病史、临床表现及辅助检查综合判断。典型斑秃表现为突发性圆形或椭圆形脱发斑，边界清晰，秃发区皮肤外观正常，患者通常无自觉症状，部分患者可伴甲改变（如点状白甲或甲纵嵴）。皮肤镜检查在诊断与鉴别诊断中有重要价值，特异性表现为活动期可见"感叹号样发"（毛干近端逐渐变细）、黑点征（残留毛干断端）及锥形发等，稳定期则以黄点征（毛囊角栓）为主。拉发试验是评估疾病活动性的关键手段，进展期患者常呈阳性（拉下毛发＞6根），毛发根部呈杵状或锥形，提示毛囊生长期异常终止。此外，组织病理学检查可见，毛球周围淋巴细胞浸润（以 CD8+ T 细胞为主）及生长期毛囊减少，但不作为常规诊断依据，仅在临床表现不典型时采用。

鉴别诊断需排除多种脱发性疾病。①拔毛癖：表现为不规则脱发斑，断发长短不一且断端卷曲，结合异常行为可鉴别；②头癣：多见于儿童，伴头皮炎症及真菌镜检阳性；③瘢痕性秃发（如盘状红斑狼疮）：以毛囊永久性破坏为特征，皮肤镜下毛囊开口消失；④梅毒性脱发：呈虫蚀状，血清学检测可明确；⑤女性型 AGA：进展缓慢，皮肤镜无断发或黑点征。实验室检查（如甲状腺功能、抗核抗体及总 IgE 检测）主要用于评估并发免疫或过敏性疾病，而非直接诊断斑秃。

（四）治疗

斑秃的治疗目的是控制病情进展、促使毛发再生、预防或减少复发、提高患者生活质量。充分的医患沟通和患者心理疏导在斑秃治疗中尤为重要。对于单发型或脱发斑数目较少、面积小的患者可以随访观察，或仅使用外用药；对于脱发面积大、进展快者，主张早期积极治疗；对于久治不愈的全秃、普秃或匐行型患者，也可充分沟通后停止药物治疗。使用假发和发片也是一种合理的对策。

1.外用糖皮质激素　轻中度斑秃首选强效或超强效制剂（如卤米松、糠酸莫米松），每日 1～2 次涂抹于脱发区，重度可封包治疗。疗程 3～4 个月无效者需调整方案。注意皮肤萎缩、毛囊炎等局部反应，封包期间应监测眼压。

皮损内注射糖皮质激素适于稳定期小面积斑秃，复方倍他米松（≤ 7 mg/ 次）或曲安奈德（≤ 40 mg/ 次）稀释后多点注射，每次注射间隔 2～4 周。3 个月无生发者应停用。不良反应主要为局部萎缩、毛囊炎和色素减退，大部分可自行缓解。

2. 局部免疫疗法　用于重型斑秃，需持续 3～6 个月，有效率 30%～50%。接触致敏剂二苯基环丙烯酮（DPCP）和方酸二丁酯（SADBE）尚未获 FDA 或 CFDA 批准。本疗法不良反应包括接触性皮炎、淋巴结肿大、色素沉着和发热等，严重者需停药。

3. 外用米诺地尔　适用于稳定期小面积斑秃，联合用药为主。2%～5% 浓度可选，

5% 疗效更优但刺激风险高。

4. 系统应用糖皮质激素　急性进展期或广泛斑秃可口服中小剂量糖皮质激素，如泼尼松 ≤ 0.5 mg/（kg·d），通常 1 ~ 2 个月起效。也可肌内注射复方倍他米松（7 mg/ 次，每次注射间隔 3 ~ 4 周）。若患者系统使用糖皮质激素 3 ~ 6 个月后无明显疗效，应停止使用。

5. 口服免疫抑制剂　环孢素［≤ 3 mg/（kg·d）］用于激素无效或不宜应用者，需监测血药浓度及肝肾功能。

此外治疗中应进行心理疏导，减少患者的恐惧、抑郁和焦虑，建议均衡饮食，适当参加体育锻炼。如伴有其他免疫性疾病，应积极治疗并发疾病。

三、休止期脱发

（一）病因和发病机制

休止期脱发是因毛囊生长周期紊乱导致的病理性脱发。正常情况下，成人头皮约 80% 毛囊处于生长期，仅有少数处于退化或休止状态。当机体受到内外因素刺激时，毛囊可能异常提前进入休止期，导致原本处于生长期的终毛集中脱落。

1. 生理或病理性刺激　发热、手术、休克、严重感染、营养不良、失血、慢性疾病（如系统性红斑狼疮）以及剧烈精神压力等，均可通过干扰毛囊代谢周期，促使其从生长期直接转入休止期。此类刺激通过内分泌紊乱或直接作用于毛囊细胞，抑制毛干生长。例如，发热或感染时产生的炎性细胞因子可破坏毛乳头微环境，长期营养不良则因缺乏蛋白质、铁、锌等关键营养素而阻碍毛囊细胞增殖。

2. 药物相关性脱发　部分药物如华法林、肝素、硫脲类、吲哚美辛及庆大霉素等，可通过干扰毛囊细胞分裂或改变局部代谢环境诱导脱发。华法林和肝素可能通过抑制凝血功能影响毛囊血供；硫脲类药物可能干扰甲状腺激素代谢，间接导致毛发周期紊乱；非甾体抗炎药（如吲哚美辛）则可能通过抑制前列腺素合成，削弱毛囊抗氧化能力，加速其进入休止期。

3. 口服避孕药的影响　含雌激素与孕酮的复方避孕药是女性休止期脱发的常见诱因。持续用药期间，外源性雌激素抑制卵巢自身激素分泌，导致毛囊长期处于高雌激素环境；突然停药后，体内雌激素水平骤降，毛囊因无法适应剧烈波动而提前进入休止期。此外，避孕药可干扰维生素 B_{12}、叶酸及维生素 C 的吸收，间接导致毛囊营养代谢障碍；同时可能抑制甲状腺功能，引起代谢失衡，进一步加剧脱发。

4. 产后脱发　约 45% 产妇在分娩后 6 个月内出现生理性脱发。妊娠末期，高浓度雌激素延缓毛囊由生长期进入休止期，使大量头发超常滞留于生长期；产后雌激素水平急剧下降，这些毛囊同步进入休止期，导致 2 ~ 4 个月后出现集中脱落。此外，分娩过程中的失血、哺乳期营养消耗及精神压力等因素，可能加重脱发。

5. 脱发程度的影响因素　休止期脱发的严重程度与刺激持续时间、强度与个体差异密切相关。遗传易感性、基础疾病（如甲状腺功能异常、铁缺乏）或长期慢性应激者对诱因更敏感，可能表现为更显著的弥漫性脱发。多数患者在去除诱因后，毛囊周期可逐渐恢复正常，脱发多在 6 ~ 2 个月内自行缓解。

（二）临床表现

休止期脱发的发生通常有 2 ~ 4 个月潜伏期，即从诱发因素出现到临床可见脱发之间存在延迟。患者主要表现为弥漫性头发脱落，脱落头发近端呈棒状或杵状，是休止期脱发的典型特征。病情进展多为渐进性，患者常在梳头或洗头时察觉脱发量增加。由于头皮毛囊总量超过 10 万根，正常人每日生理性脱发 50 ~ 80 根，而休止期脱发患者每日脱发量可达 150 根以上，但 1 周内脱落总量仍仅占头发的 1% 左右。早期患者虽主诉脱发增多，但肉眼观察常无明显稀疏；若及时去除病因，多数患者脱发可在 6 个月左右恢复。值得注意的是，产后脱发的严重程度与妊娠次数相关，胎次越多，脱发往往越显著。

根据病程与临床特点，休止期脱发可分为两种类型。

1. 急性休止期脱发　病程一般持续 6 个月，多数患者可完全缓解。典型代表为产后脱发，约半数产妇在产后 8 ~ 13 周发病，部分可延迟至产后 7 个月。人工流产术后也可能出现类似脱发。此外，华法林、肝素及类似药物引起的脱发亦属此型，若及时停药，头发通常在 6 个月至 1 年内再生。部分患者头发拉发试验（轻扯头发观察脱落情况）呈可疑阳性。

2. 慢性休止期脱发　多见于 40 ~ 60 岁中年女性，病程迁延超过 6 个月，甚至持续数年，表现为渐进性脱发且病情波动。分娩、手术、精神应激、暴饮暴食、严重疾病或药物（如抗凝剂、抗甲状腺药物）可诱发急性加重。由于病因隐匿，需重点排查铁缺乏症、低蛋白血症、甲状腺功能减退症及女性 AGA 等潜在疾病。此型患者头发拉发试验常呈可疑阳性，但因脱发缓慢，临床诊断难度较大。

（三）诊断

脱落的头发几乎均为正常休止期头发。生长期与休止期头发比例减少，休止期头发数目明显增加。镜检可见毛发的近端呈棒状或杵状，属于休止期毛球。实验室用

DACA（4- 二甲氨基肉桂醛）可辅助诊断，常规检查包括。血清铁、梅毒试验、肝肾功能、甲状腺功能、头发拉发试验等。

1. 皮肤镜与影像学检查　皮肤镜检查是辅助诊断的核心工具，典型表现包括多量毳毛生长，提示新生毛发进入生长期。终毛直径均匀，无斑秃特征性断发、黑点或感叹号发。毛囊单位密度正常或轻度减少，毛干近端色素减退，随病程延长，色素减退比例下降，毳毛比例上升。头皮毛发图像通过动态观察剃发后毛干生长状态，可量化生长期与休止期毛发比例，辅助判断毛囊周期紊乱程度。

2. 实验室检查　需系统性排查潜在诱因及合并症，常规检测项目包括血清铁、铁蛋白以评估缺铁性贫血，锌、总蛋白及白蛋白以排除低蛋白血症。内分泌功能检测涵盖甲状腺激素（TSH、FT3、FT4）和性激素（睾酮、双氢睾酮、性激素结合蛋白）。炎症与免疫指标如 C 反应蛋白、红细胞沉降率、抗核抗体用于排除系统性红斑狼疮等自身免疫病。感染筛查需进行梅毒血清学试验和 HIV 抗体检测。其他检测如催乳素水平可评估高催乳素血症对毛囊周期的影响。

3. 组织病理学　头皮活检是确诊的重要手段，需在横切面（皮脂腺水平）及纵切面分别评估。生长期与休止期比例在正常头皮约为 14 ：1，急性休止期脱发比例可正常或更高（因新生毳毛进入生长期），而慢性型比例降至 8 ：1。终毛与毳毛比例正常为 8 ：1，休止期脱发此比例维持正常，可与 AGA（比例≤ 4 ：1）鉴别。组织病理学通常无显著炎症浸润，偶见轻微淋巴细胞浸润。

4. 鉴别诊断　诊断需结合典型病史、临床特征及辅助检查。病史包括潜伏期 2 ~ 4 个月及发热、手术、产后、药物等诱因。临床特征涵盖弥漫性脱发、杵状发根及头皮正常。辅助检查包括皮肤镜特征、实验室异常指标（如缺铁）及病理学比例改变。需重点鉴别的疾病包括弥漫性斑秃（脱发更严重，皮肤镜显示断发、黑点及感叹号发）、AGA（脱发局限于顶枕部，终毛 / 毳毛比例降低）、慢性系统性疾病相关脱发（如甲状腺功能减退症、营养不良）及心因性假性脱发（主诉脱发但检查无客观异常）。

5. 综合评估流程　对疑似病例，推荐分步进行详细询问诱因与病程、皮肤镜及毛发图像分析、针对性实验室检测，必要时行头皮活检。通过多维度评估，可明确诊断并指导个体化治疗，确保覆盖病因排查、病理特征分析及鉴别诊断，最终实现精准干预。

（四）一般治疗

积极寻找并去除诱发因素是治疗的重点，绝大多数患者在去除病因后毛发可再生。急性休止期脱发或慢性休止期脱发急性发作，可参照斑秃进展期的治疗原则处理。慢性休止期脱发因病情反复，应注意心理疏导，让患者了解此病极少会导致永久而广泛的秃发，以减轻患者的精神负担。可选用 2% ~ 5% 米诺地尔溶液外用，亦可口服胱氨酸、维生素 B7、维生素 E 等营养补充剂。

（五）AIE 再生疗法治疗非瘢痕性脱发

外泌体（extracellular vesicles，EVs）作为新兴的无细胞疗法，在毛发再生领域展现出极大的潜力。外泌体主要由间充质干细胞分泌，富含多种旁分泌因子（如生长因子、miRNA 及信号蛋白），能通过调节毛囊微环境、激活关键信号通路（如 Wnt/β-连环蛋白）以及拮抗雄激素介导的毛囊萎缩，促进毛发再生。相较于传统的干细胞治疗，外泌体具有更低免疫原性、无栓塞风险及长期储存稳定性等优势，避免细胞疗法中潜在的免疫反应和操作复杂性。研究显示，外泌体通过靶向递送生物活性分子，可有效增强毛乳头细胞增殖、改善毛囊血供并延长毛发生长期，其临床疗效已在多项试验中得到证实。尽管其分子机制尚未完全阐明，但外泌体因其高效性与安全性，正逐渐成为脱发再生医学领域的核心治疗策略之一。

1. 治疗机制

（1）激活 Wnt/β-连环蛋白信号通路：干细胞外泌体通过调控 GSK-3β 的磷酸化状态，在毛囊再生中发挥核心作用。ADSC-Exos 能显著上调 pGSK-3β（Ser9）位点的磷酸化水平，抑制 GSK-3β 的活性，从而阻止 β-连环蛋白的泛素化降解，促进稳定性及核内转位。核内积累的 β-连环蛋白通过与转录因子 LEF/TCF 家族结合，激活 Wnt 信号下游靶基因（如 Cyclin D1、c-Myc）表达，进而驱动毛乳头细胞增殖和毛囊干细胞分化。临床研究显示，在 39 例 AGA 患者的临床试验中，局部注射 ADSC-Exos（$> 6 \times 10^{10}$ 颗粒 / 次）联合微针治疗 12 周后，毛囊中 β-连环蛋白的免疫荧光强度增加约 2.3 倍，同时毛囊生长期持续时间延长 30% ~ 40%，头发密度从基线 121.7 根 /cm² 显著增加至 146.6 根 /cm²（$P < 0.001$）。这一机制不仅促进毛囊再生，还可拮抗双氢睾酮对毛囊的抑制作用，通过恢复 Wnt/β-连环蛋白与雄激素受体信号通路的动态平衡，逆转毛囊微型化进程。

（2）拮抗双氢睾酮的病理效应：ADSC-Exos 对 AGA 的治疗作用不仅限于信号通路的调控，还直接干预双氢睾酮诱导的毛囊损伤。双氢睾酮通过激活雄激素受体信号通路，上调促炎性细胞因子（如 TGF-β1、IL-6）及细胞周期抑制因子（如 p21、p27）表达，导致毛乳头细胞周期停滞和毛囊周围纤维化。ADSC-Exos 通过携带 miR-205-5p 和 miR-214-3p 等小分子 RNA，靶向抑制 TGF-β1 mRNA 的稳定性，并阻断 Smad2/3 磷酸化级联反应。动物实验显示，ADSC-Exos 处理组的毛囊周围胶原沉积面积减少 45%，同时 p21 蛋白表达水平下降 60%。临床观察进一步证实，接受 ADSC-

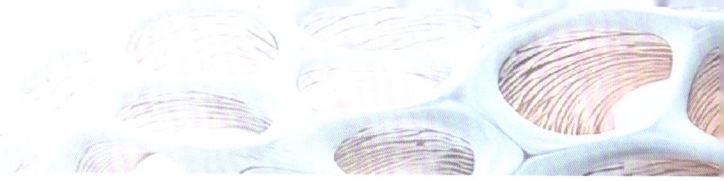

Exos 治疗的患者真皮乳头细胞 Ki-67 阳性率提高 2.5 倍，毛囊横截面积扩大 18%，且毛发厚度由 52.6 μm 提高至 61.4 μm。此外，外泌体中热休克蛋白 70 可通过抑制 NF-κB 信号通路，减轻双氢睾酮引起的毛囊炎症微环境，从而维持毛囊结构的完整性。

（3）调节生长因子网络：ADSC-Exos 富含多种促毛发生长的旁分泌因子，包括血管内皮生长因子、胰岛素样生长因子 -1 及成纤维细胞生长因子。这些因子通过协同作用改善毛囊微环境。VEGF 可诱导毛囊周围血管新生，提高局部血供，使 HIF-1α 表达降低 50%；IGF-1 通过激活 PI3K/Akt 通路，促进毛母质细胞有丝分裂活性，其浓度与外泌体处理后毛干直径呈显著正相关；而 FGF-7 则通过增强毛囊外根鞘细胞的迁移能力，加速毛囊结构重建。临床研究显示，ADSC-Exos 联合富血小板血浆（PRP）治疗时，PRP 中的血小板衍生生长因子（PDGF）可进一步放大 VEGF 和 IGF-1 效应。一项随机对照试验（n=60）显示，联合治疗组的头发密度增幅（35.2%）显著高于单一 ADSC-Exos 组（21.8%），且毛发再生周期缩短至 4 ~ 6 周。此外，ADSC-Exos 与米诺地尔的协同作用亦被关注，外泌体可缓解米诺地尔引起的头皮干燥，并通过上调磺基转移酶活性延长药物在毛囊中的滞留时间，从而增强疗效。

2. 临床研究案例

例 1：男，43 岁。主诉渐进性毛发直径变细、机械强度降低伴异常脱落 3 年余。有阳性家族史。检查见前额中部发际线退缩为主，呈 C3 型，顶部毛发密度显著降低，残存毛发以毳毛为主，拉发试验（+），日均脱发量 > 100 根。皮肤镜示毛干直径异质性 > 30%，毛囊单位密度降至 70 毛囊单位 /cm²。诊断：雄激素性秃发（男性型，活动期）。

临床观察：①头皮行 AIE 再生疗法，定点水光注射于顶部脱发区，3 mL/ 次，注射深度达真皮深层至皮下交界区，14 天进行 1 次治疗，共治疗 4 次。②治疗 4 次后，毛发密度提升，终毛比例增加，脱发由 C3 型改善为 C2 型，前顶部裸露区面积缩小；皮肤镜下毛发增粗增多，新生毛发呈现锚定深度增加，毛发牵拉强度提升（图 10-1-6）。

例 2：男，35 岁。诉毛发颜色变浅，易脱落，额颞部发际线后移伴顶部毛发稀疏数年，有家族史。检查见毛发颜色较浅，额颞部发际线后移伴顶部毛发稀疏细软，拉发试验阳性。诊断：雄激素性秃发。

临床观察：①顶部头皮行 AIE 再生疗法，每次 4 ~ 6 mL，1 个月 1 次，共 6 次。②治疗 6 次后，顶部脱发区域的裸露头皮面积缩小，原头发稀疏区覆盖新生毛发，单位面积毛发数量（根数 /cm²）显著提高；细软毛发逐渐增粗增硬，梳头或触摸时阻力增加（图 10-1-7）。

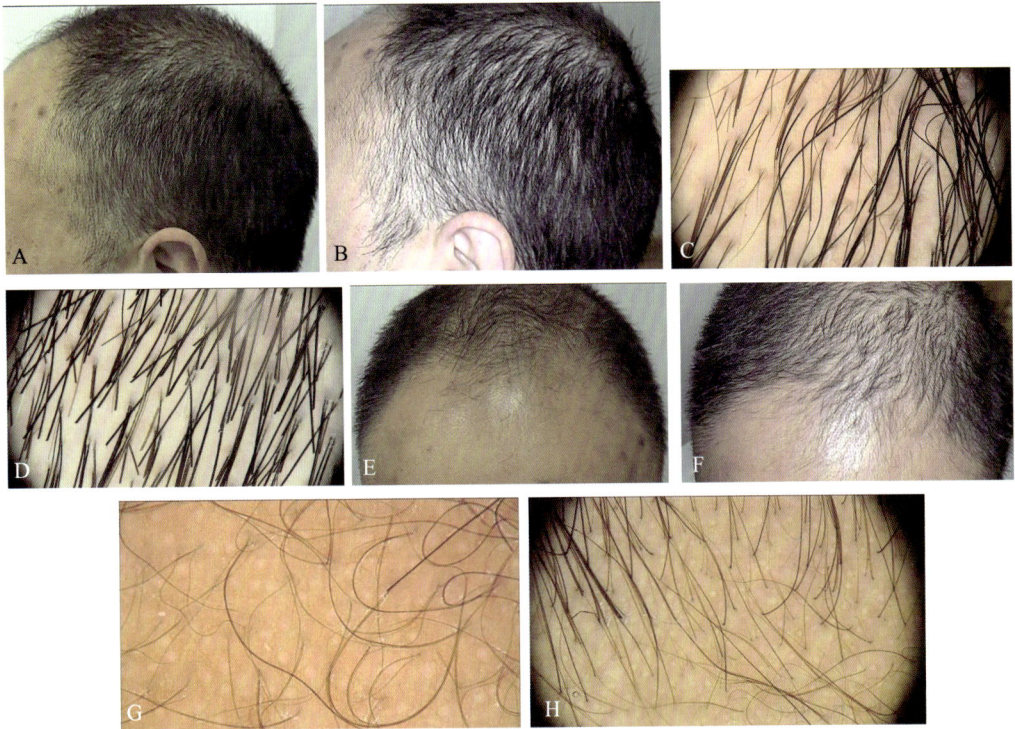

图 10-1-6　AIE 再生疗法治疗雄激素性秃发临床研究（金曌　提供）

注：A. 治疗前，患者发际线后移，毛发细软稀疏；B. 治疗后，毛发增粗、颜色加深，发际线处有新生细毛；C. 治疗前，皮肤镜下见毛发细软；D. 治疗后，皮肤镜下见毛发增多，毛囊内多根毛发萌出，较前粗硬；E. 治疗前，患者前额中部发际线退缩主导，呈C3型；F. 治疗后，前额中部毛发新生、密度增强，发际线呈C2型，明显改善；G. 治疗前，皮肤镜下见毛发稀疏、细软、卷曲；H. 治疗后，皮肤镜下见锚定深度增加，毛发牵拉强度增强，头发增多增粗

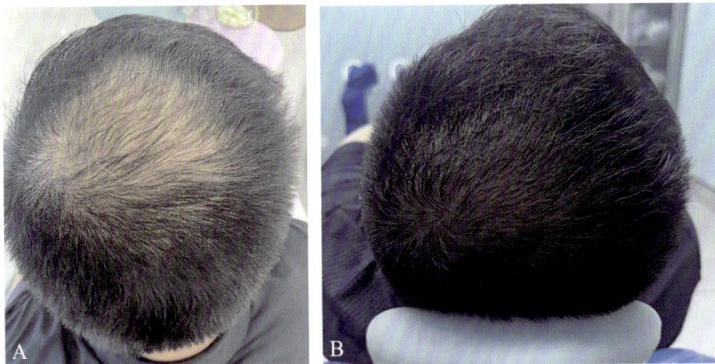

图 10-1-7　AIE 再生疗法治疗雄激素性秃发临床研究（罗嘉欣　提供）

注：A. 治疗前，患者毛发颜色变浅，易脱落，额颞部发际线后移伴顶部毛发稀疏；B. 治疗6个月后，顶部脱发区域的裸露头皮面积缩小，原稀疏区覆盖新生毛发，单位面积毛发数量显著提高\

411

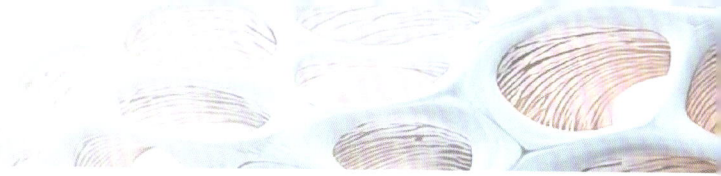

例3：女，36岁。诉头发整体稀疏，头皮可见度增加，发际线后移，洗头、梳头时大量脱发。检查见双侧额部发际线处头发颜色变浅，易脱落，额颞部发际线后移伴毛发稀疏。诊断：休止期脱发。

临床观察：①于局部Fotona治疗后，双侧额部发际线处行AIE再生疗法，0.5 mm微针导入，每次6 mL，1个月1次，共治疗2次。②治疗2次后，日常脱发量减少，洗头、梳头时仅见少量脱落毛发。发际线稀疏区域出现细软、短小的毳毛并逐渐增粗，且头皮可见度降低，毛发密度逐渐恢复（图10-1-8）。

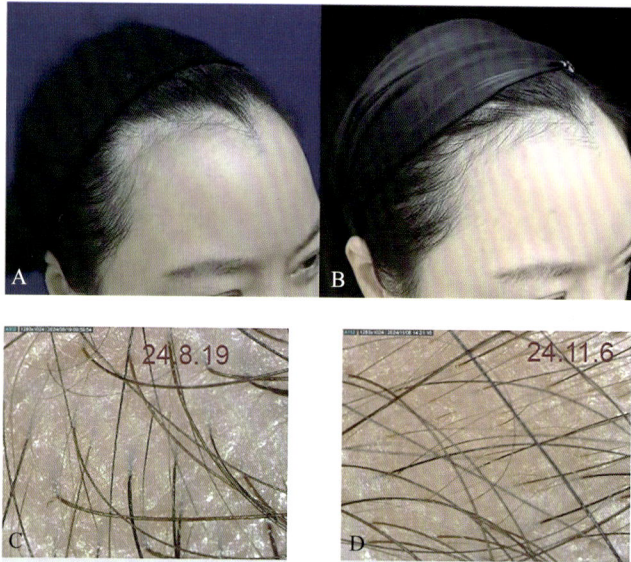

图10-1-8　AIE再生疗法治疗休止期脱发临床研究（黄瑜　提供）

注：A.治疗前，患者双侧额部发际线处颜色变浅，易脱落，额颞部发际线后移伴毛发稀疏；B.治疗2次后，脱发量减少，洗头、梳头时仅见少量脱落毛发；发际线稀疏区域出现细软、短小的毳毛并逐渐增粗，毛发密度逐渐恢复；C.治疗前，皮肤镜下见毛发稀疏、细软；D.AIE再生疗法治疗后见毛发粗硬、数量增多，密度增大

第二节　白发干预

一、概述

（一）黑色素与发色的关系

发色是由毛发内部的黑色素量和大小决定的，不同人种的发色呈现出黑、棕、红、

铜等不同的色调。这种色差主要源于黑色素的数量和颗粒大小的差异。一般而言，毛发的黑色素越多，发色就越接近黑色，反之则越接近白色。此外，黑色素大小也会影响发色，较大的黑色素会导致发色偏向黑色，而较小的黑色素则会使发色呈现出红色或铜色。同时进一步观察发现，黑色素可分为黑褐色系的"优黑素（eumelanin）"和黄红色系的"次黑素（pheomelanin）"两种类型。发色的具体表现取决于这两种黑色素的数量和大小。亚洲人的毛发中含有大量的优黑素和少量的次黑素，因此呈现出带有黄至红色调的黑色。而欧美人的毛发优黑素含量极低，次黑素含量丰富，因此呈现出黄至红色。

化学处理可以改变发色，其机制是优黑色素容易被氧化剂如过氧化氢分解，而次黑素却不容易受到氧化剂的影响。因此即使经过多次漂染，亚洲人毛发仍然会残留一定程度的亚麻色，是因为毛发中次黑素不容易被氧化剂分解的结果。

毛发的颜色主要由毛囊内的黑色素细胞合成黑色素来决定。这些黑色素细胞将黑色素与蛋白质结合，形成黑色素颗粒，然后输送至毛发的角蛋白中。随着年龄增长，毛囊中黑色素细胞的活力逐渐减弱，导致黑色素的生成量减少，从而出现白发。白发的形成并非突然停止生长，而是黑色素细胞数量和功能逐渐下降导致。一般而言，亚洲人白发开始出现的平均年龄约为 35 岁，而大约一半人在 55 岁前会出现白发。白发生成受遗传因素、营养状况和应激反应的影响，例如，维生素 A 和铁不足以及长期精神紧张都可能导致白发生成。

总的来说，发色是由毛发内部的黑色素数量和大小所决定的，不同种族的发色呈现出不同的色调。随着年龄增长，黑色素细胞的活力减弱，导致黑色素的生成减少，白发逐渐增多（图 10-2-1）。

（二）头发衰老过程

头发的颜色变化是人体自然衰老的标志之一，头发本身是半透明的，没有颜色。正常情况下，头发的生长和颜色变化是毛母细胞和毛囊黑色素细胞共同完成的。毛母细胞不断分裂和增殖，分化形成毛囊的内根鞘、毛小皮、毛皮质以及毛髓质细胞，在有序的空间体系下完成毛囊的构建过程。毛囊周围的黑色素细胞则为头发提供所需的黑色素，其共同创造了浓密黑亮的头发。然而随着年龄增长，毛母细胞的功能逐渐减弱，毛囊黑色素细胞的色素沉着能力也下降，无法像年轻那样有效地产生黑色素。新生的头发因获得的黑色素减少，颜色逐渐变浅，最终出现白发。毛囊黑色素细胞功能下降导致的黑色素减少是白发增多的原因。因此，随着年龄的增长，人们会越来越多地看到白发。

色素细胞

毛干部

毛根部

毛囊部

在毛囊部中有生成毛发自体的毛母细胞和生成黑色素的色素细胞。这些细胞在促进毛发生长的同时，向毛发提供黑色素。

毛乳头

◯ 毛母细胞
· 色素细胞

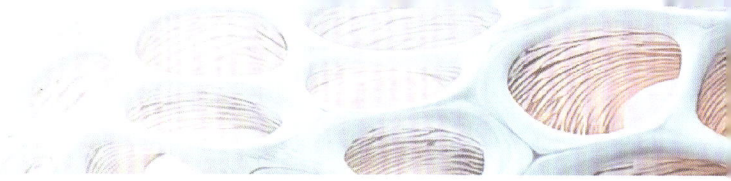

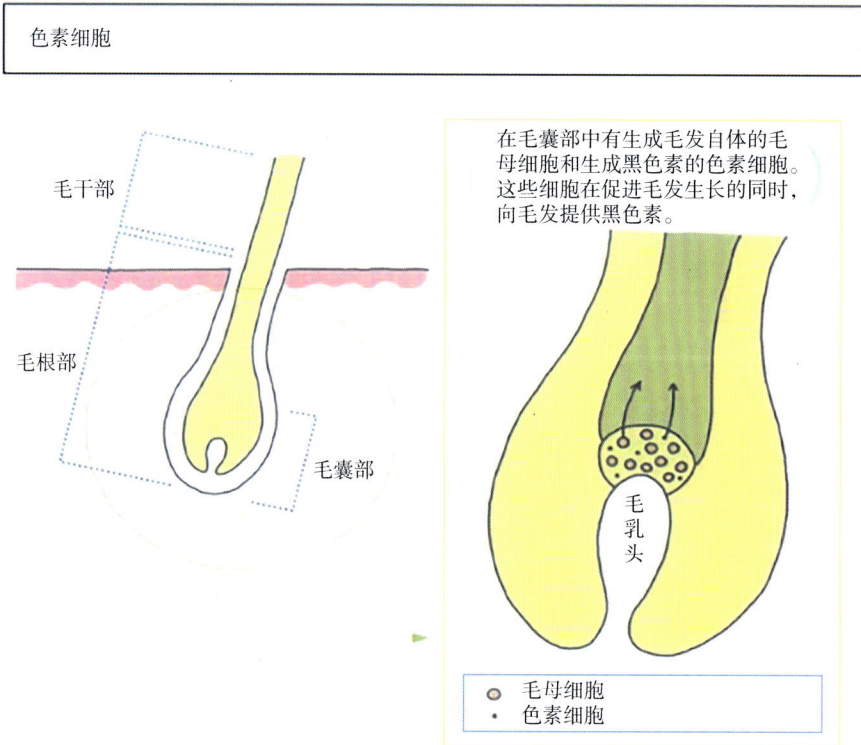

图 10-2-1　黑色素细胞发生示意图

近期一项研究显示，毛囊黑色素干细胞能不断增殖和分化，当接受足够的信号刺激，就会从干细胞状态分化为成熟的黑色素细胞，从而产生黑色素，控制头发的颜色。黑色素细胞不仅是头发染色的参与者，实际上还是一种非常特殊的干细胞，能在毛囊生长区域内移动，并接收来自不同位置的信号。这些信号会影响黑色素细胞的发育和分化过程，使其在最原始的干细胞状态和成熟状态之间转换。这一发现对黑色素细胞的认识带来了全新的视角。

该研究用先进的示踪技术监测活体小鼠皮肤内黑色素干细胞的活动，研究显示，黑色素干细胞的运动能力对于防止头发变白或逆转白发有潜在的影响，在头发颜色形成的作用只是多功能性的一个方面。此外，黑色素细胞可能在皮肤色素沉着、免疫反应和组织修复等更广泛的生物学过程中起作用。

（三）什么是毛发色素异常

毛发色素异常是指体内色素生成或分布异常，导致头发颜色出现异常或变化的情况。这种异常可表现为早白发、脱色、斑块状着色或头发过度染色等。

早白发指在年轻时出现灰白或白色头发，通常在 20 岁以下即出现。异色斑块则是指头发某些部位的颜色与其他部位不同，而脱色则是指头发颜色异常变浅或丧失，过度染色则指头发颜色异常浓密或过度染色后产生的异常颜色。

　　造成毛发色素异常的原因多种多样，包括遗传因素、年龄因素、营养不良、压力、药物使用以及环境因素等。有些人更容易受到影响，例如家族中有早白发或其他色素异常的成员更容易发生类似情况。另外，随着年龄增长，黑色素细胞的功能可能会受到影响，导致早白发等问题。营养不良也是一个因素，缺乏一些重要的营养素（如维生素 B_{12}、铁、铜等），可能会影响色素的产生和分布。此外，长期的精神紧张和压力也可能影响黑色素细胞的正常功能。

　　因此，出现毛发色素异常时，建议及时就医，明确具体原因，并探讨相应的治疗或管理方案。

二、病因

（一）内源性因素

　　白发的形成与黑色素生成系统的调控密切相关，黑色素由黑色素细胞合成，其过程受多种刺激因子和抑制因子的双向调控。促进因子（包括黑色素刺激素、促肾上腺皮质激素、内皮素 -1、前列腺素和白三烯等）通过激活酪氨酸酶活性或 MAPK 信号通路促进黑色素合成。相反，鞘脂类物质（如神经酰胺）和骨形态发生蛋白 4（BMP4）等抑制因子，通过阻碍小眼畸形相关转录因子的活性抑制黑色素生成。此外，氧化应激导致的活性氧过量积累会直接破坏黑色素细胞的 DNA 和线粒体功能，进一步削弱黑色素的合成能力。

　　黑色素干细胞的功能异常是白发产生的重要机制，黑色素干细胞应在毛囊中维持未分化状态，但研究显示其在再生过程中可动态迁移，并在"干细胞 - 转运扩增"状态间切换以实现自我更新与分化。随着年龄增长或外界干扰（如慢性炎症），黑色素干细胞的迁移能力下降，失去分化潜能，导致黑色素细胞池逐渐枯竭。这一发现提示，调节黑色素干细胞迁移率（如激活 Wnt/β- 联蛋白通路）可能成为逆转白发的新策略。

　　遗传因素在白发形成中具有决定性作用。家族性早白发与 IRF4、PRSS53 等基因变异相关，这些基因参与黑色素合成或毛囊周期调控。遗传疾病如 Werner 综合征（DNA 修复缺陷）和 Waardenburg 综合征（SOX10 基因突变）则直接破坏黑色素细胞发育；囊性纤维化、乳糜泻等疾病通过干扰营养吸收间接影响发色。此外，自身免疫疾病（如白癜风、斑秃）中，免疫系统错误攻击黑色素细胞或毛囊，导致局部或广泛性色素脱失。

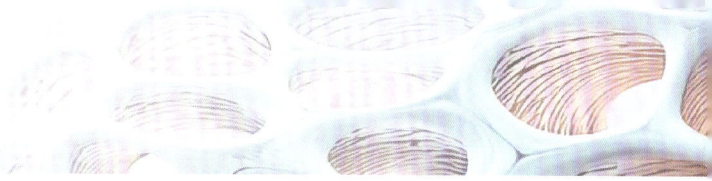

（二）外源性因素：环境、行为与病理交互作用

精神压力通过神经内分泌机制加速白发进程。短期急性压力（如恐慌、焦虑）引起毛乳头血管痉挛，阻碍色素向毛干的运输，可能导致突发性白发。长期慢性压力则激活交感神经系统，促使去甲肾上腺素释放，过度消耗黑色素干细胞储备，并抑制抗氧化酶表达，加速黑色素细胞衰老。

现代生活方式与环境毒素显著增加白发风险。吸烟使青年白发风险提高 2 ~ 4 倍，尼古丁及焦油通过促氧化作用升高毛囊活性氧水平，诱发黑色素细胞凋亡。频繁烫染（含苯胺类染发剂）、紫外线辐射和空气污染物（如 PM2.5）破坏毛囊微环境，抑制酪氨酸酶活性并诱导 DNA 损伤。作息紊乱导致的昼夜节律失调则通过干扰褪黑色素分泌间接影响黑色素合成相关基因的表达周期。

营养代谢失衡与慢性疾病形成恶性循环。铜、铁等微量元素的缺乏直接抑制色素合成（铜是酪氨酸酶辅因子，铁参与血红蛋白供氧），维生素 B 族（B_{12}、叶酸、B_6、泛酸）缺乏导致同型半胱氨酸累积或黑色素前体合成障碍。结核病、癌症等消耗性疾病引起蛋白质 - 能量营养不良可造成可逆性色素减退，糖尿病（微循环障碍）和甲状腺疾病（激素失衡）则通过改变毛囊代谢微环境间接导致白发。

药物与医源性因素不可忽视。化疗药物（如酪氨酸激酶抑制剂）靶向阻断 c-kit 受体，直接抑制黑色素细胞增殖；抗疟药氯喹选择性干扰褐黑色素合成通路；长期使用免疫抑制剂可能加剧自身免疫对黑色素细胞的攻击。

三、流行病学

头发变白是随着年龄增长而发生的自然生理现象，通常与黑色素细胞数量减少或相关细胞中合成黑色素的酶活性逐渐丧失密切相关。不同种族出现白发的平均年龄有所差异。流行病学数据显示，在正常衰老中，白种人、非裔美国人和亚洲人开始白发的年龄分别为（34.0 ± 9.6）岁、（43.9 ± 10.3）岁和（37.5 ± 2.5）岁。全球范围内，6% ~ 23% 人在 50 岁时有 50% 白发。

当白发过早出现，即白种人在 20 岁之前、亚洲人在 25 岁之前、非洲人在 30 岁之前出现白发时，称为早发白发。早发白发原因可能与多种因素有关，先天性因素包括遗传因素（如家族中有少年白发成员）或者某些遗传性疾病（如白化病、Rothmund-Thomson 综合征和 Waardenburg 综合征等）。

四、临床表现

白发的临床表现主要以头发颜色变化为主。正常情况下，随着年龄的增长，黑色素细胞活性逐渐降低，导致头发逐渐失去色素而变白。这一过程通常在中老年人中较明显，然而许多年轻人也可能因多种因素而出现白发，这种现象称为早发性白发。早发性白发通常在20岁之前出现，不仅影响了患者的外观，也给他们带来了明显的心理压力和社会适应问题。

男性的白发通常从太阳穴和鬓角开始，随后向头顶扩散，最终可能蔓延至整个头部。而女性的白发的出现则往往从头皮的边缘开始，逐渐向顶部发展。白发的进展速度和范围受遗传因素的影响，然而，早发白发并不一定与其快速进展相关，有较显著的个体差异。

除了头发颜色的变化，白发患者可能还会伴随其他症状，这些症状通常与引起白发的原因密切相关。例如，当营养缺乏时，头发可能会变得干枯、脆弱甚至脱发，同时患者可能身材瘦小；而自身免疫性疾病（如白癜风或甲状腺功能异常）则可能引起皮肤色素的改变以及生活习惯和体型的变化，这些变化不仅影响患者的外在形象，也可能动摇他们的自信心。因此，对于白发现象，我们不仅要关注头发颜色的改变，还应进行全面的健康评估和及时的医疗干预，以探寻并解决可能的健康问题，维护患者的身心健康。

五、诊断

毛发色素性异常的诊断需综合评估遗传、病理及代谢等多个生理机制，其成因复杂，涉及黑色素合成障碍（如酪氨酸酶活性异常）、毛囊干细胞功能失调（黑色素干细胞迁移能力下降）或外源性氧化损伤（活性氧过量积累）等病理过程。临床诊断通常有以下步骤。

1.病史与临床症状 首先追溯患者个人及家族史，重点识别遗传倾向（如早发性白发家族史或Waardenburg综合征相关基因突变）。症状评估涵盖毛发变色时间线（提示黑色素合成动态变化）、伴随症状（如头皮炎症可能关联自身免疫攻击）以及营养摄入状况（铜/铁缺乏直接抑制酪氨酸酶功能）。生活方式审查（吸烟、紫外线暴露）用于评估外源性氧化应激对毛囊黑色素细胞的累积损伤。

2.体格检查 通过观察与触诊，医生评估毛发颜色分布（年轻患者局部白发提示白癜风可能）、质地变化（脆弱毛发或与蛋白质代谢异常相关）及毛囊结构完整性（萎缩毛囊可能为黑色素干细胞衰竭标志）。头皮检查关注炎症浸润（如红斑提示免疫激

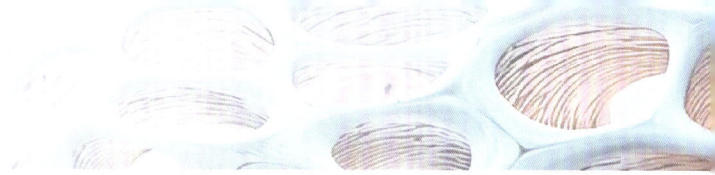

活）、脱屑（脂溢性皮炎干扰毛囊微环境）及附属毛发受累范围（全身性病变需排查内分泌疾病）。

3. 实验室生化与激素检测　实验室检测通过血液分析揭示毛发色素异常的生理病理关联。血清铁、铜及维生素 B_{12} 水平测定可直接反映黑色素合成所需的关键营养状态——作为酪氨酸酶的必需辅因子，铜缺乏将直接抑制色素生成；铁元素参与血红蛋白氧运输，不足时导致毛囊缺氧性代谢紊乱。内分泌轴评估聚焦甲状腺激素（调控毛囊生长周期）与性激素（如雄激素过高诱导毛囊微型化），失衡可通过改变毛囊微环境间接引起色素紊乱。此外，炎症标志物如 C 反应蛋白升高提示系统性炎症，而特异性自身抗体（如抗黑色素细胞抗体）的检出则指向免疫系统对黑色素细胞的靶向攻击，这些指标共同构建代谢 - 免疫交互作用的病理图谱。

4. 皮肤组织病理学　取头皮组织进行显微镜观察，可定量评估毛球部黑素细胞密度，其显著降低可能源于黑素干细胞分化受阻或被自身免疫机制清除。毛囊结构的评估揭示更深层病变，毛囊周围淋巴细胞浸润是斑秃的特征性改变，表明 T 细胞介导的免疫攻击，慢性炎症导致的毛囊纤维化则提示微环境持续损伤。特殊染色技术（如 DHE 荧光染色）可视化毛囊内活性氧的异常沉积，线粒体形态畸变（电镜观察）进一步证实氧化应激对黑色素细胞的直接破坏，这些发现为靶向抗氧化治疗提供病理依据。

5. 特殊检查　分子影像学技术如共聚焦激光扫描，可无创定量毛囊黑色素含量及三维分布模式，动态监测治疗过程中色素重建效率。毛发显微镜检查通过放大毛干结构可识别色素颗粒缺失特征（如念珠状发提示遗传性角蛋白缺陷），同时评估头皮表皮屏障完整性（鳞屑堆积提示脂质代谢异常）。基因检测则深入溯源遗传缺陷，针对 IRF4（调控黑色素转运）、SOX10（神经嵴细胞迁移关键基因）等位点的测序，可明确先天性色素合成通路异常，为家族性早白发或综合征相关毛发疾病提供分子诊断。这些技术从分子、细胞到组织层面，系统解析色素异常的时空动态演变。

六、一般治疗

白发的常见治疗方法涵盖多方面干预措施，既包括即时遮盖手段，也涉及根源性调节与预防策略。在遮盖性治疗中，化学染发剂是应用最广泛的方式；永久性染发剂通过氧化反应深入发髓着色，能长效遮盖白发且性价比高，但长期使用可引起头皮刺激、过敏性接触性皮炎，甚至导致发质脆化；半永久性和临时性染发剂仅附着于毛发表面，刺激性较低但维持时间短，对密集白发的遮盖效果有限。针对白发成因的干预则需系统性管理，营养补充是基础措施之一，维生素 B_{12}、叶酸、铜和铁的缺乏已被证实与黑色素合成障碍密切相关，通过膳食调整或针对性补充可部分恢复毛囊黑色素细胞功能。生活方式优化同样关键，需减少化学染发频率以降低毛囊损伤风险，并加强紫外线防护，紫外线可通过产生活性氧加速毛球部黑色素细胞凋亡，导致色素流失。

压力管理在预防早发性白发中有特殊意义，慢性应激会激活交感神经系统，促使去甲肾上腺素过度释放，进而耗竭毛囊黑色素干细胞储备。临床研究显示，冥想、认知行为疗法等减压手段可降低皮质醇水平，间接维持黑色素生成稳态。在医学干预层面，低强度激光疗法通过光生物调节作用增强毛乳头细胞 ATP 合成，激活 Wnt/β- 联蛋白通路促进黑色素细胞分化，但需持续治疗且疗效存在个体差异。此外，重复性机械损伤（如暴力拔除白发）会破坏毛囊干细胞微环境，加速黑色素干细胞耗竭，因此需避免此类行为。

对于病理性白发，针对性治疗原发病可显著改善症状：自身免疫性疾病（如白癜风）引起的白发需采用联合治疗；药物性白发（如酪氨酸激酶抑制剂所致）在停药后可能逆转；慢性消耗性疾病（缺铁性贫血、甲状腺功能异常）纠正后，毛囊黑色素合成功能可逐步恢复。近年来，天然活性成分的研发为白发治疗提供新方向，侧柏提取物中的黄酮类化合物可通过激活 MITF（小眼畸形相关转录因子）上调酪氨酸酶表达，而人参皂苷可抑制毛囊氧化应激，延缓黑色素细胞衰老。中医外治法如头皮针灸能局部改善微循环，刺激毛囊周围神经释放神经营养因子，促进黑色素细胞迁移与分化。这些多元化策略的联合应用为不同病因和阶段的白发患者提供了个性化的解决方案。

七、AIE 再生疗法治疗白发

（一）治疗机制

毛囊隆突部位黑色素干细胞作为毛发生长周期的重要组成部分，在毛囊生态系统中起着关键作用。白发的产生源于毛囊干细胞功能衰退与黑色素细胞老化，随着年龄增长或外界压力，毛囊干细胞逐渐失去迁移与自我更新能力，导致黑色素细胞减少、合成黑色素的关键酶（如酪氨酸酶）活性下降，同时氧化应激与信号通路紊乱（如Wnt、MITF 失调）加速这一过程。外泌体作为天然信号载体，能靶向递送修复因子，通过激活毛囊干细胞再生、恢复黑色素细胞功能、清除氧化损伤，并调控衰老相关通路。

外泌体作为细胞间通信的关键介质，通过携带蛋白质、miRNA 及信号分子，精准调控黑色素生成的核心通路，在修复毛囊干细胞（黑色素干细胞）功能失调与逆转黑色素细胞老化中展现出多维度干预潜力。间充质干细胞（MSCs）来源的外泌体富含 Wnt3a、β- 联蛋白及 MITF 激活因子，可穿透毛囊隆突区微环境，直接激活黑色素干细胞的自我更新能力。作用机制通过 Wnt/β- 联蛋白通路实现，外泌体传递的 Wnt3a 抑制 GSK3β 活性，促进 β- 联蛋白核内积累并与 MITF 启动子结合，驱动黑色素干细胞增殖分化；同时协同 KIT/SCF 通路（外泌体负载的 SCF 配体结合 c-kit 受体）激活 MAPK/ERK 级联反应，刺激黑色素干细胞扩增。此过程伴随 PAX3 和 SOX10 表达上调，增强干细胞多能性，并调控 Notch 通路平衡，防止黑色素干细胞过早分化耗竭（图 10-2-2）。

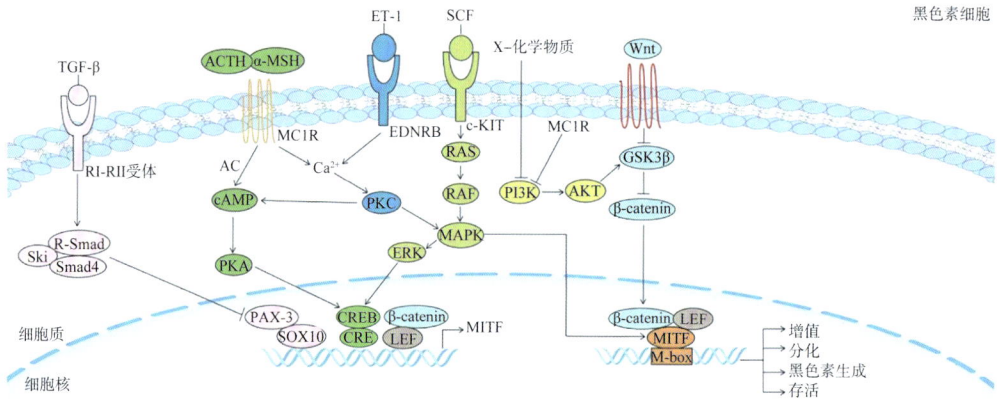

图 10-2-2　调节黑色素生成的信号通路图

MITF：黑色素细胞诱导转录因子；GSK3β：糖原合成酶激酶3β；AKT：丝氨酸/苏氨酸特异性蛋白激酶；MC1R：黑皮素1受体；TGF-β：转化生长因子-β；PI3K：磷酸肌醇3-激酶；SCF：干细胞因子；c-kit：酪氨酸激酶受体；MAPK：丝裂原活化蛋白激酶；ERK：细胞外信号调节激酶；ET-1：内皮素1；EDNRB：内皮素受体B；PKC：蛋白激酶C；α-MSH：α-黑色素细胞刺激素；cAMP：环磷酸腺苷；PKA：cAMP依赖性蛋白激酶A；CREB：cAMP反应元件结合蛋白；ACTH：促肾上腺皮质激素；AC：腺苷酸环化酶；PAX3：配对盒同源基因3；SOX10：SRY-Box转录因子10；CRE：cAMP响应元件

在黑色素细胞层面，工程化外泌体通过递送 α-MSH 靶向 MC1R 受体，激活 AC-cAMP-PKA-CREB 信号轴。PKA 磷酸化 CREB 后，与 MITF 启动子的 CRE（cAMP 响应元件）结合，显著提高酪氨酸酶及 TRP-1/TRP-2 表达，使毛球部黑色素含量增加。此外，负载内皮素 -1（ET-1）的外泌体通过结合 EDNRB 受体，激活 PKC-MAPK 通路，引导黑色素干细胞从隆突区定向迁移至毛球部，完成色素转运至毛干的生理过程。针对衰老微环境，外泌体递送的 miR-21-5p 可阻断 TGF-β/Smad3 信号传导，解除其对 MITF 功能的抑制，同时通过蛋白激酶 B 激酶磷酸化下游 GSK3β，协同 Bcl2 蛋白维持黑色素干细胞存活。

外泌体的抗氧化与修复功能同样关键，其携带的 SOD2、CAT 等酶类直接清除毛囊过量活性氧，修复紫外线诱导的线粒体损伤；传递的 DNA 修复蛋白（如

XRCC1）及 PI3K/Akt 通路调控，可增强黑色素干细胞对氧化损伤的耐受性。年轻供体外泌体通过 miR-17-92 簇传递端粒酶激活信号，延缓黑色素干细胞衰老表型。

（二）临床研究案例

患者，女，60 岁。头发花白多年，长年染发，同时头顶发缝处头发稀疏易脱落。采用 AIE 再生疗法 0.75 mm 微针后涂抹导入头顶皮肤 1 个月 1 次，共 2 次。3 个月复诊，诉头顶发缝处头发增多，脱落减少。理发师理发时，见头顶正中发缝处及头发前额发际处有较细的黑发长出（图 10-2-3）。

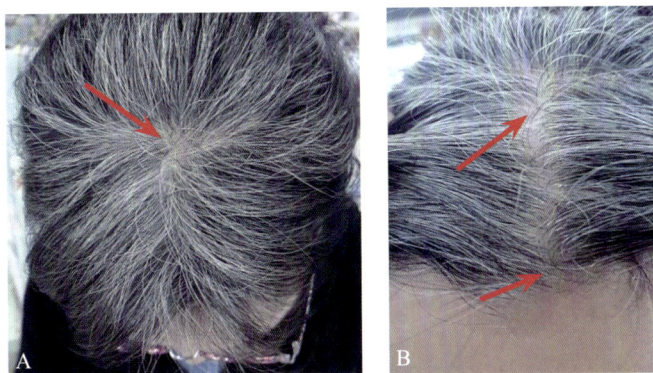

图 10-2-3　AIE 再生疗法治疗白发临床研究

注：A. 花白头发经AIE再生疗法涂抹导入后3个月，头顶正中发缝处见较细的黑发长出（红色箭头）；B. AIE再生疗法涂抹导入后3个月，发缝处及前额发际处新生黑发长出（红色箭头）

参考文献

［1］ EPSTEIN E. Evidence-based treatment of alopecia areata[J]. J Am Acad Dermatol, 2001, 45(4): 640-642.

［2］ FREYSCHMIDT-PAUL P, HAPPLE R, MCELWEE K J, et al. Alopecia areata: treatment of today and tomorrow[J]. J Investig Dermatol Symp Proc, 2003, 8(1): 12-17.

［3］ FIEDLER V C, GRAY A C. Diffuse alopecia: telogen hair loss. In: Olsen EA ed. Disorders of Hair Growth: Diagnosis and Treatment[D]. New York: McGraw Hill, 2003: 303-320.

［4］ GUARRERA R A, BALDARI M, VECCHIo F. Distinguishing androgenetic

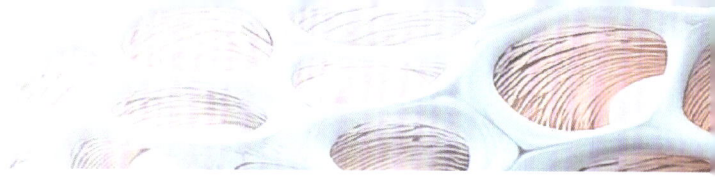

alopecia from chronic telogeneffluvium when associated in the same patient; a simple noninvasive method[J]. Arch Dermatol, 2005, 141(10): 1243-1245.

[5] HORDINSKY M, ERICSON E. Autoimmunity: alopecia areata[J]. J Invest Dermatol Symp Proc, 2004, 9: 73-38.

[6] IMPERATO-MCGINLEY J. 5alpha-reductase-2 deficiency and complete androgen insensitivity: lessons from nature[J]. Adv Exp Med Biol, 2002, 511: 121-131; discussion 131-134.

[7] LUDWIg E. Classification of the types of androgenetic alopecia (common baldness) occurring in the female sex[J]. Br J Dermatol, 1977, 97(3): 247-254.

[8] MADANI S, SHAPIRO J. Alopecia areata update[J]. J Am Acad Dermatol, 2000, 42(4): 549-566.

[9] MESSENGER A G, SINCLAIR R. Follicular miniaturization in female pattern hair loss: clinicopathological correlations[J]. Br J Dermatol, 2006, 155(5): 926-930.

[10] MIRMIRANI P, WILLEY A, HEADINGTON J T, et al.Primary CA: histopathologic findings do not distinguish clinical variants[J]. J Am Acad Dermatol, 2005, 52(4): 637-643.

[11] MOBINI N, TAM S, KAMINO H. Possible role of the bulge region in the pathogenesis of infl amatoryscarring alopecia: lichen planopilaris as the prototype[J]. J Cutan Pathol, 2005, 32(10): 675-679.

[12] NORWOOD O T. Male pattern baldness: classification and incidence[J]. South Med J, 1975, 68(11): 1359-1365.

[13] OHYAMA M. Primary cicatricial alopecia: recent advances in understanding and management[J]. J Dermatol, 2012, 39(1): 18-26.

[14] OLSEN E A, BERGFELD W F, COTSARELIS G, et al.Summary of North American Hair ResearchSociety (NAHRS)-sponsored Workshop on Cicatricial Alopecia, Duke University Medical Center, February 10 and 11, 2001[J]. J Am Acad Dermatol, 2003, 48(1): 103-110.

[15] OLSEN E, STENN K, BERGFELD W, et al. Update oncicatricial alopecia[J]. J Investig Dermatol Symp Proc, 2003, 8(1): 18-19.

[16] OTBERG N, WU W Y, MCELWEE K J, et al. Diagnosis and management of primary cicatricial alopecia: part I[J]. Skinmed, 2008, 7(1): 19-26.

[17] PETERS E M, ERICSON M E, HOSOI J, et al. Neuropeptide control mechanisms

in cutaneous biology: physiological and clinical significance[J]. J Invest Dermatol, 2006, 126(9): 1937-1947.

[18] SPERLING L C, COWPER S E. The histopathology of primary CA[J]. Semin Cutan Med Surg, 2006, 25(1): 41-50.

[19] STENN K S, COTSARELIS G, PRICE V H. Report from the CA colloquium[J]. J Invest Dermatol, 2006, 126(3): 539-541.

[20] SPERLING L C, COWPER S E. The histopathology of primary CA[J]. Semin Cutan Med Surg, 2006, 25(1): 41-50.

[21] TAN E, TAY Y K, GOh C L, et al. The pattern and profile of alopecia areata in Singapore--a study of 219 Asians[J]. Int J Dermatol, 2002, 41(11): 748-753.

[22] THIGPEN A E, DAVIS D L, MILATOVICH A, et al. Molecular genetics of steroid 5 alpha-reductase 2 deficiency[J]. J Clin Invest, 1992, 90(3): 799-809.

[23] WHITING D A. Cicatricial alopecia: clinico-pathologicalfindings and treatment[J]. Clin Dermatol, 2001, 19(2): 211-215.

[24] WHITINg D A. Hair shaft defects. In: Olsen ED, ed. Disorders of Hair Growth: Diagnosis and Treatment[D].New York: McGraw-Hill, 2003.

[25] WILLEMSEN R, VANDERLINDEN J, DECONINCK A, et al. Hypnotherapeutic management of alopecia areata[J]. J Am Acad Dermatol, 2006, 55(2): 233-237.

[26] WIEDEMEYER K, SCHILL W B, LOSER C. Diseases on hair follicles leading to hair loss part Ⅱ: scarring alopecias[J]. Skinmed 2004, 3(5): 266-269.

[27] WU W Y, OTBERG N, MCELWEE K J, et al. Diagnosis and management of primary cicatricial alopecia: part Ⅱ [J]. Skinmed, 2008, 7(2): 78-83.

[28] XIAO F L, YANG S, LUI J B, et al. The epidemiology of childhood alopecia areata in China: a study of226 patients[J]. Pediatr Dermatol, 2006, 23(1): 13-18.

缩 略 语

中文全称	英文全称	缩略语
促肾上腺皮质激素	adrenocorticotropic hormone	（ACTH）
脂肪干细胞外泌体	adipose-derived stem cell exosomes	（ADSC-Exos）
雄激素性秃发	androgenic alopecia	（AGA）
活性智能外泌体	active intelligent exosome	（AIE）
ALG-2 相互作用蛋白 X	ALG-2-interacting protein X	（ALIX）
α 促黑素细胞激素	Alpha-melanocyte-stimulating hormone	（αMSH）
三磷酸腺苷	adenosine triphosphate	（ATP）
碱性成纤维细胞生长因子	basic fibroblast growth factor	（BFGF）
骨形态发生蛋白	bone morphogenetic protein	（BMP）
过氧化氢酶	catalase	（CAT）
干细胞因子受体	c-kit receptor	（c-kit）
环氧合酶 2	cyclooxygenase-2	（COX-2）
电流感觉神经阈值	current perception threshold	（CPT）
CXC 趋化因子受体 4	CXC chemokine receptor 4	（CXCR4）
树突状细胞	dendritic cell	（DC）
5,6- 二氢黑色素	5,6-dihydroxyindole	（DHI）
6,7- 二氢黑色素羧酸	6,7-dichloro-2-naphtylamine	（DHICA）
二甲基亚砜	dimethyl sulfoxide	（DMSO）
多巴	dihydroxyphenylalanine	（DOPA）
细胞外基质	extracellular matrix	（ECM）
表皮生长因子	epidermal growth factor	（EGF）
表皮生长因子受体	epidermal growth factor receptor	（EGFR）
酶联免疫吸附试验	enzyme-linked immunosorbent assay	（ELISA）
细胞外信号调节激酶	extracellular signal-regulated kinase	（ERK）
内皮素 -1	endothelin-1	（ET-1）

中文全称	英文全称	缩略语
细胞外囊泡	extracellular vesicle	（EV）
成纤维细胞生长因子	fibroblast growth factor	（FGF）
毛囊单位提取技术	follicular unit extraction	（FUE）
面部皱纹量表	facial wrinkle scale	（FWS）
粒细胞集落刺激因子	granulocyte colony-stimulating factor	（G-CSF）
粒细胞-巨噬细胞集落刺激因子	granulocyte-macrophage colony-stimulating factor	（GM-CSF）
谷胱甘肽过氧化物酶	glutathione peroxidase	（GPx）
肝细胞生长因子	hepatocyte growth factor	（HGF）
人脐带间充质干细胞外泌体	human umbilical cord mesenchymal stem cell-derived exosomes	（hUCMSC-Exos）
细胞间黏附分子-1	intercellular cell adhesion molecule-1	（ICAM-1）
刺激性接触性皮炎	irritant contact dermatitis	（ICD）
白细胞介素-10	interleukin-10	（IL-10）
白细胞介素-17	interleukin-17	（IL-17）
白细胞介素-1β	interleukin-1β	（IL-1β）
白细胞介素-6	interleukin-6	（IL-6）
腔内囊泡	intraluminal vesicle	（ILV）
诱导性多能干细胞	induced pluripotent stem cell	（iPSC）
Janus 激酶/信号转导及转录激活因子	Janus kinase/signal transducer and activator of transcription	（JAK/STAT）
朗格汉斯细胞	Langerhans cell	（LC）
液相色谱-质谱法	liquid chromatography-mass spectrometry	（LC-MS/MS）
抗菌肽 LL-37	antimicrobial peptide LL-37	（LL-37）
长链非编码 RNA	long non-coding RNA	（lncRNA）
兜甲蛋白	loricrin	（LOR）
丙二醛	malondialdehyde	（MDA）
改良 Fitzpatrick 皱纹量表	modified fitzpatrick wrinkle scale	（MFWS）
微 RNA	microRNA	（miRNA）
小眼畸形相关转录因子	microphthalmia-associated transcription factor	（MITF）
基质金属蛋白酶	matrix metalloproteinase	（MMP）
磁共振成像	magnetic resonance imaging	（MRI）
信使 RNA	messenger RNA	（mRNA）

中文全称	英文全称	缩略语
间充质干细胞外泌体	mesenchymal stem cell-derived extracellular vesicles	（MSC-EVs）
间充质干细胞	mesenchymal stem cells	（MSCs）
黑素细胞刺激素	melanocyte-stimulating hormone	（MSH）
雷帕霉素复合物 1 的哺乳动物靶标	mammalian target of rapamycin complex 1	（mTORC1）
细胞增殖和毒性检测法	3-(4,5-dimethylthiazol-2-yl)-2,5-diphenyl-tetrazolium bromide	（MTT）
多囊体	multivesicular body	（MVB）
改良温哥华瘢痕评分	modified vancouver scar scale	（mVSS）
非剥脱点阵激光	non-ablative fractional laser	（NAFL）
窄谱中波紫外线	narrowband ultraviolet B	（NB-UVB）
核因子 -κB	nuclear factor-κB	（NF-κB）
自然杀伤细胞	natural killer cells	（NK 细胞）
含热蛋白结构域 3 的 NOD 样受体	NOD-like receptor pyrin domain-containing 3	（NLRP3）
核转录因子红系 2 相关因子 2	nuclear factor erythroid 2-related factor 2	（Nrf2）
光学相干断层扫描	optical coherence tomography	（OCT）
血小板衍生生长因子	platelet-derived growth factor	（PDGF）
前列腺素 E2	prostaglandin E2	（PGE2）
炎症后色素沉着	post-inflammatory hyperpigmentation	（PIH）
蛋白激酶 B	protein kinase B	（PKB）
患者和观察者瘢痕评估量表	patient and observer scar assessment scale	（POSAS）
过氧化物酶体增殖物激活受体 γ	peroxisome proliferator-activated receptor-gamma	（PPAR-γ）
丘疹脓疱型玫瑰痤疮	papulopustular rosacea	（PPR）
富血小板血浆	platelet-rich plasma	（PRP）
补骨脂素联合紫外线 A 治疗	psoralen plus ultraviolet A	（PUVA）
RAB GTP 酶家族	RAB GTPases	（RAB）
红棕 X 技术	red brown X technology	（RBX）
反射式共聚焦显微镜	reflectance confocal microscopy	（RCM）
红绿蓝色彩模式	red green blue	（RGB）
活性氧	reactive oxygen species	（ROS）
干细胞因子	stem cell factor	（SCF）
角质层含水量	stratum corneum hydration	（SCH）

中文全称	英文全称	缩略语
基质细胞衍生因子 1	stromal cell-derived factor 1	（SDF-1）
可溶性 NSF 附着蛋白受体	soluble NSF attachment protein receptor	（SNARE）
超氧化物歧化酶	superoxide dismutase	（SOD）
敏感性皮肤综合征	sensitive skin syndrome	（SSS）
信号转导及转录活化因子 3	signal transducer and activator of transcription 3	（STAT3）
突触融合蛋白 1A	syntaxin 1A	（Syx1A）
局部钙调磷酸酶抑制剂	topical calcineurin inhibitors	（TCI）
外用糖皮质激素	topical corticosteroids	（TCS）
经皮水分丢失	trans epidermal water loss	（TEWL）
转化生长因子 -β	transforming growth factor-beta	（TGF-β）
创面组织处理、炎症和感染控制、湿度平衡及创缘处理模式	tissue management, inflammation and infection control, moisture balance, edge of wound management	（TIME）
金属蛋白酶 -1 组织抑制物	tissue inhibitor of metalloproteinase-1	（TIMP1）
Toll 样受体	Toll-like receptor	（TLR）
肿瘤坏死因子 -α	tumor necrosis factor-alpha	（TNF-α）
甲状腺过氧化物酶	thyroid peroxidase	（TPO）
瞬时受体电位香草酸亚型 1 受体	transient receptor potential vanilloid-1	（TRPV-1）
肿瘤易感基因 101	tumor susceptibility gene 101	（TSG101）
促甲状腺激素	thyroid stimulating hormone	（TSH）
酪氨酸酶	tyrosinase	（TYR）
酪氨酸酶相关蛋白 1	tyrosinase-related protein 1	（TYRP1）
酪氨酸酶相关蛋白 2	tyrosinase-related protein 2	（TYRP2）
紫外线	ultraviolet	（UV）
长波紫外线	ultraviolet A	（UVA）
中波紫外线	ultraviolet B	（UVB）
囊泡相关膜蛋白 7	vesicle-associated membrane protein 7	（VAMP7）
白癜风面积评分指数	vitiligo area scoring index	（VASI）
皮肤表面可视分析系统	visual skin surface analysis system	（VC20Plus）
血管内皮生长因子	vascular endothelial growth factor	（VEGF）
皮肤成像分析系统	skin imaging analysis system	（VISIA）
创面床评分	wound bed score	（WBS）